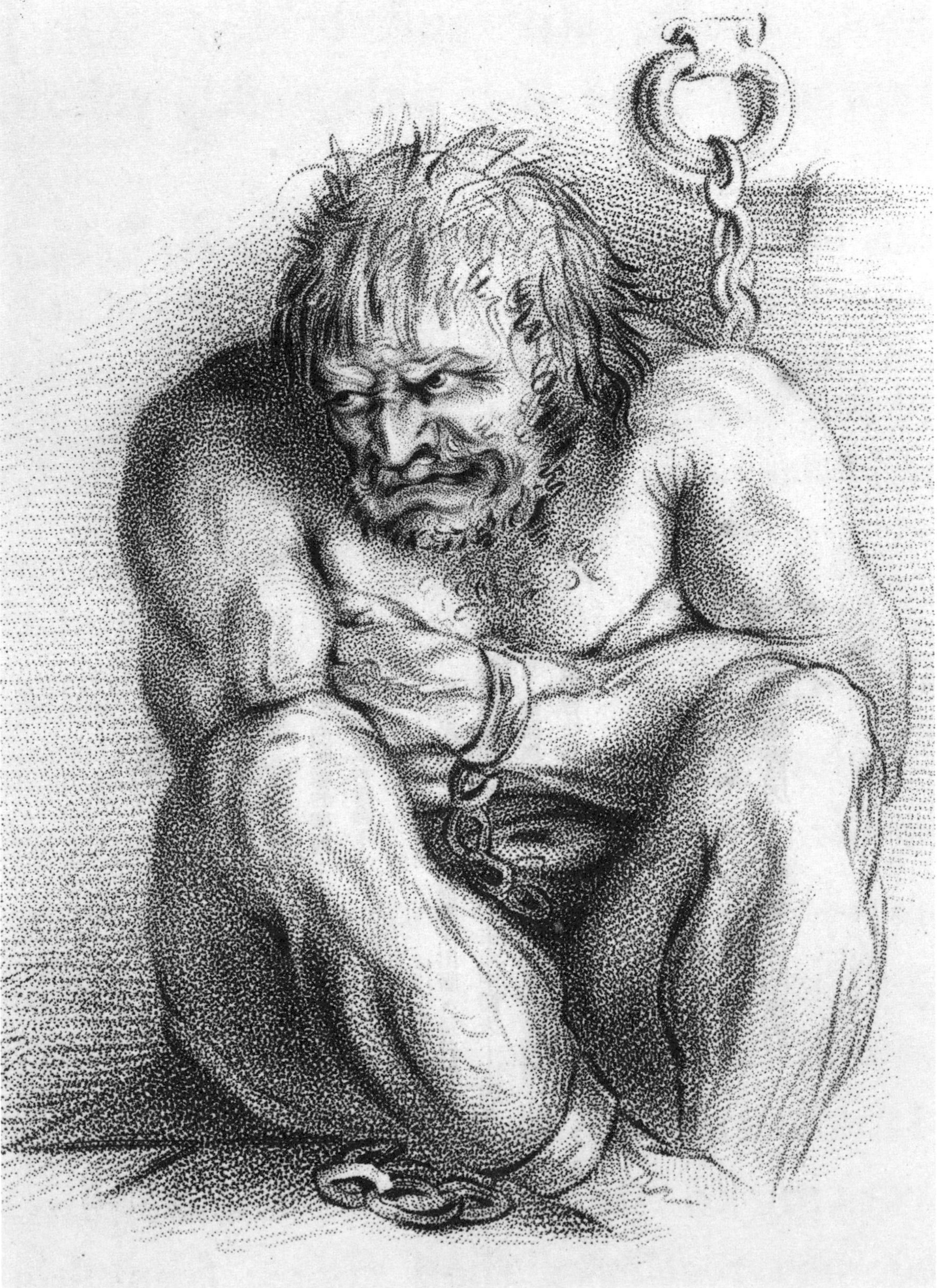

# Madness in Civilization

A Cultural History of Insanity from the Bible to Freud from the Madhouse to Modern Medicine

# 瘋癲文明史

## 從瘋人院到精神醫學，一部2000年人類精神生活全史

ANDREW SCULL

史考爾—著

貓頭鷹書房 443　　ISBN 978-986-262-357-2

**瘋癲文明史：從瘋人院到精神醫學，一部 2000 年人類精神生活全史**

作　　者　史考爾
譯　　者　梅麦芒
選書責編　張瑞芳
協力編輯　劉麗慧
校　　對　魏秋綢、張瑞芳
版面構成　張靜怡
封面設計　李東記
總 編 輯　謝宜英
行銷業務　鄭詠文、陳昱甄
出 版 者　貓頭鷹出版
發 行 人　凃玉雲
發　　行　英屬蓋曼群島商家庭傳媒股份有限公司城邦分公司
104 台北市中山區民生東路二段 141 號 11 樓
畫撥帳號：19863813；戶名：書虫股份有限公司
城邦讀書花園：www.cite.com.tw　購書服務信箱：service@readingclub.com.tw
購書服務專線：02-2500-7718~9（周一至周五上午 09:30-12:00；下午 13:30-17:00）
24 小時傳真專線：02-2500-1990；25001991
香港發行所　城邦（香港）出版集團／電話：852-2508-6231 ／傳真：852-2578-9337
馬新發行所　城邦（馬新）出版集團／電話：603-9057-8822 ／傳真：603-9057-6622
印 製 廠　中原造像股份有限公司
初　　版　2018 年 8 月　一版五刷　2023 年 8 月

**定　　價　新台幣 975 元／港幣 325 元**



讀者意見信箱　owl@cph.com.tw
投稿信箱　owl.book@gmail.com
貓頭鷹知識網　www.owls.tw
貓頭鷹臉書　facebook.com/owlpublishing
【大量採購，請洽專線】(02) 2500-1919

城邦讀書花園
www.cite.com.tw

國家圖書館出版品預行編目資料

瘋癲文明史：從瘋人院到精神醫學，一部 2000 年人類精神生活全史／史考爾（Andrew Scull）著；梅麦芒譯. -- 初版. -- 台北市：貓頭鷹出版：家庭傳媒城邦分公司發行, 2018.08
640 面；　公分. --（貓頭鷹書房；443）
譯自：Madness in civilization : a cultural history of insanity, from the Bible to Freud, from the madhouse to modern medicine
ISBN 978-986-262-357-2（精裝）
1. 精神病學　2. 文明史
415.95　　107010242

前頁插圖：
「瘋癲」，出自《解剖學與表達的哲學，以及與美術的連結》，查爾斯・貝爾爵士（Charles Bell）作，一八四四年。

# 禮讚《瘋癲文明史》

身為愛好歷史的臨床精神科醫師，閱讀本書，徹底重整我對於「瘋癲」如何影響西方文明發展的知識。雖然作者對二十世紀後半以降精神醫學的發展——包括精神藥物發展、社區精神醫療等，持保留批判態度，乍看似乎澆了第一線心理衛生工作者冷水，可平心靜氣再讀一次，處處可見其苦心。作者除了期許當前最夯的神經科學，加強研究家庭及社會文化等環境刺激，如何形塑人類神經系統發展，因為瘋癲的根源，或許就在揉合了生物基礎與社會影響的大腦幽暗之處。作者更希望，人們別把瘋癲看成文明的對立面，因為它不僅是藝術家、科學家、醫師、神職人員關切的主題，更透過個人或親友的遭遇，持續影響我們生活。

——吳佳璇／精神科醫師及作家

本書深入淺出地介紹了瘋狂在不同文明時期嵌合於社會、文化、政治與經濟各面向的表現，對於醫療史與醫療社會學等學門都極為重要。雖然內容以歐美情境為主，但其書寫仍具有幾個重要啟發，發人深省，值得推薦：

一、瘋狂並不等於生物醫學模式中的精神疾病，瘋狂所蘊含與糾結的社會與文化面向也不應該被忽視；

二、瘋狂與文明的關係相當複雜，難以用簡單的對立或因果關係來理解，需要以資料為本的研究分析；

三、所謂「現代」並不必然具有知識論上的優先性。如何考量時空脈絡而理解瘋狂，而非用現代的認識遽爾論斷，不僅是歷史學家的任務，同時也是讀史者應該學習的態度。

——陳嘉新／國立陽明大學科技與社會所副教授

這是一本在當代實證科學當道的學術典範下，讓人眼睛一亮劃時代的巨著，也是作者四十餘年來，對「瘋癲」精彩的研究成果總結。透過中國、希臘、羅馬與伊斯蘭文化等不同世界的對照，全書從聖經、文學、美學、戲劇、古典醫學等材料考察西方文明下瘋人的社會文化史。難能可貴的是，作者深掘瘋狂相關的各種歷史檔案與文本，並蒐集了一百八十幀，包括女巫、被附身的瘋人、瘋人院的處置等畫作，讓這些瘋人的樣態被栩栩如生透視在讀者眼前。作者從人類文明歷史演進的各種面向，對於當代精神醫學生物醫學化、藥物治療與神經科學影像顯影技術的進展，提供了深具意涵的反思，是本不容錯過的優秀作品。

——蔡友月／中央研究院社會所副研究員、中央研究院人文講座師資

史考爾對精神疾病歷史之嫻熟，早已是公認的權威。在這本引人入勝的著作中，他讓我們見識到

了長久以來，理性之人是如何去理解以及如何去對待那些不理性之人。透過生動而豐富的圖片，他帶領我們從古希臘、基督教早期、伊斯蘭時期，一直走到科學時代、世俗主義的興起，從佛洛伊德一直講到腦科學，以及今日的製藥工業。在這個長篇故事中，充滿了人類的善意，卻又同時混雜了貪婪的欲望。智慧的微光，對抗著種種瘋狂程度不下於發瘋病人的療法。兩千多年過去了，至今，我們卻還無法肯定，由化學藥品所構成的無形收容所，是否真的比過去由磚塊跟泥灰所砌起來的收容所，要好到哪去。本書是關於這方面歷史最好的一部作品；它詳述相關的歷史，在這個與我們每個人都息息相關的主題上，展現出無與倫比的熱情。

——麗莎．艾比娜妮西／著有《瘋狂、有病和悲傷》、《熱情的試煉：以愛和瘋狂之名的犯罪》

一部了不起的著作，充滿了史考爾的熱情與博學，文筆迷人又美麗。本書探索了古代跟中世紀社會，如何應付精神疾病；它同時也指出，儘管現代醫學有了大腦影像掃描以及精神藥物，但是還是有很多可以跟古人學習的地方。

——西爾維雅．娜薩／《美麗境界》的作者

引人入勝、充滿知識又極度發人深省的一段歷史，詳述了人類如何盡一切努力去理解，並管理那些我們稱為瘋癲的行為。本書內容淵博，卻又難得地用深入淺出的方式寫作，值得推薦給任何一位對於這個「最孤單的痛苦」有興趣的人。

——查爾斯．羅森伯／哈佛大學科學史教授

史考爾恐怕是當代研究瘋癲的歷史學家中，最博學的一位；而他寫的每本書，都絕對值得一讀。在這本權威的新書中，他用清楚明瞭又極具批判性的手法，完整地介紹了這個主題。他的文筆俐落，充滿文化底蘊，同時輔以臨床參考資料，本書實在是一本了不起的悲劇故事。

——派屈克・麥克格拉斯／著有《收容院》

史考爾是英語世界中，精神醫學史領域裡首屈一指的歷史學家，此點在這本書中完全顯露無遺。本書橫跨的時間尺度極廣，從遠古一直到現代為止，而史考爾為我們解析了在這段歷史中，瘋癲對世界上許多不同社會所代表的意義。他的寫作充滿了熱情卻又不失幽默，適時加入辛辣的引言，實在是個說故事的高手，足以讓讀者深深著迷。本書不愧是一部由該領域大師所寫的引人注目的著作。

——威廉・拜努／倫敦大學學院醫學史榮譽教授

一部史詩級的學術著作，一部辯才無礙的概論，敘述了從遠古的宗教、醫學跟神話，一直到今日的神經科學與精神藥物學中，關於瘋癲的理論與治療方法是如何演變。史考爾不止解釋了歷代作家、藝術家跟作曲家，從瘋癲中汲取靈感，更描述了不理性的象徵意義，如何隨著歷史演進而改變。本書實在是極富同情心又切中要點。

——伊蘭・修華特／普林斯頓大學榮譽教授

史考爾博士是今日精神醫學史領域中，頂尖的歷史學家之一。幾乎再沒有其他人可以把這類書寫得如此華麗，恐怕也沒有第二人，有能力可以同時深深吸引一般讀者跟學界人士，可以在內行人跟門外漢之間，如此保持著恰到好處的平衡跟比例。沒有其他著作所包含的範圍可以跟這一本相比擬。它是近二十年來最用心的一本。

——大衛・希利／班戈大學精神醫學教授

這是本才華洋溢、兼具啟發性與娛樂性的歷史書，它講述了我們曾如何治療（或虐待）瘋癲的病人。史考爾在本書中詳述過去許多獵奇或是讓人不安的事實，同時關於過去兩千年中，醫學在解決瘋癲之謎上如何的無力，而這無力感又如何困擾或影響我們的文化，史考爾也有著新穎與讓人著迷的洞見。任何去看過精神科醫師的人都該讀一讀這本書。

——德克・威特恩伯恩／著有《亦毒亦藥》

■導讀

# 瘋癲的意義

王文基／國立陽明大學科技與社會研究所教授

熟悉精神醫學與瘋狂史的讀者對史考爾（Andrew Scull）這個名字應該不陌生。史考爾是近代最知名、研究成果也最豐碩的精神醫學史家之一。他曾先後於牛津與普林斯頓大學受社會科學及社會學訓練，且長期在北美的社會學系任教（目前任職於加州聖地牙哥分校的社會學與科學研究學系），自我定位為「歷史社會學家」。史考爾的研究強調細究史實，並對瘋狂史相關的檔案與史料十分熟稔，使其取徑迥異於一般的社會學家。他對精神疾病與瘋癲相關議題與史料的熟悉，也展現在豐富的研究課題之上。從上世紀七〇年代以來，史考爾曾探討的議題便包括精神醫學專業的形成與療養院帝國的興起，十八世紀英格蘭的瘋癲交易，同一時期醫師、病患與家屬的互動，精神醫學療法的演變，歇斯底里的歷史，戰爭與精神醫學間的關係等等。*從以上研究課題的多樣，以及其著作等身看來，相較於後起之秀，史考爾在處理《瘋癲文明史》這本大部頭的通論時顯得相當游刃有餘。†

《瘋癲文明史》一書內容涵蓋甚廣，原文文字優雅，結構清晰，非常適合一般讀者閱讀。而對更專業的讀者而言，本書基本上總結了過去近半個世紀以來精神醫學史界的研究成果，極具參考價值。就內容而言，全書章節基本上按照年代順序安排，包括埃及、印度與中國在內古文明對於瘋癲的理解與處置，希臘羅馬乃至聖經故事中對瘋癲的呈現，希臘時代及中古世紀體液學說所提出的自然解釋，理性時代及之後對精神疾病化約式的認識，十九世紀初以降療養院的興起，之後退化理論及精神分析運動的崛起，精神疾病在現代文明中的社會形構，一直到晚近生物精神醫學與藥物學的發展等等。此一安排議題的方式在精神醫學史專論中並不罕見：無論在愛德華・肖特（Edward Shorter）宣揚精神醫學現代進展的《精神病學史：從收容院到百憂解》（*A History of Psychiatry: From the Era of the Asylum to the Age of Prozac*），或是羅伊・波特（Roy Porter）強調文化史觀點與瘋癲體驗的《瘋狂簡史》（*Madness: A Brief History*），我們都可看到類似的架構。一方面，這架構上的高度相似性代表西方精神醫學史與瘋狂史的學術研究迄今已累積相當成果，學界關於議題的重要性已有高度的共識。另一方面，西方世界過去兩千年來關於瘋癲與精神疾病的認識與體驗的流變，歷史學家的看法也不盡相同，史考爾自然也有其觀察的重點。以下僅從兩個方面闡述作者歷史觀點上特殊之處。

首先，不少論者指出，本書題為《瘋癲文明史》（*Madness in Civilization*，直譯：文明中的瘋

---

* Andrew Scull, "How I Became a Historian of Psychiatry," H-Madness, https://historypsychiatry.com/2015/10/09/how-i-became-a-historian-of-psychiatry-andrew-scull/.

† 有興趣的朋友另可參考 Andrew Scull 篇幅較短的另一本通論 *Madness: A Very Short Introduction*. Oxford: Oxford University Press, 2011.

癲），作者很明顯地向《瘋癲與文明》（*Madness and Civilization*）一書（英譯刪節本）的作者法國思想家傅柯（Michel Foucault）致意；然而在此同時，《瘋癲文明史》一書僅有幾處提到傅柯，且與之對話有限。不過早在一九八九年論文集《社會秩序／精神失序》（*Social Order/Mental Disorder*）一書的首章中，史考爾便以他與其他學者的研究對傅柯的「大禁閉」之說以及後者對瘋癲與文明關係的詮釋提出批評。*例如傅柯曾指出，古典時期，資產階級強調工作倫理的感知模式，使其排斥任何非理性的事物。史考爾則認為，傅柯過於強調資本主義與瘋癲被禁閉的關係，導致他忽視此時中央集權的法國政府在處理瘋癲議題上扮演的核心功能。此外，如同許多歷史學家反覆指出，傅柯提出此時西方社會對非理性事物進行鋪天蓋地的「大禁閉」的說法，恐有法蘭西中心論的危險。例如，英格蘭地方勢力甚強，美國獨立之後州政府的權力頗大，都使得歐洲與北美不同地區發展出迥異於法國的處置瘋癲者的政策。再者，傅柯在《瘋癲與文明》這本巨著中關於精神醫學如何得以將瘋癲納入其專業的管轄範圍內，也語焉不詳。以上幾個史考爾對傅柯的批評雖然早在將近三十年前便已提出，但多少也彰顯他長期以來試圖將其論點立基在堅實、細緻的歷史研究之上的一貫立場。《瘋癲文明史》中關於人物、事件、主題的細緻描述不僅意圖呈現學界豐富的研究成果，作者也以藉此提醒我們不應該將複雜的瘋狂史塞入任何看似恢弘、絢爛的理論框架或敘述架構之中。

其次，史考爾在《瘋癲文明史》及之前的論著中，都反覆顯露出對所謂「現代」精神醫學的保留。無論是十九世紀中英國精神科學以反射模式解釋神經功能及神經疾病，之後的退化理論以遺傳因素解釋精神疾病的起因以及各式精神醫學療法的失敗，乃至於二十世紀精神醫學界在療法上的實驗做法，都顯現出精神醫學界在擴張其專業權力中所扮演的角色。過去兩百年內現代精神醫學反覆將精神疾病與病患的生理、身體緊密扣連，不僅決定了治療的形式，影響瘋癲者甚鉅，同時也徹底左右社會大眾對於瘋癲的理解（瘋癲＝精神疾病＝大腦或神經疾病）。尋常的醫師不願也無法理解瘋癲背後的體驗、意義、自我與社會文化，僅著眼於客觀地確定症狀並加以改善。史考爾寫道，「現代精神醫學看似想方設法地試圖將瘋癲剝除意義，強調瘋癲所帶來的種種破壞就只能被化約成生理現象。對此我們必須質疑」。[†]這應是史考爾將這本集過去數十年來研究成果的通論命名為《瘋癲文明史》的主因。瘋癲在各類文明中，或者說在西方文明的不同發展階段與區域裡，被認識與處置的方式極其不同。而透過歷史研究揭示這些差異，牽涉議題的複雜度，正足以凸顯以單一論點（無論是來自生醫科學或人文社會領域）理解瘋癲的短視。史考爾這種對科學醫學發展的不安自然影響他對晚進精神醫學的評價。對一般人乃至臨床學家而言，如何在減緩瘋癲者的身心苦痛的同時，又能同情的理解他們不合時宜的存在，難以清楚言說的想法與情緒，始終是個難解的問題。

最後，相較於之前出版的瘋狂史或精神醫學史通論，《瘋癲文明史》一書更願意將視野擴及非西方文明。如上文所述，本書花了若干篇幅介紹古代印度、阿拉伯世界及中國醫學關於瘋癲的理論；這為不諳東方語言的西方讀者開了扇比較研究的小窗。史考爾在本書中也利用包愛梅（Emily Baum）最

---

* Andrew Scull, "Reflections on the Historical Sociology of Psychiatry," in *Social Order/Mental Disorder: Anglo-American Psychiatry in Historical Perspective*. Berkeley: University of California Press, 1989, pp.1-30.

† Andrew Scull, "Madness and Meaning." *Paris Review*, April 22, 2015. https://www.theparisreview.org/blog/2015/04/22/madness-and-meaning/

近關於民國初年北京療養院的研究，＊說明現代精神醫學在十九世紀末、二十世紀初進入非西方社會與傳統觀念的拉扯。文中若干處也稍微帶到日本的發展。然而，史考爾畢竟是以英美兩國精神醫學發展為研究對象的專家，再加上現今國際學術界的發展現況，整本書不無遺憾地還是以西歐及北美的歷史為主軸。華人乃至東亞社會中瘋癲圖像與瘋癲體驗對於了解瘋癲與整體人類文明的關係有何啟示？現代精神醫學在東亞及其他非西方社會的發展又有何種文化或文明上的意義？許多相關的議題過去幾十年內吸引為數眾多的歷史學家、人類學家、社會學家與精神醫師進行研究，論者也持續提出精闢的論點，但目前還沒有類似《瘋狂簡史》或《瘋癲文明史》的專論問世。希望在不久的將來，我們得以真正地用同情的心領略瘋癲在各文明中的豐富意義。

＊ Emily Baum, "Spit, Chains, and Hospital Beds: A History of Insanity in Republican Beijing, 1912-1937." PhD Dissertation. University of California, San Diego, 2013.

給南西，還有給我們現在，以及即將到來的孫子

「別人大可說，我只是把其他人的花聚集成一束，而我所做的，只是用一條線將它們綁起來而已。」

——蒙田（Michel de Montaigne）

# 瘋癲文明史：從瘋人院到精神醫學，一部2000年人類精神生活全史　目次

# 第一章　面對瘋癲

什麼是**文明中**的瘋癲？我們真能確定瘋癲真是站在文明的對立面嗎？可是，啟蒙時代的思想家們，不是一直都主張**理性**是將人類與野獸區分開來的特質嗎？果真如此，**不理性**必定是不可接受的，是在文明邊界之外的，在某種程度上，它相當於是從文明退回野蠻。瘋癲當然不在文明**之中**，瘋癲是全然自外於文明，或是異於文明的。

但是等一等，再想一想，事情可能沒那麼簡單。一件很矛盾的事實是，瘋癲不只不在文明的對立面，也不在文明的邊緣。相反的，它一直是藝術家、戲劇家、小說家、作曲家、神職人員、醫生以及科學家所關心的主題；更別提它還深深地影響我們每個人的生活，不管是透過我們自己曾經遭遇過的理性與情感上的問題，或者是透過家人與朋友來影響我們。因此不可否認地，瘋癲是文明的一部分，而且是重要的一部分，它不在文明之外。它是一個持續在侵擾我們意識，以及我們每天生活的問題，既像是某種過渡狀態，但是又彷彿非常明確。

瘋癲是個擾人的主題，我們至今仍被其神祕難解所困。我們認為自己所居住的世界，是由常識所構築而成，而發瘋之人則被隔絕在這個世界之外，處於一種失去理智的狀態[1]；這種崩裂破碎的情緒騷動，緊緊地攫住了我們當中的一些人，永不放手。這是無數世紀以來，不管在哪一個文化之中，所有人類都共有的經驗。精神失常不斷撩撥人類的想像力。它既讓人著迷，又讓人害怕；只有很少人可以不被它的可怕所震懾。瘋癲不斷地提醒著我們，我們所自以為緊緊握住的現實，其實有可能極度脆弱。它挑戰我們對於自己之所以為人的認知，而且到了一個極端的地步。

這裡我要探討的主題是，文明中的瘋癲。我想要在本書中探索和釐清的，是瘋癲跟文明的關係、它們的複雜性，以及它們在各種意義上的相互影響。為何我使用瘋癲（madness）這個詞？這個詞彙帶有過時的意味，甚至有點冷漠地無視那些受害者所忍受的苦楚，認為他們是無禮的；尤有甚者，這個詞彙同時還是集汙名與攻擊之大成；因為這樣，我們現在已經學著稱其為精神疾病（mentally ill）或是舉止粗魯（ill-mannered）。世世代代以來，不幸與恥辱一直伴隨著瘋子，在他們的傷口上再撒更多的鹽絕非我的本意。精神失常的受害者所帶給自身、所愛的人、乃至於整個社會的悲慘與痛苦，是任何一個處理這個主題的人既不能也無法忽視，更不可能輕輕帶過。它帶有人類情感中一些最深刻的痛苦情緒：悲傷、孤立、隔絕、理性與意識的死亡。所以我要再清楚的解釋一次，為什麼我們不選擇一些比較溫和的詞彙，比如像是精神疾病或精神障礙（mental disturbance）之類的，而要使用我剛剛解釋過，比較刺耳的那個字彙，**瘋癲**呢？

當代對於這些精神病理之謎的權威，就是精神科醫師了。對他們來說，使用上述這些詞彙通常會被視為挑釁，是否認科學以及科學所帶來的裨益，而他們認為這個詞彙正是很好的一個例子（有趣的是，正是基於同樣的理由，那些大聲拒絕承認精神醫學診斷，拒絕被貼上精神病人標籤的人，反而會熱切地擁抱這個字彙，以顯示自己是精神醫學之害裡頭的倖存者）。因此，當我任性地選擇這個詞彙，做為書名或是一個符號，是否一如某些具有影響力的作家所言（以近代的薩茲為例好了），我也認為精神疾病是一個神話嗎？不！完全不是。

我認為，瘋癲（理性、智力跟情緒出現嚴重的持續性障礙）是所有已知社會都可以找到的現象。不管是在現實中或是在象徵意義上，它對於社會結構以及穩定的社會秩序，都構成嚴重的挑戰。對我來說，宣稱它只是社會結構的問題或只是一個標籤，實在是太過浪漫而無意義，或者是無用的套套邏輯。在我們眼中，所謂沒有理性的族群，就是那些對自己情緒失去控制的人，不管他們是憂鬱或是狂躁；是那些跟我們不住在同一個心智宇宙裡、沒有我們現實中習以為常的常識的人；或是那些會幻想、宣稱一些在其他人眼中是妄想事物的人；也是那些在行為舉止上，跟他們文化所期待、或約定俗成的行為差異極大，並且無視其社群施加在自己身上的一般性矯正手段的人；更是那些行為表現極度誇張不一致、或是赤裸裸地表現出荒謬的精神失常的那些人。千年來，我們一直用瘋子或是其他的同義詞，稱呼這些人。

為什麼我要寫「瘋癲」或是「精神病」的歷史？為什麼不叫它精神醫學史？對於這類問題，我有一個很簡單的答案。所謂的精神醫學史，根本稱不上歷史。我打算討論的東西，是在超過兩千年的時間尺度內，文明與瘋癲之間的相遇過程。在這段時光中，大部分的時候我們都用瘋癲，或是其同義詞，像是瘋狂（insanity）、愚癡（lunacy）、發狂（frenzy）、躁症（mania）、鬱症（melancholia）、歇斯底里（hysteria）等等去形容它，這些詞彙不只是大部分人、或者受過教育的人在使用，而是全部的人都在使用。不可否認地，「瘋癲」並不只是日常生活中對**非理性**的慣用詞彙，它也是醫學人士一邊試著用比較自然主義的詞彙去描述它的破壞性的同時，一邊在治療這些被排擠者時的愛用之詞。

最早的瘋子醫生（同時代的人跟他們自己都如此稱呼），就曾毫不猶豫地使用這個詞，伴隨著其他詞彙像是愚癡跟瘋狂，都持續出現在十九世紀的文雅討論中，直到後來它們才漸漸成為禁忌的詞彙。

至於「精神醫學」（psychiatry）這個詞，要一直到十九世紀，才開始在德國出現。不過在那個時候，這個詞完全不被法語世界接受，法語使用者比較喜歡用自己的詞彙 aliénisme。至於在英語世界，如同上一段所提到的，一開始稱呼那些專門處理瘋子的醫生為「瘋子醫生」。直到後來，這個含混不清的詞彙裡面的貶義（帶有侮辱誹謗之意），實在有點太過頭了，這個職業早期的先驅者才開始無差別地接受一系列另類詞彙，像是「收容所所長」（asylum superintendent）、「醫學心理學家（medical psychologist），或是回應法文而使用精神醫師（alienist）。在二十世紀初期的英語世界中，專門處理精神障礙的專家，唯一不能接受、並且極度抗拒的詞彙，反而是現在最被廣泛接受使用的稱謂，也就是「精神科醫師」（psychiatrist）。

更廣泛地說，社會上漸漸開始出現有自覺、有組織的專業團體，開始主張對精神障礙有管轄權，同時也獲得社會對這些主張的認可，幾乎都是十九世紀以降的現象。今日，我們已經可以透過醫學的眼光來看「瘋癲」這件事，而精神科醫師所使用的詞彙，也正式成為大家（但並非全部）談論這些事情時所使用的媒介。但這是歷史轉變的結果，若把眼界放遠，就可以知道這些都是非常近代才有的發展。這些職業如何出現、他們的語言以及他們介入精神疾病的手段，當然也需要被討論和被理解，但這並不是也不該是我們的起點。

因此，時至今日，瘋癲仍是一個老嫗能解的詞彙。使用這個古老的詞彙，還有另外一個好處，就是可以凸顯我們討論的主題中，另外一個很重要的特色，而且這是透過純醫學的角度所看不到的。在

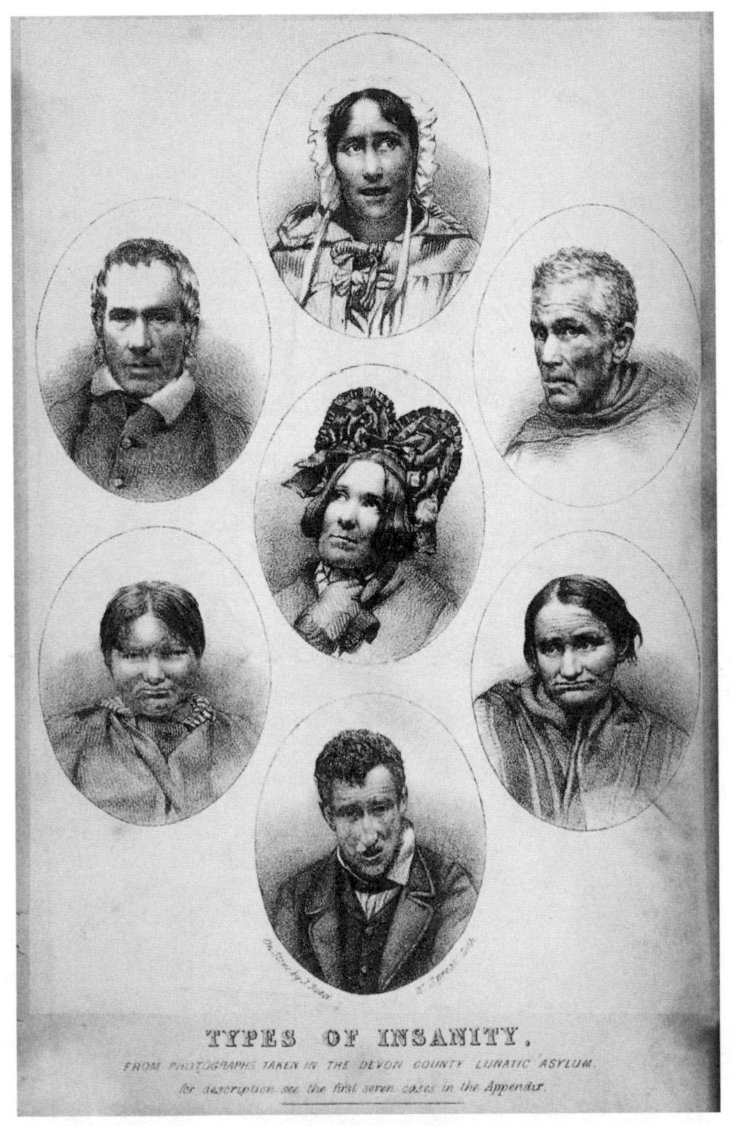


這幅「瘋狂的種類」，是巴克尼爾跟丹尼爾．圖克在一八五八年出版的《精神醫學手冊》的卷首插圖。這是第一本在診斷及治療精神疾病上，被廣為使用的教科書。一如其他的精神醫師一樣，巴克尼爾跟圖克也認為，瘋癲有許多不同形式。他們認為，從這些病人的面容上面，有辦法辨別出這幾種不同的瘋病。

社會秩序跟文化上（而我們正是其中的一部分），瘋癲有更廣泛的重要性。它跟文學、藝術、宗教信仰乃至科學領域，都會形成共鳴。瘋癲還隱含了汙名，而被汙名化一直是瘋子這稱謂意義裡面令人遺憾的一面。

即使是在現代，整個情況仍是模糊且未有定論的。瘋子跟神智正常之間的界線，永遠都是爭論的主題。美國精神醫學學會所出版的《精神疾病診斷與統計手冊》（*Diagnostic and Statistical Manual*，簡稱DSM），因為跟精神藥理學革命的關聯，具有世界級的影響力。但是精神醫學學會卻必須周而復始地持續不輟修正這本聖經級醫學手冊。然而儘管經過了諸多力臻完美的努力，DSM仍陷在各方人士的爭論中無法脫身，連該領域的專業權威之間亦不能倖免。根據不同算法，有人認為當前的版本是第五版，有人認為是第七版改版。最新版的出版計畫，曾經因為公開的論戰不休拖延了好幾年。隨著手冊裡面診斷與「疾病」的列表愈來愈長，學者們費盡心力，試圖去區分數量空前的各種疾病型與亞型，讓整個過程看起來，活似一場複雜的變裝遊戲一樣。畢竟，我們已經聽過太多關於精神疾病的根源，是來自於大腦內部的生物化學缺陷，是因為這個或那個神經傳遞物質不足或是過多，或者是源於遺傳缺陷，而有朝一日，或許可以找到某種可供辨識的生物標記，但至今絕大部分精神疾病的病因仍令人費解；而治療的手段呢，大多數僅為症狀治療，效果也令人懷疑。受嚴重精神疾病所困擾的病人，是組成社會的環節之一；但他們的平均餘命，在過往四分之一個世紀中，卻只減不增[2]。這個明顯的數據，顯示了在精神科醫師自我宣稱的效果，跟真正的成效之間，還有一段距離。至少，在精神疾病的戰場上，我們還沒有掌握到大自然奧祕的竅門。

將精神病人交給醫療院所處理，當然還是會有一些實際上的好處，特別是在面對第三期梅毒病人時。這是一種可怕的疾病，在二十世紀初期的精神病院裡，大約有百分之二十的男性病人為此而來。但是對於其他病人呢？結果就難以定論了。儘管偶爾有一些令人振奮的消息，但像是思覺失調症（舊稱精神分裂症）或是重度憂鬱症的原因，對我們來說仍是既神祕又令人困惑。至今沒有任何X射線、核磁共振造影掃描、正子放射斷層掃描和實驗室檢驗，可以讓我們毫不猶豫地宣稱，某甲是瘋子，某乙是正常人，這種情況下，所謂理智跟失去理智的界線，將一直是浮動且不確定、充滿爭論與矛盾的。

而試圖將當代的診斷分類與對精神醫學的理解，投射回過去時，我們很有可能會犯下誤解歷史的錯誤。即使在現代我們已經完整確立了一些比像是思覺失調症或是雙極性情感精神病（又稱為躁鬱症）還要明確的疾病，卻也很難做回溯式診斷；至於其他比較具爭議性的疾病，就更不用提了。過去的觀察者所記錄下來的，是那個時代**他們**所看到，而非**我們**可能想知道與瘋癲相關的事物。此外，瘋癲所表現的形式、它的意義、它的後果，以及介於正常與瘋狂之間的那條界線，彼時與此時應該畫在哪裡，這些都深受不同社會脈絡所影響，並且端視**非理性**出現在哪個社會而有所不同。這些脈絡極為重要，我們無法超越現代的喜好，無端擁有阿基米德那個時代的視角，用自認為中性、毫無偏差的方式去審視歷史的複雜性。

在其他面向上，瘋癲也超越了醫學的掌握。對於作家與藝術家，以及他們的讀者或觀眾而言，瘋癲一直是源源不絕的魅力泉源，充滿吸引力。在小說、傳記、自傳、戲劇、電影、繪畫、雕刻等無數領域中，**非理性**一直緊纏著想像力不放，同時用強而有力又出人意料的形象表現出來。任何想要掌握、控制它，將它化約為某些單純本質的企圖，往往會失望以終。瘋癲一直撩撥著我們，困惑著我們，讓人既怕又愛；它挑釁著，讓我們想要釐清它的不確定性與破壞性。在這本作品中，我將試圖還給心理醫學一個應有的公道，但也僅止於此；我會強調，我們距離適切理解瘋癲的根源還有多遠；更別提我們對於瘋癲所帶來的悲慘結果，嚴重缺乏有效的對策。我也承認瘋癲在社會與文化中的顯著性跟重要性，讓任何簡單的意義或是治療手段相形見絀。

現在，讓我們開始吧！

# 第二章 古代世界中的瘋癲

世人絕對不該低估讓一位野蠻又善妒的神不悅所可能招致的危險。想想看希伯來歷史中描述的，第一位以色列王掃羅，以及神聖的巴比倫王尼布甲尼撒，他們兩人都忤逆了耶和華，因此也都為他們的大不敬付出慘痛的代價。兩人後來都被逼瘋了。

## 瘋癲與希伯來人

掃羅做了什麼事情？不管從哪方面來看，掃羅都稱得上是位英雄人物。他被耶和華揀選，成為猶太人的第一位國王。隨後，除了非利士人以外，他率軍擊退了以色列所有的敵人。他的繼承者大衛，最後終於能夠擊敗這群極為強大的對手，所依賴的也是掃羅當初所建立的軍隊。但是，在某次機會中，掃羅沒有服從神的旨意。而在這次事件之後，神給他的懲罰，可是來得又急又嚴厲。

在古代巴勒斯坦這塊土地上，以色列人跟游牧民族亞瑪力人之間的仇恨，可以一直追溯到古老的《出埃及記》為止，也就是以色列人被囚禁在埃及之時。當希伯來人逃出來時，他們穿過紅海，一路走過西奈半島，在那裡，他們受到亞瑪力人的攻擊，他們「擊殺你儘後邊軟弱的人」[1]。這當然不是亞瑪力人最後一次攻擊猶太人。事實上，在猶太人的長遠歷史中，亞瑪力人代表了典型的敵人，他們持續不斷地出現，侵擾猶太人。最後，猶太人的神耶和華終於受夠了。祂命令祂的選民上前，「現在你要去擊打亞瑪力人，滅盡他們所有的，不可憐惜他們，將男女、孩童、吃奶的並牛、羊、駱駝和驢盡行殺死」[2]。務必要把他們斬草除根。

在《撒母耳記上》，我們看到掃羅並沒有切實執行上帝殘暴的指示。當然，掃羅跟他的軍隊確實「用刀殺盡亞瑪力的眾民」。但是「掃羅跟百姓卻憐惜亞甲（亞瑪力王），也愛惜上好的牛、羊、牛犢、羊羔，並一切美物，不肯滅絕[3]」。這樣做的後果是什麼？過去曾為掃羅塗膏油、將他膏立為以色列君王的先知撒母耳，知道此事後，斥責掃羅。他說掃羅悖逆了耶和華，這是不可饒恕的罪，現在後悔已經太遲了[4]。

在那不久之後，上帝就遺棄了掃羅，並且派遣惡魔去折磨他。掃羅所受的折磨，要一直持續到他統治結束才停止。在他統治以色列的剩餘時日裡，掃羅間間斷斷地遭受著強烈的精神折磨，他變得懼怕、暴怒、嗜殺，以及憂鬱。在與以色列最後的敵人，非利士人對戰時，神完全遺棄了掃羅。他的三個兒子被屠殺，而他自己則身受重傷。當那些未受過割禮的敵人愈追愈近時（譯注：根據傳統，猶太男子均須接受割禮，未受割禮的都是外族），掃羅伏在自己刀上而死。上帝派來的惡魔，最後終於成功摧毀他了[5]。

當面對瘋癲這種謎樣現象時，一如其他古文明一樣，希伯來人也會試圖用被惡鬼附身的說法，來解釋瘋人所遭受那令人驚駭的劫難。他們所崇拜的上帝有仇必報，對於那些讓祂不悅，或是挑戰祂權威之人，總會毫不手軟地立即降下可怕的處罰。因此，當耶和華對埃及法老及其子民降下十災之後，以色列人才有可能從奴役他們的埃及大批逃離。那時候摩西同以色列長老，正跟埃及的術士，彼此較量著誰的神祇比較有威能；在歷經水變血之災、蛙災、蝨災、蠅災、畜疫之災、瘡災、雹災、蝗災乃至於黑暗之災之後，都無法動搖法老王那剛硬的心。直到最後，耶和華降下最後一道災殃，把埃及所有的長子，以及第一胎牲畜，全部擊殺，法老王終於允許摩西帶著他的人民離開，從此解除了奴役的束縛。不過儘管如此，上帝還是沒有放過埃及人。祂分開紅海，讓以色列人通過之後，馬上讓海水合在一起，淹沒追上來的埃及軍隊（見彩圖5）。

猶太人相信掃羅之所以會發瘋，是因為受到上帝的詛咒，這點清楚地記載在《聖經》《撒母耳記》的段落中。但是掃羅發瘋真正的原因，卻沒有人知道；不過，我們確實知道他某些外顯的症狀。有些資料提到，他像是被「掐住脖子」一般；而根據《撒母耳記》的描述，掃羅有快速地情緒轉變，會從憂鬱退縮的狀態，快速轉變為狂烈病態的多疑、胡言亂語以及不定期的暴力傾向[6]；甚至會試圖刺殺自己的兒子約拿單[7]。羅馬的猶太史學家約瑟夫（紀元前三十七年到約西元一百年）記載的口述歷史，告訴我們「掃羅深受怪異情緒失調所擾，惡鬼讓他感到被扼死般的呼吸困難；群醫束手無策，找不出療法解救他，只能下令尋找驅魔者。[8]」

後來是牧羊童大衛，偶爾成功地驅逐了上帝詛咒在掃羅身上的惡魔。他是利用音樂，是靠著彈自己手上的琴，偶爾可以暫時平息惡魔；但是卻始終沒有辦法完全解除掃羅的痛苦[9]。而且他的努力，也不是每次都能見效。有一次，「從　神那裡來的惡魔大大降在掃羅身上，他就在家中胡言亂語。大衛照常彈琴，掃羅手裡拿著槍。掃羅把槍一掄，心裡說，我要將大衛刺透，釘在牆上。大衛躲避他兩次。[10]」大衛這樣子做，倒也還算聰明。

而撒母耳呢，他是眾多猶太先知中的一位，這些人所扮演的是上帝密使的角色。這種角色在其他時代跟其他地方都不少見，包括那個常常與以色列人交戰的非利士人部落也有。但是像撒母耳這樣的先知，在猶太歷史中，卻扮演了好幾百年非常重要的角色。當撒母耳告知掃羅「預言」時，「預言」這個詞代表的意義，其實頗為寬鬆。別忘了，醫療史學家羅森曾經提醒過我們，對希伯人來說，「舉止如先知一般」有時候意思也有可能是「胡言亂語」、「無法控制自己」、「表現出完全失控的舉止」等等[11]。比如說有一次，掃羅也講出先知般的預言，經上說他走去拉瑪，在那裡「他就脫了衣服，在撒母耳面前受感說話，一晝一夜露體躺臥。因此有句俗話說：『掃羅也列在先知中嗎？』」[12]以賽亞、耶利米、以利亞、以西結等先知，對以色列人的影響甚鉅；但他們的行為，又常讓人搞不清楚，那究竟是受到天啟還是發瘋；是單純的怪異還是徹底瘋狂。當他們情緒狂喜、反覆無常時，常常會變得擁有神奇力量，也能夠施展它們（比如說，約書亞就曾經讓太陽停在它的軌道上）；先知能夠預言未來，而如果是真正的先知，那他們所說的話，就是上帝之言。當他們宣稱被聖靈附身時，也常常會有幻覺，進入出神的狀態，或是看見幻象[13]。

他們的言行常會招致危險，一如他們所預言的。這些先知的下場，常常是受盡嘲笑或被孤立，有時候甚至更糟。比如當耶利米宣告耶路撒冷即將面臨毀滅時，他被眾人嘲笑為叛徒、被毆打，並且被上枷鎖禁錮[14]。後來大家甚至企圖殺死他，把他丟入一座地牢中，讓他險些被餓死。之後他又被關了起來，直到巴比倫王攻陷耶路撒冷後，才被釋放出來，這一切正如他之前所預言過的一般[15]。另一位先知烏利亞，則沒有這麼幸運了。約雅敬王譴責他「預言攻擊這城跟這地」，烏利亞就逃到埃及去，但是後來還是被抓到，被帶回到這位猶大國王的面前，隨後被處決[16]。對以色列人來說，上帝借人的口說出預言，並沒有什麼問題。這是以色列人的信仰，也是根據與上帝所立的約而來；從這樣的概念，以色列人萌生出「身為上帝選民」這樣的獨特身分。但是假先知也四處充斥著，同時先知們那種責難式的、悲傷的長篇抱怨，或是自稱為先知的言論，往往不會是群眾想要排隊聆聽的首選。

有些先知可能會被當成瘋子（確實某些二十世紀的精神科醫師，會甘冒大不韙地認為，這些人其實根本就是精神疾病的好例了）[17]。而對與他們同時代的人來說，是否要相信這些人所說所做的，真的是出於一位具有強烈嫉妒心卻又全能的上帝（同時這位上帝還會整天透過人類媒介說話，告訴他們那些違逆祂的人，將會受到最嚴厲的懲罰），並非不值得懷疑。他們當然知道什麼是瘋子，但是先知們所表現出那些跟發瘋一樣的特徵，卻又有可能真的是來自天啟。

根據猶太人的歷史記載，埃及法老王並非唯一一位因為挑戰耶和華力量，而付出慘痛代價的外國統治者。數百年之後，西元前五八七年還有一位巴比倫王尼布甲尼撒，占領了耶路撒冷之後，摧毀了那裡的聖殿，並且放逐了猶太人。但是這些舉動，似乎都沒有激怒上帝。不過他安寧的日子倒也沒有一直持續下去。因為太過自滿於四處征戰的功績，他開始大肆吹噓自己「威嚴的榮耀」，有一天，忽然有一道聲音從天而降，譴責他這些不敬神的行為。他就這樣發瘋了，變得「吃草如牛，身被天露滴濕，頭髮長長好像鷹毛，指甲長長如同鳥爪」（見彩圖2）[18]。根據《聖經》的記載，七年之後他的詛咒才被移除。尼布甲尼撒恢復了理智，也重回王位，又再度贏回過往的權力與榮耀。

在一個由神明力量支配一切的世界裡，大自然的變幻莫測、政治上的災難、日常生活的危機，往往都帶有宗教或是超自然的意義。一個人由神智正常變成瘋癲混亂，這種轉變，馬上就會被認為是激怒神明、被詛咒，或是被惡魔附身的後果。這種觀點持續了非常之久。在尼布甲尼撒死後近六百年，當復活的耶穌，第一次出現在抹大拉的馬利亞面前時，《聖經》上記載著：「耶穌從她身上曾趕出七個鬼。」[19]趕鬼這種動作，耶穌的門徒也曾在其他場合見他示範過。比如說當耶穌來到格拉森人的地方時，立刻就遇到一個「被汙鬼附著的人」。這個人非常難控制，就算用鐵鍊跟腳鐐也鎖不住他。害怕的村民任他在墓地裡面咆哮、喊叫以及自殘。但是當他一看到耶穌，這個無名氏就跑上前來膜拜他。耶穌問他：

「你名叫什麼？」回答說：「我名叫『群』，因為我們多的緣故」……在那裡山坡上，有一大群豬吃食。鬼就央求耶穌，說「求你打發我們住進豬群裡，附著豬去。」耶穌准了他們，汙鬼就出來，進入豬裡去。於是那群豬闖下山崖，投在海裡淹死了。豬的數目約有兩千[20]。

耶穌在格拉森藉豬趕鬼的故事，揭示了一部分古巴勒斯坦地區，一般人日常如何對待瘋子。那人被鬼附身已有很長一段時間。他住在曠野裡，沒有衣服也沒有任何遮蔽。那些害怕的鄰居，雖然曾經試著用鐵鍊跟腳鐐限制他的行動；但是在瘋狂盛怒的狀態下，他將這些器具全部扯掉，然後任由魔鬼驅使他走入荒野中。不過呢，雖然村民極度畏懼這個人，他們還是會給他一些食物[21]。當時的人認為，瘋子的存在是一種對文明的汙辱，瘋子總是跟赤身露體、鐵鍊腳鐐的形象連結在一起；而他們的行為，也總是遊走在社會邊緣。這當然不是社會最後一次這樣看待瘋子。事實上後續數百年，瘋子的命運都是如此。

## 希臘化的世界

根據眾多文獻資料顯示，古代的希臘人普遍也都接受精神障礙的源頭來自於諸神這樣的說法[22]。他們的神祇本來就愛管人間的閒事，而因為宗教上的理由導致精神疾病，也一直是古典希臘時期的文化中，非常重要的一部分[23]（譯注：古典希臘時代，一般泛指西元前五到四世紀之間的兩百年，文學藝術均高度發展的時期，包含後面所提到的戲劇作品）。這樣的看法，在基督教成為羅馬帝國的國教之後，又更為強化。諸神的陰謀與人類發瘋之間切不斷的關聯，就是希臘戲劇與詩歌的特色；其常見的程度，一直到數千年後，當佛洛伊德要描述他所謂「深深烙印在全人類身上、不可磨滅的心理創傷」時，仍會引用古希臘神話故事，而稱其為伊底帕斯情結。恐慌的英文字 panic 也一樣，它來自於希臘文 panikon，這個字源於（或是有關於）那位惡名昭彰、散布恐懼的希臘天神「潘」（Pan）。

希臘史詩《伊利亞德》跟《奧德賽》，是目前倖存最早的西方文學作品。它們原本是透過口述流傳，從這個意義上來看，這些作品的起源應該早於古典希臘時期。今日大部分的學者都認為，這些史詩，應該是在西元前八世紀左右，匯集了當時流傳已久的希臘神話而成。這些神話直到希臘字母發明以前，都是以口耳相傳的方式傳頌。它們形成了希臘文化的基底和根基，也是每一個古典希臘時期以及其後受過教育的希臘公民，都非常熟悉的故事。它們啟發了西元前五世紀，古典希臘時期最偉大的幾位劇作家，包括埃斯庫羅斯、索福克里斯以及歐里庇得斯等人的眾多作品（當然，一定還有更多其他沒有流傳下來的劇作家與作品）。瀰漫在這些作品裡面的，是文學與藝術深深受到瘋癲的吸引與影響；從那時候開始，瘋癲的影響就一直存在整個西方文明之中。

當英雄奧德修斯在外旅行的那幾年中，眾多纏著他妻子潘妮洛普的求婚者（後來在奧德修斯回家後，會將他們一一殺盡），聚在一起狂歡。雅典娜（智慧女神）此時介入，撩撥他們的歡笑與眼淚；不久之後，他們的舉止就漸漸踰越了禮儀的界線，這些宴會者似乎失去自我控制的能力，陷入瘋狂。「雅典娜讓他們不能止息地大笑，完全失去理智。他們笑得合不攏嘴，嘴裡啃著淌著血的肉，眼中充滿淚水，心靈中充滿悲痛。」[24]或許他們真的很悲痛吧，因為這已預示了他們的死亡。

在荷馬的作品裡面，最常出現瘋癲的場合，或許是人類在戰場上殺得火熱之際吧。那時候人會變得暴怒、完全失控，他們咆哮著，行為舉止宛如被附身。戴歐米德斯、帕特羅克洛斯、赫克特跟阿基里斯等人，全都曾在戰鬥中陷入暫時的瘋狂狀態。赫克特在殺了帕特羅克洛斯之後，剝下他身上的盔甲穿在自己身上。此時，「兇猛的阿瑞斯也暴烈地進入他的心靈，使他全身各個肢節充滿了力量」[25]。另一方面，因為悲痛欲絕而亟欲復仇的阿基里斯，則陷入瘋狂，隨後他與赫克特陷入狂暴而猛烈的決鬥，直到一方被殺死方休。而即使阿基里斯在最後擊敗了對手之後，他滿盈的怒氣仍未休止。赫克特哀求著他，並非為了饒命，而是為了請求在他死後，可以尊重地對待他的遺體，但是阿基里斯斷然地拒絕了他的請求。「憑你的作為在我的心中激起的怒火，恨不得把你活活剁碎一塊塊吞下肚。」確實在這之後，阿基里斯用馬車拖著屍體回去，無禮地對待高貴的赫克特的遺體，並「把赫克特扔到帕特羅克洛斯靈床前的塵埃裡」[26]。

《伊利亞德》裡面出現的人物，經常（但不總是）完全受制於諸神與命運。超自然的力量存於每件事物中，天神、海妖賽倫、復仇三女神等族繁不及備載，祂們都會殺死人、報復人，或是玩弄渺小的人類。神的憤怒無所不在，荷馬故事中的各種角色常是其中的受害者。在《荷馬史詩》之後數百年所出現的雅典戲劇中，伴隨著天神的陰謀，又有更多更豐富的心理世界浮現出來，像是因責任與罪惡帶來的痛苦、由責任感與欲望所引起的衝突、難以抹滅的悲痛與恥辱、對榮譽強烈的渴望，以及因自滿而帶來災難性的打擊，所有這些複雜的情緒參雜在一起，構成了戲劇中極為複雜的心理狀態。透過超自然力量來解釋人為何失去理智，似乎不管在任何地方，都一直是初民社會或無文字部落最常採用，也是最主要的方式。

半人半神的大力士海克力士，父親是天神宙斯，因為與身為人類的女性阿爾克墨涅有染，而生下這個私生子[27]。這樣的身分，無可避免地一定會引起宙斯的妻子，也就是女神赫拉的痛恨；海克力士的存在，彷彿在向世人昭告她丈夫的不忠似的。荷馬的故事裡說，赫拉降下無數危險與痛苦在海克力士身上；這樣的劇情充滿張力，成為日後希臘與羅馬劇作家的最愛。他們一次又一次地講著這個故事，隨著時間過去，故事也演變得愈來愈詳細。在後期的描述中，比如說在歐里庇得斯的版本裡，赫拉讓海克力士發瘋了。「讓這個人發瘋吧！混亂他的心智，讓他殺死自己的孩子們。讓他的腳步發狂，推動他，刺激他，張帆駛向死亡吧！」[28]在盛怒之下，海克力士把自己的孩子看成是死敵，也就是邁錫尼國王歐律斯修斯的小孩，因此攻擊他們。他的嘴角流著白沫，眼睛咕嚕咕嚕地轉著，血脈賁張，如同瘋子般狂笑。他大開殺戒，一直到瘋狂發作過後，才發現自己所殺的都是親骨肉（見彩圖4）。因此，後來海克力士（或者羅馬人比較喜歡叫他赫丘力士這個名字）被迫接受了十二項任務，從殺死尼米亞的獅子，到捉回地獄門口的地獄犬，都是在為過去的行為贖罪。

在歐里庇得斯的另一個劇本《米蒂亞》中，公主米蒂亞既是受害者，同時也是壞人。她因為受到愛人傑生的遺棄與背叛而喪失理智。故事中，米蒂亞幫助傑生偷取金羊毛，並為他生下兩個孩子之後，卻被傑生輕蔑地嘲笑為外邦野蠻人。傑生移情別戀，反倒想娶科林斯國王凱昂的公主葛勞絲為妻。這時候米蒂亞受不了了，決心復仇。她首先送了一件塗滿毒藥的金色長袍，給那位傑生愛上的女人。當葛勞絲公主穿上長袍後，馬上就在極度痛苦中死去，米蒂亞就這樣成功地謀殺了對手。接著她又殺死了自己的兩個孩子，並享受地看著傑生的悲苦。在其他的神話故事中，奧瑞斯特斯、潘修斯、阿嘉芙、伊底帕斯、菲德拉、費洛克特特斯等人，都曾經喪失理智，接連著看見幻覺、把人事物混淆不清、施展暴行或是犯下謀殺罪[29]。

我們可不可以假設，這些詩歌與戲劇中所呈現的瘋狂，可以簡單地對應到一般人所相信的瘋癲的本質呢？當然不行。單純地接受兩者的同質性，而不去細究其中內涵，未免顯得過於天真。雖然神話跟隱喻，確實跟「現實」有關，但是兩者在本質上並非同一物。舞台與劇情所需的戲劇性發展，不可避免地會影響劇作家在寫作時的決定；因此，雖然這些作品必須要能引起觀眾的共鳴與理解，但它們其實很可能跟一般人日常生活所相信的事物與態度，差之甚遠。悲劇，本來是跟壞事有關的故事，而發瘋當然不是什麼好事；因此其實不難理解，為何在這些文學形式中，發瘋總是占有重要的地位；而其戲劇化的可能發展，也常常偏離慣常的經驗。同時我們也要知道，悲劇表演在雅典人日常生活與文化中所占的重要性，不是今日的戲劇活動可以與之相比擬的。雅典人會為了一齣悲劇表演而停頓日常生活的一切，觀眾會停止工作，關店打烊幾天去看戲。他們既觀看戲劇所呈現出來的痛苦與困難，同時觀看戲劇這件事本身，也是讓自己的身體處於一種不舒適的狀態，體認到自己身而為人脆弱的存在，並接受自身僅是眾神的玩物而已[30]。

講述故事，可以將整個社會結合在一起，其對象不只是有文化修養的菁英階級，還有普羅大眾販夫走卒，而在後者之中，即使是男性的讀寫能力都不是那麼普及，也沒那麼常使用。因此若說悲劇是雅典人最普遍的比喻方式，並不誇張。甚至可以說，這是希臘文化向外擴張西至西班牙，東到黑海沿岸的這段時期中，最普遍的文化特色[31]。因此，要從這些文學作品延伸去推斷，並宣稱它們可以代表一般人民所相信的事物時，必須非常小心；不過在另一方面，這些文本還是可以告訴我們，希臘人對身而為人的看法，以及他們對自己與外在世界的概念，並且透露了一些很重要的資訊，讓我們可以了解雅典市民的內心狀態[32]。

從倖存的歷史紀錄中，我們還可以透過比較間接的證據，發掘出更多的東西，許多資料顯示，在一般人信仰的基礎中，普遍接受瘋癲的破壞性，來自那些超乎自然的力量，而且這種觀念非常普遍；不管是在希臘還是在羅馬，甚至越過地理與時間上的疆界，延伸到更廣泛的地區都有人相信。對希臘人來說，神明無所不在，從阿波羅、黑卡蒂、荷米斯等等有名的神祇開始，有人為祂們立廟祭祀，而且祂們也會回應所有進入其領域的人；一直到住宅內的各種大小事，都有各式神祇照料。大自然的每一處以及它的一切運作，都與神的國度有關，祂們的影響力無遠弗屆，無法逃避。所以，瘋癲的怪異、陌生以及可怕等等性質，自然是源自這些充滿宇宙四處，看不見的神性與魔性，不然還能從哪裡來呢？

身體的疾病會猛然改變慣常的生活軌跡，心智障礙也一樣，會嚴重影響生活，不管是對那些親身經歷疾病的人來說，或是對他們周遭的人來說都一樣。從某種層面上來說，瘋癲或許是獨自承受的痛苦。確實在某些情況下，瘋癲的病人會完全失去與其他人的聯繫。但是這種病所造成的結果，會帶來最強烈最讓人不安的影響。在這層意義上，瘋癲其實是非常社會化的疾病。它既無法控制也無法解釋，同時對自己與他人都造成威脅，這些可怕又可恨的情況，不該（也不能）被忽視；因為這疾病就像是在挑戰所謂人類共有的現實感（或簡單來說，就是所謂的常識），質疑它的意義；同時不論從象徵意義或現實面來看，都威脅到社會秩序的基礎。

如果瘋癲的發生是隨機的，那只會讓人感到更恐慌；所以理所當然地一定會有人想盡辦法，試圖去阻止它、控制它；或者（不管是從概念還是從現實）去解釋為何瘋癲會占據某些受害者的心靈，把他們據為奴隸。這些經驗或許有助我們避開錯誤。很多證據顯示，希臘人跟羅馬人都相信，一如主宰舞台的那些角色一般，在發瘋的背後，一定有某個神明或惡魔在搞鬼。雖然我們對於那時候希臘人對瘋病的看法以及治療的手段，所知甚少，同時對於病人發瘋時的經驗，或是發瘋後會受到怎樣的對待，也不清楚，但是我們所擁有的證據，重點則相當清楚。

跟這些古典希臘時期劇作家同時代的希羅多德（西元前四八四年到四二五年），在其《希羅多德歷史：希臘波斯戰爭史》一書中，他說，他的研究是為了「保存人類的功業，使之不至於年深日久而被人遺忘」。他同時也記載了至少兩位君主在位期間，發瘋後所受到的處置，一位是斯巴達國王克列歐美涅斯（在位期間從西元前五二〇年到四九〇年），以及另一位波斯國王剛比西斯二世（在位期間西元前五三〇年到五二二年）。雖然過去有許多人批評，希羅多德有杜撰故事的惡名，但是他的許多描述，後來都被證實與其他學者的發現相吻合。而且即使在他的陳述中，在描寫這些國王發瘋時所發生的某些事件，細節容有可疑之處；但當他在討論這些國王發瘋的原因時，則必定是根據當時民眾（也就是他的聽眾）的普遍看法；同時他確實也有在文中說明，他的報告乃是以當時希臘社會的普遍信仰為本[33]。同時，希羅多德的描述也清楚的指出，哪幾種行為對他那時代的觀察者而言，算是發瘋的行為，代表從正常人的世界墮入瘋子世界。

卷三詳細地描述了剛比西斯二世攻擊埃及以及庫施王國（在今日蘇丹境內，譯注：在原書中稱為埃西歐匹亞國）的細節，以及他的情況如何惡化陷入瘋狂。因為在南方戰場失利，剛比西斯二世只好撤退回北方的孟斐斯。回到孟斐斯後，他發現埃及人正在歡慶某頭具有特殊花紋牛犢的誕生：「牠是黑色的，在牠的前額上有一個四方形的白斑，在牠的背上有一個像鷹那樣的東西；尾巴上的毛是雙股的，在舌頭下面又有一個甲蟲狀的東西。」埃及人視這樣的犢牛，為公牛神阿庇斯的化身。剛比西斯二世命令祭司把聖獸帶來，然後他「拔出他的短刀來，向牛犢的腹部戳去，但是戳中的卻是牠的腿部」。他嘲笑著埃及人的迷信，蔑視這些祭司，然後命人鞭笞這些祭司一頓，終止整個祭典。至於那頭受傷的動物「阿庇斯則臥在神殿裡，由於腿上的戳傷而死掉了」。根據旁人的說法，因為這件事，剛比西斯二世「立刻便轉變到瘋狂的地步」。他變得比以前更誇張更瘋狂，最後甚至踢了他懷孕的姊妹一腳（他娶了姊妹為妻），讓她流產。希羅多德評論道：「以上便是剛比西斯……的瘋狂行動；這些瘋狂行動也許是由於阿庇斯的緣故而幹出來的……」這也是許多希臘人都同意的解釋[34]。（本書譯文採用王以鑄譯本）

下一個例子是斯巴達國王克列歐美涅斯，這個國家一直都是雅典最大的敵人。克列歐美涅斯一直是個精神不太穩定的人，而且為達目的不擇手段。他曾經賄賂德爾菲神廟的祭司，要她說出當時斯巴達的另一位國王戴瑪拉托斯（當時兩人同為國王，但也是仇敵），並不是先王阿里司通的兒子。阿里司通統治斯巴達近半個世紀。如果戴瑪拉托斯不是先王的兒子，那克列歐美涅斯就可以名正言順的罷黜他獨占王位了。但是後來因為擔心賄賂祭司的事情傳出去，克列歐美涅斯自己反而逃走。政治上運氣的轉變，讓他後來又有機會重新戴上王冠，但是這次榮耀並沒有持續太久，很快地，他就：

不拘遇到任何斯巴達人，他都要用他的王笏打擊對方的臉。由於他這樣的行動以及他所得的癲狂症，他的近親便把他看了起來，給他上了足枷。但是當他在禁閉中看到看守他的人只剩下一個，其餘的人都已離開的時候，他便向這個看守人索取一把匕首。看守人起初拒絕了他的請求，但是克列歐美涅斯威嚇這個看守人，說以後如果他得到自由，他會對這個看守人怎樣怎樣。這個看守人被他的威脅嚇住了，於是便把匕首交給了他。克列歐美涅斯得到這個匕首之後，便開始從自己的脛部向上切了起來，從脛部向上切到大腿，從大腿又切到臀部和腰部跟脇腹部，最後竟一直到腹部，而且都是順著切，切成了條條的肉，他便這樣地死去。35

是什麼事情讓他發瘋以及野蠻以終？根據希羅多德的說法，大部分希臘人都相信他會死得這麼慘，是因為他誘騙德爾菲神廟的祭司受賄的緣故；不過雅典人卻認為，這是因為他曾蹂躪了狄蜜特跟泊瑟芬兩位女神的聖所；而阿爾哥斯人則說，這是為了他欺騙及褻瀆的行為所得到的報應。過去在跟阿爾哥斯人激戰之後，戰敗的阿爾哥斯人暫時躲在樹林中的神廟裡做為掩護。克列歐美涅斯先招降了一些阿爾哥斯逃兵，卻又把他們切成一塊塊殺掉。接著他輕蔑地將神廟所在的森林放火燒掉。

看看這些不敬神的紀錄，還有誰會懷疑，神因為憤怒而降下處罰讓他發瘋以及死亡呢？有的，就是斯巴達人自己。斯巴達人認為克列歐美涅斯發瘋的原因，是因為花了太多時間跟斯奇提亞人混在一起，結果染上喝「不調水的烈酒」的野蠻惡習。斯巴達人相信，酗酒才是克列歐美涅斯生病的原因。不過希羅多德在寫完斯巴達人的說法後，自己馬上又推翻了它們。他說：「在我看來，他得到這樣的下場，正是由於他對戴瑪拉托斯的所作所為的報應。[36]」之前在談到剛比西斯二世時，他反倒沒有那麼肯定。他說：「誠然，據說他從一生下來的時候，他就染上了一種有些人稱為『聖疾』的嚴重疾病。」希羅多德寫著「如果一個人的身體得了這樣的重病，則他的精神也會受到這種病的影響，這一點並不是不可想像的[37]」。

## 希臘與羅馬的醫學

希臘醫生漸漸開始使用比較偏「自然主義」的方式，來描述癲癇（也就是前面所謂的聖疾）、躁症、鬱症，或是其他形式的精神障礙。這些希臘醫生想知道的是，到底是哪些身體的問題（而非眾神的介入），導致這些症狀。隨著讀寫能力的提高，希臘人的醫學概念也被記載下來。過去，一般咸認最早一批系統性記載醫學理論的手稿，是由希波克拉底（約在西元前四六〇年到三五七年）所寫。這些文獻目前僅剩斷簡殘篇，而且現在我們也知道，它們其實是出自多人之手，不過都屬於希波克拉底學派。很重要的一點是，其中一份稿件直接討論了癲癇跟精神障礙之間的關聯（見後述）。

根據推測，希波克拉底學派的理論應該是建構在從無文字的時代開始，人類對各種疾病就有的解釋跟治療方法之上。他們一邊在這些基礎上繼續發展理論與治療手段，一邊試圖用全自然主義的方式，來解釋各種疾病的成因，而拒絕採用神明或是惡魔等影響，作為引起疾病的因子。他們對於疾病

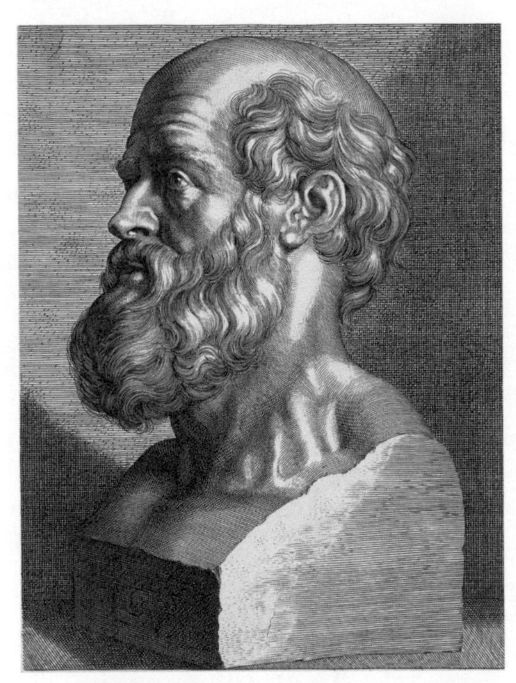

西元一六三八年，法蘭德斯學派藝術大師彭修斯，根據魯本斯所做的希波克拉底想像半身雕像素描，所繪製的線刻版畫。

成因的中心思想，以及所衍生出的治療方式，不只在希臘地區造成巨大的影響，更影響到其後的羅馬帝國，並傳播到更遠的地方；以致在羅馬滅亡、後，它們還能在十至十一世紀時，再從阿拉伯世界重新傳回來。從那時開始，所謂的「體液醫學」（當然，中間經過些許演變）在西方就成為不可挑戰的自然主義醫學理論主流，主宰了醫學長達數百年之久，甚至直至十九世紀初期為止。

那麼，希波克拉底學派的特色是什麼？這些理論實踐者，對於精神障礙的起源（或許還有治療手段），又是如何解釋呢？

現存西元前五世紀的希波克拉底學派的稿件中，存有大量的歧義以及細節差異，其實很難稱其為統一的理論。數百年後在羅馬帝國工作的醫師蓋倫等人，又更進一步改寫了原始的理論。不過儘管如此，我們還是可以知道，希波克拉底學派的中心思想，就是認為人體乃是一套有四種內在元素運行其中的系統，它們彼此互相影響，同時也跟環境產生交互作用。這套系統運作的非常緊密，因此即使是局部的傷口，也可能影響到全體。根據這套理論，每個人都由這四種互相競爭的元素構成，它們是：血液（讓身體又濕又熱）、黏液（讓身體又濕又冷，同時也形成無色的分泌物像是汗水跟淚水）、黃膽汁或是胃液（讓身體又熱又乾），還有就是黑膽汁（讓身體又冷又乾，它來自脾臟，讓血液跟糞便的顏色變暗）。每個人因為這四種體液天生的組成比例不同，會有不一樣的性情。較多的血液讓人樂觀；黏液較多的人則蒼白而冷靜；膽汁過多的人會暴躁易怒（見彩圖6）。

這些體液的平衡，會受到很多因素影響而變得混亂，像是季節變化、生命週期中的生長發育等；但是也可能受到許多其他外在因素所干擾。同時，身體既會吸收也會分泌，因此體液平衡也會受到如飲食、運動跟睡眠模式的影響，或是因情緒的波動跟混亂而改變。當這些外在因素威脅到體液的平衡時，一位受過訓練的醫師或許可以藉著排除過多的液體來調整它們，比如像放血、催瀉、催吐等手段，或是調整生活型態來重拾平衡。

性別差異也深植於女性身體中。女性的身體處於較為濕潤鬆弛的狀態，這會影響到她們的性情跟行為。因為有這樣的概念，所以在女性疾病跟生育方面的問題，另有專文處理；這裡同時也包含了一個時間久遠的扭曲歷史，那就是將歇斯底里視為一種本質上屬於女性這種生物特有的疾病。希波克拉底文集裡面，有一份這樣寫道：女性身體裡，「子宮是一切疾病的來源」。女性不只在構造上迥異於男性，她們的身體先天上就容易受到很多因素的影響，而導致精神錯亂，比如說青春期、懷孕、分娩，或是受到更年期、停經的影響，這些現象對於她們體內的平衡，都會造成極大的衝擊（因為女性體質偏濕，會製造過多的血液，因此需要時常從系統中排出）；有時是子宮在身體內部四處遊走，尋找潮濕的地方（後來這理論被改成，子宮排出鬱氣上升穿過身體），這些騷亂就是各式各樣不舒服症狀的來源。

蓋倫（約在西元一二九年到二一六年）跟其他羅馬的注解者，繼續修改這些概念。後來當它們大部分從阿拉伯世界重回西方世界後，連同希波克拉底醫學理論，就成為了醫生解釋歇斯底里成因的古典理論。比如說，羅馬醫師賽蘇斯（約在西元前二十五年到西元五十年）跟希臘醫師阿雷提烏斯（西元一世紀），兩人都熟稔希波克拉底醫學，也各自接受了子宮在腹腔中遊走，擾亂一切造成問題這樣的概念。如果子宮往上走，就會壓迫到上面的器官，讓人有被掐住脖子的感覺，甚至造成失語。賽蘇斯主張「有時候，這病情會剝奪患者一切知覺，就如同她癲癇發作時一樣。不過差別在於，這時候患者的眼珠並不會轉動，不會口吐白沫，也不會痙攣，她只會沉沉睡去而已[38]」。相反地，羅馬醫師索拉努斯（西元一世紀到二世紀）跟蓋倫，都不認為子宮可能移動，不過他們仍然接受子宮是造成歇斯底里症狀的原因。這種疾病的症狀有好幾種形式，其中包括了極度情緒化，也會伴隨著數種生理上的不適，從簡單的頭暈目眩，到複雜的癱瘓跟呼吸窘迫等。此外，病人還經常抱怨，感覺像是有球塞在喉嚨裡似的，這讓她們呼吸不順，造成一種窒息的錯覺，也就是一般人俗稱的臆球症[39]。

在這整套複雜思想體系的中心，有一個相當明確的主張，那就是身體的不舒服會影響心智，反之亦然。要維持健康，首重保持體液平衡；因此當患者生病時，醫生的任務，就是減輕這些不平衡；醫生要利用手邊可以使用的各種治療方法，去調整患者體內的狀態。身體跟環境；局部跟整個系統；身（soma）跟心（psyche）：這些成對的元素都會彼此互相影響，也都會讓人生病。希波克拉底的醫學觀念是整體論，它所注意的是患者身體的各面向，並且會為每一個病例量身定做治療策略。最重要的是，它對健康的觀點乃是人類會生病，是因為受到自然的影響，而非超自然的影響。

希波克拉底學派採取的立場，是企圖將自己與對手學派的治療者區隔開來；在當時，他們的對手自然就是從事神廟醫療者。具有治療能力的地方神祇到處都是，廟宇自然也不會少；信眾會一直前來祈求，希望恢復健康（同時更普遍地，希望能獲得好運）。奇蹟治癒的消息，時不時就會傳遍各地；而更重要的是，對於病人所訴說的症狀，神廟可以預測結果，可以回應他們一些可能的發展。醫療之神阿斯克勒庇俄斯的禮拜儀式，特別受到一般民眾的歡迎，念咒、符咒或施法等等手段，或是淨化儀式，都是當時常見用來引入神明力量的治療方式。萬一這些手法無法帶來預期的效果，他們總是有辦法可以解釋，像是神明仍舊生氣，或是信眾還不夠虔誠等[40]。

因為希波克拉底學派堅持身體疾病的根源來自於體內，而非天神顯靈或出手干擾，因此他們會跟神廟醫療系統產生衝突，自然不讓人意外；而他們的衝突，在精神障礙或是相關疾病上面，又更為激烈。其中一方的立場，在目前保存下來的希波克拉底文集中有一篇專論，描述得非常清楚。這篇專論約出現在西元前四百年，它有一個誤導人的標題：〈論聖疾〉。雖然標題是這樣寫，但是其實整篇文章所討論的，都是在駁斥文中所討論的疾病（包含了許多歇斯底里的病例，還有許多今日我們所認為不同型態的癲癇症）有任何「神聖」之處，或是患者有可能受到神明的影響。相反地，論文認為，

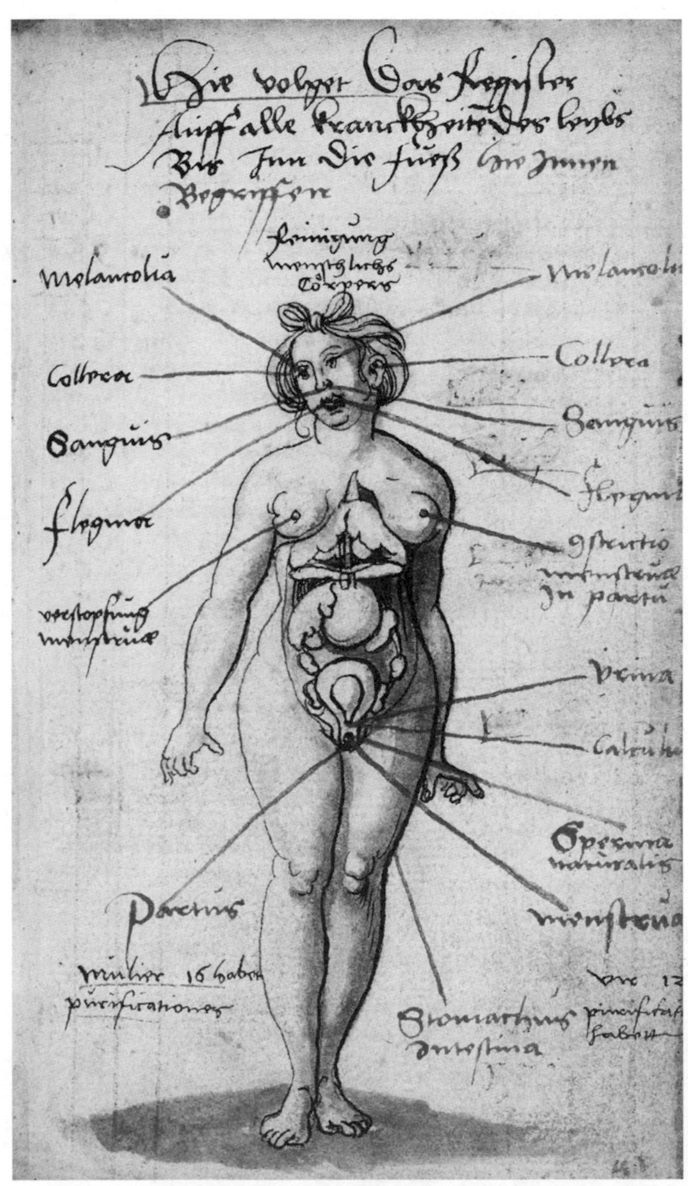

十六世紀的女性身體解剖圖。這張圖，來自一位不知名的德國醫生，所搜集的醫學「收據」稿件。圖上有許多跟放血或是星象有關的注記，也有其他同時代的人所做的修改。

這些病純粹是身體有問題而已。從這樣的觀點延伸下去，也可以解釋精神上的躁症跟鬱症。這篇論文猛烈抨擊援引魔法或是宗教上的理由，來解釋這些現象。它提供我們一個不同以往（但或許帶有偏見）的描述，且讓我們知道，希臘在古典時期及其後數百年內，宗教上以及普羅大眾是如何看待瘋癲。

通常精神狀況的改變，出現許多誇張的症狀像是昏厥、口吐白沫、緊咬牙關甚至咬舌、大小便失禁，然後完全失去意識，都馬上會被認為是附身的徵兆。不管是無知的一般民眾，或是負責領導這些信眾的祭司，看到這種現象莫不又驚又懼，同時也會認為這個患者是被神明或是惡魔附身，或是受到月神塞勒涅的處罰。既然導致發病的原因來自於超自然力量，那麼治療手段亦如是。癲癇症患者跟瘋子一樣，都是不潔的；一般人會吐他們口水，或是把他們隔離開來，來擋住他們有害的影響，這樣旁邊的人才不會被汙染到。在這樣的畫面裡，一般人對這類精神疾病患者呈現出來的態度，是恐慌、嫌惡、害怕跟輕蔑。對旁觀者而言，這些患者也最適合用魔法跟宗教的力量來處理41。

希波克拉底學派完全不認同這樣的論點。他們對這些解釋都嗤之以鼻：「如果一個病人舉動像山羊，如果他咆哮或是右半邊痙攣，那他們會說這是眾神之母所引起的。如果這個人高聲尖叫或是大哭，那他們會說他像匹馬，然後認為這是海神波塞頓造成的……」或者提到阿波羅、阿瑞斯、黑卡蒂、諸位英雄等一長串可能造成疾病的名單42。對於希冀透過祈禱神明來治療，或是認為諸神可能擁有治療能力的說法，都被希波克拉底學派的人徹底駁斥：「因此，關於這種被稱為聖疾的疾病，在我眼中它完全不比其他疾病有任何神聖可言，也跟諸神無關。它有自然的原因（因為黏液阻塞），一如其他所有的疾病。一般人是因為無知與疑惑的緣故，所以把它的病因歸咎到神明的影響，因為這種疾病看起來，跟其他的疾病差異甚大。43」除了歸責於一般普羅大眾的無知與迷信以外，他們也批評那些冷漠而利用大眾妄信的祭司：

我認為，一開始宣稱這個疾病有神聖性質的，就是那些魔術師、淨化師、騙子、江湖郎中，這些人宣稱自己十分虔敬，見識超凡。但事實上他們既茫然無措，又沒有任何有效的辦法，所以只好藏身在諸神的名義之後，以隱藏自己的無知並保護自己；他們稱這種疾病是神聖的，這樣就不會顯露出自己的愚昧。他們又編出許多故事，穿鑿附會地建立一些治療手段，來鞏固自己的地位。他們利用淨化跟念咒的儀式，禁止病人洗澡以及取用許多食物，即使這樣對病人非常不合適……因為疾病的原因與神有關，所以他們進行這些宗教儀式，……這樣一來，如果有病人痊癒了，那麼智慧的名聲就可能歸功於他們；而如果病人死亡了，他們也一定有藉口可以脫身……44。

相對地，由知識所建構起來的體液論，在解釋疾病上就有威力的多了；它對症狀的解說合理，而且對於身體出毛病的地方，也能夠指出適當的療法與藥物。同時它也讓病人感到比較安心，對於醫生的療法，也有詳盡的推理可以解釋給病人聽。希波克拉底學派並不強調解剖學，他們比較注意身體外表的狀態。事實上，他們是儘量避免解剖屍體，因為這件事情在希臘文化中近乎禁忌。即使到了羅馬帝國時期，蓋倫也必須依賴動物解剖，來幫助他推論人體的器官如何一起運作。羅馬帝國從西元前一百五十年開始，就禁止人體解剖了，所以在醫學上，對於人體解剖的錯誤觀點，要一直持續到文藝復興時期才有改變。不過希波克拉底學派在駁斥魔法或是神明生氣造成人類生病這類概念上，立場明確而強悍。他們的整體論看法，以及強調社會心理的互動，還有其他物質因素，會影響身體健康，讓他們可以完全從自然主義的角度去解釋所有疾病，同時也可以用來解釋瘋癲。他們認為這兩者在本質上，並沒有明顯的區別。

還有很多其他的現象，支持他們用比較普通的推論法去看待瘋癲，以及其他比較明顯的生理疾病。通常人在出現感知失常、產生幻覺，或是情緒不適與混亂時，常常是因為伴隨其他嚴重的疾病。比如說「發燒」，今日我們把它視為一種症狀，但是有好幾百年的時間，一般人都認為發燒本身就是疾病。很多原因都會引起發燒，特別是在那個感染跟寄生蟲疾病極為盛行，還有汙染跟食物腐敗相當普遍的時代。伴隨著發燒而出現的譫妄、意識改變、胡言亂語跟焦躁不安，其實跟發瘋時出現的思想混亂非常相似。很多人也都曾偶爾（或是故意）有飲酒過量的經驗，或服用一系列會改變心智的物質，在那時候也會發生認知或是情緒混亂。事實上，不管是在過去還是現在，每一個人都曾經有過極度心理痛苦或煎熬的經驗。人類其實對情緒跟認知障礙一直都不陌生，所幸對大多數人來說，它們都只有短暫的一陣子而已。但是它們跟瘋癲的相似性，不容忽視。希波克拉底學派的人因此堅持認為，這兩類現象的源頭，就隱藏在組成人體架構的成分中。

亞里斯多德認為，心是人類情感跟心智活動的寶座；但是希波克拉底的文章中卻指出腦才是其中心：「人要知道，歡喜、愉快、好笑、樂觀跟傷心、悲痛、沮喪與傷慟，都是來自腦而非他處。同時也是透過腦經由獨特的方式，讓我們學會智慧與知識，學會看跟聽；知道什麼是犯規，什麼是公平；什麼是善與惡；什麼是甜美，什麼是討厭。[45]」若腦而非心才是一身之主的話，或許這裡也是瘋癲隱匿的處所：

> 腦才是瘋癲與譫妄的所在地，這裡隱藏著恐懼與驚嚇，經常在夜晚現身攻擊我們，有時候甚至在白天也會出現。也是腦引起失眠或夢遊，讓我們想不起事情，忘記自己的責任，以及造成怪癖。這些都肇因於不健康的腦……，當腦過度濕潤時，一定會引起這些問題[46]。

瘋癲有許多不同的形式，每一種都是由系統發生的深層但種類不同的紊亂而外顯出來的症狀。一如其他的健康問題，瘋癲也是因為體液不平衡的緣故：太多的血液會讓腦過熱，結果造成噩夢跟恐懼；太多黏液可能會造成躁症，但是這樣的病人「很安靜，既不會大叫也不會亂來……（而）由膽汁所造成的躁症病人則會大吼大叫，無法保持安靜而總是不停的製造麻煩。[47]」而所謂的「鬱症（melancholy）」這個字的來源，正是由希臘文的黑色（melan）跟膽汁（chole）所組成。因此，憂鬱症是一種黑色的情緒。

希臘跟羅馬人，就這樣用自然跟超自然的原因，來解釋充滿破壞性的精神失常，並把這些理論傳給後代。醫生跟祭司各自用不同的方式，提供病人安全感與慰藉。兩者都有其成功

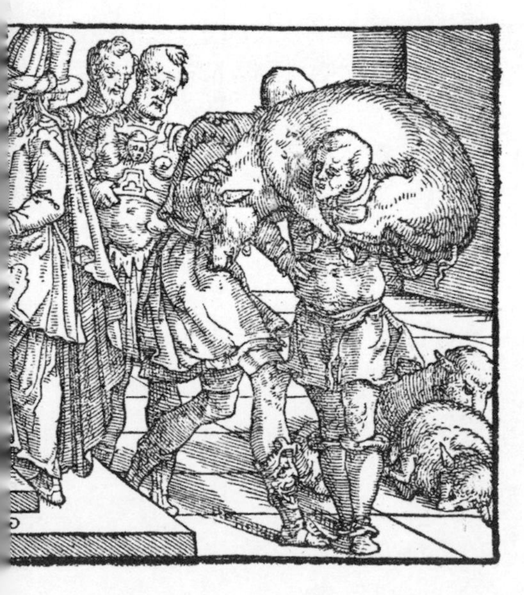

之處，也有力有未逮之時，而且都各有一套說詞來解釋治療失敗的原因。在當時的醫生中，有些專門書寫跟這個主題有關的論文。他們已經開始把瘋癲區分成數種不同的疾患，而非全部視為單一種情況。至於這些到底是不同種疾病，或者僅僅只是精神錯亂在不同時期的不同表現，則一直是許多人爭辯的問題，但是至少他們已經將躁症與鬱症廣泛地區分開來。同時他們也知道，還有好幾種不同形式、遊走於正常邊緣的精神錯亂，像是癲癇、歇斯底里，以及譫妄（一種伴隨發燒的精神錯亂，譯注：這裡所稱的譫妄是 phrenitis。希波克拉底學派認為這源自某種腦或心智發炎。但是這只是某種症狀的概括性描述，並沒有實際的病理學根據。這個詞一直被用到十九世紀，而後概念被 delirium〔現代的譫妄〕取代）。

這兩套用來解釋五花八門症狀的系統，也就是「宗教」對上「世俗」，「超自然」對上

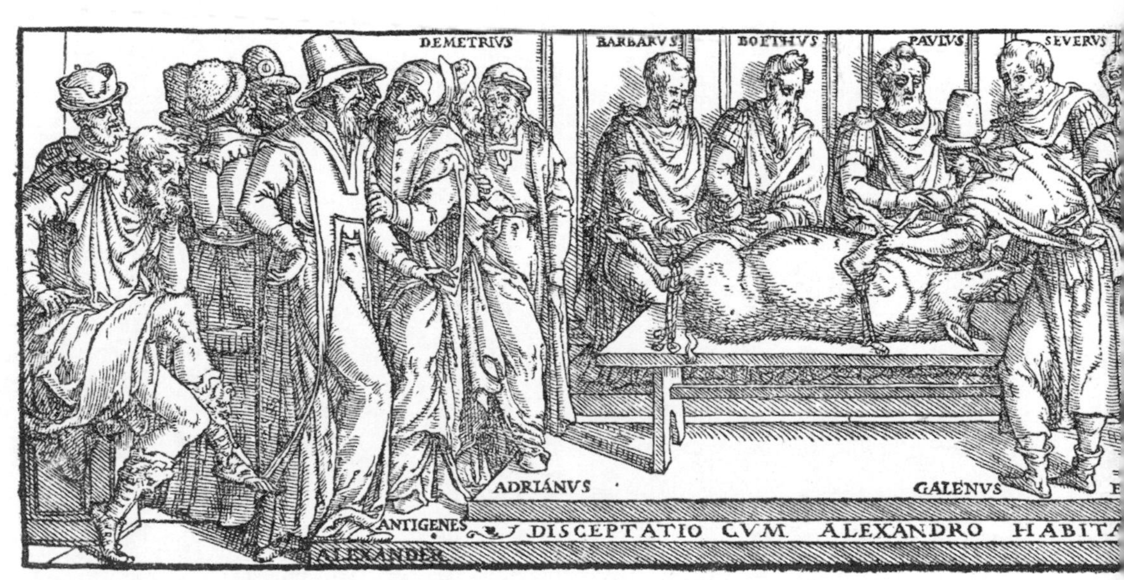


蓋倫透過解剖動物來學習解剖學。本圖顯示他正在解剖一隻豬。圖片來自他其中一版的《全集》，一五六五年印刷於威尼斯。

「標榜著自然主義」的理論，就這樣一起並存了數百年。視情況需要，兩者都可能被採用；而在那些「消炎醫師」所採用的冒險療法之外[48]，有時病人也會同時採用比較宗教的、靈性的介入方式。嚴重而絕望的疾病便應以孤注一擲的療法來處理。如果去嘗試了各種各樣的療法，所需要付的代價不過就是被指責為「在智識及理論上自相矛盾、前後不一致」的話，大部分的人大概都會覺得這代價還可以接受。不過說到代價，對當時社會上大部分的人來說，醫師仍是遙不可及的服務。這意思也就是說，民間療法，不論是哪一種，恐怕仍是當時最普遍的手段。但其實沒有足夠且可信賴的資訊，能顯示社會中大多數貧窮以及不識字的人，到底如何應付疾病。

最後，希臘的認識論（epistemology，譯注：希臘哲學之一，目的在探討知識的本質）為瘋癲在古希臘世界的情況，提供了最後一種看法，可能也是比較正面的一種看法。這觀念來自柏拉圖與蘇格拉底，同時在某些地方，也呼應了希伯來人對那些受神啟發的先知的看法。瘋癲可能是讓我們「見識到」狂歡、肉欲、創造力、預言、變形等等面貌的一條途徑。雖然對很多人來說，理性應該才是通往知識最可靠的一條途徑；但是也有一些人認為，還有一種隱藏的知識，是比較直覺的、預言性的、變化多端的，也就是神祕主義（mysticism 這個字，來自於希臘字 *mystikos*，就是「祕密」的意思）。他們認為，瘋癲是通往這個神祕王國的鑰匙。透過非理性的途徑獲取知識，瘋癲有時或許才是通往真理之路，這類看法與觀念曾不斷地出現在歷史中，比如在中世紀的基督教裡、在基督教聖人或預言者的狂喜與愉悅中、在伊拉斯謨斯的《愚人頌》中、在莎士比亞劇中瘋狂的戀人身上、在作家塞萬提斯、杜斯妥也夫斯基、托爾斯泰等人作品中，所呈現出來的那種神聖的瘋子，甚至到晚近二十世紀，在精神病學家連恩的研究中都有這種概念。

希臘文化的影響範圍很大，不只局限在地中海沿岸；還因為亞歷山大大帝遠征、以及持續貿易接觸的關係，希臘文化甚至傳播到今日的伊朗、阿富汗一帶，甚至遠及印度地區。而在羅馬帝國巔峰時期，他們影響的範圍則又更廣了。有錢的羅馬人，以及那些受惠於希臘知識的各行專業人士，都深受希臘文化的吸引。一如全世界有錢有閒的上流人士一般，這些羅馬人也四處尋找可以彰顯自己品味與眼光的事物。在這樣的圈子裡，一如傑出的古典醫學史家紐頓所言：「希臘醫師有其重要性，不論是做炫耀之用，或是因為他們的實用價值……有些希臘人自願前來羅馬（如蓋倫），有些則是以戰俘或是奴隸的身分來到羅馬[49]。」這些人是很有用的裝飾品，而他們對於疾病，包括對瘋癲的觀點，也隨著其裝飾功能而來。從西元一世紀左右一直到其後數百年間的羅馬醫師，幾乎都是來自希臘化的東方地區[50]。

## 希臘、羅馬以及中國：不同世界的比較

在更遠的東方，另外一個巨大的帝國也正在慢慢形成。在秦朝（西元前二二一年到二〇六年）跟漢朝（西元前二〇六年到西元二二〇年）持續的大一統下，那裡形成了一個在各方面都比古典希臘時期或是羅馬帝國要持久的政治實體與文明。在這些統一時期之間，斷斷續續有一些政治分裂與斷層。雖然過去認為，這只是偶爾的諸侯興起，或暫時有數個王國並存。不過若回溯歷史去定義這些所謂的間斷時期的話，會發現它們其實占了相當長久的時間而且也很重要。在中國的所有王朝中，大約有半數左右都是由北方來的外族所統治；而有更長的時期，當漢人往南逃以躲避北方人入侵時，在今日的

中國境內，有超過一個以上的王國並存。這些北方的王國有時候可以延續數百年之久，實在很難用「暫時」來形容。不過不管怎樣，帝國時期的中國，從許多面向來看，都是一個廣大、獨立的文明（不過所謂獨立，並沒有排除透過古老絲路貿易所帶來的外在影響），並持續了超過一千五百年，直到十九世紀成為歐洲的船堅砲利、貿易以及帝國主義野心侵略下的犧牲品，才以一種半獨立的狀態持續到一九一一年為止。在這段時期，為數眾多的知識份子，占據了廣大的領土上眾多行政機關的每個位子（雖說人數眾多，不過直到明朝〔西元一三六八年到一六四四年〕以前，知識份子應該不超過總人口數的百分之一到二左右）。就是這樣的官僚體系，讓中國的皇帝可以控制廣大土地跟為數眾多的人民，相比之下羅馬帝國跟希臘城邦相形失色。

若是比較古典時期的希臘跟帝國時期的中國，可以發現兩地人口統計上的差異非常明顯。跟中國的帝國比起來，半自治的希臘城邦顯得非常渺小。以最大最先進的雅典來說好了，在西元前五世紀時，包含國民、外國居民以及奴隸的人口數，大約是二十五萬人。而根據中國的人口普查，在西元一到二世紀時，總人口數已達六千萬人左右。這還只是中國人口數的低點。在宋朝（西元九六〇年到一二七九年）的經濟革命後，中國人口數可能又多了一倍。另一個更重要的差異是，組成希臘文明的雅典、斯巴達以及其他城邦，政治結構非常多樣，差異極大；有獨裁者、君主制、寡頭政治，也有眾人參與的民主政治。這種多樣性的結果，自然就是文化的多元性，即使後來的羅馬政治霸權，也沒有終結這種多元性。像蓋倫這些自願到羅馬工作的人，就很清楚地顯示了，他們如何將這種多元化的知識往西傳。蓋倫生於貝爾加蒙（在今日土耳其境內），年輕的時候在希臘化的東方學習各式各樣的醫術，他遍遊了雅典跟亞力山卓，最後在西元一六二年，和許多野心勃勃的希臘人一樣來到羅馬。他後來成為宮廷醫師，從羅馬皇帝奧里略（在位期間從西元一六一年到一八〇年）開始，服侍了數位皇帝。即使在此後的一個世紀裡，舊希臘城邦的傳統統治階級在某種意義上仍然能夠緊抓自己在地方上的特殊地位。這些寡頭政治的成員持續控制著地方，形成這種城市／部落複雜拼貼體系的一部分。他們的獨特性，並沒有因為被羅馬統一而稍有減損[51]。這跟帝國時期的中國比起來（至少在稍晚的時期是如此），兩者之間的差異有如雲泥，絕對不容忽視。

東西方之間這種巨大的差異，造就了許多結果。希臘羅馬時期的醫師，跟漢朝的同業比起來，跟政治菁英集團的連結小得多。為了討生活，羅馬醫師必須花大部分的時間在街頭招攬客人，而不是攀附政治權貴[52]。在街頭上的激烈競爭，有時候會引起嚴重的衝突。以蓋倫為例，羅馬同業的嫉妒曾讓他非常擔心，擔心到他甚至害怕別人會對他下毒，以至於要短暫地離開羅馬避風頭，直到後來奧里略召他回來為止[53]。這樣的競爭，也讓醫師各自建立自己的學派，來打響個人的口碑、區隔彼此的市場，或是宣稱自己比其他人更優秀也更有經驗。

當然，在中國，地位比較低下的「草澤醫人」（江湖郎中）一樣也要在民間尋找病人客戶，兜售他們的醫術（儘管可能不怎麼高明）。至於菁英醫師一直要到了後期，漸漸可以宣稱，自己的醫術是承襲自一套顛撲不破的古老醫學傳承時，他們才發展出一定程度的獨立性。這時候他們的客戶，才開始遍及各式各樣的商人與文人，因此比較可以獨立於朝廷以外生存。這也就是說，醫生的地位在漢朝，跟其後數百年之間，其實是有很大的不同。

身為菁英階級，特別是在漢朝，跟朝廷連結在一起才是最重要的事情。知識份子可以、同時也會藉由在朝廷任職，來確保自身一定程度的安全[54]。但是這種安全所要付出的代價則是謹言慎行，以及絕對要獲得主子的歡心，否則下場不堪設想。知識份子被要求遵循著由傳統所界定的成規，或至少要將創新包裝成修改已有的舊事物；同時必須遵守大家的共識，因為任何在知識面的離經叛道，都會被視為政治面不忠誠的先兆；這些，就是漢代菁英中醫思想的特色。而漢代也是中國人對宇宙做更深入的探索與理解的時候。因此，「（在這數百年間的）中國人最主要（不過並非唯一）的研究方法，就是去尋找與探索萬物相參、相應及相連之處。這樣的策略讓他們傾向去建構一些統整的哲學思想，來整合各個不同的研究領域。但是相反地，這種研究方法，也無形中阻止了學者提出其他較激進的思想，因為那會跟現有的體系相衝突[55]」。

這種學術上的保守與一致性，就是所謂「漢代統整思維」的特色。在這種意義下，醫學上的保守主義不過就是眾多統整思維中的一種而已。這樣的哲學統整思維在漢朝於西元兩百二十年滅亡後，開始擴散到社會各個階層中。在醫學上，以家族相傳的門派漸漸地鞏固了自己的權威，大家都想私藏自己的醫術跟祕密，結果隨著時間過去，形成了非常多不同的思想、醫術、理論、甚至藥方，但是每個門派卻也都宣稱自己才是遵循「真正的」古法。雖然醫學門派的異質性愈來愈大，不過相應卻一直是菁英中醫的中心思想；這樣的思想在二十世紀又重新浮現，成為當代「另類療法」的組成原理與特色。

關於中國人對疾病（不管是生理上還是心理上）的看法，我們所知非常片段而不完整，甚至比對古希臘羅馬的知識還要貧乏。傳統中醫都是由受過教育的男性所發展起來的（一如同時代的西方醫學），而他們的知識與技術也都是直接使用在受過教育的知識份子身上。這些醫家對於瘋癲並不怎麼重視，比起希波克拉底來說，可以說是要輕視多了。因此，關於精神疾病對社會大眾所造成的破壞，他們對於這種考驗跟試煉的反應，以及精神疾病又留下了什麼，我們所知甚少。

任何人若想去了解，在數千年以前的中國那個知識尚未普及的時代，社會大眾對於瘋癲的反應，必然會覺得倍感灰心。這問題是多方面的：大部分的資料，都偏向談論菁英階級；而大部分的資料都有個特色，就是在許多關鍵的議題上都談論地相當隱晦；對於一般民眾，我們只能看到非常間接而片段的資訊，更別提病人本身承受了哪些苦楚。這些問題又跟中國社會特有的力量交織在一起，讓這方面的文獻，就算比起以前略有增加，卻仍然是相當珍稀56。不過至少有件事情我們很清楚，那就是除了這套記載於文獻裡的複雜醫學系統以外，一般人也跟西方社會一樣，會去尋求宗教與超自然上的原因，來解釋心理跟生理上的疾病。大部分的老百姓會尋求宗教醫療（佛教或是道教）以及民間醫療的幫助，而它們將許多疾病都解釋為是由鬼魂或是惡魔所造成的（同樣的疾病，在西方社會可能會被區分為生理或是心理上的問題）。病人，或者比較正確的來說，應該是家屬跟周圍的整個社群，在絕望地四處尋找疾病的意義與有效的療法時，往往會採信這種混合各種元素的看法57。

前世造的孽、命運、惡魔附身、陰魂作祟，或是天時不合或四時失序，都可能被引用來解釋身體內在的問題；外在病原入侵，則可以用來解釋各種形式的病理問題。瘴氣，或是暑、寒、濕、燥、風等因子過於旺盛，也是常見用來解釋疾病成因的外在力量，不過漢代的醫學理論「認為這些因子的有害與否，取決於身體內在是否虛弱……因為若是身體充滿了活力，就沒有容得下有害因素的空間58」。而對於一般大眾而言，求助於巫醫與信仰療法的機會更勝於醫師。當然，組成大眾醫療系統的各種成分，隨著不同時代，也會有很大的差異，同時它們也會影響菁英階級所實行的醫學理論；就像構成菁英階級知識體系的各種理論，也會回過來影響到一般大眾的醫療理論體系一樣。同時，病家也會拜佛求神。這種現象其實很合理，當一般人面對各式各樣的疾病與衰弱時，自然會尋求各種解決手段；而諸如神明發怒、前世罪過之類的解釋，對大部分人來說，都具有重要的意義。

古代的菁英中醫，特別是在漢朝，跟希波克拉底學派一樣，對於健康與疾病都採取整體論的看法。他們跟古典時期的希臘醫師一樣，都把疾病視作某些外物入侵所造成的結果（不過對中醫而言，內在混亂往往才是問題所在）：中醫認為生病是由某種病邪侵入身體，阻滯或淤塞了運行周身的生命之流，也就是所謂的**氣**；**氣**並不容易被翻譯成外文，不過我們大致可以把它理解為氣息或是能量。氣阻則病生，這種理論在結構上，跟希波克拉底學派的概念，也就是身體裡面體液平衡與否、身心一體、疾病跟失衡等等的想法，不謀而合。不過關於個體與宇宙相關聯的概念、身體器官如何組成、體內靠哪種力量運作，兩者的看法差別極大；同時這兩群醫生也各自發展出不同的診治手段去處理疾病。希波克拉底學派非常重視體液的平衡與否，但是同時期上流社會的中醫（還有從道家思想延伸出來的醫學），則認為**陰**與**陽**是既相反又相倚相通的力量，身體健康維繫在這兩股力量的平衡。

中國最早的醫學知識總集《黃帝內經》，被認為充分顯露了古代智者的智慧，不過它並不是唯一的權威文本。一如《希波克拉底文集》一樣，《黃帝內經》也是多位佚名作者的合作，學者一直在爭辯它最早寫成的年代，根據研究，它應該成書於西元前四百年到一百年左右。在隨後的兩千年中，它一直是菁英中醫知識的理論基礎，具有聖經般的地位。基本上，因為古代文獻的文字往往非常簡潔又難以捉摸，所以後人很有可能誤解其義。也因此，有很多人專門寫書著述，來說明與注解《內經》。而在這種所謂解讀古文獻的名義之下，勢必會加入後人新的理論與想法。但是這些委身於傳統學說的人，都表示不冀望自己能超越《內經》裡面所包含的智慧，他們還認為，相較於古人的智慧，人類藉著經驗累積而成就的知識一定很容易出錯，因此必須時時修改。這樣的立場代表了在中醫體系的核心思想裡，對這些菁英來說，否認知識可以「與時俱進」就成了最重要的一件事，相反地，他們必須要儘量保存古老的傳統。

不過，這些古老理論並非毫無爭議。這些爭議加上學者之間對於語文學與醫學理論的持續推敲，讓大家對原始文本的意義出現非常多不同的解讀。同樣的情況，也出現在傳統理論體系中的諸多元素之上：比如儘管每個人都宣稱自己是遵循古老傳統，但是他們對於所謂五行，以及陰陽理論的應用方式，往往大相逕庭。至於《內經》也一樣，因為它本身就不是一部單一而且統一的文本，因此儘管強調其連貫性，但是文中對於許多症狀的描述卻不一致；而且要一直到十一世紀左右，才出現了一部大家公認的權威版本。在此之前，則有諸多學者前仆後繼地重新編排、校訂這些文本，或是加入自己的關鍵注釋來增補內容。此外，因為醫學知識並非透過大學有系統地傳承下去（西方後來則慢慢形成這樣的體系），而是透過醫學世家傳承或是在名醫門下接受訓練；這種方式不可避免地會讓醫者之間，出現極大的差異59。

因此，儘管從廣義來說，中國的醫學理論都還是在相同的觀念架構下，但是實際的內容已經有了非常重大的改變；更別提還有其他數種且深受社會較底層百姓喜愛，同時也比較容易接觸到的民間醫療系統。這些改變，比如說，菁英體系的中醫原本傾向認為，瘋癲是受到「風」或是邪靈侵入的影響，但是到了十二世紀以後，則慢慢開始強調「內火」的作用，或是「痰」阻塞了系統60。不過儘管在中國，對於引起心理或行為紊亂的醫學解釋，前後期出現了極大的變化，這套解釋仍將瘋癲的病理變化，歸咎於某種系統的不平衡，這種不平衡跟引起其他疾病的原因是一樣的。

在中國，不管是哪個階層的人，都會用許多不同的詞彙，像是**狂**、**瘋**或是**癲**之類的，來形容附身、精神錯亂或是勃然大怒等等現象[61]。當然，中國對於瘋癲跟其他形式的精神苦痛之間，並沒有比西方更清楚的分界；不過在一定程度之上，這個詞彙通常是用來描述行為混亂，或是感覺、言語跟情緒上面嚴重失調；通常一般人對於「瘋癲」的理解，就是這種失去對情緒跟理智控制的騷亂、脫序與混亂[62]。中國的醫生，雖然偶爾會討論瘋癲的病人，並且清楚地闡述關於疾病來源的觀念。但是他們並沒有像西方醫學一樣，最終形成一套專門的著述來討論瘋癲的來源與處理方式。中醫始終沒有產生類似的思想體系，以及提出相應的治療手段。直到二十世紀，在這個由中國菁英知識份子所創造的複雜醫療理論中，瘋癲從來都不是一個獨立的病種。相反地，它的來源跟其他的疾病一樣，都被視作來自身體與宇宙的失衡，可以透過這種比較容易理解的原因去解釋。在這種情況下，縱然古典文獻中討論瘋癲的篇幅極短，但中醫也並沒有試圖去更改或是拓展它們。事實上，瘋癲似乎從來就不是中醫關注或反思的焦點。凡此種種都讓我們在研究中國人對於瘋癲的看法，如何隨著時代演進而改變時，感到無比的困難。

大約兩千年以來，中國菁英醫療從業人員對於病人疾病的描述，大部分是根據傳統典籍[63]，特別是《黃帝內經》，有時也參照《傷寒論》（本書成書時間約為西元一百九十六年至兩百二十年之間）。中醫對於造成疾病與影響健康的解釋模型，認為問題的核心不在解剖構造，而是在於功能上；所以他們認為呼吸、消化跟體溫調節等問題，才是一切疾病背後的根源。這些功能若是無法彼此協調，身體就會生病；既然如此，找出這些不協調背後的來源，醫生才知道該如何治療，或者該說，該如何回復病人身體功能的和諧。如同其他的調和問題一樣，造成心理或行為混亂背後的致病原因，也

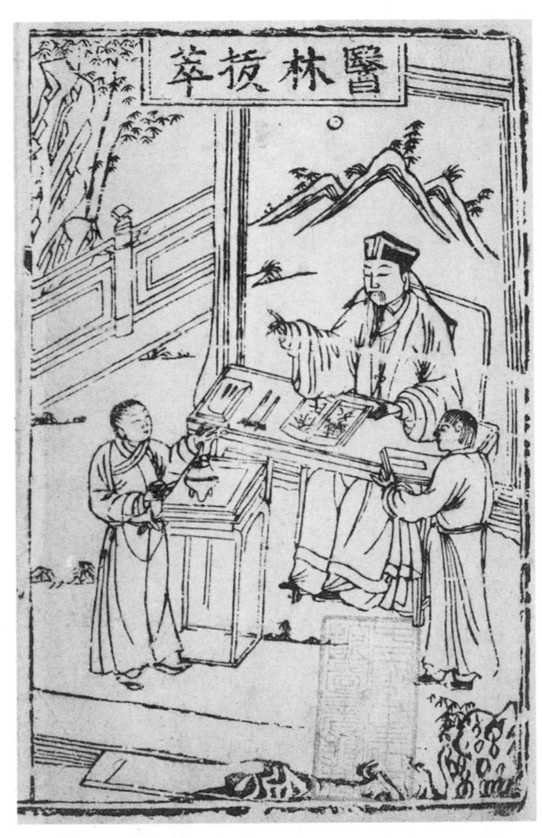


針灸教學。圖中的老師以及一位弟子，手裡拿著針灸用的細針，另外一位學生則拿著醫書，象徵著理論與實踐的結合。本圖出自《徐氏針灸大全》的卷首插圖。

可以透過許多不同的治療手段來處理：這些療法會隨病人情況的不同而量身訂做：比如說可使用一系列不同的藥劑跟湯劑，或者透過針灸的針，或是透過飲食與運動，或是其他可以疏通「氣」運行不暢的手段，來排除病人的病理狀態。除此之外，更有許多受大眾歡迎的驅邪或趕鬼跟信心療法，而實行這些療法的治療師，往往沒有接觸過、或是僅接觸過極少的學術著作。絕望的菁英階級也常常會尋求他們的協助。

不過儘管醫生相信精神不正常，應該源於器官上面的病變，但有時他們也不得不承認，所謂瘋癲與否乃是由社會所定義，而不僅僅只是一種身體狀況而已。對於一般家庭以及官府來說，瘋癲在社會上所隱含的意義，對他們來說才是最大的威脅。因此，為了應付瘋癲對社會所帶來的破壞，後來漸漸出現了一些帶有實用目的的嘗試；最後，甚至有了法條以及法律文件，用來指導官府如何處理瘋癲的行為，以及要求家屬負起預防性羈押他們發瘋親人的責任。

比如說，從十七世紀開始，瘋子殺人事件似乎變得愈來愈受社會矚目。這類案件常被視為過失殺人，因為他們並沒有殺人動機。雖然這些犯人幾乎都會被判處要賠償受害者家屬，有時候還會受到處罰，外加某些形式的拘禁，但是通常不會判死（直到十八世紀中葉以後，情況才有所改變）。後來，政府當局開始把注意力放到全國的瘋子身上，規定他們全都必須受到不同形式的監禁管理；這時法律甚至擴張到把沒有犯罪的瘋子，也視為潛在的危險來源64。這些瘋子的家人和親屬，如果沒有採取必要預防措施的話，也將要負起連帶責任。不過呢，因為對於違反這些規定的處罰，時不時會變得更加嚴厲，我們可以知道這反映了大家對政府的禁制令經常不以為意。

一般的瘋子殺人犯，只會讓國家偶爾啟動血腥的帝國法律（處罰範圍從砍頭到絞死等，不一而足）；但是有些瘋子所受的處罰，則完全不可同日而語，特別是當他們咆哮與瘋狂的行為，帶有煽動的意涵時。精神病人的瘋狂行為，導致意料之外的致命暴行是一回事；但是如果這些瘋狂行為，有可能挑戰到帝國的統治權時，那可是嚴重得多的惡行。舉清朝林時元的例子來說好了。在一七六三年時，林時元在一片屋瓦上貼了一張紙，紙上寫著毫無意義、無人能解的文字，然後朝著福建巡撫定長丟了過去。衛兵立刻把他抓了起來，送給官府刑訊，看看他的行為，是否涉及叛國罪。林時元的家人強調，他已經發瘋數月餘了。為了確定此人到底是真瘋還是假瘋，官府又把他送給其他人訊問。所有盤問過他的人都認為林時元確實是發瘋了；所有調查出來的證據也指向一樣的結果。然而儘管政府首長都同意，林時元最後還是被判斬立決。他的罪名呢？「妄布邪言，書寫張貼，煽惑人心」[65]。因此，從林時元的例子裡面我們可以看得很清楚，雖然許多瘋子在法律上是無罪的；但有些瘋子則絕對必須嚴加懲戒。

## 東方與西方

如前所述，帝制中國在漫長的歷史中有著多種不同樣貌；年代也比羅馬帝國長了好多世紀。在西方，政治及社會巨變在當時乃是常態。羅馬帝國的崩解，造成經典遺產隨著帝國滅亡而消失，不只在當時，還延續到其後數百年。消失的經典遺產也包括了希波克拉底的傳統醫學，而且這種損失很可能是無法挽回的。在印刷術發明以前，經典文化的傳承必須依賴辛勤地複製抄寫，以及努力保存那些脆弱的手抄文件；同時還要有毫不間斷，有閒有錢的都會階級，而這些人早隨著帝國崩解而消失。古代史學者彼得·布朗說過，在西方，因為古代學院組織的一去不復返，「經典文化注定會消失」。

若不是幸運地在其他地方保存了一部分知識，像是在中世紀的君士坦丁堡，有極少數倖存的古典希臘文化精髓；或是伊斯蘭世界因受到古希臘文化影響所產生的回響，我們今日很可能會活在對柏拉圖、修昔底德、歐幾里德或是索福克里斯等人毫無所知的世界裡；「除非，」彼得·布朗曾經這樣說過，「從古埃及紙莎草紙文件的斷簡殘篇中去尋找[66]」。希波克拉底跟蓋倫的作品，當然也是它們其

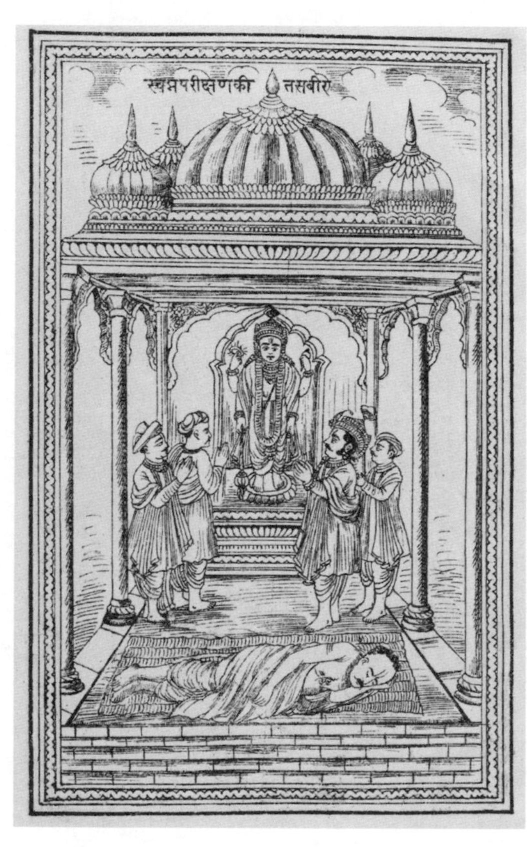


曇梵陀利是眾神中的醫生，也是阿育吠陀醫學之神。阿育吠陀醫學，是一種南亞的古老醫學體系，一直流傳到今日仍有人實踐。

中之一。而在中國呢，儘管也有政治動亂，但是知識上，卻沒有經歷過跟西方一樣程度的中斷。這種現象所造成的眾多結果之一，就是古老經典所彙整出來的醫學智慧，對於中國古代知識份子如何看待精神疾病，具有持續性的重要影響。

在南亞，也演化出了另外一套傳統醫學，而且跟中國傳統醫學一樣，一直流傳到今日，並且傳播到周圍區域。它源於印度教的傳統，這就是阿育吠陀醫學。不過在整個南亞區域，阿育吠陀醫學並不是一套一貫不變的醫學系統；相反地，隨著時間演進，它不斷地吸收並統合其他的文化元素。不過在西元前三世紀到西元七世紀之間，由梵語所寫成的經典已經包含了這套知識最根本的基礎，包括了當時人類所理解的人體組成，以及造成生理與心理上疾病的成因（而在中醫體系裡面，並沒有區分出心理與生理）。阿育吠陀醫學一如體液論或是中醫一樣，也強調整體論與系統論。在身體裡面流轉的體質（doshas），是個體與外在世界的媒介。它有三種基本型，分別是：**風型**（vata）是冷的、乾的與輕的；**火型**（pitta）是熱的、酸的、刺鼻而尖銳的；**土型**（kapha）則是冷的、重的以及甜的。

當這些身體體質排列紊亂，或者說失去平衡時，人就會生病。阿育吠陀醫生的任務，就是找到失去平衡背後的原因，以及找出回復平衡的辦法。這些辦法包括了按摩，或是透過由植物、礦物（特別是鴉片跟水銀）以及偶爾由動物來源製成的藥物，或是飲食、運動、養生之道等等方法，此外也可以透過儀式治療，比如向超自然的神祇或是惡魔祈禱等手段。

從西元十二世紀開始，第一個伊斯蘭政權開始出現在印度半島上，接著在一系列的入侵之後，他們征服了整個南亞。穆斯林統治者帶來了另外一套醫學系統，稱為欲納尼；這在阿拉伯語中本是「希臘」的意思，從這個名稱裡，我們不難窺見這套知識體系的來源。欲納尼或是欲納尼醫學的來源與基礎，是蓋倫以及其他希臘醫生的理論；不過，這些希臘的知識理論很多地方都被波斯醫學大師改編，像是瑪鳩西（拉丁名叫做阿巴斯，卒於西元九九四年），或是拉齊（拉丁名叫做拉茨，八五四年到九二五年），還有另一位最重要的伊本．西納（又名阿維森納，九八〇年到一〇三七年）[67]阿維森納對西方世界具有極大的影響力，我們會在後文再解釋這部分。

欲納尼並不只是宮廷醫學，它在社會上也廣受大眾的歡迎，不過儘管如此，它並沒有取代阿育吠陀醫學在大眾心中的地位[68]。這兩套醫學體系都視生理與心理為一體，兩者相互影響。消化與排泄、攝入跟流出，以及良好的衛生，都對維持健康至關重要。同樣重要的還有草藥療法（不過他們所使用的草藥量，從今日西方醫學的觀點來看，大部分都被視為有毒的），礦物療法（特別是食用有毒的重金屬，像是鉛、汞跟砷等）。在現代西方醫學的眼中，這些藥物都因為會讓大腦中毒，所以可能會引發種種精神疾病的症狀；反之，在傳統印度醫生的眼中，卻認為它們可以治療精神跟肉體上的疾病。而直到今日，另類療法的愛好者仍深信這樣的觀點[69]。

# 第三章 黑暗與黎明

## 繼承者的國家

即使在羅馬帝國**極盛時期**，在帝國的東方邊境，仍有一股敵對勢力，持續對他們構成軍事威脅，那就是波斯帝國。波斯原本是在帕提亞人（西元前二四七年到西元二二四年）統治下的帕提亞王朝，之後則進入薩珊王朝（西元二四四年到六五一年）。在西元前五十三年，波斯人第一次於卡雷會戰中擊潰羅馬軍隊；到了西元前三十九年時，他們已經控制了幾乎整個黎凡特地區（譯注：黎凡特地區泛指今日地中海東岸地區）。羅馬軍隊時不時地會試圖反擊，彼此互有勝負。不管怎樣，從第四世紀晚期到第六世紀早期為止，這兩大帝國大致維持了一段相當長、某種程度上的和平共處；從東羅馬帝國（拜占庭帝國）於西元四世紀定都君士坦丁堡開始，一直到西元五二五年，他們才再度與波斯人開戰。兩國在西元五三二年達成了一個「永久和平」協議，部分原因是因為拜占庭帝國的皇帝查士丁尼一世，同意支付四十四萬枚金幣給波斯人。但是僅僅八年之後，波斯人就打破了這項協議，入侵敘利亞地區。如此一來，兩國再度陷入你爭我奪的領土爭奪戰，蹂躪此地區將近一個世紀之久。

這樣頻繁的爭戰，讓兩個國家都元氣大傷。為了支持軍事活動，他們不得不對國民課重稅。對拜占庭帝國來說，問題又更為嚴重，因為他們還必須同時面對來自西方的保加爾人，以及來自北方的阿瓦爾人的進犯。到了西元六二二年，波斯人持續在政治與軍事上，獲得一連串輝煌的勝利。不過這些勝利換來的，卻是空虛的國庫跟兵困馬乏的軍隊。後來的發展，簡而言之，就是拜占庭皇帝希拉克略發動逆襲，在西元六二七年到六二九年之間，連續收復了敘利亞以及黎凡特地區，並且也把「真十字架」帶回了耶路撒冷。這些爭戰讓交戰雙方政權都變得虛弱，難以抵擋其他外來的威脅。當波斯面對來自南方的新興阿拉伯勢力不斷往北擴張進犯時，很快就垮台了。而拜占庭帝國，雖然一開始暫時躲開了滅亡的命運，但是在西元六三六年的雅穆克會戰後，也損失了敘利亞、黎凡特、埃及等地區以及部分北非的土地。除了在西元十世紀晚期，他們曾短暫地收復了敘利亞地區以外，其他地方就這樣永久地拱手讓給了阿拉伯人。

從西元三三〇年君士坦丁堡開始成為羅馬帝國的新首都以來，就不斷地發展擴張，成了一個富有而強盛的城市。當羅馬城在西元五世紀覆滅於蠻族之手後，君士坦丁堡更成為全歐最大最富庶的地方，同時也是基督教文明的中心。在第九跟十世紀，根據不同估計結果，人口約在五十萬到八十萬人之間。歷代的君主以堅固的防禦工事保護這座城市，同時也蓋出了諸多華麗的建築傑作。數百年來，它都靠著地中海東岸的富饒資源維持下去。它的圖書館裡，保存了大量希臘跟拉丁文著作。在西元五到六世紀，西歐因為羅馬帝國的崩解，造成社會的混亂與不穩定，大量典籍與文化被摧毀，但保存在這裡的人類文化遺產卻得以倖免於難。這些文化寶藏之中有一部分在君士坦丁堡，最終於西元一四五三年陷入鄂圖曼土耳其人之手，再透過基督教難民又輾轉回到西方。因此，不論是間接的影響，或是後來透過比較直接的手段，君士坦丁堡對於促成希臘與羅馬文化的復興，都有著無與倫比的貢獻（另一部分的貢獻，則來自阿拉伯文明）。對於後來我們所熟知，讓歐洲徹底改頭換面的文藝復興來說，君士坦丁堡著實扮演了一個不可或缺的角色。

東羅馬帝國的崩解，一般來說可以從西元一二〇四年的君士坦丁堡之圍看出端倪。帶來這場史無前例毀滅性災難的，正是由基督徒組成的十字軍。從古希臘時代倖存下來的大量藝術作品與手稿，還有其他數百年累積下來的珍貴寶藏，都在這次事件中被摧毀殆盡。在十字軍進城的三天內：

> 咆哮的暴徒肆無忌憚地在街上暴走，直闖民房，四處掠奪；他們搶走任何會閃閃發亮的東西，破壞任何他們帶不走的物品；只有在殺人、強暴，或是要強行進入酒窖的時候，才會停下來……修院跟圖書館也不能倖免……珍貴的書籍以及神聖的聖像都被踐踏……在修院裡修女被強暴。不管是宮殿或是平房，都被暴徒闖入破壞。受傷的婦女與孩童只能躺在街上，慢慢死去[1]。

自此之後，君士坦丁堡跟東羅馬帝國的元氣就從未真正恢復過。當西元一四五三年城陷之時，城中的人口只有不到五萬人。土耳其人成功進城後，城中最重要的東正教大教堂：聖索菲亞大教堂，立刻被改建成為一座清真寺。這個動作具有舉足輕重的象徵意義。土耳其人也立刻重建城市以及恢復居民生活，這一次，君士坦丁堡變成了伊斯蘭文化的中心。

這些重要的政治事件，跟瘋癲有什麼關係呢？其實有很大的關聯。東羅馬帝國在西元七世紀時，正式採用希臘文而不是用拉丁文作為官方語言；希臘古典哲學跟醫學得以在此延續與發展。同樣地，在波斯，特別是在薩珊王朝時期，也大量受到希臘文化的影響。波斯國王卡瓦德一世（在位期間從西元四八八年到五三一年）非常鼓勵翻譯希臘哲學家如柏拉圖、亞里斯多德等人的著作。後來在波斯首都附近的根迪沙普爾學院，更成為一所重要的學校。希臘的醫學書籍被翻成敘利亞文，當地的醫生擷取其中知識，並且融合波斯本地以及印度西北方的醫學知識（此時波斯帝國已經入侵至印度）。不管怎樣，可以說前伊斯蘭時期的波斯帝國，以及隨後的拜占庭帝國，都與古典時期的希臘，有更密切且持續的往來。這關係的建立不只是因為波斯發動了戰爭與領土擴張而產生，也因為在西元前三三四年，亞歷山大大帝征服波斯時，讓希臘文成為波斯的官方語言[2]。因此，當希波克拉底文集跟蓋倫著作裡面的知識，在西歐大量佚失之際，卻仍能對近東一帶的醫學產生深遠而持續的影響。這樣的影響隨阿拉伯人與伊斯蘭教的勝利，又更為擴大。從這些知識複雜的譜系圖裡可以看出，許多我們認為是來自阿拉伯醫學，或是阿拉伯人創新的醫療服務，其實都是來自波斯社會或是存於拜占庭文化中，並且都已納入希波克拉底與蓋倫的醫學傳統。

隨後入侵的阿拉伯人，摧毀了薩珊王朝的學術機構，他們不斷擴張領土，到了西元七五〇年時，已經控制了近東一帶大部分地區，向東遠及印度北方，向西則橫跨北非一直延伸到大部分的西班牙為止。這些爭戰與征服，都是以一個一神論的宗教（伊斯蘭教）為名所發動。當先知穆罕默德死於西元六三二年之時，伊斯蘭教已經統一了整個阿拉伯半島。伊斯蘭教之所以可以傳播得如此迅速，其中一部分原因，得力於當地深受統治者苛稅政策所苦的基督徒以及猶太人，他們非常歡迎這些阿拉伯人前來相助。這些阿拉伯征服者提供基督徒與猶太人保護和寬容，並且只要求他們上呈固定的貢品。阿拉伯人平常騎在駱駝上，移動敏捷又迅速，並且經常透過談判而非軍事力量來達到目的；但是當他們需要作戰的時候，又成了驍勇善戰的戰士[3]。他們會吸收那些臣服於他們統治之下的文化裡比較有價值的部分，因此很快地就在原本的文化核心上，創造出一個以阿拉伯文為中心、廣納百家的穆斯林文化。透過在地中海綿長而活躍的貿易網絡，他們得以把自己的文化成就，傳播到遙遠的地方去[4]。這個新誕生的文化繼續演進了將近兩個世紀，其中有一部分可以算是軍事力量征服而來的成果，但同時它也透過了帝國的手段，將知識與觀念向西傳遞。

穆斯林從西元七一一年開始征服伊比利半島，到了西元七一八年，摩爾人已經控制了大部分伊比利半島，甚至進入南法地區。不過，這就是他們在本區的最大進展了。後來慢慢的，所謂的基督教**收復失地**運動開始。西元一二三六年，伊比利半島北半部已盡在天主教勢力的掌握之下。在隨後的兩百五十年間，雙方不斷發生小規模戰鬥，讓穆斯林政權的領土愈來愈小。最後，半島北部最強的兩個天主教王國決定聯姻，在亞拉岡王國的斐迪南和卡斯提爾王國的伊莎貝拉的統治下，他們在西元一四八二年發動戰爭，將穆斯林逐出在半島上最後的領土，也就是格拉納達王國。在那個時候，格拉納達與開羅或是巴格達一樣，已經是一個完完全全的阿拉伯城市了。格拉納達陷落後，穆斯林跟猶太人或是被殺，不然就是被強迫改信天主教，或是被驅逐，而他們的財產正好可以充公。一個世紀之後，西班牙國王菲利普三世（在位期間一五九八年到一六二一年）趕走了殘餘的穆斯林與猶太人，因為他仍懷疑那些受到宗教裁判所逼迫而改變信仰的人不夠虔誠；同時他也需要一些事情，來轉移大家對於他跟低地國（也就是今日的比利時與荷蘭）簽署了停戰協議這件事的注意力[5]（譯注：荷蘭比利時等地原屬於西班牙國王的勢力範圍。西班牙勢力衰退後，無力鎮壓當地的反抗，不得不與這些低地國簽署停戰協議）。就這樣，當君士坦丁堡在一四五三年被土耳其人攻陷之時，雖然大部分的巴爾幹半島還有希臘地區，都落入了伊斯蘭教的控制之下，但從十五世紀下半葉開始，伊斯蘭文化對於西歐在政治以及文化上的影響，反而是衰退的。

在這幾個世紀中，不管從大處還是從小處來看，伊斯蘭文化的影響力都很大。阿拉伯人是優秀的商人跟水手，西歐人從他們身上學到了諸如航海技術以及繪製航海圖等科技；這讓西班牙人、英格蘭人與荷蘭人得以繼葡萄牙人之後，相繼橫跨大西洋航行到更遠的地方去。阿拉伯人也為歐洲人帶來了新的奢侈生活用品，以及屹立至今的建築奇觀；他們還帶來了灌溉系統，把西班牙這種不毛之地，變成能夠種植新作物的地方，像是柳丁、檸檬、朝鮮薊、杏李、茄子等族繁不及備載的農產品。中國發明的造紙跟印刷術也是經由阿拉伯人帶來西方，一起帶來的還有書本與知識（古騰堡在十五世紀中葉所發明的金屬活字印刷術，並非原創；中國跟韓國人之前就已經發展出這種技術了。不過，活動的字模對於使用字母的西方文字來說比較便利。此外，古騰堡將所發明的金屬字模，結合了以油脂為基礎的油墨，加上木製印刷機，成為一套適合大量印刷的系統，這些則是獨創的革命技術）。阿拉伯人在西元八百年，就在巴格達建立了造紙廠，然後把這套技術帶到西班牙。法國到西班牙康波斯特拉的朝聖者，在十二世紀第一次看到紙的時候，認為這是絕世珍稀之寶。而一直到了十四世紀，德國跟義大利才開始建立造紙廠。另外，阿拉伯人還有一項極度重要的貢獻，就是為本地帶來了非常有用的數字系統；這次，這個數字系統是印度人而不是中國人所發明。新的數字系統帶來了一連串的巨變，因為當阿拉伯數字取代了原本笨拙的羅馬數字後，不但改變了書寫習慣，也徹底改變了會計跟商業行為。

阿拉伯人在征服了西班牙以及西西里島（他們在此地的統治，一直延續到十一世紀末才式微）之後，在這些地方建立了一個比同時代任何西歐國家，都要來得富裕（不管從任何意義上來說都是）、複雜、更為寬容也更兼容並蓄的都市文明。面對阿拉伯人如此輝煌的成就，十二世紀的歐洲人所表現出的是一種混合了畏懼、崇拜跟自卑的情緒。在知識上面，不管是在數學、科學或者是醫學等領域，西方世界還要繼續仰賴伊斯蘭文明長達數百年之久[6]。

## 伊斯蘭與瘋癲

阿拉伯人在政權鞏固的時候，也發展出一套帶有神明與咒語的信仰，透過念咒與施法來安撫精靈（jinn，也就是惡魔）。他們認為，精靈是一切疾病與混亂的原因[7]。這些治療手段源自於各部落原本的泛靈信仰，也是各部落的特徵之一，並沒有隨著他們改信伊斯蘭教而立即消失。這是因為《古蘭經》基本上是完全不談疾病與健康的[8]，因此也沒有給予信徒太多指引或鼓勵，讓他們切斷與原本信仰之間的連結，至少在一開始的時候是如此。既然《古蘭經》明確地指出，精靈帶有邪惡的力量，因此用超自然的力量來解釋各式各樣的不幸，特別是發瘋這種疾病，在當時跟伊斯蘭制度並沒有什麼牴觸，曾有一度兩者可以相安無事共存。即使在高級文化的部分吸收了各種希臘文化的元素，而希臘醫學也成為伊斯蘭醫學的基礎之後，用超自然力量來解釋發瘋，仍可以與自然主義的解釋共存；同時，當醫學治療徒勞無功時（事實上，常常如此），一般人就會轉向宗教療法。

整個基督教歐洲都有驅魔儀式，而伊斯蘭教雖然沒有類似的做法，但是當信眾在面對精神疾病以及它所帶來的威脅和破壞時，還是會尋求宗教上的慰藉，甚至希冀宗教可以改變命運。雖然我們手上掌握的證據非常片段，但是它們都強烈顯示出，阿拉伯人經常使用超自然療法，來治療精神疾病，或是用惡魔來解釋病因。**精靈**或是**除靈師**（*jinn-gir*）是經常出現的字眼；即使到了今日，在波斯灣周圍的某些地區，仍存有一種稱作 *zar ceremony* 的成年禮，當地人透過這種驅鬼儀式，可以將鬼從被附身者身上趕出來（*zar* 是一陣不好的風，會讓人被鬼附身。這個儀式的目的是安撫它，降低這陣風的傷害力）。專門研究中世紀伊斯蘭文化中精神疾病的著名歷史學家多爾斯，曾經很適切地提到，在那個時代，用宗教上的理由來解釋發瘋，是非常普遍的事情。他說到「超自然信仰的共濟會……不論是對異教徒、猶太人或是基督徒來說都一樣，在基督教時代早期，不管是造成瘋癲的原因或可能的療法，都離不開超自然力量……穆斯林繼承的是一個充滿靈療的文化遺產……同時……基督教的治療方式可以在穆斯林社會中，看見驚人的連貫性。[9]」

早期的阿拉伯人曾對猶太人跟基督徒保證寬容對待。阿拉伯征服者認為，這些人也是亞伯拉罕宗教支派的追隨者，只不過，他們所追隨的是墮落的支派。後來的鄂圖曼土耳其人，也大致遵守這些承諾。猶太人跟基督徒所需要繳納的，就只有保護費，以及不改信伊斯蘭的罰金而已；除此之外，他們再也不需要像以前一樣，把穀物繳納到君士坦丁堡去。同時，他們也大致能在不受國家的干擾下自由地生活。如此一來，貿易跟商業都開始流通。在這些被征服的土地上，灌溉系統慢慢地修復了，一座座雄偉的建築物興起，同時富有文化與智慧的生活型態，也得以實現。在鄂圖曼土耳其時代，對領土的控制，反而比較偏向政治上的目的而非宗教性的計畫；也就是說，這並不是為了要改變那些多神崇拜者宗教信仰的**戰鬥**（*jihad*），反而比較是藉軍事手段來鞏固領土的**突擊**（*ghaza*）。也因此，鄂圖曼土耳其帝國的蘇丹，稱謂是**前線戰士**（*ghazi*）。

那個時候保存在西方世界天主教教堂中的古典文獻，已經所剩無幾，而且還在日漸減少中。保存在東羅馬帝國境內的古典文獻，原本相當豐富，但是到後來也只剩下保存在君士坦丁堡城牆內的少部分文獻而已。但是同時代的伊斯蘭文明卻愈來愈進步，他們的醫學也一樣。從西班牙的哥多華，一直到中亞的薩馬爾汗這麼廣的區域中，任何一位受過教育的都市人或是菁英階級，都使用阿拉伯語作為日常交談用語，並且共享著同一種讀寫知識文化。而既然在神的眼中，所有的穆斯林都是平等的，敘利亞人跟波斯人很快就起身抗衡，並且取代了原本前來統治的阿拉伯人。這種趨勢延續百年之後的結果，就是阿拔斯王朝的興起。他們推翻了原本定都在大馬士革的伍麥亞家族的哈里發，然後在西元七六二年建都巴格達。來自波斯東北方呼羅珊地區的波斯人，在這場革命中扮演了相當重要的角色；在此之後，波斯文化的影響也愈來愈盛。隨著伊斯蘭文化向西傳播，從北非一直擴展到伊比利半島，自己也受到更多其他文化的影響。在許多方面，中世紀時的伊斯蘭文明，已經不再是阿拉伯文化獨大，還包含了所有非阿拉伯穆斯林，以及在穆斯林所統治的廣闊土地上，其他各種宗教文化族群，所一起創造出來的[10]。

而所謂的阿拉伯醫學，大多時候（雖非全部）都是由「非穆斯林」所創造的。其中部分原因，是他們所使用的醫學理論本身，就是根植於蓋倫學術系統的異教徒古老知識；不過更重要的原因，則是在過去幾百年的醫學發展史中，主要的學者跟行醫者，都是猶太人與基督徒。伊本・西納（拉丁名則是阿維森納），或許是這套知識體系裡面最有名的醫生了。他是一個博學的波斯人；他所著的《醫典》恐怕是阿拉伯文化中，最有影響力的一本醫學總集了（見彩圖7）。許多人都認為，這本書是有史以來所出版過最重要的一本醫學經典[11]。《醫典》成書於西元一〇二五年，它匯集了五本著作裡所有的醫學知識；其博學的程度，包含了所有形式的疾病以及耗弱症。這本著作後來被翻譯成波斯文、希臘文、拉丁文、希伯來文、法文、德文、英文，甚至也有中文譯本。在歐洲，該書一直都被當作教科書使用，直到十八世紀為止；不過到那時候，一般人已經比較偏好希臘文與拉丁文的權威著作了。《醫典》開宗明義就指出：「醫學，是一門學習人體在健康與不健康情況下的學問；而這門學問是為了要維持健康或是恢復健康。」阿維森納的這本著作，其實比較像是一部了不起的知識總整理，而非呈現自己獨到的創見。基本上，他完全採用希波克拉底跟蓋倫的理論，不過在有限的範圍裡，他也引用了波斯、印度以及中國的醫學知識。

在阿維森納誕生的一個半世紀以前，許多人已經開始努力將醫學以及其他古典時代重要的經典文獻，翻譯成阿拉伯文了[12]。一部分原因，是因為在許多後來被穆斯林統治的地區中，希臘語漸漸式微，不再是當地通用語。將這些希臘文獻翻譯成阿拉伯文[13]的工作，多半是出自基督教學者之手。這些學者擁有希臘文跟敘利亞文的知識，同時也是非常有經驗的譯者[14]。比如，胡內恩·伊本·伊斯哈格（卒於八七三年）曾自誇說，他與他的同行翻譯過一百二十九份蓋倫的文本。這樣的努力不但保存了文獻，也讓蓋倫的學說可以倖存到後世並且廣為傳播，實在功不可沒。胡內恩也說過，希臘的醫學文獻極為罕有，必須要用心搜索才有可能找到[15]，這更顯示出翻譯工作的重要。可惜在隨後的一百年之中，類似的翻譯熱潮就大大地減緩了。這一波翻譯行動，造成了許多非常重要的影響。首先是數以百計的古典文獻得以保存下來，流傳到後世（因此以後才有辦法再重新傳回西歐）；其次，蓋倫的理論顯然被翻譯的最多，這表示他的理論在阿拉伯大陸上被傳播得最普及。最後，因為需要將希臘的醫學詞彙，翻譯成阿拉伯文，因而讓阿拉伯文首次也有了一套系統性的醫學語言，從此阿拉伯的醫生就可以彼此交流疾病與療法[16]。蓋倫的著作中有少數段落，牴觸了伊斯蘭的教義，譯者可以輕易地將其刪除而不損及原意。而在蓋倫理論中所一直強調的，健康來自和諧、秩序與平衡等的觀念，也可以視作含蓄地認同伊斯蘭的神，認同有一個至高無上的造物主在控制著它們[17]。

伊斯蘭醫學並非萬年不變的理論，事實上在某些方面，阿拉伯人一直不斷地在追求創新的研究，試著去了解各種不同疾病的原理，從天花一直到眼科疾病都是如此。他們也利用大量的植物、動物以及礦物，從中尋找可能有助於醫療的新成分。不過儘管如此，這些研究基本上仍是建立在蓋倫學說的基礎上，這基礎形成於約西元九世紀左右。伊斯蘭醫學所彙集整理的醫療手冊，數量相當龐大；同時這些醫學文獻，都被用極快的速度複製再複製（在沒有印刷技術的時代，這可不是什麼簡單的事），因此這些正式的醫療觀念，可以被傳播到所有伊斯蘭政權有影響力的廣闊領土上；這對於讓歐洲人日後有機會重新使用「他們自己的」智慧遺產來說，幫助非常的大。不過自文藝復興時代開始，蓋倫的學說和古希臘的醫學理論（就某方面來說，也由蓋倫整理在他的著作中），在歐洲開始受到愈來愈多的批評；最後到了十九世紀，因為我們對醫學的了解更為透徹，這些學說泰半都被棄絕不用。但是，在伊斯蘭世界裡並沒有類似的學術斷層出現。古老的醫學理論仍然一直被使用著，即使到了十九世紀，內容仍跟以前沒有太大的不同，直到最後才在西方帝國主義的壓迫下，不情不願地放棄。同時，隨著古典理論不斷地被複製，也漸漸開始出現簡化或是摻偽的問題，所以晚期的版本，已經跟原始的版本大不相同了[18]。

蓋倫其實並沒有太在意各式各樣的瘋癲疾病，不過，他仍然將古代文獻中出現過的躁症、鬱症、癲癇、歇斯底里以及譫妄（一種伴隨著發燒的精神錯亂）區分開來加以討論，並認為這一切都是源自於體液不平衡。他以及其他希臘作者，像是魯弗斯（約活躍於西元一世紀，然而他的著作後來僅剩少數斷簡殘篇）等人對於瘋癲的解釋，對伊斯蘭醫師頗具影響力[19]。因此，伊斯蘭醫師們也相信，身體的平衡出現改變，是造成心智平衡失調背後的根本原因。比如，伊斯哈格・伊本・伊姆蘭（卒於西元九〇八年）曾寫過許多憂鬱症專書，他認為「病人的靈魂裡面，將不存在之事當真，結果造成病人感到沮喪與孤獨」，是由黑膽汁造成的鬱氣上升所致；這些鬱氣遮蔽並摧毀了病人的理性跟理解力[20]。有些醫生則傾向認為，這些病人在出生時就有問題，因為帶有憂鬱的體質而深受其害；還有醫生認為，病源是暴飲暴食、過多或是過少運動，或者沒有正常排便（結果讓體內廢物腐敗而變成黑膽汁），最後引起生病。伊斯哈格也認為害怕、憤怒或是失落等情緒，會引發這種形式的精神病，但是他仍主張，發病的情況會因為累積過多的黑膽汁而加劇；而這種情況也「可悲地」會影響到大腦。雖然這些專書，都是寫於伊斯哈格執業晚期，但是它們完完全全是根據其他書本的理論，而非來自他自己的臨床經驗[21]。在引用別人論點這方面，他可以算是一個具有代表性的人物。

## 早期的醫院

最早成立醫院這種慈善機構來收容生病與體弱者的，應該是拜占庭帝國（暫且先不考慮西羅馬帝國有時會成立的軍醫院）[22]。在伊斯蘭教興起之前，類似的系統很快就普及到近東一帶的基督徒族群。不過要到了西元八世紀晚期，進入伊斯蘭政權的統治之後，醫院的數量才終於開始增加，同時也會對諸多不同疾病的病人進行系統性的照顧，其中也包括精神病人[23]。伊斯蘭教跟基督教一樣，都強調富人對窮人有一定的責任。當穆斯林醫師的數量漸漸增加時，他們的對手基督教徒自然也會開始跟進。這樣一來，穆斯林當然一定得比他們的**順民**（意為受到保護的非穆斯林）更慈悲才行，因此到了十二世紀時，每一個伊斯蘭大城市都有醫院了[24]。

但是關於如何治療處理這些留置在專門病房裡面的精神病人，我們僅有非常稀少而且片段的資料。根據某些倖存的醫院平面圖顯示，醫院裡同時擁有個別病房跟大病房的情況似乎相當普遍。許多曾經參觀過這些伊斯蘭慈善機構的參訪者所留下來的評論，也印證了這樣的推測。許多人提到醫院有鐵窗，病人則被鐵鍊綁起來[25]，這些現象或許並不會讓我們感到意外。儘管這種醫院在阿拉伯帝國的領土上隨處可見，甚至遠及西班牙（格拉納達就有一座建於一三六五到一三六七年間的醫院），但是它們收容精神病人的空間都不大，收容數量也有限，同時似乎都是一些極度危險的重度瘋狂病人；他們因為病情太嚴重，自己的原生社區已經無法再收留或控制他們了。當時最大的醫院或許是一二八四年建於開羅的曼蘇里醫院。最多可以同時收容數十位精神病人[26]。其他醫院能收容的病人數，必定遠少於此。

除了被鍊在牆上以外，這些精神病人還經常被鞭打，這是連阿維森納都認可的治療手段；當時的人認為，這樣做可以讓毫無理性的病人，變得聰明一點。除此之外，住院病人也會接受一些治療，比如蓋倫認為，燒焦的黑膽汁或是黃膽汁，會產生不好的影響，讓人發瘋，因此他建議，要設計能讓病人身體變冷變濕的飲食來與之抗衡；或者讓病人入浴，以達到同樣的功效。放血、拔罐、催吐跟催瀉等療法，都被用來幫助病人排出有毒的體液。同時依照病人的徵狀，看是屬於比較狂暴或是比較退縮，也會給予鴉片或其他更複雜的藥劑，來鎮靜病人情緒，或反過來刺激病人。阿維森納曾列出許多

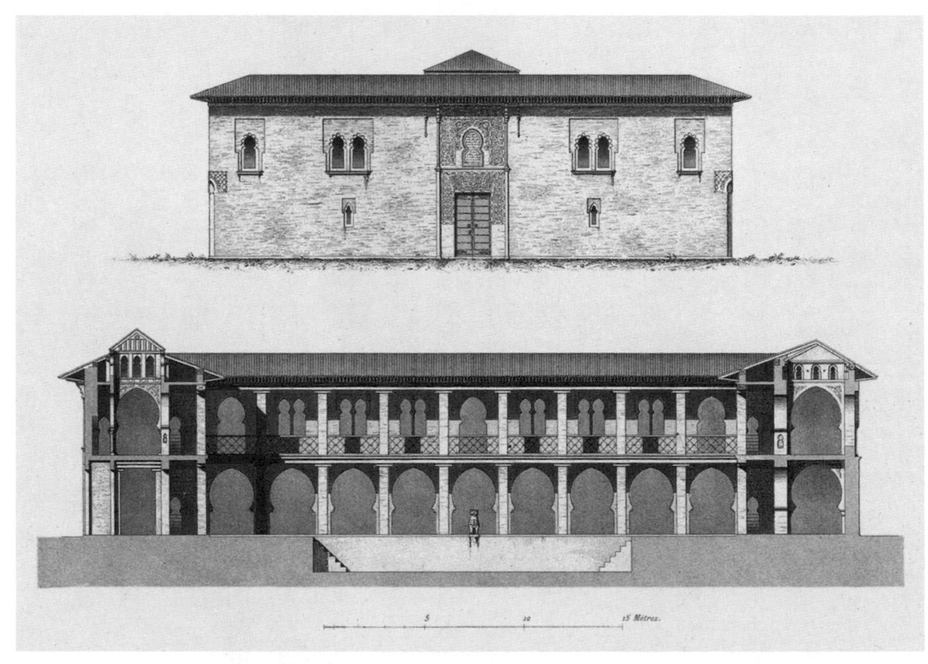


位於西班牙格拉納達的阿拉伯醫院。阿拉伯帝國建了非常多醫院，有一些可以治療精神病人。

他認為可能有療效的成分，包括薰衣草、百里香、石榴汁或是梨子汁，還有甘菊或是聖誕玫瑰等草藥（見彩圖26），配合將牛奶或是多種油脂與膏藥用於頭上。在好幾個世紀之後，西方世界的「瘋子醫生」也將開始使用類似的治療手段。

醫院裡面也有專門為發瘋女性準備的空間，這代表了儘管對穆斯林男人來說，非常抗拒將女性同胞置於這種情況下，但是其中有些女性病人，很明顯已經嚴重到無法繼續居家處理了。不過在當時大部分的瘋子，不管男性還是女性，都還是被留在家中由家人照顧。當然這種做法對於富有的家庭來說比較容易，因為他們可以動用的資源較多，而且在需要的時候，也可以用較簡易的手段監禁病人。但對於其他在伊斯蘭帝國廣大領土上的大部分民眾而言，因為他們多半不住在城市中心，所以很難利用醫院這類服務。此外，有經驗又正統的醫療服務，在經濟上也不是大多數人可以負擔得起。凡此種種讓大部分的瘋子只要看起來既無害又沒有威脅性，家人多半都任由他們四處閒晃乞討，在社區中受盡嘲笑、揶揄，甚或是暴力對待。

## 附身與靈療

在被阿拉伯人征服以前，近東一帶就已經有許多人皈依了基督教，特別是在西元四世紀，當羅馬帝國宣布基督教為國教之後。從西元三百年左右開始，地中海東岸的大城市從安提阿到亞力山卓，基督教已經發展成為一股不可忽視的勢力。到了四世紀末，基督教這個新興的大眾宗教，已成為羅馬帝國的第一大宗教[27]。用神蹟來治療，特別是透過驅魔儀式，將惡魔從病人身體中趕出去這種療法，對於這些新形成的信眾社群來說，具有極為重要的意義。在西元三世紀時，成人受洗儀式已經很普遍了，而幫健康的人進行「激烈的」驅魔儀式，則是在受洗儀式前的一個重要步驟[28]。更普遍的則是，在基督教成立早期之初，傳教士常常使用驅魔、或是治療被附身的人等手段，來展示耶穌之道的權柄，強過那些人類看不見的敵人[29]。這樣的說法有其《聖經》權威性的根據，因為在上一章中我們已經看過，耶穌本人也在許多場合示範過，將鬼從人身上趕出去，或是治療瞎子、跛足以及生病的人。有些基督教的神職人員因此宣稱，他們也繼承了同樣的權柄，就像那些後來被視為聖人的聖潔信徒一樣。

因此，到了拜占庭帝國的時代，魔鬼附身以及靈療的理論，已經建立得很穩固，也被大眾廣泛接受。有些人認為，基督教發展成這樣，是因為在西元四世紀大批群眾改信基督教時，把異教徒的思想也一起帶進基督教裡面的後果30。相信世上有惡魔，以及宗教的力量可以與之對抗的人非常多，絕不只存於普羅大眾之中而已；即使是位高權重或是受過良好教育的階級，對此也深信不疑31。肉眼看不見的惡魔無處不在，每個地方都有可能是造成災難或不幸的源頭32。既然在聖經中已有大量的先例，一般人更容易將瘋癲視為惡魔附身的結果；因此，這些病人常被聚集起來或被強迫拉著，帶去聖殿或修院裡面接受治療。

這些治療手段並沒有隨著阿拉伯人的征服而消失。近東一帶的居民在隨後的兩三百年中，大部分仍信仰著基督教（即使在更久之後，仍有一定數量的少數族群是基督徒）。在這樣的環境中，他們自然會繼續使用各式各樣「以宗教為基礎」的治療法，來治療瘋子。至於同時期的穆斯林呢，既然《古蘭經》對於這類事情幾乎隻字未提，伊斯蘭教信徒自然也沒什麼類似的宗教靈療手段與之匹敵33。

身為真主的先知，穆罕默德從上帝那裡接受了《古蘭經》的文本。不過跟耶穌不一樣的是，雖然穆罕默德是神的使者，卻沒有被形容成「能行神蹟」。他不會治療疾病，不曾趕出惡鬼，也無法使死人復生。不過在他死後，卻漸漸開始流傳出他也曾經顯現過神蹟的說法。《聖訓》是信徒們對先知言行的第一手紀錄（至少他們是如此宣稱的），裡面的記載就被用來當作先知曾經治療過人的根據34，其中一部分就有提到關於人為何發瘋的解釋，以及該如何治療。這些治療手段除了祈禱跟念咒以外，還有一些比較粗野的具體動作，而且跟當時許多醫師所建議的療法非常相似；像是打開血管來放血、催瀉、或是用滾燙的鐵塊燒灼頭部。最後這個療法，據信是因為**精靈**會被鐵金屬嚇跑，所以在當時非常普遍。

後來對於《聖訓》的一再重新解讀，讓故事漸漸有了變化。到了中世紀後期，穆罕默德已經被形容成一位能行神蹟之人，而伊斯蘭教的「聖人」則能夠展現比較小一點的神恩[35]。阿拉伯人一樣也相信鬼神跟惡魔[36]。**精靈**是《古蘭經》早期部分經常被提到的主題，同時也是伊斯蘭藝術裡面的常客。關於**精靈**的故事，充斥在伊斯蘭社會的文學以及宗教小冊子中[37]。由此衍生出魔鬼騷擾或附身會讓人發瘋這樣的概念，同時也可以解釋他們奇怪的行為與想法。

就拿一句阿拉伯話來說：*al-junun funun*，它的意思是「瘋癲」。而在比較文學或是比較神祕主義的語境下，*junun* 甚至可被視為某種形式的稱讚，意味著「有別於狹隘、算計的理性」。在波斯語中也是一樣，波斯語用 *divaneh* 來稱呼瘋子，這個字由 *div* 跟 *aneh* 組合而成，意思是「像魔鬼的」或是「被魔鬼附身的」。*divaneh* 一樣有雙重意義（而 *div* 這個字在波斯跟印度神話中，有很深的意義）。不過阿拉伯文的使用者在書寫醫學或法律文件時，還有另外一個詞 *majnun* 可以用，來描述意義比較狹隘的瘋癲，這個詞通常用來指癡癲愚蠢，而且特別帶有貶義。而 *Majnun*（瑪吉努）這個字，同時也是伊斯蘭文學中，偉大的同名浪漫故事中的男主角，凱斯的別名。在這裡，**瑪吉努**最文學性的意思，就是「被**精靈**附身的人」。凱斯癡迷地愛上女主角萊拉，最後卻悲劇以終（見彩圖8）。

《萊拉與瑪吉努》有許多不同的版本。這對不幸戀人的故事，經常被拿來跟後來莎士比亞的愛情悲劇《羅密歐與茱麗葉》相比較。《萊拉與瑪吉努》最有名的版本，大概是十二世紀晚期波斯詩人尼扎米所講述的長篇敘事詩[38]；除此之外，這故事仍繼續以音樂、繪畫、詩歌或是散文等各種形式，不斷傳頌下去。不過不管是哪一個版本的故事，最基本的元素永遠一樣，就是「萊拉與瑪吉努墜入愛河」。凱斯深深地癡迷於他所愛的對象，以至於失去了一切理智跟正常舉止（因此，人家開始叫他瑪吉努）。諷刺的是，因為他的執念導致他為了所愛的人放棄自我，而瘋狂極端的行為，卻反而讓萊拉的家人拒絕他的求婚。萊拉的家人認為，跟瘋子結婚會讓家庭蒙羞。瑪吉努後來溜去沙漠中，跟動物住在一起；他為萊拉寫一首又一首的詩，偶爾會回來，絕望地想與愛人聯絡，卻被斷然拒絕。最後，這對分開的戀人都死了。不過瑪吉努在死前，已經惡化到全然瘋了。在某些版本的故事中，瑪吉努被鐵鍊鎖住，最後才掙脫逃跑。他像隱士般住在沙漠中，身型消瘦語無倫次，披頭散髮；指甲長如獸爪，就像跟他住在一起的野獸一般；他的皮膚因日曬而黝黑，用四肢匍匐在地上；時而眼神空洞望向虛空，時而忽然發作陷入瘋狂；而且他赤身露體，對於一個正常的穆斯林社會來說，這實在是嚇人的褻瀆行為。在他偶爾清醒的時候，他會說：「我是族人的眼中釘、肉中刺；光是提到我的名字，就足以讓所有的朋友蒙羞。任何人都可以傷害我，因為我不為法律所容；殺死我的人，也不算犯殺人罪。[39]」這些話很清楚地描述了當時一般人對瘋子的刻板印象：不合群、與現實跟傳統道德規範完全脫節、退化成野獸程度；他們是令人害怕的社會棄兒，而在許多版本的故事中，還會被邪惡精靈附身。

## 基督教歐洲

自羅馬帝國衰亡後的數百年間，中世紀的歐洲社會一直飽受貧窮與疾病的肆虐，可說是貧病交加；各種地區性的戰爭所帶來的暴力與不安，讓情況更加惡化。那時候的歐洲，是個充滿營養不良與飢餓的世界；大饑荒隨時可能出現，並且往往會實現[40]。疾病一樣也是個大威脅，其嚴重程度可從基本人口統計資料所顯示的極低預期壽命上看出：中世紀時男人的預期壽命，大約都活不到四十五歲，而女性因為有生產的危險，平均壽命又再短一些。西元一三四八年的黑死病大流行，所造成的直接後果就是死亡率攀升，在整個十四世紀中，仍不斷有瘟疫流行，造成約三分之一歐洲人口被消滅。許多人僅能維持著最低生活水準，飲食中缺乏必要的營養，特別是在冬天的時候情況會更糟。他們不了解兇殘的傳染病、多樣化的寄生蟲疾病，或是各種蟲媒病原，更別說去控制它們了。更何況，當時的社會，也無法處理日常食物與飲水每天都會受到人類跟動物排泄物的汙染這種問題。無怪乎疾病對中世紀社會所造成的負擔，高到令人咋舌[41]。其中有各式各樣殘疾或身障者：聾的、瞎的，或是因種種原因而造成肢體障礙，比如受佝僂症所苦、被痲瘋病感染，都會造成各種肢體缺陷或變形。在這些無助而需要被照顧的不幸者名單上，或許還可以再加上形形色色的瘋癲：癲癇、狂躁症、憂鬱症、幻覺、癡呆等等。

因為從第七到第十三世紀之間，我們只有非常少的史料，所以無法確切知道這些病人會受到怎樣的待遇。搜集關於疾病如何影響社會底層民眾的資訊，本來就困難重重，隨著羅馬帝國的崩毀，識字率降低，更讓這項工作的困難度雪上加霜；然而，這些不幸的群眾卻構成了中世紀社會最大比例的人口。只有教堂或修院裡面尚存一些讀寫人才，然而這些機構所著重的幾乎都是宗教資料，而不是羅馬帝國這種異教徒的文化遺產。雖然希臘跟羅馬的醫學知識，只是這一波文化災難中的眾多受害者之一，但是它們的消失，對於中世紀的社會如何去理解以及對待瘋癲這種疾病，卻有著極為深遠的影響。

羅馬教會（在十六世紀的宗教改革後，漸漸都改稱為天主教教會）是在羅馬帝國崩解後，碩果僅存而且唯一開始發達的主要機構。早期的基督徒，經常被羅馬帝國的統治者壓迫、虐待甚至被迫殉教，因為這些統治者認為，教徒拒絕向統治者致敬、拒絕奉獻給傳統羅馬神祇等行為，是一種近乎褻瀆的侮辱。公眾的宗教儀式，則被認為有顛覆帝國的穩定甚至生存之嫌疑。從西元六十四年皇帝尼祿開始的迫害行動，在三世紀時進入高峰，因而產生眾多聖人與殉教者（儘管在三世紀時的壓迫活動最為激烈，但還是偶有間斷）。西元三一三年，君士坦丁大帝頒布《米蘭詔書》，正式宣布帝國容許基督教，加上他本人對基督教文化的接受，標誌了一個決定性的宗教轉移，這轉移更因為他臨終之前（西元三三七年）宣布受洗而更明確。在他的繼任者中只有一位，也就是在西元三六〇年左右登基的朱利安，曾經努力試圖回歸多神教信仰；其後，在官方的支持下（或者可以說，在沒有官方的壓迫下），接下來的兩個世紀中基督教發展得非常蓬勃而迅速[42]。這個宗教開始「成為國教，像海綿一樣不斷吸收信徒與財富」[43]。然而很諷刺的，也正是這個組織，最後為社會帶來另一波新的不寬容、仇恨、恐懼跟偏見。

在西元三七五年到八〇〇年之間，基督徒對西方跟北方蠻族社會的傳教十分有效率。這些部落的結構特性讓基督教可以非常快速地傳播，因為通常只要首領或是重要的長老改信基督教之後，大量的族人就會跟著追隨。在傳教的過程中，有一個重要的關鍵，就是利用神蹟或是奇蹟，來展現基督教上帝的威力，比如說摧毀異教徒的聖殿，搗毀他們的廟宇，或是驅逐附身的惡魔，以及奇蹟似地治療好殘障者或是瘋子[44]。這些行動所傳遞的訊息就是：我的神比你的神要有威力多了；看我摧毀你們的聖物，也不會受到任何天譴；見證我們所施行的奇蹟，看我們能夠治療你們的疾病以及受苦的靈魂。比如說，法國杜爾的主教聖馬丁（西元三一六年到三九七年）就曾經燒毀野蠻人的神廟，藉此說服他們，他的神才值得敬拜，而異教徒的神像則應該被拋棄，因為祂們連保護自己的能力都沒有[45]。

基督教從一開始，就跟神蹟牽扯不清。早期教會的官方態度雖然非常反對魔法；但是實際上，它們卻又很難在魔法跟神蹟之間畫一條清楚的界線，而這種模稜兩可的情況並不是沒有危險的。異教徒跟基督徒都一樣，都認為惡魔會帶來不幸。而對基督教的信徒來說，這些超越人類的東西，基本上都是那個魔鬼撒旦的使者[46]。耶穌曾經示範過自己的力量，可以趕走魔鬼、讓死人復活、治療疾病、將惡鬼從被附身的人身上驅逐，而他把權柄傳給使徒了：「祂叫了十二個門徒來，給他們權柄，能趕逐汙鬼，並醫治各樣的病症……醫治病人，叫死人復活，叫長大痲瘋的潔淨，把鬼趕出去。你們白白地得來，也要白白地捨去。[47]」一般人相信，這權柄也傳給了聖人與主教。現在每一場彌撒中，基督徒就會執行聖事。透過某種奇蹟般的神祕性，藉由神的介入，餅跟酒水變成耶穌的身體跟寶血。不過頗出人意料，早期的基督徒反而極力避免利用神蹟作為宣傳[48]。

## 聖人與神蹟

但是在隨後的幾個世紀裡，情況就不一樣了。在早期苦難時期所犧牲的那些殉道者與聖人，經過「再實體化」的過程（或者精確地來說，是他們的遺骸被賦予了新的宗教意義）。這個過程，鞏固了一堆以「聖人權柄傳說」為核心的宗教信仰與儀式；而這些信仰與儀式，經常是透過聖人的遺物為媒介，去治療傷病者，或是去展現聖人死後的神蹟。聖人的墓擁有神力，他們的遺骨威力更大。「雖然異教徒的廟宇跟祭壇被關閉、被改建或是被摧毀了，但是古代醫療之神，如阿斯庫拉庇俄斯（阿斯克勒庇俄斯）跟阿波羅等的療法、幻象與神蹟，卻透過一種新的靈性階級，也就是那些殉教的聖人，仍繼續在基督教的聖殿中延續下去。[49]」早在西元三八六年，當時還是異教徒的「希波的聖奧斯定」（西元三五四年到四三〇年），就記載了曾在米蘭近郊一座新開的陵墓中，親眼目睹這樣的奇蹟：兩位聖人的骨頭讓一位失明的人再次重見光明，並將惡鬼從另外一位被附身的人身上趕出去。教宗額我略一世（約在西元五四〇年到六〇四年間，就是那位為了感化盎格魯薩克遜人，而將聖奧斯定派去英格蘭成為坎特伯里主教的教宗），曾出版過一本搜集了所有神蹟、徵兆、奇觀與治療的大全《對話錄》[50]。這本書非常迎合中世紀的主流思想。這本虔誠的著作在他的信眾之間廣為流傳，並且讓他在死後因為萬民擁戴而立即被宣布成為聖人。

到了六世紀末，聖人的墓在教會的權柄及影響力上，占有最重要的地位，已是非常明顯的事實[51]。在隨後的幾個世紀，因為尋求聖人協助的朝聖者眾，聖人的墓都被挖開，裡面的遺骸遺物被了搬出來。有時候這些物件會被拆成許多份送去不同的地方，讓每間教堂都可以宣稱自己有奇蹟的治療力量，藉此可以吸引更多信眾前來，並留下他們的捐獻。這些聖人遺物旅行的距離，可長可短，比如說，位於法國中部的蓬蒂尼有一座建立於西元一一一四年的熙篤會修道院，這裡的修士就曾打開亞平敦的聖艾德蒙之墓，然後趕在關起來以前切掉他的一隻手臂[52]。這樣一來，他們就可以在修院裡面準備第二個場所，供朝聖者膜拜與尋求治療（當然也就會留下捐獻）。至於另外一個比較古老的本篤會修道院（西元六七五年）位於英國牛津郡的亞平敦，則跟前者完全相反。他們反而耗時多年，從很遠的地方將許多聖人遺物搜集起來。根據一一一六年的清單，這裡至少保存了「五件耶穌遺物、六位使徒的遺物、三十一位殉教者的遺物或小片遺骸、三十九位告解者各式各樣的遺留物，以及十六位處女的殘片」；這些可是數量相當龐大可以展現神蹟的材料，因此引來了大批信眾[53]。第四次十字軍東征的士兵改道前往君士坦丁堡，圍城並且攻陷它之後，進行了一場瘋狂的掠奪與破壞暴行，他們「翻箱倒櫃地搜索，一箱又一箱乒乓響的骨骸被送回西方」[54]。這些遺骸因為太有價值，以至於後來偷竊、詐騙、偽造跟爭奪所有權的事件，時有所聞。

義大利西恩納的聖佳琳曾在生前宣稱，她在一三六八年時，已經與耶穌完成了一場神祕的婚禮，當時她芳齡二十一歲。後來，她宣告不再需要人間的食物，只需要靠聖餐餅維持生命。最後，她甚至完全停止進食。幾個禮拜後，她就於一三八〇年死於羅馬。因為她死後備受尊崇，西恩納人希望能拿回她的遺體。然而，要將她的遺體完整地偷出羅馬，根本是件不可能的任務，最後他們只好妥協僅拿走她的頭跟一根拇指。據說，聖人的遺體一直保持完好沒有腐化[55]。這類關於聖人遺體的故事，如雨後春筍般四處傳播，像是聖人的屍身一直保持完整沒有損壞；或是聖人的棺木被打開時，發出的是特殊的香味而非腐敗的臭味，也就是神祕的「聖人之味」。對於那些輕信的信徒來說，這些傳說更讓他們相信，上帝賜予聖人遺骸的祝福可以再賜予其他人。

好幾個世紀之後，英格蘭詩人馬維爾曾說過：「墳墓是個隱密的好地方。」[56]或許對某些人來說，確實如此吧；但是對於那些被宣福的人來說，可就不是那麼一回事了。這些聖人的墓會被裝飾得美輪美奐，有些還會鑲金戴銀，無論如何絕對稱不上是「隱密的地方」。他們的遺骸通常會被移到聖骨匣中，而聖骨匣就是一個被裝飾得華麗絕倫的箱子，目的是讓朝聖者可以親吻與膜拜。比如，位於法國隆格多克郡的貢克修道院，現在保有聖斐芙的頭骨。據傳，聖斐芙是在西元三世紀末時，因為拒絕放棄基督教信仰，結果受到羅馬帝國的迫害和凌虐，在火盆上被活活烤死。她的遺骸原本放在亞仁，後來在九世紀時，被一位修士偷走。因為眾人相傳她的頭骨具有奇蹟般的治療功效，結果約在西元九八三年到一〇一三年之間，教會把她的頭骨放在一座人像聖骨匣中，內有銀質內襯，外面又被貼滿了金箔以及鑲滿了珍貴的寶石（見彩圖10）；其俗艷的程度，讓從夏特前來參觀的教士都認為，這跟異教徒膜拜的偶像幾無二致，因為它們確實就是一個樣（不過雖然如此艷俗，卻沒有不適合在村民面前展示）。同樣的，在西元一一七〇年，在跟英王亨利二世爭辯過教會的權利與特權後，英國的貝克特主教竟在自己的主教座堂裡，被四位騎士謀殺而死（見彩圖9）。他的骨頭也在一二二〇年，被放置在坎特伯里主教座堂一個金光閃閃鑲滿寶石的聖骨匣裡面。

整個中世紀，大批大批殘障、生病、發瘋的人都被帶來這些聖殿裡，尋求安慰與治療（見彩圖12～14）。這些人可能都已經先嘗試過各種民俗療法，像是藥草、藥膏、符咒，或是地方人士的其他各式治療手段。西元十一世紀後，當希波克拉底跟蓋倫的醫學理論開始從東方傳回西歐後，必定有更多病人接受了像是放血、催瀉、拔罐或是催吐等等更多療法，至於改變飲食跟生活作息等等手段就更不用提了。在眾多疾病中，慢性疾病特別容易讓病人與家屬，前來尋求聖人與殉教者神奇能力的協助。許多殘存的紀錄都有描述這類事件。比如在英國伍斯特主教座堂的聖伍爾福斯坦（一〇〇八年到一〇九五年）之墓前面，據說曾經有一位發了瘋的少女在那裡躺了十五天之久[57]。這位少女後來的命運如何，我們不得而知。不過通常當「奇蹟」出現的時候，教堂往往會以最快的速度把它們記錄下來，因此，合理的推測是這名少女後來還是沒有治好。此外，如果這些人都是用這種方式在尋求治療，每次都躺在那裡十天半個月，必定會干擾到教堂日常的生活作息。比如在英國諾里治就有另外一個例子：「有一個女孩陷入發瘋的狀態，眾人把她帶到聖優爾的墓前綁在那裡，一直到諸聖節為止。

當晚，女孩的嘶吼聲比平常更為激烈，嚴重地干擾了唱詩班跟全教堂的人，讓人無法在墓旁的施洗約翰祭壇那裡進行彌撒。一直到最後，女孩終於睡著了。當朝聖群眾叫醒她時，她已經回復正常了。[58]」那時候不管是只有部分痊癒，或是後來才恢復正常的，都會歸功於聖人的力量。事實上，心因性的精神疾病（包括像心因性眼盲或是癱瘓這種，在當時並不認為屬於精神問題），確實很有可能在親臨過這些聖地之後，因為接受了相當強的暗示效果，而出現很好的療效。

許多聖骨匣都被認為可以治療多種疾病。據說，坎特伯里主教聖多默（就是貝克特主教）的血，可以治療眼盲、瘋癲、痲瘋以及耳聾；所以不只是英國本地，全歐洲的朝聖者都會前來坎特伯里朝拜，直到西元一五三八年，英王亨利八世命令拆毀這位聖人的聖骨匣，並且禁止任何人再提到這位叛逆教士的名字為止。喬叟的《坎特伯里故事集》中，就講述了一群從倫敦出發的朝聖者，前去貝克特聖骨匣朝聖時，在路上各自講述自己的生活[59]。

有些聖人的墓因為漸漸發展出某種專一療效而著名。被砍頭的殉教者，似乎是精神失常者尋求治療時的首選。在這些聖地中最重要的一個，數百年來一直吸引著眾多精神病人以及陪同者前來朝聖的，就是聖女鄧諾的聖骨匣，位於今日的比利時境內。許多歐洲民間故事中常見的元素，比如亂倫、發瘋與謀殺等，都出現在聖女鄧諾的傳說中，形成了一個張力極強的故事。但是，這位聖人的傳記要一直到十三世紀中，才由法國康布雷一位名叫皮耶的詠禱司鐸（編注：又譯法政牧師）編輯出來。根據傳說，這位聖人誕生於西元七世紀初的愛爾蘭，父親是一位異教徒國王，名叫達蒙，母親則皈依了基督教。在她十四歲的時候母親過世了。這位悲痛欲絕深受打擊的父親後來突發奇想，決定續絃跟亡妻最相像的女性，而這個人選就是自己的女兒。在聽到這個消息之後，年輕的愛爾蘭少女就帶著她的

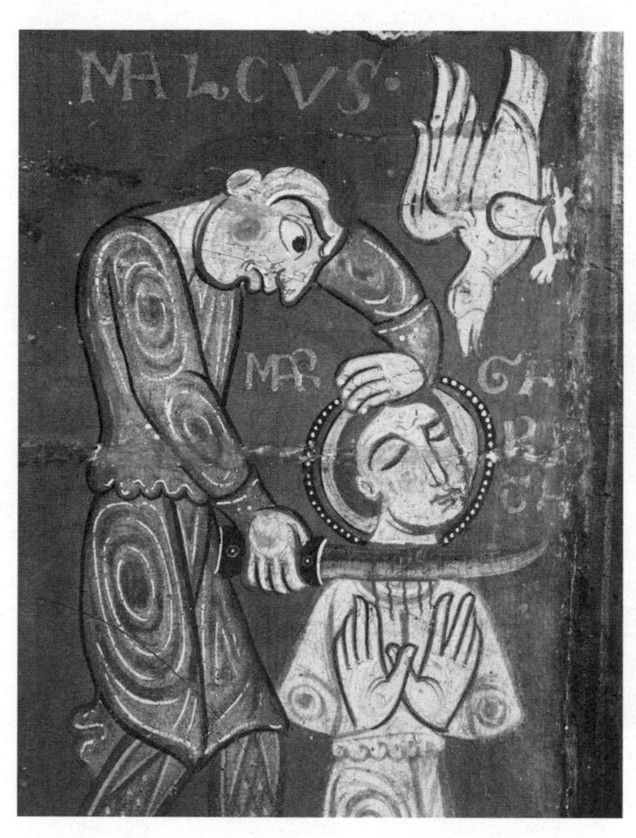


這是西班牙比拉塞卡的加泰隆尼亞教堂中的壁畫。畫中描繪的是十二世紀左右，安提阿的聖瑪嘉烈，因為拒絕放棄基督教信仰而被砍頭的故事。

神父吉拉貝諾一起逃走。他們渡海之後，定居在今日叫做赫爾的小村莊裡。但是她的父親隨後也追蹤而來，並且找到了這兩個人。達蒙先砍下了神父的頭，他的女兒依舊抵死不從，達蒙一怒之下，也把女兒的頭砍了下來。鄧諾跟她的殉教夥伴吉拉貝諾，一開始先被埋在一個洞穴中，但是後來又被挖了出來。神父的遺體被移往德國松斯貝克，不過也有人說他的頭被留了下來[60]；女兒的遺體則被放在一座小教堂裡的一個甕中。後來，朝聖者漸漸開始絡繹不絕，帶著他們發瘋的親屬前來膜拜，尋求神蹟的治療。

有些精神病人就這樣一邊睡

在教堂中，一邊等待著恢復正常。原本的教堂在西元一四八九年燒毀後，另外一間更新、更華麗的教堂，很快就被蓋了起來。到了西元一五三二年，這間新教堂已經有了十位神職人員，之後又增加了十位詠禱司鐸，分別負責管理與監督為求聖女協助而進行的祈禱、懺悔贖罪、禮儀奉獻等各類繁複儀式。他們會銬住發瘋病人的腳踝，把他們留置在教堂中十八天，在這期間努力透過驅邪儀式將附身的惡鬼趕出去。如果病人的病情沒有好轉，就會被轉移到當地居民的家中安置。因此，赫爾及其周圍地區就在這數百年間形成了一種極為獨特的精神病人社區；所有經濟活動都是由瘋子的家屬跟親戚的貢獻支撐起來[61]。其他專門用神蹟治療精神疾病的場所，還有法國拉爾尚的聖瑪道之墓周圍；以及阿斯培的聖阿卡里烏斯之墓周圍。

治療精神疾病這件事情，或許對於那些虔誠的信徒來說，特別具有影響力，因為這種治療經常伴隨著驅逐惡魔，而這可能是彰顯全能上帝威能，最有利也最無可辯駁的示範了。驅魔的故事總是無與倫比地精采。魔鬼先是掙扎，然後經常在尖叫跟降服下被趕出[62]。因此，從中世紀以來甚至到了宗教改革之後，透過繪畫或雕塑，活靈活現地描繪著驅魔時的畫面，一直都是廣受歡迎的表現形式。比如說，在義大利維洛納有座約建於一一〇〇年的教堂，宏偉的青銅門上就有一幅浮雕，描繪著當地主教齊諾從羅馬帝國皇帝女兒的口中驅逐出魔鬼的故事；而在義大利阿西西則有一座聖方濟教堂，它的上教堂裡也有一幅喬托在一二九九年所繪製的濕壁畫，講的就是聖方濟從一座叫做阿雷索的城市中，趕出一大群魔鬼的故事。另外有一本著名的祈禱書《貝里公爵的豪華時禱書》，約成書於一四一二年到一四一六年間，被獻給貝里公爵約翰；本書可能是現存關於那個時代最好的一本彩繪手稿了，書中也有一幅引人注目的驅魔圖畫（見彩圖11）。但是，驅魔不一定會有效；事實上，大部分的驅魔都是失

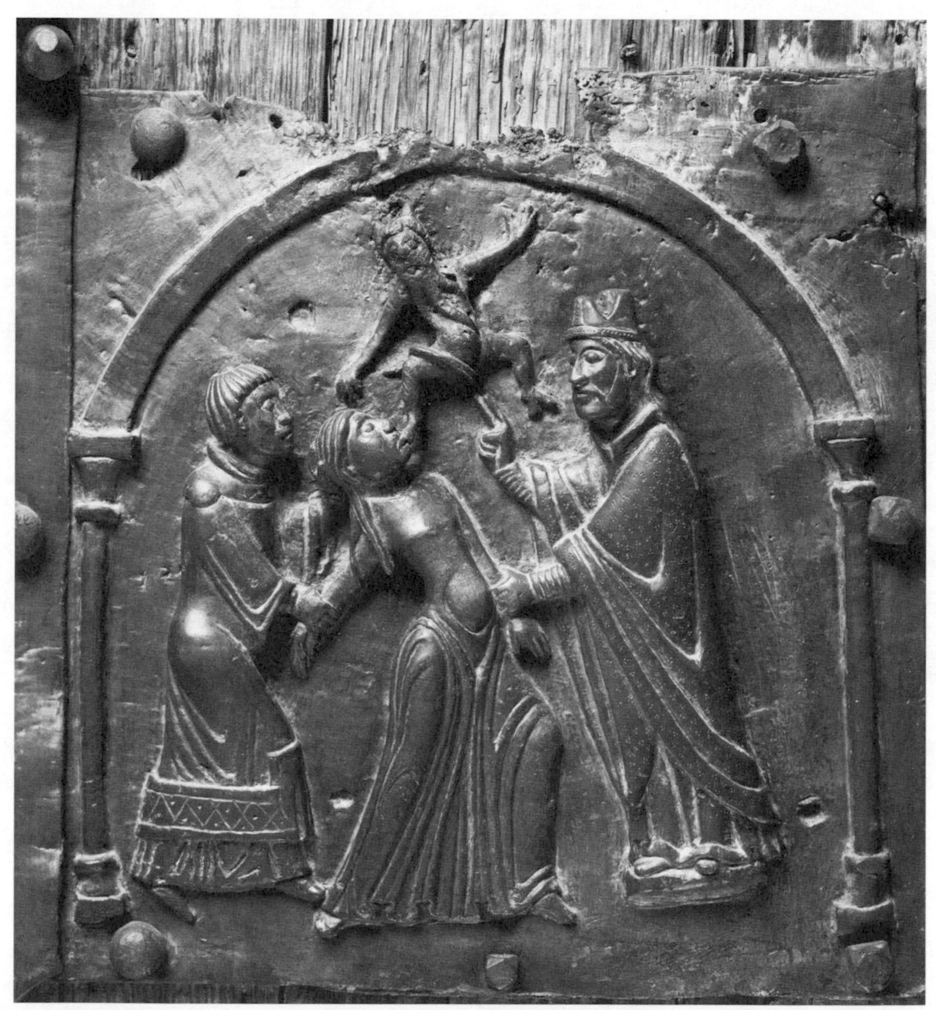

這塊銅板浮雕，位於義大利維洛納的大聖齊諾教堂右門上。這座教堂約建於十二世紀。浮雕上所講的故事，是聖齊諾正在進行驅魔儀式。一個惡鬼在聖齊諾的命令下，從羅馬皇帝加里恩努斯女兒的口中跑出來。這裡有四十八幅這樣的浮雕，分別講述著聖經裡的故事，以及聖米迦勒還有聖齊諾的故事。

敗的。幸好，對於這些失敗的驅魔儀式，我們總有另外的說詞可以解釋，讓宗教信仰得以繼續。

## 文學與瘋癲

歐洲中世紀文學的一項特色，就是開始出現比較通俗的宗教故事，也就是所謂的神祕劇與神蹟劇。「神祕」在這裡的意思其實就是「神蹟」，這兩個詞在當時，其實經常被交互使用。這種戲劇經常是在為期數天之內，演出的一系列連續劇，透過這許多組不同的「連環劇」，把聖經的故事一而再再而三地講給普羅大眾聽，讓其中夾帶的道德訊息也一起被傳遞下去。原本，這些都是在教堂裡面演出的宗教劇；題材則專注在特定的宗教主題，像是耶穌受難，或是其他一般比較受人歡迎的故事，如亞當與夏娃、最後的審判等等。在十三世紀時，這些戲劇漸漸在全歐洲流行開來，大量在各地民間上演，同時也改由許多行會負責製作。

在這些表演中，重現聖母馬利亞或是眾多聖人所展示的神蹟，往往是固定劇目中最受歡迎的部分。發瘋與被附身也是常見的劇情，透過它們，戲劇呈現給觀眾一幅圖像式、充滿教育意義的展演，告訴他們沉迷於罪惡會讓魔鬼有機可乘，附在罪人身上，最後導致罪人發瘋。掃羅跟尼布甲尼撒的故事，以及新約聖經裡面許多魔鬼的故事，因為充滿娛樂性又富含道德意義，所以最常被拿出來講述。這些故事中的角色最後只會走向兩種結局，不是終究墮入地獄中，就是受到聖母慈悲垂憐，或是被眾多聖人其中之一拯救。

神蹟劇往往是為了在慶典之日演出，而精心策劃的戲劇，由四處旅行的職業演員加上本地人一起合作演出。從西班牙到荷蘭，從法國至德國，甚至在許多英格蘭的大城市中，都是神蹟劇上演的場所（不過在宗教改革之後，這些神蹟劇因為被認為是向天主教徒傳播迷信的媒介，都被亨利八世大力禁止了）63。在後期，少了教會的管理監督之後，這些戲劇漸漸開始融入許多地方信仰，偏離了聖經文本；同時也為了增加戲劇效果，許多聖經故事也變得更為誇張。比如說，那位身為羅馬帝國從屬國、猶大王國統治者的希律王，根據基督教傳說，為了要除去嬰兒時期的耶穌，下令殺掉所有兩歲以下幼兒的故事，就是個好題材。在這個故事中，這個不義、瘋狂、執意想要殺掉上帝的人，不斷地被添油加醋變得愈來愈極端；原本的拉丁文版本在民間文學的不斷演繹下，希律王被醜化成為一位瀆神褻靈的化身，也是個瘋狂的罪人。在聖父的懲罰下，他最後失去了所有理智，死於極度痛苦之中64。在這裡，瘋癲就是極盡暴力、狂亂、憤怒之能事，並且也是上帝的懲罰。在《契斯特連環劇》的一系列劇情後，希律王的命運最後是悲劇以終：

> 吾之足與手皆已腐爛，
> 昔日眾多悲慘皆因我起，
> 今日眼見如沼澤般眾鬼
> 從地獄中飛奔而出湧向我65。

在中世紀最偉大的文學作品，但丁的《神曲》中，把地獄這個人生的終點，描繪得栩栩如生。在這部作品中，中世紀的讀者一樣會看見，上帝將發瘋做為一種懲罰，降於罪人身上。在故事中，但丁

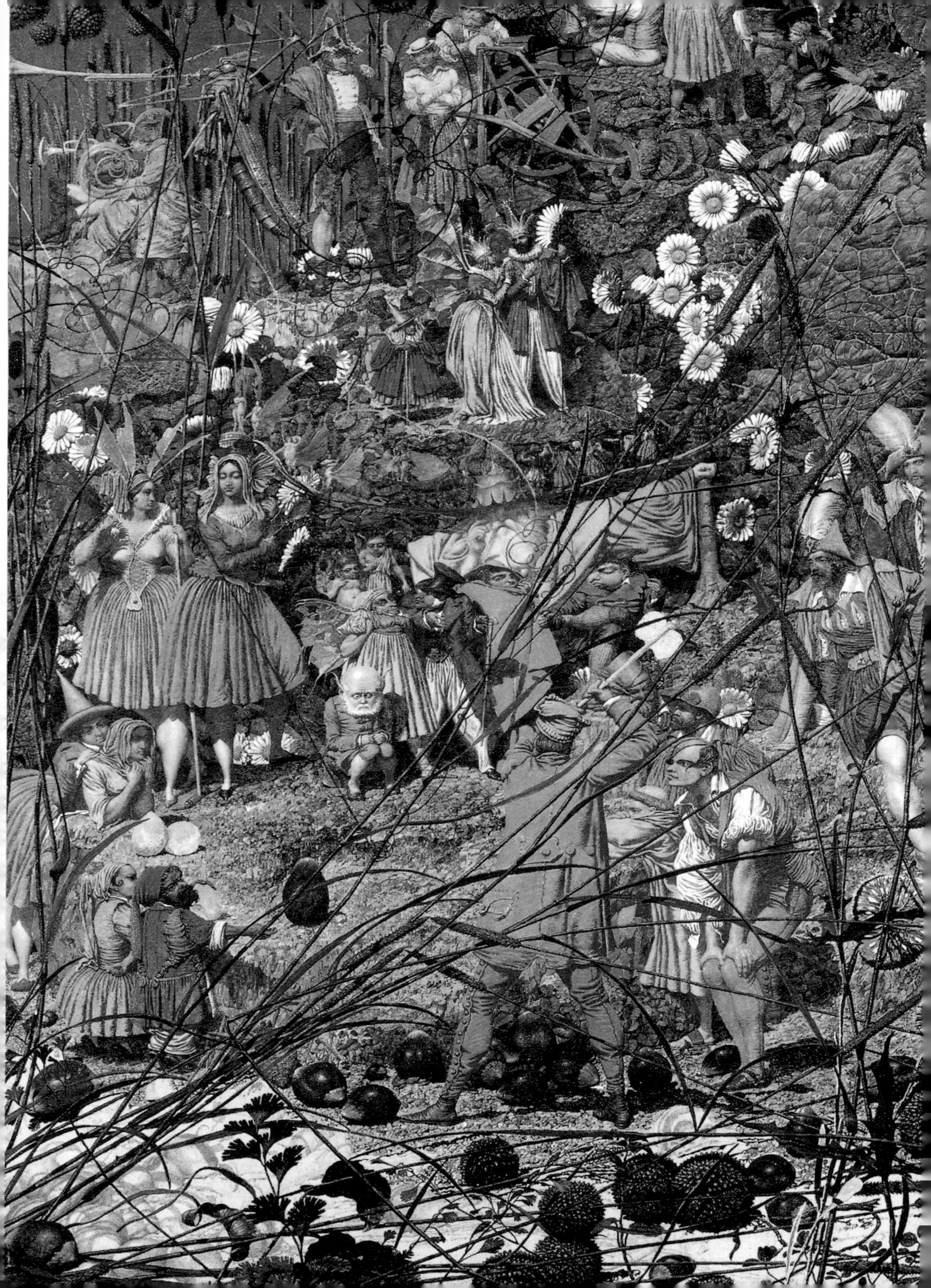

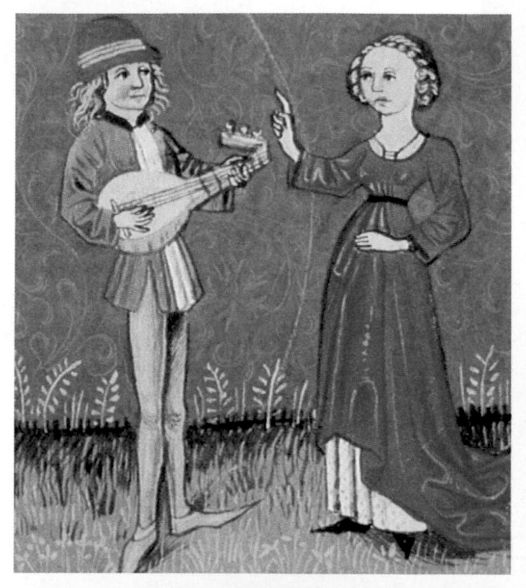
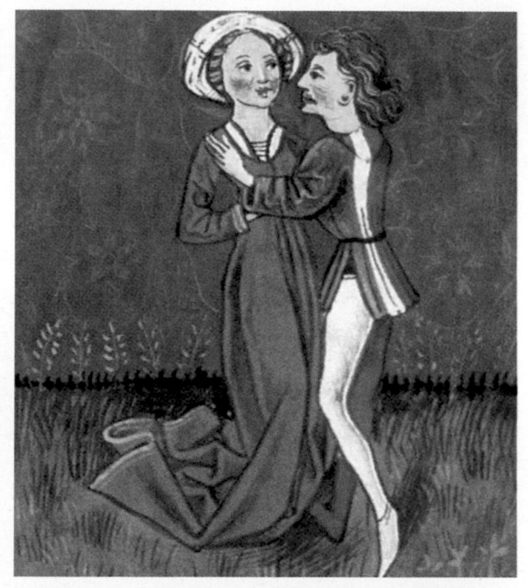
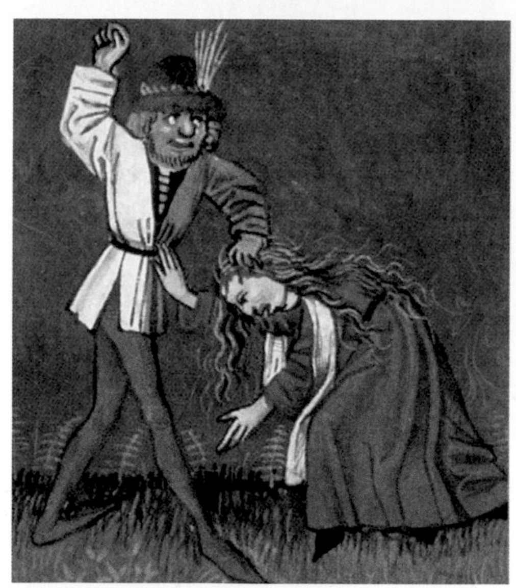
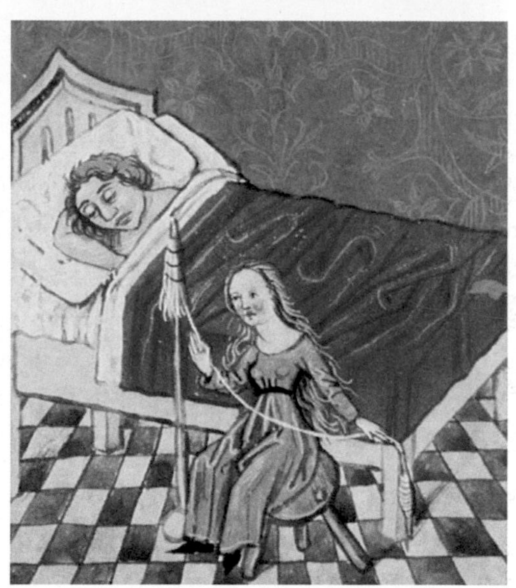

彩圖6　四種體液說：一幅由中世紀畫家所描繪的，蓋倫醫學的四個基礎：黏液（冷靜的）、血液（樂觀的）、黃膽汁（憤怒的）跟黑膽汁（憂鬱的）。體液失衡會造成身體跟心理的疾病。

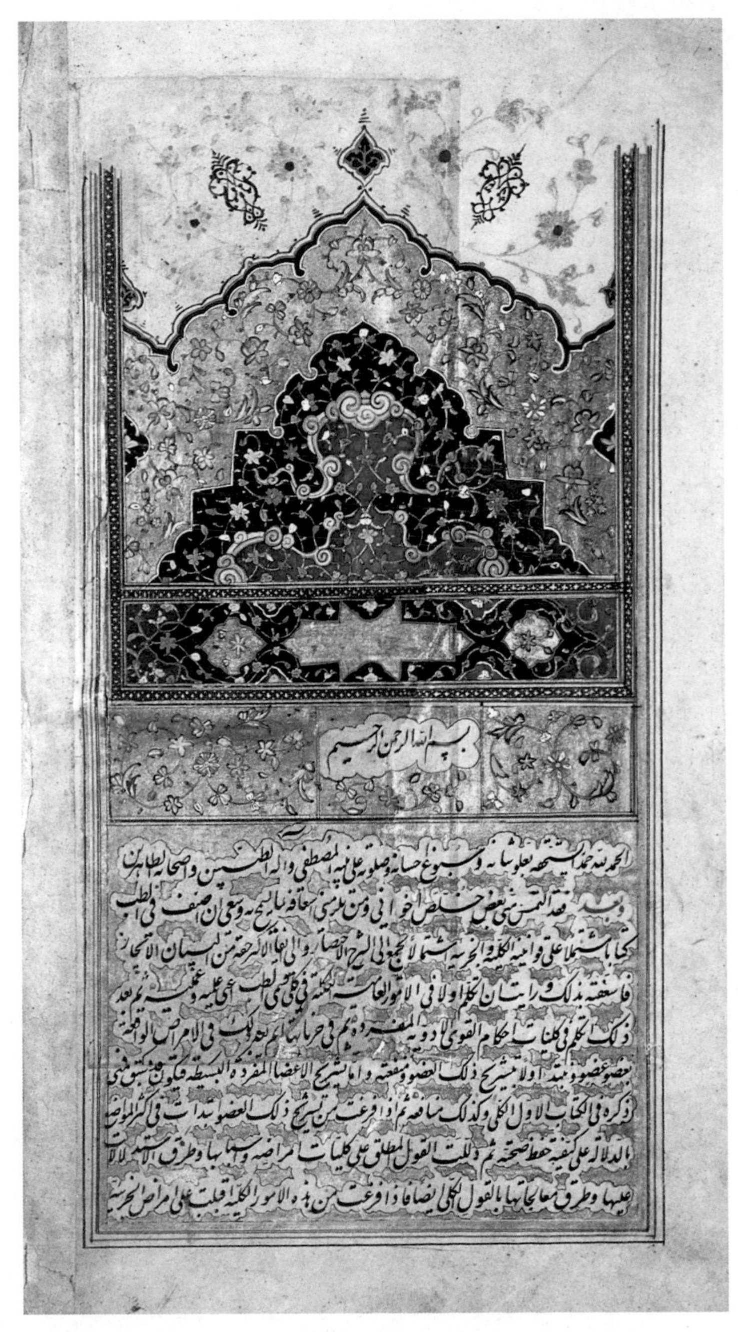
بسم الله الرحمن الرحیم

الحمد لله حمداً یستحقه بعلو شأنه وسبوغ احسانه وصلوته علی نبیه المصطفی وآله الطیبین واصحابه الطاهرین
وبعد فقد التمس منی بعض خلص اخوانی ومن یلزمنی اسعافه بما یسمح به وسعی ان اصنف فی الطب
کتاباً مشتملاً علی قوانینه الکلیة والجزئیة اشتمالاً یجمع الی الشرح الاختصار والی ایفاء الاکثر حقه من البیان الایجاز
فاسعفته بذلک ورأیت ان اتکلم اولاً فی الامور العامة الکلیة فی کلا قسمی الطب اعنی علمیه وعملیه ثم بعد
ذلک اتکلم فی کلیات احکام قوی الادویة المفردة ثم فی جزئیاتها ثم بعد ذلک فی الامراض الواقعة
بعضو عضو فابتدئ اولاً بتشریح ذلک العضو ومنفعته واما تشریح الاعضاء المفردة البسیطة فیکون قد سبق منی
ذکره فی الکتاب الاول الکلی وکذلک منافعها ثم اذا فرغت من تشریح ذلک العضو ابتدأت فی اکثر المواضع
بالدلالة علی کیفیة حفظ صحته ثم دللت بالقول المطلق علی کلیات امراضه واسبابها وطرق الاستدلال
علیها وطرق معالجاتها بالقول الکلی ایضاً فاذا فرغت من هذه الامور الکلیة اقبلت علی امراض الجزئیة

彩圖7　這是由伊本．西納（阿維森納）所著的《醫典》，其中裝飾精美的一頁。本書成書於一〇二五年，是一本影響深遠匯集了所有醫學知識、所有形式疾病與耗弱症的醫學百科全書。圖中所示的版本於一六三二年印於波斯的伊斯法罕。

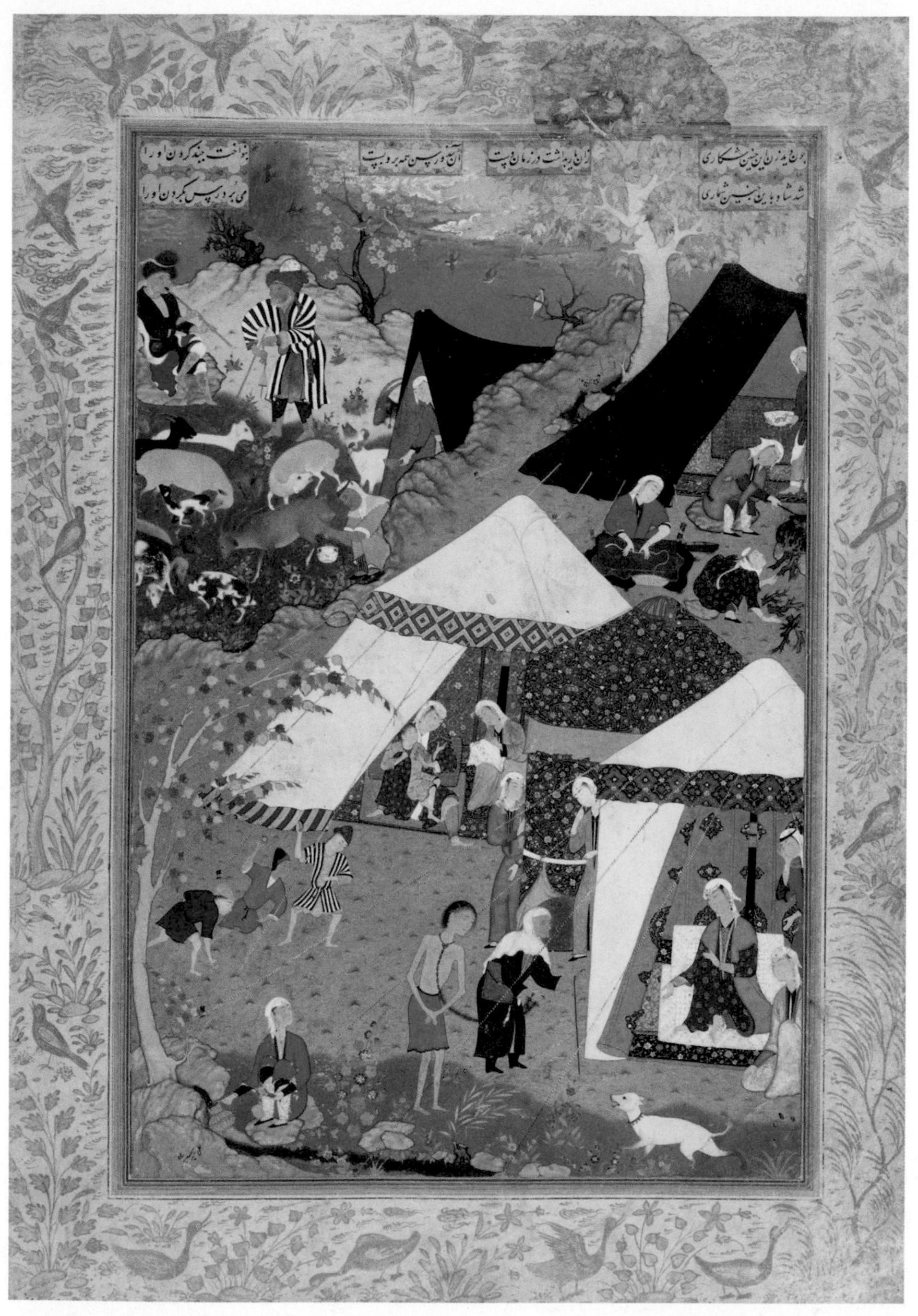

彩圖 8　這幅畫於西元一五三九到一五四三年間，畫於伊朗的大布里士。畫中描述的，是波斯詩人尼扎米所講的一個愛情故事《萊拉與瑪吉努》（譯注：瑪吉努在阿拉伯文中的意思，就是瘋子或癡人，見內文）。發瘋的瑪吉努被鎖鍊鍊著，帶到萊拉的帳篷前面；孩子們朝他丟石頭。他也被狗攻擊。對大部分的穆斯林來說，狗在宗教上是一種不潔的動物。

彩圖 9　左：這幅畫來自一本十三世紀的手抄本，生動地描繪了英國的主教貝克特被謀殺時的情景。傳說這位聖人的血可以治療瘋癲、盲、瞎、痲瘋等惡疾，以及其他族繁不及備載的小病。

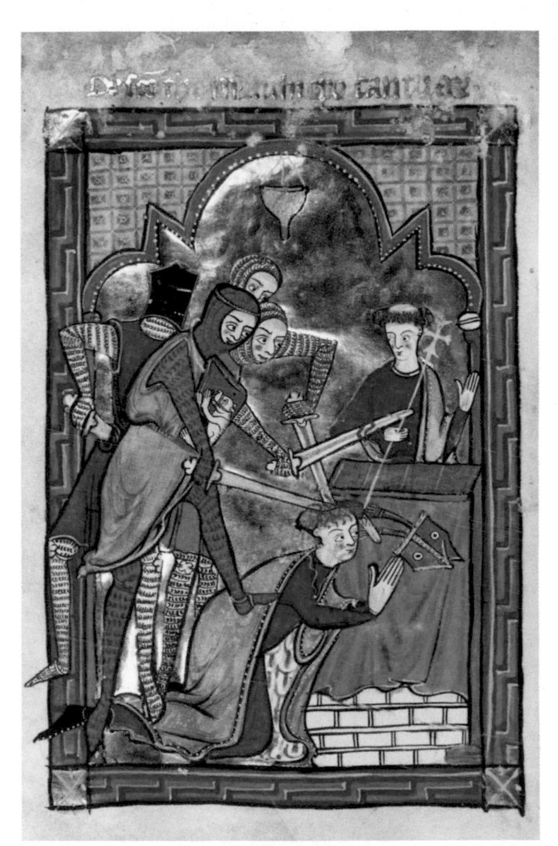

彩圖 10　下左：中世紀的歐洲非常迷信聖人的遺物具有神力。這個聖斐芙的頭骨，據信具有奇蹟似的力量，現在被保存在法國貢克一處修院的聖物盒中。

彩圖 11　下：基督正在祝福一位被附身的年輕人，惡鬼就逃跑了。本畫出自《貝里公爵的豪華時禱書》（約成書於一四一二到一四一六年間）。

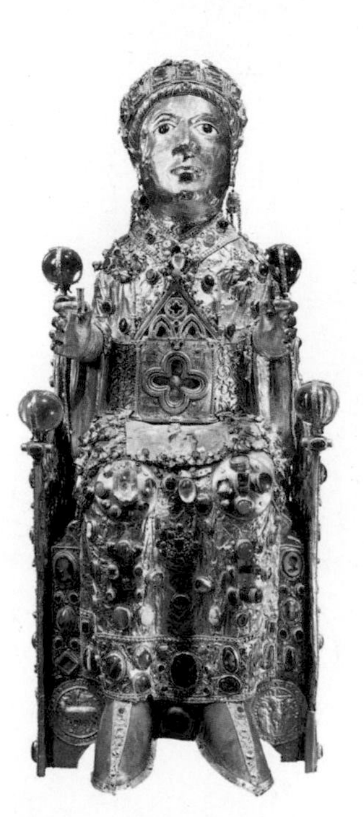

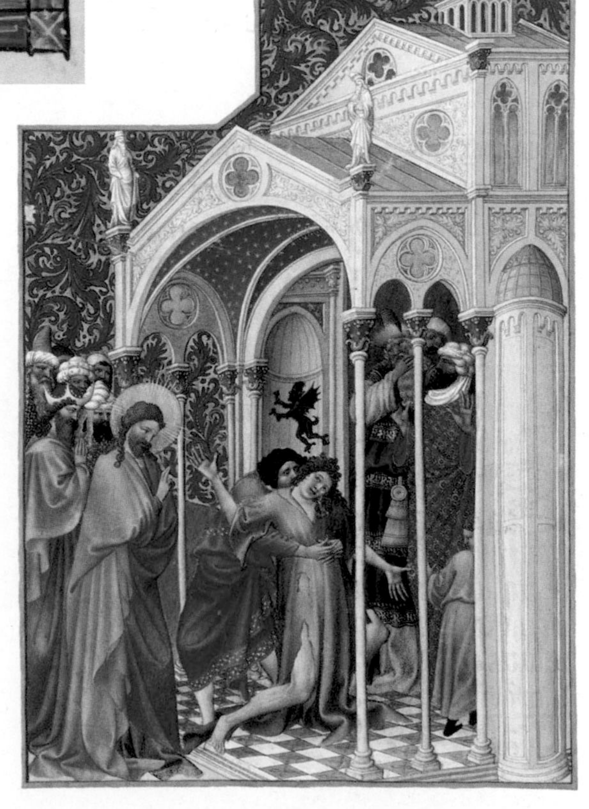

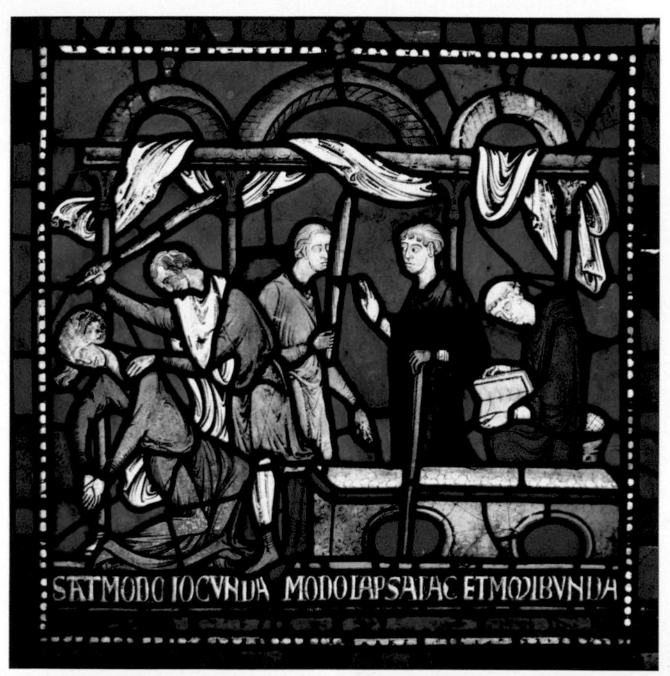


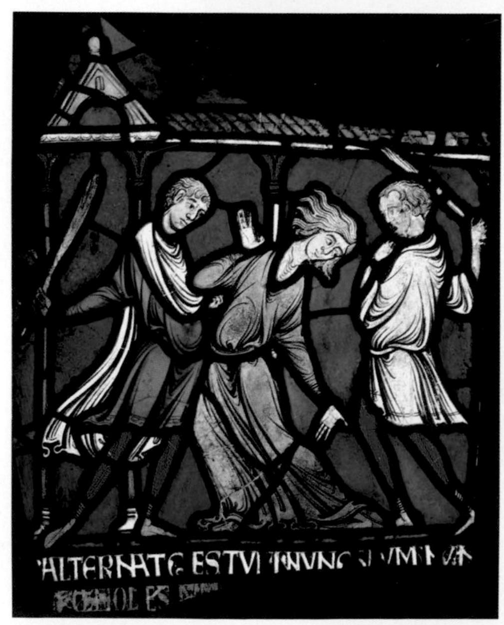


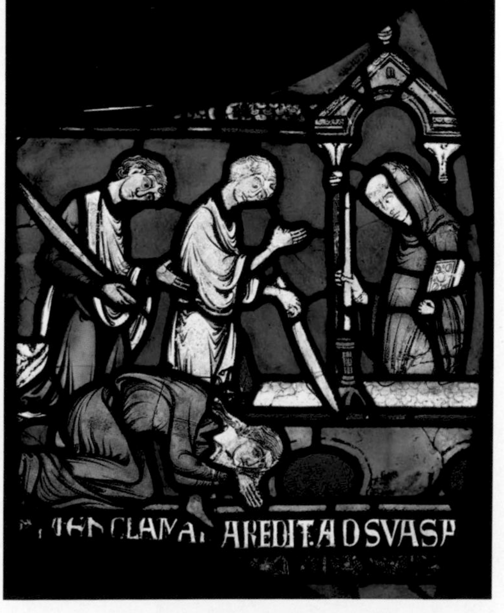


彩圖 12～14　位於英國坎特伯里主教座堂中的三一小教堂，裡面有三面彩繪玻璃，講述著瑪蒂達的故事，一位來自科隆的發瘋病人。瑪蒂達因為殺害自己的幼兒，被許多朝聖者帶來（或是被拖來）坎特伯里，祈求神蹟出現治癒她。在第三幅圖中（右下）可以看到，這個可憐的女人已經痊癒了。

遇見他的導遊，也就是羅馬詩人維吉爾（維吉爾因為不是基督徒，因此被判只能停留在地獄外圍徘徊），然後從地獄開始旅途。地獄是一個充滿了無限悲苦呻吟的場所；在這裡，悲慘的靈魂，將要忍受著各式各樣永無止境的折磨。在這裡，都是生前放任激情橫流的罪人，是「甘於讓自己的理智受欲望擺布」之人。在自殺者森林的邊緣，是流著滾燙血液的火川，以及一望無垠的滾燙沙漠。暴食者與貪婪者，詐騙者與墮落者，異教徒與瀆神者，小偷與殺人犯，違背自己誓言的教士等等，所有人過去的所做所為都會被重新檢視，並且在地獄裡全都有他們該去的地方。在地獄的第八層裡面有十囊，其中最後一囊，也就是離撒旦一步之遙的地方，聚集的是竄改者、吹牛者、作偽者、騙子、冒牌貨等等，他們的下場將是受痲瘋、水腫，還有發瘋之苦。在這一層裡，有特洛伊皇后赫卡貝，也是特洛伊國王普里阿摩斯之妻；在此她必須忍受不斷目睹兩位愛子被殺的景象所苦。

> forsennata latrò si comme cane;
> tanto il dolor le fé la mente torta.
>
> （她神經失常，像狗一般狂吠，
> 精神也由於悲傷而狂亂不已）66。（《神曲》譯文採用黃國彬譯本）

再走幾步之後，但丁跟維吉爾目睹了最暴力的瘋狂：

> Ma né di Tebe furie né toriane

si vider mäi in alcun tanto crude,
non punger bestie, nonché membra umane,
Quant'io vidi in due ombre smorte e nude,
che mordendo correvan di quel modo
che 'l porco quando del porcil si schiude.

（可是，忒拜和特洛亞的狂怒行為，
也沒有我當時所見的兇殘猙獰；
把野獸——甚至把人的肢體——撕毀，也不如我所見：兩個蒼白的幽靈，
全身赤裸，邊跑邊咬噬，一如
兩隻豬從豬圈裡溜出來的光景）[67]

在這裡，當那個引誘自己父親犯下亂倫罪的密拉從旁快速跑過時，但丁退縮了一下；因為她的乖戾狂暴、充滿威脅性，令人不敢直視。發瘋就是這樣赤裸裸、暴虐、把人變得跟動物一樣，更是犯罪的代價。不管從哪一個角度來看，瘋癲都是對人類文明最嚴重的否定。

中世紀的許多作者，都普遍認同這種將發瘋視為犯罪下場的強烈看法[68]。不過我們也可以從另一個角度來看，罪孽本身就是一種瘋病。事實上，犯罪很可能是最嚴重的一種瘋病，因為膽敢挑戰上帝的律法，不就是將自己置於永世不得超生的險境之中嗎？犯罪之人，其實是讓自己加速前往那個充滿了無垠恐懼的冥府地獄，而且但丁已經鉅細靡遺為所有人描述了，那裡是個怎樣的情景：這裡的人，

四肢或是被刺穿打洞，或是被砍劈扯斷；有一個人從頭到尾被撕裂開而肚破腸流，「他的內臟懸垂在兩腿之間，重要的器官外露，還有那臭囊——下吞的東西由它化成糞便。」人群無止境地繞著圈子，等著惡魔用劍把他們削成一片一片，讓他們繞著「痛苦的道路」而走回來，「再度把這幫人一一砍劈……身上的創傷已經再次閉起」。另外一個被判永久受苦的人，喉嚨被割開、鼻子被削去、一耳尚存，他鮮血淋漓「紅遍外部的喉嚨開啟」[69]；如此這般，簡直是一本充滿想像力又嚇人的酷刑目錄。如果讓激情跟誘惑凌駕理性，所要付出的代價就是這些難以想像的徹底折磨，那應該只有發了瘋的人才會膽敢挑戰吧？如同十四世紀末，英國士羅普夏郡的利利休修道院院長莫克所言：「一個人若一輩子作惡而活，或許也會遍嘗惡果而終。[70]」

## 醫學與瘋癲

在中世紀人的理解中，所有的疾病，不管是身體上還是精神上的，都是人墮落的結果。夏娃對亞當所做出的致命誘惑，害人類被趕出天堂，來到一個腐敗混亂的墮落世界。在這個世界裡，疾病就是上帝對這些罪人的懲罰，是他們應得的折磨，也是給他們的一個警告，暗示著未來等待他們的命運。身體跟精神上的不安，或許會讓他們開始懺悔，不然的話，他們很可能很快就會全下地獄了；現在這些肉體上的屈辱跟精神上的苦痛折磨，只不過是未來地獄的預示罷了。德國梅因茲的大主教毛如斯（約從七八〇年到八五六年），不只是神職人員，也是一位多產的聖經解經家，他曾經這樣說過：人的不舒服，都是惡行所引起的疾病……發燒是對肉體的渴望、因為貪得無厭而欲火中燒……痲瘋的腫塊是湧漲出來的驕傲……心靈受盡肉欲折磨的人，則身上會有疤[71]。

當時的人就是這樣透過基督教的信仰，去解讀心智方面疾病的成因，同時也形成了當時社會對瘋子的態度。不過從十一世紀開始，另外一種對於精神疾病成因的解釋以及治療方法，又再度出現了，這是前基督教時代傳統知識的再現。這種文化的重現，肇因於當時經濟與政治上的大幅變動，這些變動是中世紀歐洲歷史上很重要的一個標記，同時也大幅改變了當時的文化。

在民族大遷移稍歇之後，歐洲的政治機構開始變得比較穩定，新的封建體系漸漸控制了社會，最後促成社會與經濟的改善；這種情況之下，基督教歐洲終於變得稍微繁榮、稍微都會化，也稍微安全一點。基督教世界變得比較有力量，也比較有自信，所造成的一個後果（或者說，其中一個例子）就是在伊比利半島所發生的**收復失地**運動（請見七十一頁）。西元一〇六四年，教宗亞歷山大二世（卒於一〇七三年）頒布了三十年大赦，給那些願意幫助讓亞拉岡地區重回基督教勢力的人。後來教宗烏爾巴諾二世（一〇四二年到一〇九九年）則勸那些前往參戰的戰士們，繼續留在當地並擴張領土，接著更有其他軍事修會如聖殿騎士團加入戰爭。漸漸地，摩爾人的勢力愈退愈回去。不過，一直要到一四九二年格拉納達陷落後，伊斯蘭政權才算是完全被逐出西班牙。

與摩爾人征戰所造成的一個影響是，雖然基督教西班牙的統治者不斷地迫害、殺害或是驅逐當地的穆斯林擁護者，但是他們也同時跟阿拉伯文化有了更密切與更直接的接觸。這個過程的另一個影響，則是助長了一系列前往聖地的十字軍運動。這些十字軍運動也讓歐洲人對穆斯林文明的高度成就，有了更深入的認識。如同本章開頭所述，因為有從羅馬數字變成阿拉伯數字系統這種非常根本的改變，才可能促成日後數學的發達；而這些改變的起源，可以追溯回這些密集的文化接觸。這些運動也讓古希臘的醫學知識，得以重新回到西方世界，不管是透過直接取得蓋倫等人的原始文本（當羅馬政權傾倒時，它們就從西方世界消失無蹤了）；或是間接從那些了不起的穆斯林醫師（比如阿維森納等人）所寫的注解與醫學彙集中獲得。以前在某些修道院中，還保有一些原始的拉丁文本，當修士在服務自己教區（以及鄰近村莊）為人治病時，也還會使用其中的知識，但是這類文獻的數量非常稀少，就算是藏量最豐的修道院，也只有不超過八到十部醫學手稿而已；其他大部分的地方，了不起只有一本[72]。現在，數量龐大種類繁多的醫學論文，又重新回來了。

當時大學的興起，對於這個文化回歸的過程有著推波助瀾的影響；各類行會的成立（包括醫學行會）也有類似的效果。在薩雷諾、拿坡里、波隆那、帕多瓦、蒙特佩利爾、巴黎、牛津以及劍橋等城市，醫學教育一開始比較沒有那麼正式，後來漸漸發展成有組織的形式。古希臘的醫學文本以及阿拉伯人由此發展出來的醫學，就這樣從敘利亞文、波斯文以及阿拉伯文，被翻譯成希臘文與拉丁文（這是歐洲當時新興教育階級的通用語）。學院派醫學漸漸獨立出來，同時透過醫學行會的運作，這些剛學成的醫師開始試圖在醫療市場上，證明自己比傳統醫生優越，並且試著取得某種程度的控制與主宰地位。然而在這方面，他們顯然沒有成功，因此在隨後的幾個世紀裡，各式各樣的「治療者」仍然持續四處兜售他們的醫療服務。不過這些新的醫療理論，漸漸開始受到菁英階層的信任並取得影響力，因此也讓他們的技術在醫療市場上漸漸占有一席之地。

這些知識份子很快就建立起一種共通的醫療文化，他們所擁有的複雜知識體系，讓他們可以比較有系統的去診斷病人並開立醫囑。後來印刷術的發明，人類第一次可以大量印書。醫學書籍從此可以被快速地傳播到很遠的地方，不再受限於修道院裡的舊式抄寫傳統。這些醫生可以彼此交換新的想法，可以在幅員遼闊的領土上發展出共同的意識；同時也因為他們繼承了古老的知識，可以理所當然地站在文化權威的位置上。

西元一五二五年，在威尼斯出版了一本號稱是《蓋倫全集》的希臘文版本書籍；後來的拉丁文版本便是據此翻譯而成。一部分的《希波克拉底文集》也在同年出版。到了十六世紀末，整個西歐已經出版了將近六百版蓋倫的論文。而在稍早的時候，許多偉大的穆斯林醫師的著作，也都被印刷出版。這個現象很清楚的顯示了歐洲古典醫學的復興，是多麼地仰賴阿拉伯人。阿維森納的《醫典》出版於西元一四七三年，兩年後又再版。《醫典》第三版出版的時間，早於任何一本蓋倫著作的出版時間，到了西元一五〇〇年左右，它已經被再版了十六次。其他人的醫學著作也都很快地被翻譯出來，像是拉茨、伊本·拉希德（拉丁名阿維羅伊）、胡內恩、以色利、瑪鳩西等人的論著[73]。雖然到後來，這樣的連結被壓抑、被遺忘，不過直到西元十六世紀時，歐洲的醫學不管從哪個角度來看，都只是從這些成長及茁壯於阿拉伯世界的醫學知識中延伸出來而已。而學會這些知識的醫生，很快地就發現這套知識體系的威力相當強大，它能給予各種疾病症狀一個有意義的解釋；也能針對出問題的地方，給予治療的藥劑。同時，它也能讓病患感到放心與寬慰，因為終於有人能理解帶給他們痛苦的原因，同時也可能知道如何解除這些痛苦。

知識文本並非唯一從伊斯蘭世界引進的新事物。出征西班牙跟東方的十字軍，也都見識到了伊斯蘭的醫院（見七十八頁）；類似的機構不久之後也開始出現在歐洲。不過當時大部分的歐洲醫院都附屬於修道院，而且全都屬於宗教性質而非醫療機構。比如說，它們既會接納旅行者與朝聖者，也會收容孤兒跟老人；同時也會給予病人一些幫助。隨著時間演進，它們漸漸超越了原本的宗教性質，而醫

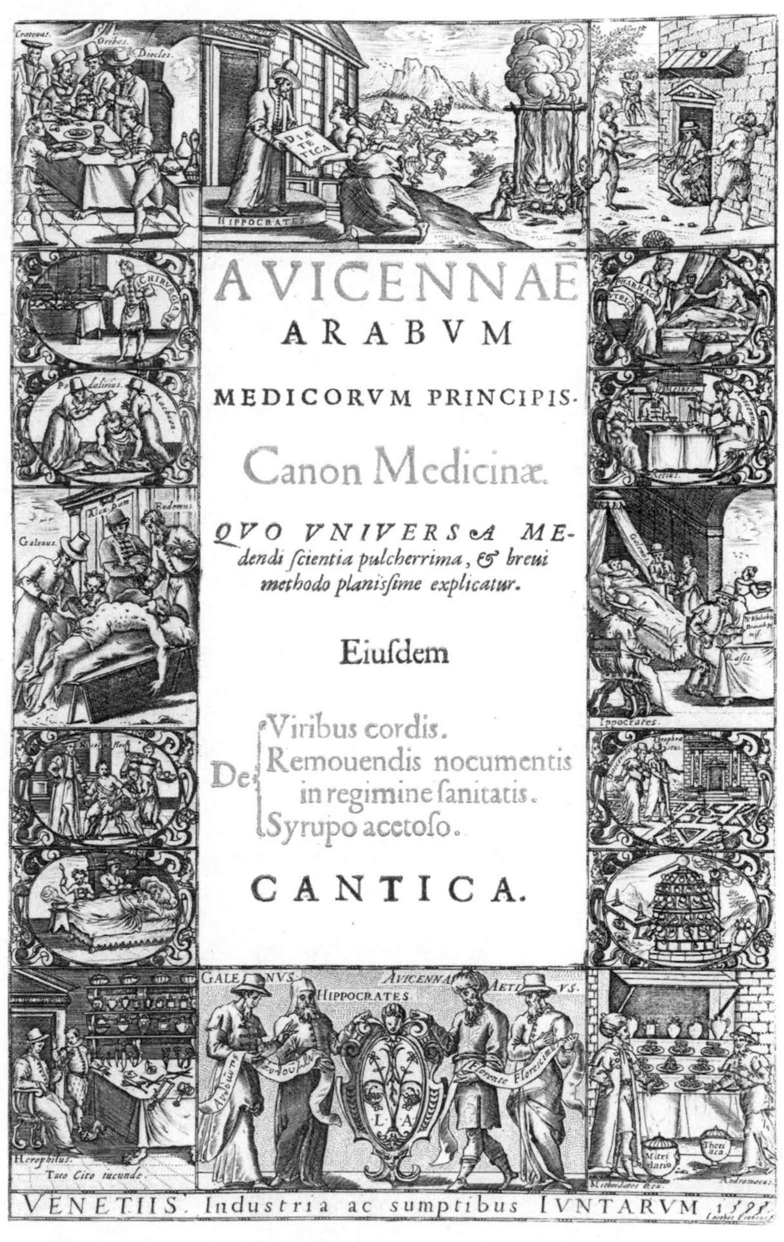

AVICENNAE
ARABVM
MEDICORVM PRINCIPIS.
Canon Medicinæ.
QVO VNIVERSA MEdendi scientia pulcherrima, & breui methodo planissime explicatur.
Eiusdem
De { Viribus cordis. Remouendis nocumentis in regimine sanitatis. Syrupo acetoso.
CANTICA.

VENETIIS. Industria ac sumptibus IVNTARVM 1595.

阿維森納論文集，也就是那本影響力深遠的《醫典》的早期版本封面。它在一五九五年被翻譯成拉丁文，並在威尼斯出版。

療功能變得愈來愈明顯。這樣的醫院在某些地區的規模很小，不過在巴黎、佛羅倫斯、米蘭跟西恩納等地方，則大到可以收納上百位病人。

有一些醫院後來演變為專收瘋子，比如英國的伯利恆醫院，最終成為此類機構在英語世界中最有名的一所，因此一般大家又稱它為「瘋人院醫院」（Bedlam，以後在本書中都使用這個俗稱來稱呼它）。這間醫院變成精神病院的過程其實相當緩慢。本機構最初在一二四七年成立時，名叫「伯利恆的聖馬利亞隱修院」，位於倫敦的主教門區，就在倫敦城牆外面不遠處。在早期，它收容了各式各樣孤苦無依者、遊民、外國人或是朝聖者，這些人才是這個機構早期主要的組成份子。到了十四世紀晚期，這裡漸漸開始以收治瘋子聞名，不過那時候收治的數量仍然很少。根據一份一四〇三年的調查報告顯示，這裡收容了六名住院病人，症狀都是 *menti capti*（喪失正常理智）。大概要到了十七世紀晚期時，這裡的病人數量才增加到超過百位。稍早在一六三二年時，有一位名叫勒普頓（卒於西元一六七六年）的神職人員寫道，「如果所有失去理智的人都被收容於此，醫院就會太小了」[74]。

至於在西班牙，他們也跟隨著阿拉伯前人的腳步，在許多地方都蓋起了收容所，像是瓦倫西亞、沙拉哥薩、塞維爾、瓦雅多利德、帕爾馬、托雷多跟巴塞隆納等地，都有專門監禁或照顧精神病人的機構。至於在中世紀時，這些地方會對病人施予怎樣的對待，我們只能臆測。在幾個世紀以後，將精神病人隔離開來，漸漸成為一種常規的手段，不過我們千萬要記住一件事，那就是在中世紀甚至一直到近代早期都一樣，這類機構純屬例外絕非常態。當時，大部分瘋子病人的照護問題都是家屬的責任，病人往往被留置在原生社區中；除了有些病人具有危險性，會被各式各樣的器具鎖起來之外，其他則任由他們閒晃。

在學會體液學說之後，有些醫生開始像他們的前輩蓋倫與希波克拉底一樣，試圖去解釋瘋癲，並且試著用各式各樣手中的萬靈神藥去治療瘋癲。他們的理論與知識體系將瘋癲解釋為某種源於身體內部的現象，是一種非常自然主義的問題，而不屬於超自然現象。但是這些醫生仍然非常謹慎（一方面對自己的地位也還沒那麼有信心），因此也認同被鬼附身的可能性，並且偶爾會將病人轉介給他們的神職人員同行。這兩種對瘋癲完全不同的解釋，貌似互相衝突，但最終會融合在一起。在當時，醫生跟一般人一樣，對於形成精神疾病各式各樣的解釋以及處理的手段，都抱持接受的態度。面對這種多半時候完全束手無策、毫無希望的疾病，何不嘗試任何一種可能有效的方法呢？或許有人會認為，這些理論跟治療手段彼此自相矛盾，確實沒錯。不過因為瘋癲在社會上並不只有一種意義，因此治療手段也不只有一種。每當這些精神病人在醫生的治療之下毫無起色，結果只好被帶到神壇廟宇尋求化解時，神職人員總會感到沾沾自喜；特別是在某些極為罕見的情況下，病人被治好了，他們會更高興。通常，他們會嘲笑在第一時間尋求人類醫生協助，而非尋求上帝的幫助，是相當不智的舉動[75]。不過到最後他們也不得不承認，瘋癲的起因是因為精神壓力、意外、生理創傷，或是身體嚴重失調，上帝的玄妙各式各樣，非凡人所能理解。

# 第四章 憂鬱症與瘋癲

## 仙女、鬼魂、妖精、女巫

歷史學家一般喜歡把十五世紀晚期到十八世紀初期的歐洲，稱作「現代早期」。這段時間歐洲在宗教、政治、文化與經濟上，都出現了巨大的變革。這段時期，在政治上，歐洲的封建制度開始衰退，取而代之的是「國家」的興起；因為全球大航海時代來臨，歐洲的市場與貿易範圍開始擴張，絕對王權也開始出現。在宗教上，新教徒發起了多次宗教改革運動，並且成功地反擊了天主教各個反宗教改革勢力的反撲（至少在歐洲北部是如此），這樣的衝擊，讓天主教教會漸漸失去了在許多地區的控制權。在文化上也同樣出現了翻天覆地的大變化，而我們僅能粗略的通稱為「文藝復興」；這些變化包括了古典教育的復興、印刷書籍的傳播，還有藝術、建築、音樂、文學、戲劇跟知識創造等文化的漸漸成熟，同時還出現了科學革命。在這所有看似進步的例子裡，偶爾夾雜了一些不協調的雜音，大部分或許可以暫且忽略不表；但是我們卻不能不提到那些年的宗教戰爭，以及伴隨著宗教改革而來，橫跨全歐洲血腥恐怖的獵女巫運動。獵女巫運動，是一種如同傳染病蔓延般的各式審判與拷問，最後殘忍地將女巫處死。她們大部分都被活活地燒死，其他人則被吊死或溺死、肢解而死，或是被成堆的石頭砸死。

歐洲人對於女巫的瘋狂懼怕，到了一種不可思議的地步，而在許多地方還持續了非常長一段時間[1]，引起了許多注意。十八世紀啟蒙時代的許多思想家與哲人，都將其斥為錯誤又愚蠢的行為，是一種集體的無知與迷信；並且透過基督教教會的默許或教唆，利用低階修會的輕信，更大大助長了這種無知迷信的行為。這些知名學者，甚至法國哲學家伏爾泰（一六九四年到一七七八年），都認為羅馬教會特別該為此負責，但是事實上，獵巫運動在新教盛行的地區，跟在天主教統治的地區，都一樣流行，而且一樣殘酷。一般都認為女巫是魔鬼的同路人，很多人還繪聲繪影說，她們曾經跟魔鬼發生過關係（女巫在嚴刑拷問下，也會如此承認，然而這樣做卻只會引來更加殘忍的虐待，目的是為了將她們凌虐致死）。女巫不但自己被魔鬼附身，也會害其他人被附身。她們是各式各樣不幸與災難的原因，有些不幸是個人的，有些災難則會危害整個社會，比如作物歉收、傳染病流行，或是毀滅性的壞天氣。在這股瘋狂的行動稍歇之前，據估計，有約五萬到十萬名女巫，死於迫害者之手（即使不一定能證明女巫的存在）。

大部分的現代人對於女巫這種超自然傳說，觀點大概都跟伏爾泰，以及另一位哲學家休謨（一七一一年到一七七六年）的看法相去不遠。他們從理性的角度來看事情，對於女巫故事中至關重要的元素像是惡魔，魔法之類的東西，均抱持著嗤之以鼻的懷疑論。但如前面說過，附身這樣的概念在人類的歷史進入「現代早期」以前的好幾個世紀以來，一直都是對某些瘋癲症狀最重要的解釋。而當早期的精神醫學史學者，困惑地看著過往那個充滿神鬼信仰的世界，使用著他們所不認同或無法理解的假

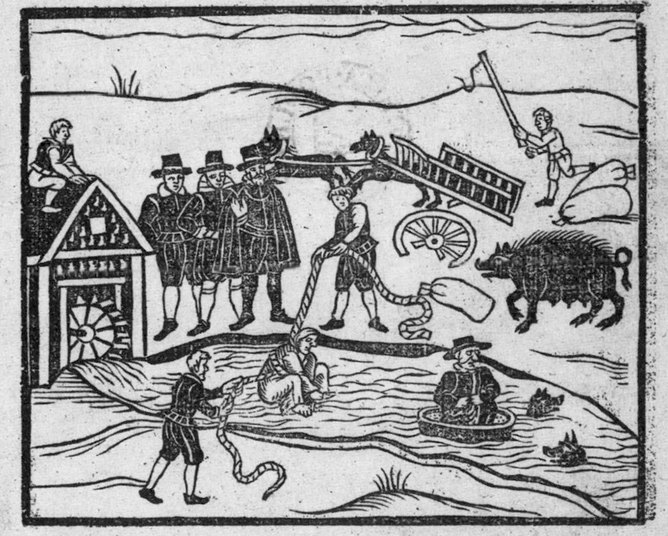

Witches Apprehended, Examined and Executed, for notable villanies by them committed both by Land and Water.

*With a ſtrange and moſt true triall how to know* whether a woman be a Witch or not.

Printed at London for *Edward Marchant*, and are to be ſold at his ſhop ouer againſt the Croſſe in Pauls Church-yard. 1613.

一六一三年的木雕畫「逮捕女巫」。這故事發生在英格蘭貝德福鎮，畫中描述的是「寡婦薩登跟她女兒瑪麗．薩登兩人曾多次可惡地施展巫術」。在畫中，瑪麗被浸在一條河中，用這個「雖然不尋常但卻極為可信的審問方法，來確定一名女人是否為女巫」。母女兩人隨後就因為被指控使用巫術而被處死了。

設來解釋萬物，很容易就將迫害女巫的行為與發瘋結合在一起。他們認為，所謂女巫（以及著魔的人）其實是精神疾病的另一種樣貌：這些病人讓村民感到困惑，結果不幸成為鬼神信仰時代下的受害者。

但是，這說不通。首先，大部分（當然不是全部）被指控的女巫，都是上了年紀的女人；但是瘋子呢，不論在當時還是現在，都是普遍分布在社會各階層中，有老有少，有男有女。當然有些當時的女巫，從今日的角度來看，確實可能是瘋子；也有許多瘋子一直被認為是受到惡魔附身，或是受到上帝的懲罰。但是就算女巫跟瘋子這兩類人容或有重疊之處，對於當時的人來說，他們仍有明顯的不同。在十六跟十七世紀時，不管是受教育的人還是無知的村民，都相信撒旦存在於他們的日常生活中，隨時伺機而動；而他們所生活的，是一個充滿鬼神的世界。他們如此堅信，不只是因為這是聖經所構築的世界，也是他們親眼所見的事實。在他們所生活的世界中，死亡隨處可見，因此撒旦也無所不在，兩者對他們來說都一樣真實。撒旦總是隨時在尋找可以引誘的靈魂，或是可以供牠驅使、成就牠事業的罪人；牠用計瓦解人的抵抗，將之俘虜，使之成為魔鬼的工具。

天主教的擁護者視新教改革者為撒旦的使者，稱他們是具有黑暗力量的異端。而馬丁．路德（一四八三年到一五四八年）等人則對這些指控做出更強力的反擊。英格蘭的清教徒神職人員季福德（約在一五四八年到一六〇〇年間）曾這樣說：教宗是「敵基督，同時他的偽教乃是藉著（撒旦的）力量而建立的」[2]。對大部分的新教徒來說，所謂的驅魔儀式不過是場騙局而已，是魔鬼藉著假裝離開被附身者的身體，來增強這些受騙觀眾的信心，這是天主教用來強化迷信跟偶像崇拜的手段。馬丁．路德本人曾經猛烈抨擊這些神父虛張聲勢的行為：

誰能盡列出所有這些以耶穌或馬利亞之名驅逐邪靈的詐欺行為呢？……這些惡鬼現在就這樣出現了，似乎是肯定了煉獄、敬拜諸聖、為死人舉行彌撒、朝聖、修道院、教堂跟禮拜堂等等種種事物的意義。但是這一切其實全來自魔鬼，目的是為了維持它的罪惡、謊言，持續地迷惑人群並讓他們誤入歧途……對魔鬼來說，如果牠想的話，讓自己看起來被個惡棍趕出來，只是小事一樁；但是實際上，牠並沒有真正被趕走，這樣做只會讓牠附身得更緊、讓人更陷在牠無恥的謊言中而已[3]。

英國哲學家霍布斯（一五八八年到一六七九年）非常厭惡「那些無知群眾對仙女、鬼魂、妖精以及巫婆魔力的迷信看法」[4]，但是他的觀點反而屬於比較偏激的看法。拒絕承認巫術與附身等事的話，其實會威脅到基督教的真理，以及人類對未來救贖的期望；甚至等於是接受無神論。照英國皇家學會成員格蘭維爾牧師（一六三六年到一六八〇）的說法，這是「對聖靈、即將來臨的永生，以及一切宗教原則的否認」[5]。格蘭維爾還說，這只是一個「傻子」，「在氣喘吁吁地自吹自擂，發誓說著這世上沒有**巫者**存在」。格蘭維爾雖然不是一名自然哲學家（在他的那個年代，同等意義的「科學家」一詞還沒有被創造出來，這稱謂要到十九世紀才會出現），但是他可能是最前衛的知識擁護者，是那個時代領先的自然哲學家，因此他這樣的觀點（以及其他許多觀點），可以代表其他人的看法。

與格蘭維爾同時代的知識份子，很少人懷疑過魔鬼或是女巫的真實性，或者魔鬼巫婆也必須遵循自然律而行[6]。後面這個論點非常重要：撒旦並沒有上帝的力量，可以扭轉自然定律。魔鬼與其奴僕所展現的能力，縱然令人吃驚，卻不是神蹟或奇蹟。後者，只有上帝才能顯現。也因此，區分拉丁文中 mirum（了不起的）跟 miraculum（奇蹟的）兩字的意義非常重要。一如法國喀爾文教派神學家達諾（一五三〇年到一五九五年）清楚闡釋了當時一般的看法：「撒旦所做的，不過是利用自然的手段跟原因……至於其他需要更多能力才能成就的事，牠做不到。[7]」

在這個充滿鬼神的世界裡，專精醫學（Physick）跟自然哲學（Physics）的專家們，都有他們自己的位置（譯注：中世紀時的 physics 泛指一切跟自然有關的知識，特別是跟醫術有關的知識，到了十八世紀這個字才成為今日熟知的物理科學）；他們與神職人員的爭論點，並不在於生病的原因是自然的還是超自然的，他們爭論的是界線在哪裡。從醫學的角度來看，就是要能看出哪些病例可以用體液學說來解釋，哪些病例則是上帝或是魔鬼的影響。這是個很好的問題，而各家學者往往對此爭論不休。不過呢，對於病例上的爭論，倒不一定代表了神學跟醫學之間的爭論。事實上，學院派的醫學論者談到魔鬼引起疾病的頻繁程度，跟同時代的神學家相比幾乎不分軒輊；同時正統醫學對於巫術的看法，跟那些專門撰寫巫術書籍的學者，其差異也微乎其微。根據天主教驅魔師古阿佐（生於一五七〇年）在一六〇八年所寫的一本對巫術的權威研究報告《女巫手冊》（或稱《女巫之書》）所言，該書大量參考「其他博學醫師」發表的著作[8]。醫生跟神職人員（不管是新教的還是天主教的）都同意，某些精神疾病，是由神鬼所造成的病痛，可能是附身，或是被上帝降罪；同時呢，他們也都承認，其他的精神疾病則是因為外傷或是生理失調等，影響到病人的精神狀態[9]。

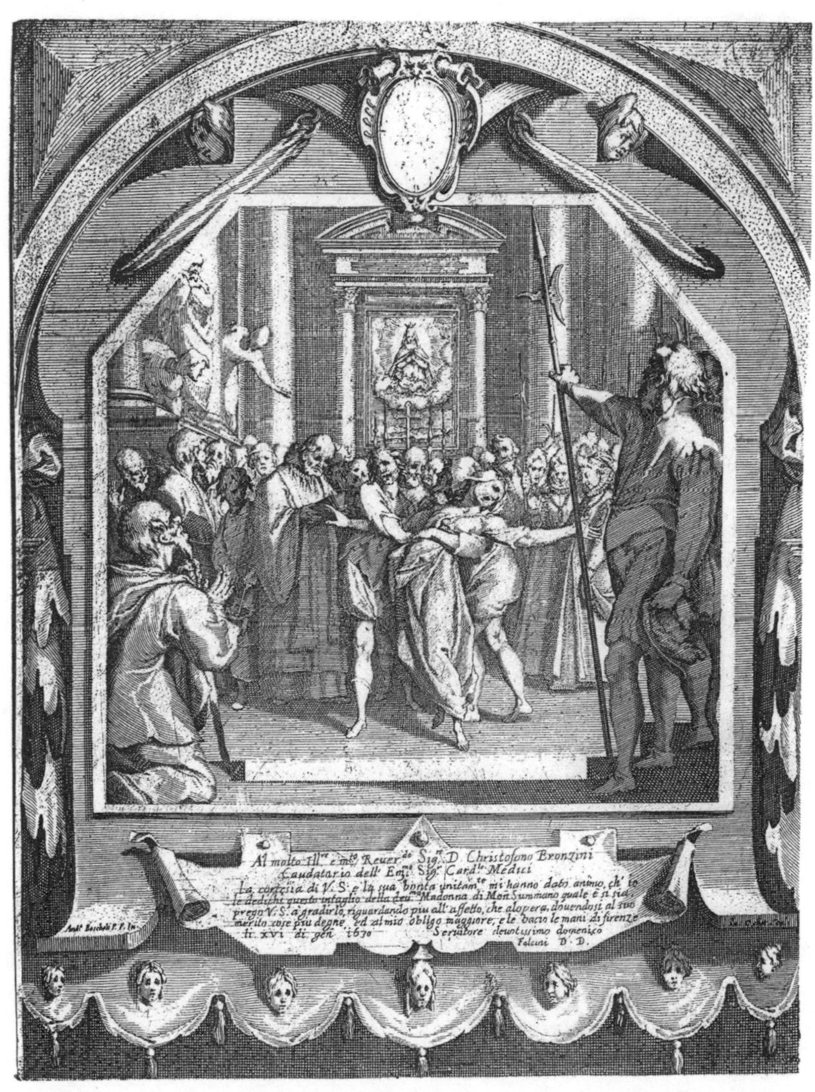


這幅是卡佑的版畫，標題為「被附身的女人」或是「驅魔」（約製於一六一八年）。畫中有一名赤足的女性，很明顯地精神渙散且正在發狂，她的手臂往外彎，身體被兩名男性限制住而背往後弓；站在左方的神父正喊著聖母馬利亞之名，來驅趕附在該名女子身上的魔鬼。

## 憂鬱症

在十六到十七世紀時，關於精神疾病的討論，有一個特別引人注目的現象，就是憂鬱症明顯地成為一種知識份子間的流行話題；文藝復興時代歐洲許許多多的名人，都用方言寫過關於這個主題的文章[10]。對於這種疾病的解釋，有賴於那時候阿維森納著作開始四處流傳，或是稍微久遠一點以前的作家，像是魯弗斯跟蓋倫等人的文章；而他們也特別看重英格蘭醫師跟神職人員博德（約在一四九〇到一五四九年間）所說的「邪惡的黑膽汁」。博德寫道「那些發生這種瘋病的人，總是覺得害怕恐懼，覺得自己非常不舒服，或許是心理，或許是身體，抑或兩者都不舒服，因此他們總是從一個地方逃往另一個地方，不知道該待在哪裡才好，除非是在重重保護下才稍微安心」[11]。這些病人心裡滿布的黑暗思想，往往被認為是受到黑色液體的影響，也就是所謂的黑膽汁，或是被烤焦燒焦而刺鼻的黃膽汁；這些液體的殘餘物會讓身體發病。

根據古籍，憂鬱症有許多表現方法。照蒙特佩利爾的解剖學教授羅倫修斯（約一五六〇到一六〇九年，他對醫學的看法嚴格遵守蓋倫的正統理論）的說法，憂鬱症在某些病人身上「只會造成大腦的不適」。但是有時候，憂鬱症也可能是全身性的毛病，「當……全身的脾氣與體質，都充滿了黑膽汁」，或者還有另外一種形式：「這些黑膽汁像風般揚升，從腸子，特別是從脾臟、肝臟和從稱為腸繫膜的地方跑出來」，「造成又乾又熱的混亂狀態」，他稱之為「慮病症」（hypochondriac disease，編注：或稱「上腹病」）[12]。

一般咸認黑膽汁的來源眾多，這與憂鬱症多變的症狀相當吻合。羅倫修斯說：「所有患憂鬱症的人，都胡思亂想著麻煩事」，同時也有不少患者的「理性失常[13]」。與他同時代的英格蘭醫生布萊特（一五五一年左右到一六一五年），也認同此說。抑鬱（melancholic），一如這個字所包含的意義，所表現出來的就是「害怕、悲傷、失望、眼淚、哭泣、啜泣、嘆息……等」，同時「無緣無故地……這些人既無法被安慰、對未來也不抱期望，他們無法忍受一點點害怕、一點點不滿，或是可能有危險的事物。」而這種疾病，正是因為體內液體的混亂失衡所引起的，也會「汙染大腦的物質與靈魂」，因此讓大腦「偽造幻想出可怕的事物……（同時）不需要外來的理由，就編出無比嚇人的故事」。同時因為「心臟本身缺少謹慎的自我判斷能力，只能接受由大腦傳來的錯誤報告，因此就變得異常激動，結果失去理智[14]」。因此，憂鬱症病人除了情緒的問題以外，也可能對周遭事物產生幻覺跟妄想，而周遭的人可以明顯覺察到這種精神變化。

大概不會有人，會羨慕得這種疾病的人吧。更糟的是，當時一般咸認，「所有形式的憂鬱症都難以控制、病期漫長，且極難治療」，因此「對醫生來說也是種折磨與痛苦」[15]。病人需要非常注意飲食、活動，要有新鮮的空氣跟健康的環境，可以泡溫水浴，聆聽舒緩的音樂，也需要睡眠，這些最基本的照護，或許會讓疾病稍微改善。當然受過良好訓練的醫生所精通的一切治療技術，像是放血、拔罐、用針刺放血、催吐、催瀉等手段，自然也會持續小心翼翼地持續全部用在這些病人身上，試著幫病人的身體重新找回平衡，減輕理智的混亂、減緩病人的激動與幻想。

不過也就是在同一個時代，憂鬱症也變成知識份子階級的某種流行病，因為這種疾病，似乎特別會出現在學者或是聰明人身上。不過這種看法一樣是來自某種跟古典時代有關的虛榮心。在當時，因為重新接觸到了古典典籍而帶動了古典教育的流行，讓亞里斯多德學派的自然哲學又復活了。在這個學派的理論裡，一直以來都宣揚著（就算不是偉人自己親自提倡，也是他某些熱心的學生四處宣揚），憂鬱症病人與傑出的豐功偉業兩者之間有著緊密的關係。擁有黑膽汁體液，似乎同時會刺激想像力與智力，在英國詩人德萊頓著名的對句詩中，就如此盛讚著：「偉大的才智與瘋狂必然近乎同盟，兩者中間的界線既薄且迷濛。[16]」因此，拉斐爾在他為梵蒂岡所繪的濕壁畫〈雅典學派〉（一五○九到一五一○年）中，把憂心忡忡的米開朗基羅，畫成哲學家赫拉克利特；而德國畫家丟勒著名的版畫〈憂鬱症之一〉（一五一四年）中，則畫著一位背長翅膀、充滿創造力的天才，但是卻深深陷在憤怒憂鬱的情緒中。

這樣的見解，更是詳細闡述在牛津學者兼神職人員波頓（一五七七到一六四○年），以筆名「小德謨克利特」所寫的《憂鬱的解剖》一書中；這本書出版於一六二一年，應該是文藝復興時代集所有關於憂鬱症思想，最了不起的一本總集了。該書的最後一版，在作者死後才問世（一六六○年），那時候本書已經是一本一千五百頁的巨著，包含了西方世界所有關於憂鬱症的傳說與知識總集，它不但納入所有前人的研究，更讓它們相形失色。或許是因為波頓自己就帶著憂鬱症的體質，促使他讚揚憂鬱症與創造力之間的關聯，不過，波頓想必應該也很清楚，這種黑色體液能帶給大腦足以癱瘓人的沮喪與無力感才對。一如他曾這樣申明：「別人只是聽聞過，而我則是親身經歷」，以及「旁人從書本中獲得這些知識，我則靠沉浸在憂鬱症的世界裡發掘。」對他以及大部分之前的人而言，「**害怕與恐懼**對大部分憂鬱症患者來說，是真切的性格與難以割捨的伴侶」，這些情緒可以出現在「任何沒什麼特別的時刻」，然後擊倒這些受盡苦楚的不幸者，這讓憂鬱症與其他主要形式的瘋癲與躁症，有著極大的差別[17]。

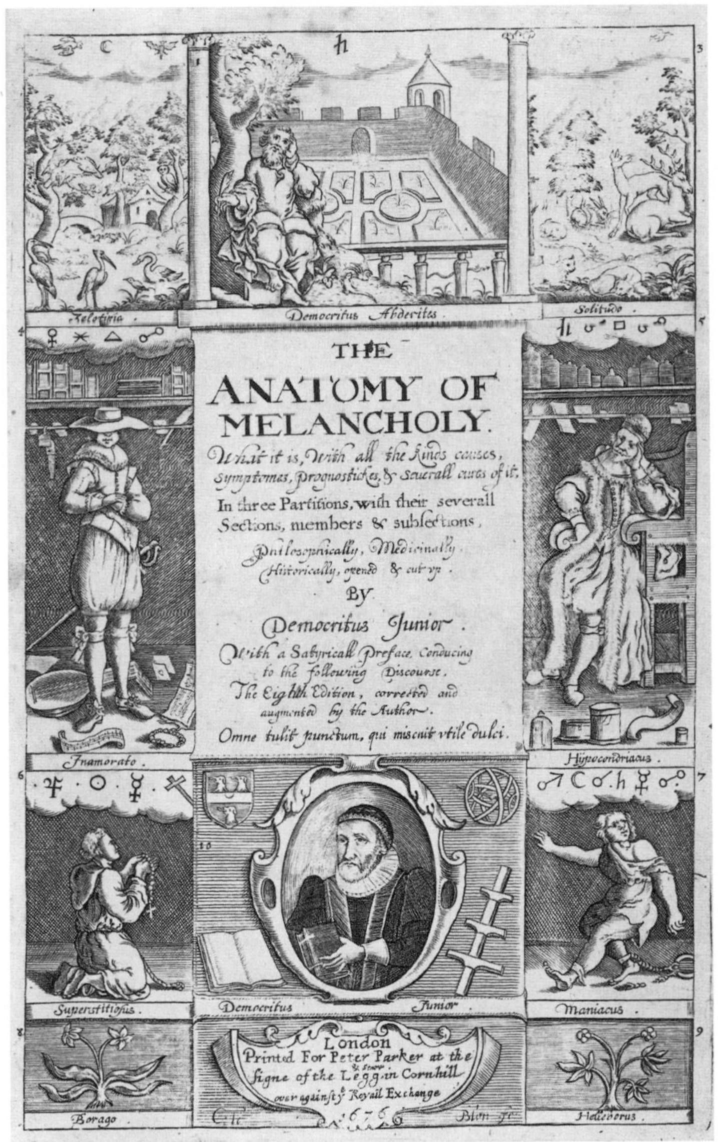


這是波頓的名著，《憂鬱的解剖》的封面插圖。本圖顯示的是第三版的卷首插圖。圖中畫出許多不同的憂鬱症症狀，還有跟憂鬱症有關的動物、植物或是星座。此外還有一位發狂的瘋子，拉扯著拴著他的鏈子，而他的臉部則因為憤怒而扭曲。

波頓跟他所認同的醫學先驅們一樣（也就是他書裡大量引用的那些人），也都認為憂鬱症來自於身體內體液製造失衡，特別是黑膽汁過剩的緣故。在尋求療法的時候，波頓拒絕採用當時漸漸流行的尋求「男巫、女巫，或是魔法師等等」的幫助（或者照他的說法，是「非法的療法」）；相反地，他贊同那些「上帝所肯定」的療法。這些療法主要都是指那些由「上帝的中介僕人」，也就是醫生，所行使的消炎（anti-phlogistic）或是瀉出（reducing）療法。這些包括了放血，或是可以引發「從人體上方或是從下方瀉出」的藥物、用水蛭吸血或是用刀割血管放血、燙出水泡或是拔罐等等療法，或是其他醫生的慣用手法，以及當時所謂非自然原理的方法（non-naturals），像是「飲食調整、保留或排出體液、新鮮的空氣、身體跟心靈鍛鍊、睡覺或喚醒、讓情緒激憤或是不安」等手法[18]。除此之外，波頓給那些不想受到憂鬱症奴役的人的忠告就是：「不要獨處，不要發呆。[19]」

但是不幸的，有個非常重要的條件就是，並非所有的憂鬱症都可以用同樣的方法解釋跟對付。除了推薦讓醫療介入以外，波頓還強烈建議那些受憂鬱症所苦的讀者，「先開始祈禱，然後才尋求醫學的介入；不過不是兩者擇一，而是同時並行。[20]」但還是要先禱告。不過這還是在憂鬱症的病源來自身體的時候，所採用的方法。憂鬱症也可能有其他來源，這種時候，它跟醫療的關係就比較模糊了。波頓也很詳細地闡述了宗教性的憂鬱症，他的看法跟同時代許多受良好教育的紳士一樣，都強烈地認為撒旦真的存在世上；牠有能力現身在世人面前，試探他們，折磨他們。他曾這樣寫道：「惡魔與魔鬼的力量有多強，牠們能否讓人得這種病，或是得到其他的疾病，是個很嚴肅的問題，值得我們深思。」然後他說：「許多人認為，魔鬼只能作用在身體，無法觸及心智。但是根據經驗卻不是這樣；經驗顯示，它可以影響到我們的身體跟靈魂兩者。」「牠先讓我們產生幻覺，那些幻覺是如此強烈，沒有任何理性能夠抵抗……在所有病人中，憂鬱症病人最容易成為魔鬼引誘的對象、最容易有錯覺、最容易被迷惑，而這些都是魔鬼最拿手的把戲」；「這到底是著迷還是被附身，我難以下定論，因為這實在是個難題[21]」。

波頓基本上並不反對約當他那個時代，醫學對於身體、心理與靈魂的看法。當時的人認為，這三者是緊密結合在一起的。比如說布萊特醫師（後來棄醫擔任神職）就認為，對那些「因為原罪意識而靈魂受苦」的憂鬱症病人來說，靈慰是唯一有效的辦法；這些受盡折磨的人並不是得了「自然的憂鬱症」，即使兩者在「心理上的病徵」如此之像，但是醫學上的照護對他們來說，一點效果也沒有[22]。博德則說，發瘋是一種身體的疾病，「瘋病還有另外一種形式」。這些病人才是被鬼附身的人，讓他們看起來像魔鬼一樣[23]。在瑞士巴塞爾大學教醫學的普拉特（一五三六到一六一四年），則診治過一些憂鬱症患者，「認為自己被上帝詛咒、被拋棄……他們害怕最後的審判與永無止境的懲罰」。這種精神混亂跟其他的「神智失常」一樣，通常是「某些情感影響到大腦這個理性的寶座」。不過，這也可能是「魔鬼那超自然行動的證據」。如果這些精神異常來自於「**魔鬼**所施加的**超自然因素**所引起」，那麼要如何治療就「絕對不是醫生所能插手」的了。醫學對此無能為力，但是「可以透過虔誠的人，以耶穌之名進行神聖的祈禱，而迫使魔鬼離開病人[24]」。

大部分負責照料人類靈魂的神職人員，對於身體上的疾病，都很感興趣。在當時的歐洲，並沒有什麼實際有效的證照系統，規定哪些特定的職業團體才准許從事醫療活動；因此，如果神職人員會被村民請來，治療各種身體上的不適時，他們理所當然也會被請來處理心智上的問題。英國聖公會神職人員納皮爾（一五五九到一六三四年），就是這樣一位在外省兼職行醫的神職人員（見彩圖15）。他的筆記本很幸運地被保存了下來，同時經過當代精神醫學史家麥克唐納的細心梳理之後，讓我們對他的許多病人知之甚詳，知道他們所患的疾病，以及納皮爾又給予了哪些治療。在他所有的病人當中，大約有百分之五，是為了精神方面的疾病前來求助，其症狀包括發瘋、神智不清、憂鬱症、心煩意亂、絕望等等。許多病人是他在北白金漢郡教區的居民，範圍從一般村民到富裕階級的人都有；而也有一些病人，是從相當遙遠的地方專程前來，尋求他對於各式各樣疾病的意見。身為一位受過正統牛津教育的神職人員，同時又有聖公會保障他的「生計」，納皮爾對於這些病人幾乎是來者不拒。

納皮爾跟同時代的另一位科學家伽利略（一五六四到一六四二年）一樣，也是一位占星家；他也像後來的牛頓（一六四二到一七二七年）一樣，對於煉金術的涉獵相當深入。同時他讓我們認識到，一位十七世紀的知識份子（即使是受過最完善教育），跟今日的我們，想法會有多大的差異；而他們又是如何能將那些我們今日視為充滿矛盾的精神宇宙與外在知識體系，調和得相當好[25]。納皮爾將這些神祕學知識，應用在對病人的治療上面，然後細心記錄病人的症狀，並且利用一些知識，比如說占星學，去預測這些病人的預後。除此之外，納皮爾也會對病人進行放血、催瀉或是催吐，並且給病人戴上刻著星座符號的護身符。若是遇到「任何神智不清大腦混亂，或是任何受到巫術、魔法傷害，或是著魔的人」，納皮爾建議：「先放血……然後念『上帝啊，我祈求祢，讓撒旦離開這個男人或女人或孩童的身體吧，使其遠離這魔鬼的墮落所造成的痛苦與惱怒吧。[26]』」這是將魔法、宗教、超自然主義跟醫學知識，兼容並蓄混在一起，看起來既符合知識份子的觀點，又迎合普羅大眾的信仰；對當時任何想要治療疾病的人來說，這些知識一定可以而且也必須要互相調和。根據納皮爾倖存的筆記本，從一五九七到一六三四年間的記載，這種治療方式為他帶來了數千名病人，同時也帶來了可觀的財富。

納皮爾治療過林林總總的精神疾病，有些疾病很輕微，有些則明顯非常嚴重。他所治療的病人中，女人比男人要多：雖然他明顯蔑視女性的智慧與能力，但他總共還是治療了一千兩百八十六名女性精神病患，而只有七百四十八名男性病患。我們很難去解讀這種性別差異的數據，這反映了當地族群本身的性別差異呢？還是因為女人比較容易對醫生吐露心事？或者，因為大量被拖延治療的婦科疾病，讓當時大部分的女性，都生活在悲慘之中？或是在那個時代的女性，真的比較容易罹患精神疾病？麥克唐納花了數年的時間，試圖去解讀這個數據，但是到後來卻不得不承認，他始終找不到答案。納皮爾的病人遍布社會各階層，有窮有富，不過大部分介於兩者之間，像是農民或是工匠與他們的妻子。不過從一六一五年以後，隨著納皮爾的名聲愈來愈響亮，許多貴族也前來尋求他的治療，其中有伯爵也有伯爵夫人，甚至還有一位公爵的兄弟。這些病人有許多都是在蒙受巨大的悲痛或損失後，變得既悲慘又絕望；其他的病人則有知覺上的障礙，或是有明顯的幻覺與妄想。納皮爾傾向將這些病人稱為「頭暈眼花」或是「心神不寧」。有少部分病人具有比較嚴重的病情與行為問題，像是會有狂暴傾向以及難以預料的行為，可能會有或是已經有暴力行為，會傷害別人的性命與摧毀他人的財產，或是有著自我毀滅傾向的人，納皮爾才會用「瘋子」或是「瘋癲」來稱呼他們，這些占了所有來尋求診治精神病人的二十分之一。不管對納皮爾還是病人家屬來說，這些人罹患了一種最糟也是最痛苦的精神疾病；同時他們也是納皮爾所接觸的病人中，最困難也最急需處理的一群人。主要是因為他們完全無視由社會常識所支配的行為模式、對於社交禮節跟社會階級漫不經心、其不可預測的程度尤其嚇人，同時他們既令人厭惡又不受控制。在當時，這些瘋子被大家用鐵鍊拴起來，這是因為他們太讓人感到恐懼，而不是因為抓他們的人太過殘酷的關係[27]。這些瘋子所帶來的，是對整個世界翻天覆地的威脅。

## 畫出邊界

想當然耳，要在屬於醫學管轄跟屬於神管轄的精神疾病之間畫出一條界線，絕對是件複雜的事，同時也是一個經常引起不同職業之間，嫉妒與爭執的話題。在離納皮爾不遠處的諾斯安普敦，有另外一名醫師寇塔（一五七五到一六五〇年）就很堅持「所有可能由魔鬼所造成的疾病，也必須由醫師診治」[28]。寇塔特別看不慣那些「無知的行醫者」隨便插手醫學之事，而這些人絕大多數就是「神職人員、代牧、牧師等人，現在充斥氾濫在這個王國裡，遠離自己該在的辦公室跟自己的職責，反而去竊占別人的位子」[29]。或許他的近鄰納皮爾先生，也曾是他攻擊的對象之一，不過這點我們已經無從得知了。造成這兩種職業之間緊張對立的原因，十分容易了解；但是寇塔倒沒有爭辯過，關於「許多神奇力量或是奇蹟之事，是超越自然的規則與理性的；影響它們的……的確是魔鬼的傑作」這件事[30]。

伊莉莎白女王在位的最後一年，一六〇二年四月，就有一個關於這類衝突的例子活生生地在倫敦上演。那時候有一個名叫葛洛芙的十四歲年輕女孩，受人之託帶個訊息去給一位伊莉莎白．傑克生老太太。傑克生老太太住在不遠的地方，不過她對葛洛芙一家人懷有恨意，因此當她見到葛洛芙後，把她逼到角落，對她不停的咆哮，詛咒葛洛芙「被魔鬼折磨不得好死」。葛洛芙最後雖然逃出了傑克生太太的控制，但卻陷入了驚厥當中。她不斷感覺到喉嚨被掐住、無法言語，眼睛失明，而且經常難以進食；她的身體有時會扭曲成一些難以想像的姿勢，有時卻又好像癱瘓一樣。葛洛芙的父母都是虔誠的清教徒，他們女兒的這些舉動，引起了群眾的注意跟騷動，所有見過的人都認為，這是被惡魔附身。傑克生老太太很快就被逮捕、訊問，最後被宣判是一位女巫。不過她的案子最終因為「巫術法案」暫時被擱置，而僥倖逃過一死。在傑克生老太太受審時，一位名叫喬丹（一五六九到一六三三年）的倫敦醫師，曾出面為她辯護。喬丹醫師堅持葛洛芙的症狀並非出於巫術，而是生了一種叫做歇斯底里的病（suffocation of the mother 或 hysteria，後面這個字源自於希臘文 *hystera*，就是子宮的意思）。這個疾病源自於當時的人相信，子宮會在身體裡面四處遊走，結果造成女性病人產生窒息感、脖子瞬間被掐住，或是吞嚥困難等感覺，如前所述，這是一種歷史悠久的疾病，也是另外一種形式的瘋癲。

我們可以把這次事件視作迷信與科學的衝突，發生在一群緊抓著神祕學不放的人，與一群認為「世界純粹根據自然主義運作」的人之間。喬丹醫師在審判之後寫了一篇文章，強調葛洛芙所需要的是醫學治療，而不是宗教人員的介入。他問到：「為什麼在這些受到狂躁症所影響的身體，所表現出的行為與不適問題上，我們不該相信醫生的意見呢？反而選擇相信自己的自負呢？最專精於身體的不正是醫生這個專業嗎？不是應該像對待神職人員、律師、工匠等等在面對他們的專業問題時，尊重他們的專業意見一樣嗎？[31]」科學跟神學對於如何解釋葛洛芙的反應，意見完全相左；科學援引自然主義，神學則訴諸超自然。

喬丹醫師的論點，不巧引來倫敦主教班克羅夫（一五四四到一六一〇年）的支持與介入。班克羅夫將這件事情視為最重要的宗教宣傳，是詆毀清教徒以及羅馬天主教徒一派的好機會，因為這些人一直主張，葛洛芙的行為來自於魔鬼附身，所以不斷想要藉禁食與禱告的力量，或是舉行驅魔儀式將魔鬼趕走。在當時，喬丹醫師在皇家內科醫學院的同僚們，大部分都認為葛洛芙是被魔鬼附身。班克羅夫主教的計謀最後並沒有得逞，主要是因為發生了兩件事情：首先，傑克森老太太已經被宣判為女巫了；其次，在審判之後，葛洛芙的清教徒朋友與親戚們，全部聚集在葛洛芙的病床旁邊，展開一場盛大的驅魔儀式。這些清教徒奮力地禱告，女孩的身體則開始痙攣向後捲曲成一個環狀，直到後腦碰到腳後跟為止。她的症狀愈來愈強烈，到後來她忽然大喊著，上帝已經前來，並且已經拯救了她。她痊癒了！或者該說，旁邊的觀眾比較相信，是魔鬼已經離開她了。在整個十七世紀，清教徒四處流傳著這個故事；還有什麼事情，會比這個故事更能證明他們的宗教信念才是真理呢[32]？

從古到今，對於歇斯底里的診斷，即使是在醫生之間，都常常充滿矛盾。任何人只要不把精神疾病視做神話故事，當看到瘋人院醫院裡面的瘋子病例時，都可以毫無困難地辨認出這些人生病了：這些人與現實脫節，彷彿與我們是來自兩種完全不同的心靈世界。雖然我們至今對於這些病人有過非常激烈的爭論，但是這些爭論點主要在於造成這種疾病的原因，以及我們應該如何治療他們。歇斯底里則是另一回事，除了會造成情緒上巨大的騷亂，嚴重到把病人以及旁觀者完全吞噬以外，它是一種如變色龍般的疾病，會模仿任何一種其他疾病的症狀，並且似乎也會融入當下的社會文化中。不管這種病是真是假，它的成因與病情在當時（以及在其後數個世紀）都充滿了爭議。許多被診斷為這種疾病的病人，都拒絕接受被貼上這個標籤，而這種病看起來，與其說是貨真價實的疾病，不如說更像是裝病或是詐騙。就另一方面來說，如同我們剛剛舉的例子，這種疾病特殊的表現方式，在一個充滿鬼神之說的世界裡，非常容易被視為被附身。這種疾病的受害者一直都有，在瘋人的國度中，歇斯底里的病人有時候處在邊緣，有時候卻在核心，時而被忽視，時而成為精神失常者的典型。

清教徒利用葛洛芙「驅魔事件」，來推廣自己教派的基督教信仰，這手法其實跟以前其他基督教徒所用的宣傳手段如出一轍。早期的基督教徒善於利用各種奇蹟，作為推廣自己信仰的有力工具。而到了文藝復興時代（同時也是宗教改革與反宗教改革對抗的年代），利用驅趕那些「將人困在一個不理性與瘋狂世界」的魔鬼來治療瘋癲疾病，已經不只是一種治療的手法，同時也是新教徒與天主教徒之間互別苗頭的機會。清教徒全盤否定羅馬天主教的各種儀式，其中當然也包括天主教的驅魔儀式。取而代之的是，他們會在病人的床邊，進行好幾輪長時間的禁食禱告。一旦有任何正面的效果出現，他們就會自吹自擂地四處宣傳，說這名痊癒的男／女瘋子，就是最好的見證，證明他們這個教派的教導才為神所愛，也才是真理。不消說，當天主教的驅魔儀式將魔鬼趕走時，他們也會做一樣的事情。聖公會企圖在這兩個極端之間，走出自己的路，因此對於兩者的宣稱，都抱以輕蔑地嘲諷。比如說，曾任奇切斯特跟諾里治兩個教區的主教，最後成為約克大主教的哈斯奈（一五六一到一六三一年），就曾經攻擊過清教徒的驅魔師戴瑞爾[33]，隨後又攻擊天主教對手[34]。他提出過一連串質疑，懷疑這兩派宗教所聲稱的魔鬼跟巫術，其實都並非真實存在；而他比較傾向自然主義對種種所謂超自然現象的解釋。在哈斯奈的眼中，這些所謂的驅魔情節，其實都是精心策劃好的演出與「詐騙」。策劃這些機會的人，「拉開舞台的布幕，看著他們的傀儡演出」，演出一場「聖潔的奇蹟」，既是「了不起的慶典」又是「神聖的把戲」，其實這根本就是一場被製造出來的「悲喜劇」，讓天主教神父與清教徒牧師，用來欺矇他們一樣迷信的聽眾。無比諷刺的是，因為教會內的政治人物，也涉足這些爭議，結果反而在接下來的時間中，讓一般人對於精神疾病的起源改觀，大家後來反而能夠用比較世俗的角度去看待這些疾病，至少在英格蘭是如此。

事情如此發展，是無心插柳的結果，也是當初完全始料未及的。英國文豪莎士比亞在讀過哈斯奈對於驅魔儀式的大力抨擊後，在許多方面都影響了他在一六〇六年首演的戲劇《李爾王》中關於瘋癲的表現。比如劇中當愛德加喬裝發瘋時，就是說自己被魔鬼附身了：「可憐的湯姆」被「惡魔弗里伯蒂吉伯特」，還有被歐畢底卡特、耗畢底丹斯、謀都、麻胡等魔鬼附身。這些名字都很引人注目，而且全部是從哈斯奈對虛假的耶穌會驅魔儀式的指責中，借用而來。愛德加裝瘋的行為，以及莎士比亞在劇本中所使用的許多意象，像是發出奇怪的聲音、麻木、詛咒，甚至言詞等等[35]，一方面反映了天主教用來欺騙蒙昧大眾的假附身現象，一方面則是在模仿嘲笑這種行為。裝瘋賣傻的行為，也讓我們想起另一個著名的例子，那就是多產的卡拉布里亞哲學家康帕內拉（一五六八到一六三九年），他同時也是一名道明會托缽修士。康帕內拉在一五九九年，因為被控傳播異端以及造反而被判死刑，但是後來因為假裝發瘋而逃過一劫[36]。而莎士比亞在故事中用愛德加作為例子，來表現所謂被附身所引起的發瘋，其實不過是裝瘋而已。這是一名被自己的私生子弟弟迫害，使得生活充滿恐懼又絕望無助的角色，用來保護自己的偽裝；但是在另一齣劇中，李爾王的精神疾病，則又有另外一個明確的解釋：這不是什麼超自然現象，而是完完全全有其生理的源頭。李爾王發瘋是一種自然現象！他的症狀一點一點地顯現出來，看似是因為受到寒冷天氣與暴風雨的吹襲，但其實是受到一連串心理上的重創而崩潰：被自己的兩個女兒背叛、最後了解到自己過去的愚昧與罪惡，以及小女兒柯蒂莉亞之死。「啊！天呀，別令我瘋狂，別令我瘋狂，」李爾王如此懇求著，「使我鎮定罷；我不願瘋狂！」但是觀眾其實都知道，李爾王已經發瘋了。或許，正是因為他的精神狀態，讓這位瘋子敢說出其他凡夫俗子所不敢說出的話。

## 戲劇的可能性

在莎士比亞的作品中，瘋癲一直是許多戲劇的主題之一，不管是悲劇還是喜劇都是。雖然在他的戲劇中，瘋癲在兩性身上占有不同的地位，也有不同的表現；不過這種將發瘋當成推動劇情發展的元素而重複使用的手法，莎十比亞跟他同時代前後的其他人，並無二致。當商業劇院在伊莉莎白女王政權晚期慢慢出現時，最早的一批劇作家就已經開始使用瘋癲，做為他們劇本裡面的一個創作元素。同時早在莎士比亞的劇本問世以前，其他的劇作家也曾經為了因應劇團想要吸引觀眾的需求，將發瘋的場景呈現在觀眾眼前。當然，莎士比亞比起他的前輩們，更是把這種可以推動劇情發展元素的影響力，發揮得淋漓盡致。他對瘋癲與人性有更深刻也更豐富的觀察，並且用戲劇展現在我們面前。不過，莎士比亞確實也是活在一個劇作家跟藝術家對瘋癲都比以前要更在意許多的年代。

在莎士比亞劇作問世的前幾個世代，橫跨整個歐洲的古典教育運動，讓世人對古希臘與羅馬的文學，有愈來愈廣泛的認識。當代人對古典文物的傾慕與熱情，與古典文化復活互為因果，同時也賦予了這個運動一個實至名歸的名稱：「文藝復興」。在義大利、法國、西班牙和英格蘭，影響當代戲劇最重要的古典文學，就是西元前三世紀末到二世紀左右普羅特斯的喜劇，以及寫於西元一世紀左右西尼卡的悲劇。十六世紀的歐洲作家所熟悉的是這些羅馬戲劇，而非更早以前的希臘戲劇。他們把這些戲劇翻譯成各地的方言，把它們當作寫作時的參考樣板：一開始在法國與義大利，非常死板地遵守這些寫作樣板，後來在西班牙跟英格蘭則開始出現比較自由（同時也比較成功）的表現[37]。

普羅特斯根據希臘的戲劇模型，用自己的喜劇來針砭時政，或是當時（羅馬共和）社會上對於外交事件的批評，比如羅馬在第二次布匿戰爭末期，與迦太基跟漢尼拔之間的衝突，或是與希臘剛開始進行的第二次馬其頓戰爭。普羅特斯大量使用常見的劇情跟角色，比如吹牛的士兵、聰明的奴隸，以及縱欲的老人等等，來取笑政治當局與權力中樞的自大與倒錯[38]。至於西尼卡，從他的戲劇名稱像是《阿伽門農》、《伊底帕斯》、《米蒂亞》、《赫丘力士之瘋》等等，更是清楚地顯示了，他的劇本靈感也都是來自希臘故事。不過他的故事則都是為了適應當時羅馬帝國時期的政治情勢，特別是在卡里古拉跟尼祿等皇帝掌權時代，改編而成的悲劇。那是一個充滿了邪惡、酷刑折磨、亂倫、陰謀與暴力謀殺的世界，這些東西毫不掩飾地不斷出現在西尼卡所講述的悲劇故事中。

在西尼卡的悲劇裡面，我們所看到的是暴力、狂怒、不加控制也控制不了的各種極端瘋狂行為，而這些瘋狂行為也在十六世紀英格蘭戲劇舞台上，被鉅細靡遺的描繪著，並且明顯受到觀眾的喜愛。比如西尼卡的《菲德拉》，脫胎自歐里庇得斯的《希波呂托斯》，不過遠比原著要更駭人聽聞、更加露骨地描寫那些炙熱的情感、亂倫的欲望、瘋狂的情緒與血腥的死亡。看看西尼卡的悲劇《賽斯提斯》裡面關於阿楚斯的情節。這個故事改編自古典神話，阿楚斯捉住自己弟弟的孩子，殺死他們，把他們烹煮成菜餚後，再送給他們的父親品嚐；接著，他病態似的窺視著賽斯提斯在享用這頓美食後，打個飽嗝。這樣的劇情簡直恐怖至極，而在舞台上所描繪的十足畸形、不道德的行為與嗜虐狂，更是挑戰著觀眾的情感極限，讓人難忘。在《赫丘力士之瘋》裡面，瘋狂則更是有過之而無不及：在舞台上，發了瘋的英雄用箭射穿自己一個兒子的脖子，並且把另外一個兒子逼到角落，然後

> 把他舉起瘋狂地旋轉著，一圈又一圈，
> 將他用力砸出去；他的頭重擊在石頭上，
> 滿室都噴滿了砸碎的腦漿。

而對自己的妻子，他則用一根棍棒殘暴地毆打，直到

> 她的骨頭碎盡
> 她的頭顱跟殘破的身軀分了家
> 分家了，離得遠遠的[39]。

受到古老羅馬悲劇的啟發，在十六世紀晚期的英格蘭，類似的主題也開始出現在復仇悲劇裡面。它們一開始只是作為劇情的補充，但是後來其程度很快地就超過了羅馬悲劇。這其中最早也最有影響力的應該是基德在一五八四到一五八九年間所寫的《西班牙悲劇》，又名《耶羅尼莫又瘋了》。劇中充滿一系列血腥的絞刑、刺殺或是自殺，甚至還有一個角色為了避免在酷刑折磨下洩漏任何話語，乾脆咬斷自己的舌頭。所有這些情節交織起來，讓諸多故事主角漸漸陷入瘋狂。

所有基德所寫過的，莎士比亞都可以寫得更好。在一五九四年問世的《泰特斯．安莊尼克斯》，就是一部充滿暴力的劇本，它是如此地恐怖，以至於在莎士比亞都過世了幾個世紀之後，還經常被認為難以搬上舞台，甚至儘管我們確知這部劇本的整部或部分，是出自莎士比亞之手，一般人對它的作

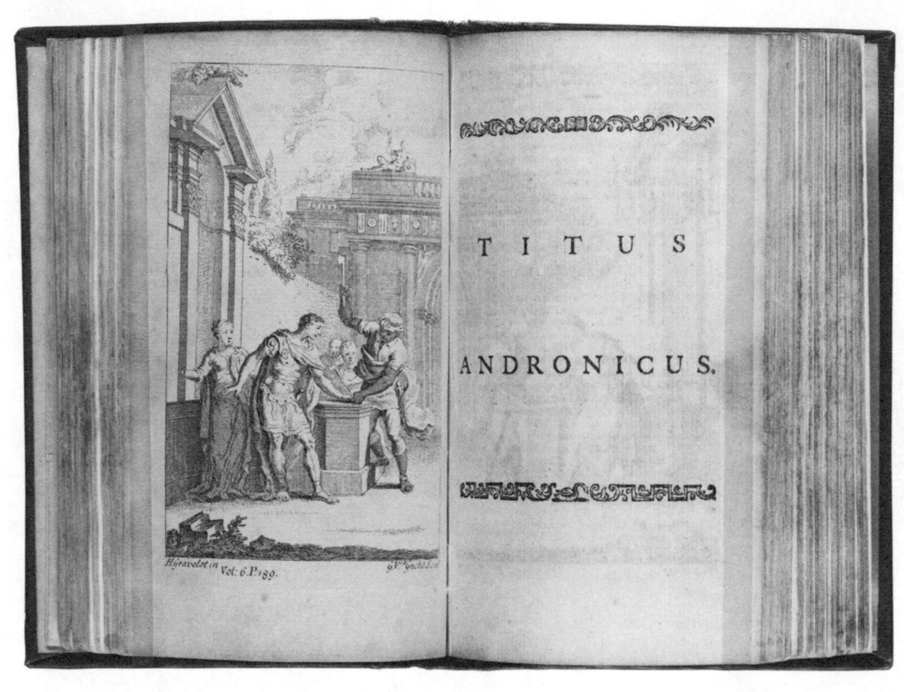


瘋狂世界中的瘋狂：泰特斯把自己的手掌砍下來，這只是莎士比亞這齣同名劇《泰特斯·安莊尼克斯》中，一系列看起來瘋狂劇情中的一段而已。

者還是抱持存疑的態度。這齣戲開始於將軍泰特斯凱旋而歸回到羅馬，命令兩個兒子殺死被俘虜的蠻族王子，也就是哥特女王塔摩拉的長子阿拉伯斯，以報復他的幾個兒子戰死在這場對塔摩拉的戰爭中。這兩位兒子出於享樂，欣然接受了這個命令。他們切下阿拉伯斯的四肢，肢解他的身體，燒掉他的殘骸。後來，泰特斯在某次爭吵中，刺死了自己另一個兒子，因為這個兒子竟然膽敢質疑父親的想法。不過塔摩拉女王後來嫁給了新任羅馬皇帝，而這個新皇帝的皇冠還是泰特斯幫他戴上的呢。不久後，塔摩拉剩下的兒子聯合起來，殺死了皇帝的弟弟，強暴了泰特斯的女兒拉文尼亞；甚至為了制止她洩漏祕密，還割斷她的舌頭，剁掉她的手掌。然後他們誣陷泰特斯的兩個兒子，說皇帝的弟弟就是被這兩人所殺。接著他們又設計泰特斯，要他切下自己的左手掌送給憤怒的皇帝，讓泰特斯誤信只要這樣做，就能讓自己不幸的兒子獲得赦免；可是後來泰特斯收到的卻是自己的斷掌和兩個兒子的頭顱。或許是因為瘋了，也或許是裝瘋（莎士比亞後來在《哈姆雷特》中，也重複使用這個橋段），泰特斯開始一系列復仇。他先慫恿塔摩拉，讓她留下兩個兒子在自己的官邸裡。泰特斯隨後馬上割斷他們的喉嚨，讓他們的血流入一個盆子裡，由他殘障的女兒拉文尼亞用剩下的雙臂抱著。

隨後，泰特斯準備了一場盛宴，並邀請塔摩拉跟皇帝前來。他在眾賓客面前，殺死自己被強暴又被截肢的女兒（因為她是「被強迫、被玷汙、被奪去貞操」的，為了避免受到更多的恥辱，她必須死），接著他開始進行那扭曲的復仇計畫：

> 在皇帝詢問塔摩拉的兩個兒子，現在身處何處時，泰特斯這樣說：「他們就在這裡，放在那個餡餅裡烤過了，」
>
> 「他們的母親已經吃得滿高興的，吃下了她自己親生的骨肉。」

在讓塔摩拉知道自己吃掉了親生骨肉後，泰特斯等了一會兒，久到讓她足以體會眼前的場景有多恐怖，然後才一刀刺向她的心臟。皇帝薩特奈諾斯也隨即回敬他一刀，將他殺死。這時泰特斯僅存的兩個兒子之一陸舍斯，則將整場騷亂帶到最高潮，他用自己的匕首刺殺了皇帝。此時，整個血腥的故事驟然進入尾聲（但到這裡還只演示了部分的恐怖而已）。陸舍斯在第一幕時，也曾經協助其他兄弟，殘殺了塔摩拉的長子，並肢解他。在殺了皇帝後，他自己登上王位，並且進行最後一步的復仇。這次的對象，是塔摩拉的祕密情人亞倫，同時也是所有邪惡陰謀背後真正的策劃者。他把亞倫帶到面前，宣告他的命運：

把他齊胸活埋，餓死他；讓他豎在那裡，大哭大鬧，為食物而吼叫；如果有人救濟他憐憫他，他就得死。

亞倫則這樣輕蔑地回應他：

我不是嬰孩，我不會用卑鄙的祈禱來懺悔我所做下的罪過。如果我能從心所欲，我還要做出一萬樁比以前做過的更惡的事；如果我一生中做過一件善事，我要衷心的後悔。

（此劇譯文採用梁實秋譯本）

在這琳琅滿目的血腥場景中，這條「溫暖的殷紅血河」中40，在這些堆疊的屍體之中，這些赤裸裸的強暴、截肢、餵食人肉展演中，在這座由冤冤相報所堆疊而成的納骨塔中，瘋癲就這樣登上舞台：不是那種不帶感情，比較保守的瘋癲，而是集一系列屠殺、暴力與墮落而成，在一個崩壞的世界裡的瘋癲。這是一個道德規範瓦解、人性被徹底撕碎的景象，為了娛樂觀眾，不止一位角色在劇中受盡痛苦。

這齣戲劇迅速爆紅，獲得商業上巨大的成功。舞台前只買得起一便士站票的販夫走卒們，明白表現出對故事情節的喜愛，占滿上層座位的上流階級們，則假裝他們是來聽詩的。不過半個世紀之後，漸漸開始出現了對這齣戲的批評，觀眾也覺得這齣戲中一系列的血腥恐怖情節，似乎太讓人反胃。這種反感的情緒持續了很久（除了少數例外），直到充滿了血腥事件的上個世紀，這齣戲才再一次復活了，劇中眾多如地獄般的可怕場景，彷彿又再度成為可被眾人接受的娛樂之一了。

在十六世紀晚期，一系列商業劇院開始在倫敦蔓延開來，它們大部分坐落於城市邊緣，而《西班牙悲劇》跟《泰特斯．安莊尼克斯》這類復仇悲劇，是劇院裡經常上演的戲碼。不久之後，舞台上漸漸開始演出許多其他類型的戲劇，而瘋癲的表現也開始有了更多讓人目不暇給的樣貌。莎士比亞跟同時代的劇作家們，為當時的觀眾製作了大量娛樂節目，像是喜劇、歷史劇、或是其他不同類型的戲劇，因為他們已經開始能夠欣賞形式比較複雜的娛樂節目了。

## 萬種瘋癲

當劇作家開始創作不同類型的戲劇時，「瘋癲」也開始成為劇中固定的橋段，而且不只用老套的方式表現。老套的瘋狂是用咆哮、口吐白沫、轉動眼珠，以及暴力的言語與行為來代表。新式的瘋狂則有更多不同的表現方式和形形色色的瘋子，可以被當作娛樂元素或是喜劇題材，可以用來釋放或製造戲劇張力，以推動劇情發展。在詹姆士一世統治的英國社會中，其實很少有瘋子被鍊在瘋人院中，只除了那間狹小、搖搖欲墜的慈善醫院「瘋人院醫院」，還有少數病人住在裡面以外。沒有什麼資料顯示，當時還有其他專門用來監禁瘋子的場所。不過儘管如此，在十七世紀早期的數十年間，瘋人院的場景，或者應該直接說倫敦瘋人院醫院的場景，以及圍繞著它的主題，還是經常出現在戲劇劇本中。

有些時候，這些瘋子角色看起來相當造作，跟當下的劇情發展好像沒什麼關聯。比如說在密多頓於一六二二年所寫的《變調兒》中，就有一整個支線情節，講述一群被關在阿里比烏斯瘋人院中的病人的故事。這座瘋人院很明顯就是以倫敦的瘋人院醫院為藍本。在這部戲裡面，關於瘋子的場景完全岔題，是一場跟主線悲劇幾乎沒有什麼關聯的串場表演，是為了表演一場大家愛看的華麗瘋人團體舞而已。而佛萊徹在一六二一年所寫的《朝聖者》中，也有一段情節講到女主角跟她父親，都被監禁在一間精神病院裡面。雖然這樣一來，讓這段劇情跟主線好像比較有點關係，但是到頭來，它仍只是一段串場搞笑的片段而已。他們在這所瘋人院裡所遇到的角色，包括一個女人，「淫蕩的樣子……宛如一隻母貓」，還有一位嚴肅的年輕學者，乍看之下頗為正常，正好要被釋放了。但是當有人偶爾提到天氣時，他忽然間就又發瘋了，「我站在海豚的背上，」他對眾人這樣說道，「我會讓萬物震動，因為我就是海神涅普頓。」過了一會兒，他又命令道：「我的海中神駒何在？我要呼喚北風，撞他個屁滾尿流。」

因為這些俏皮話相當受到觀眾的歡迎，也鼓勵了作家不斷地把它們搬上舞台。不過瘋癲也開始被用在其他比較嚴肅的題材上。借用一樣的諷刺功能，瘋子可以用來戳破虛偽做作的事物，或是發出對社會不滿的不平之鳴。清教徒就是一個很明顯的攻擊目標，他們是一群讓人掃興的人：他們討厭戲院，也厭惡所有一切戲劇所代表的事物。在戴克爾一六〇四年的劇作《從良的妓女》裡面，有位清潔工或許是第一個對此開砲的人。他說清教徒們「是一群沒救的人，最好他們可以把教堂的鐘塔拉彎，然後把自己吊死在鐘繩上[41]」。而當談到瘋子與正常人之間的界線，多麼微妙難分時，他強烈地說道：「怎麼可能？……因為如果所有的瘋子……都到這裡來的話，那城裡面大概剩不到十人了吧！」同樣的哏也被莎士比亞拿去再利用。在《哈姆雷特》劇中，哈姆雷特問一位不知道他真實身分的掘墓人（而另外一位認得哈姆雷特是王子的掘墓人，則被打發走了）：「他（哈姆雷特）為什麼被送至英格蘭？」掘墓人很快地回答這個問題：「就是因為他瘋了；在那兒，他能恢復他的理智，假使他無法如此的話，那也沒啥關係。」哈姆雷特問：「為什麼？」小丑回答：「在那兒，無人會注意到他，那邊的人都和他一般的瘋。」（《哈姆雷特》譯文採用朱生豪譯本）

莎士比亞跟他同時代的劇作家一樣，都很擅長在自己的悲劇中，刻意穿插輕鬆幽默的情節來調和；或是在喜劇中，借用瘋子來表演跟影射，有時開一些具有重要意義的玩笑。在這些劇中，我們也可以看到他們如何取笑（或是散播）當時對於瘋子的刻板印象與其治療手段。在《皆大歡喜》（著於一五九九到一六〇〇年間）中，他告訴我們：「愛情不過是一種瘋狂；我對你說，有了愛情的人，應該像對待一個瘋子一樣，把他關在黑屋子裡面用鞭子抽一頓。那麼為什麼他們不用這種處罰的方法來醫治愛情呢？因為那種瘋病極其平常，就是拿鞭子的人也在戀愛哩。」另一位作家薛力在他的作品《籠中鳥》（一六三三年）中，談到瘋人院時說：「是一間用鞭子矯治我們，讓人恢復正常的房子。」馬斯頓在他的劇作《隨心所欲》（一六〇一年）中，也有一段這樣命令道：「關上窗戶，讓房間變暗，拿鞭子來！這人瘋了，他在胡扯八道，跟白癡一樣，瘋頭瘋腦的。」

不過莎士比亞的特別處，在於他看見了瘋癲的豐富性以及潛在的成因。當時對瘋癲的熱門解釋，是魔法或是神明發怒等超自然的原因，而莎士比亞卻特別強調自然（而非超自然）的病因，以打破當時普遍的成見。他認為干擾自然規律的行為，特別是刺激情緒的事情，對於身體健康來說極為危險，不管是對生理方面還是對心理方面都一樣。以馬克白夫人的夢遊症為例，她彷彿再次經歷了刺死國王鄧肯時的夢魘：

> 去，該死的血跡！去吧！……可是誰想得到這老頭兒會有這麼多血？……這兒還是有一股血腥氣；所有阿拉伯的香料都不能叫這隻小手變得香一點。

一開始，馬克白夫人充滿了奪權的狼子野心，至少比起她那猶豫不決的先生來說，要堅定多了；但是最終還是因為忘不掉親眼目睹殺人時的血腥恐怖，而精神崩潰發瘋了。「這種病我沒有法子醫治，」醫生在暗處如此說道，「她需要教士的訓誨甚於醫生的診視。」

另外一個比較可悲的角色，則是《哈姆雷特》裡面的歐菲莉亞，她是因為受到哈姆雷特殘酷無情地對待，才發瘋的。哈姆雷特對她冷嘲熱諷極盡揶揄之能事；起先裝作愛上她，隨後又背叛了她，將她拋棄；最後更殺了她的父親。她的理智因此而混亂崩潰。自身不幸的遭遇跟親人的死去，讓她「已失去了理智。對她來說，我們只不過是一些幻影、禽獸而已」，在她眼中旁人只是徒具人形而已。我們怎麼看出她漸漸發瘋了呢？這位原本純潔天真的少女，再次出現在舞台上時，卻唱著猥瑣的歌曲。她講的話前言不接後語，讓人摸不著頭腦。接著，她就再也沒有出現過了。後來觀眾才知道，她曾徘徊在河岸邊，企圖攀爬上一株楊柳樹，接著她就：

> 與花一併落入那止在低泣的小溪中，她的衣裳飄散在水面上。
> 有段時間，她的衣裳使她向人魚般的飄浮起來，……
> 當她的衣裳被溪水浸透之後，這位可憐的姑娘，
> 就在婉轉的歌聲中被捲入泥濘中。

發瘋之後，她再也不像以前那樣，在周圍的男人們面前表現恭順，她搔首弄姿（至少是在言語中）；最後，她終於逃出命運的束縛，只不過，這是用她的生命所換來的（見彩圖17）。

至於哈姆雷特本人，從當代的觀點來看，他本來是一般人所熟知的主人翁角色，不過現在看法卻改變了。他猶豫不決，斷事不明，而且個性不穩定。他的個性是標準的模稜兩可，無法在「生存或毀滅」（to be or not to be）中作抉擇，無法決定「要做」還是要阻止那股「要做的衝動」。世世代代以來，哈姆雷特一直都是爭議的化身，到底我們要如何在發瘋與正常之間，畫出區隔的界線呢？哈姆雷特是真瘋還是裝瘋呢？在戲中，哈姆雷特這樣告訴我們：「我只是在吹西北風時發瘋。吹南風時，我是能分辨錘子跟鋸子的。」然而在劇中，卻有許多其他地方表現的不是這麼一回事，比如他憂鬱內省的個性、對自殺的深刻思考，以及他在許多地方不適宜與不近人情的情緒表露，特別是對於歐菲莉亞之死，或是其他事情上面。

這些躍然於舞台上的瘋癲表現，最值得注意的特徵之一，就是原則上，這些行為可能出現在任何一個人身上。當大家在爭辯哈姆雷特的精神狀態，是否正常時，我們發現，不同階級的觀眾，根據他們身負著不一樣的文化期待，對於「一模一樣」的舞台表現，有著截然不同的看法。而文學以及其他

相關藝術，很喜歡挪用這種對於瘋癲的描繪方式。另外也不要忘記，在那個年代，劇院吸引了為數眾多、形形色色的觀眾。在倫敦市內的某些劇場裡，有時候會擠入多達三千多名來自社會各階層的觀眾來看戲；雖然某些劇團只從事私人表演，專門服務貴族客戶，但是更多劇團卻選在城外的公共劇院表演，像是柯敦劇院（譯注：一般常譯為帷幕劇院 the Curtain，但實際上該劇院的名稱來自於當地地名 Curtain Close，跟帷幕並沒有關係）、環球劇院、玫瑰劇院以及天鵝劇院。在這種情況下，對於各式各樣劇本的需求大增，穩定存在而專門負責表演的職業劇團也應運而生，像是宮務大臣劇團（也就是所謂的莎士比亞劇團）。這樣一來，一般的平民百姓也跟貴族和有錢人一樣，有更多機會接觸到在舞台上所表演的瘋癲。

## 小說與寓言

戲劇並不是在十六世紀唯一時興起來，呈現與討論瘋子的藝術形式。當時大街小巷傳唱的民謠歌詞裡，或是被散布的海報傳單上面，也經常以瘋癲作為主題。除此之外，還有其他更為精緻的文學形式，來描繪瘋癲的樣貌，用來取悅並啟發當時的知識份子。比如說，義大利詩人亞力歐斯多所著的傑作史詩《瘋狂奧蘭多》，詩中描述發瘋的羅蘭，除了義大利原文版本以外，更有眾多其他語言的翻譯版本，廣泛流傳在當時的歐洲，並對其他作家影響深遠。本詩最早在一五一六年，出版於義大利的費拉拉，故事裡面精采地結合了羅蘭浪漫的騎士道精神、亞瑟王傳說，還加上了希臘神話的赫丘力士，以及他發瘋的故事。

奧蘭多暫時性的發瘋，只是這個浪漫故事的眾多鋪陳之一，但是在亞力歐斯多對這個角色的描繪下，奧蘭多因為追求異族公主安潔莉嘉不成，結果變得瘋狂，這個事件不僅成為整首詩的標題，也框限了詩的中心段落，同時更成為詩中最活潑生動的數個段落。《瘋狂奧蘭多》（*Orlando Furioso*）裡面的 *Furioso* 這個字，在義大利文中的意思，就是「發瘋的」、「憤怒的」以及「瘋狂」的意思，同時也讓人想起英文的狂怒（fury），以及希臘神話中的復仇三女神，專司懲罰人類的罪行[42]。因為安潔莉嘉飛走，奧蘭多因此而發瘋，他「卸下武裝赤身露體地四處遊蕩」。而他的瘋癲所帶來的威脅，讓「他所經過的國度都為之震動」，他靠近的地方，眾人都紛紛走避。

> 任何被他抓到的，都會學到慘痛的教訓，
> 當瘋人靠近時，一定要保持冷漠不靠近……
> 其中一人被他抓住腳踝，他的頭被抓去撞其他人的腦袋。

他發起瘋來的時候，所展現的是不分青紅皂白又破壞力極強的暴力；這種狂暴的樣子，跟復仇悲劇中所描述的兇猛殘忍，簡直如出一轍。因此，英格蘭劇作家格林（一五五八到一五九二年）就曾經將此詩改編成為劇作，於一五九一年登上倫敦的舞台，並在其後還連續演出了好幾年。《瘋狂奧蘭多》還曾出現在另一個影響力更為深遠的瘋子故事中，那就是十七世紀時，由塞萬提斯所寫的《唐吉訶德》裡面。當然這是因為塞萬提斯所講的故事，又讓我們回想起羅蘭以及騎士精神還流行的年代，畢竟故事中的主角吉哈諾，就是因為太過著迷於騎士道，讀了太多講述騎士故事的書籍，最後竟然因

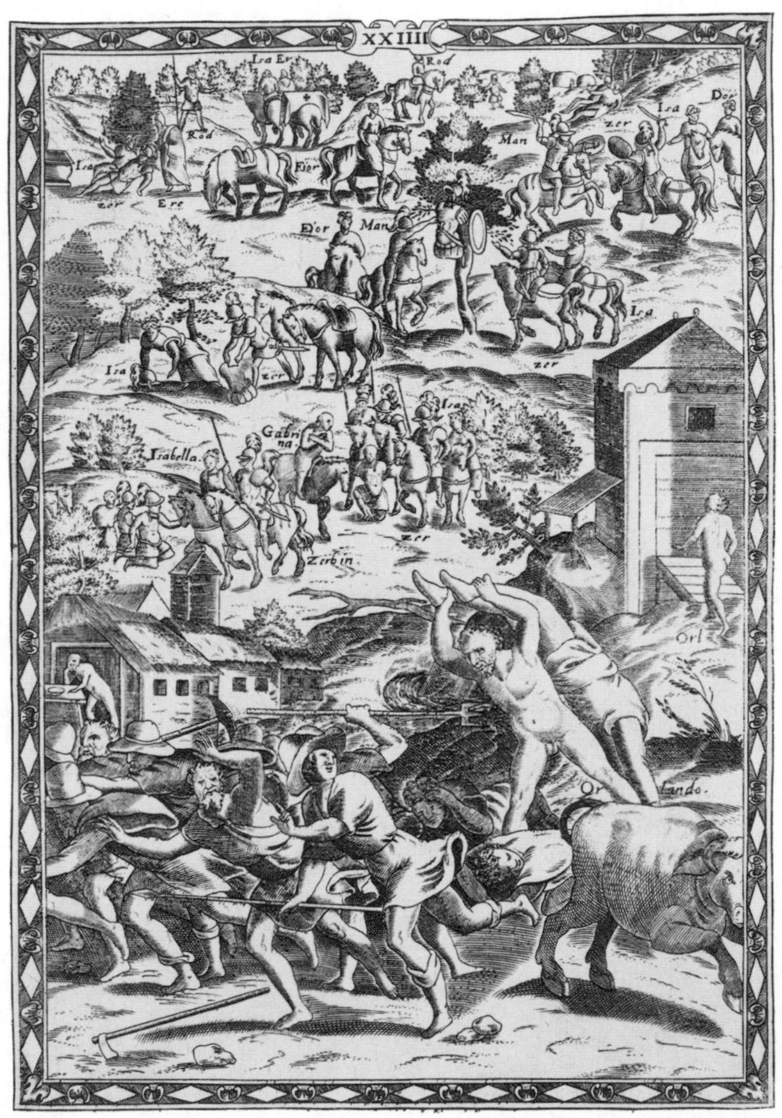


奧蘭多因為得不到安潔莉嘉公主的愛，結果發瘋了。他赤身露體地走遍全國，摧毀一切遇見的人事物。他把一具屍體當作棍棒，狂暴地去打那些逃跑的人。

此發瘋，還把自己打扮成一位遊俠騎士，自稱唐吉訶德。此外，在這個故事裡面，當主人翁四處進行英雄式遊蕩流浪時，也不時會詳盡提及《瘋狂奧蘭多》裡面的種種情節。

不過唐吉訶德的瘋病，雖然也有打鬥跟受傷，但是所表現出來的形式，跟奧蘭多那種災難式的狂暴行為，卻是相當地不同。最重要的是，唐吉訶德的瘋癲愚蠢，是荒謬卻不嚇人的。這個人毫無疑問是個瘋子，他會幻想，無可救藥地沉溺在自己所著迷的世界中，很明顯與周遭真實世界裡的常識完全失去聯繫。他第一次出擊，身著一副老舊鏽蝕的盔甲，進入一間他誤以為是城堡的小旅館，然後祈求旅館主人（他認為是城堡的君主）封他為騎士。旅館主人拒絕了這個請求，但是當唐吉訶德在第二天早晨，因故跟一群趕驢腳夫打了起來後，旅館老闆就後悔了，他決定馬上封唐吉訶德為騎士，打發掉這個人。從那之後，我們這位遊俠騎士先生，就像一個被附身的人一樣。在他這趟假英雄之旅途中所遇到的人，不是對他報以嘲笑，就是罵他瘋子，不然就是攻擊他。故事裡還有幾件眾所周知的事，像是他將一座風車磨坊當作一位巨人，進而對它發起衝鋒；或是將一群綿羊當作敵人的軍隊，攻擊並屠殺牠們：「唐吉訶德衝進羊群，開始刺殺羊。他殺得很英勇，似乎真的是在誅戮不共戴天的敵人。」

羊群被攻擊後，那些牧羊人當然都氣炸了，不可能就這樣袖手旁觀。他們用石頭砸他，把他從馬鞍上砸了下來，而受傷流血。這樣一來，唐吉訶德有恢復正常嗎？完全沒有。當忠心的跟班桑喬走過來，告訴唐吉訶德，他剛剛所攻擊的只是一群可憐的動物；同時還指出，那些散落在戰場上的屍體，是綿羊而不是人類。唐吉訶德聽到之後，用瘋子那顛撲不破的邏輯反駁道：外表是不可信的。唐吉訶德說，他原本奮戰的對象的的確確是士兵沒錯，但是「剛才害我的那惡棍估計我會打勝，很嫉妒，就把敵軍變成了羊群[43]」。

透過唐吉訶德，我們知道，瘋子是理性與經驗都無法改變的，因此，即使他經歷過一次又一次的試煉與苦難，既是個悲劇人物卻也是名丑角，瘋癲的狀態卻從來沒有變過。他的一生充滿了幻覺與妄想，結合得如此緊密，以至於到後來，當他終於恢復正常時（在該小說下集的結尾部分。下集出版的時間，比起充滿神奇歷險的上集，要晚了十年），當幻覺與妄想離他而去後，他也隨即死亡。

主角雖死，小說卻長存下來了。小說上集大約在一六一一年被翻成英文，然後很快地全歐洲都開始出現了各式各樣的版本。若說唐吉訶德創造了一種新的文學類型，應該不會有人反對。而且這個文學類型，是根基於瘋狂之上，這個文學所描述的世界，其外觀跟事物亂成一片混沌；而這正是它最強大的力量，刺激了當時以及其後數個世紀，所有藝術家把小說中那些用文字描述、引人入勝的畫面，轉換成其他的藝術形式，像是繪畫與素描。剛開始的時候，只有一些版本的小說中，隨頁附上素描插畫。不過在其後的幾個世紀中，其他知名藝術家如多雷、杜米埃（見彩圖16）、達利以及畢卡索等人也相繼投入他們無與倫比的想像力，試著將塞萬提斯的文學作品轉換成歷久彌新的影像。

## 瘋癲與藝術

在文藝復興時期，藝術的發展由義大利的貴族豪宅先開始，後來蔓延到全歐洲的上流階級。在這些皇室跟貴族老闆的贊助下，藝術發展得欣欣向榮；從十五世紀到十七世紀之間，我們可以見到各項藝術都有快速與驚人的進步與創新。天主教國家的教會為了尋求更新、更華麗的祭壇裝飾繪畫，也成為視覺藝術最有力的贊助者之一。同時，印刷科技的進步，特別是雕版技術的改善，讓藝術品可以被大量複製，得以傳播給更廣大的群眾觀賞。不過繪畫跟雕刻或是建築藝術的發展畢竟不太一樣，其中最重要的原因是，一直要等到十八世紀，我們才重新發掘出羅馬時期的繪畫，所以文藝復興時期的畫家無法直接臨摹古典時期的畫作。雖然那時候，我們已經知道了羅馬時期的馬賽克拼貼畫，並且這些拼貼畫作，對於認識古希臘及羅馬神話人物的形象來說，也是非常重要的資料來源；但是馬賽克拼貼畫對於繪畫這種藝術媒介來說，卻不是那麼容易當作直接臨摹的素材。所以，儘管古典時期的神話故事，在當時已經是一個廣為人知的主題，但是這些人物形象，卻是以非常嶄新的面貌呈現於世人面前，而那些自稱是「回歸古典時期根源」的藝術家們所畫出來的東西，其實跟古典時期一點關係也沒有。雖然他們的作品，確實是受到古希臘與羅馬神話的啟發，不過要用何種藝術形式表現出來，則是靠想像力的跳躍，以及隨著中世紀到文藝復興時期一系列不同的技術革新，而有所不同[44]。

當時有許多不同的視覺符號與象徵來代表瘋癲。有些符號改編自中世紀藝術作品中，對地獄與最後審判的描寫；在那些作品裡面，罪人們即將被丟入無盡深淵時，絕望無助的景象，現在被用來描繪那些承受著難以言喻損失、受苦受難的人。在瘋人院醫院裡面的病人，除了以兇殘咬人的特徵表現外，還要加上四肢扭曲緊繃以及怒眼圓睜。瘋子經常出現在畫中，他們衣不蔽體，或者乾脆就恬不知恥地赤身露體；這種毫無文明可言的穿著，代表的就是這些瘋子與文明社會的距離，以及他們瘋癲的程度。法蘭德斯藝術家薩佛瑞在一六七三年所做的陶土塑像「兩個瘋人」（見彩圖21），就是個很好的例子：那個坐著被鍊住的雕像，一邊嚼著自己的鬍子，一邊拉扯著自己的衣服；而後面被遮住一半的人呢，則是倒在地上，雙腳扭曲雙眼翻白，口中還叫喊詛咒著，他的肌肉緊繃、頭髮亂如雜草，全身則像個剛出世的傢伙一樣赤身露體，沒穿衣服。這些病人幾乎都會被畫成一種狂怒到失去理智的樣子：翻白眼、蓬頭垢面、拉扯自己的頭髮、身體被鐵鍊拴著，各種動作像是在展演著各式騷亂似的。這些扭動的身軀，做出各種奇怪的姿勢，清楚地告訴我們，這些身體的主人已經完全失控。他們經常看起來像是處於爆發邊緣，隨時準備使用暴力；他們的臉孔因為憤怒而腫脹，揮動手中武器，給人十足的威脅感。荷蘭畫家老布勒哲爾在約一五六二年，曾畫過一幅油畫《瘋狂的梅格》（又名《瘋狂的葛瑞特》），畫中有一名發瘋的女人，手持一把寶劍，快步通過地獄般的場景（或許就是地獄之門，又或許是把犯了憤怒、暴食、貪婪、色欲等等重大死罪後的下場，用寓意的方式呈現出來）；這個女人嘴巴微張、衣著凌亂、頭髮散亂糾結，手中提了一個籃子，裡面裝滿了隨意抓取來的戰利品，同時對周圍的一切怪異事物，又表現得毫不在意。這幅畫看起來，就像是世界末日的景象，或者該說，是一個超現實的瘋狂世界（見五〇四頁）[45]。

其他的繪畫跟素描，還會呈現出瘋子對禮節這類東西，有著難以理解的蔑視態度，比如他們會吐口水、嘔吐，甚或是當眾便溺。這些人的臉色慍怒，張嘴吐舌，有些被剃光頭，有些人則是毛髮直立。這類型畫作中最有名、流傳最廣的一幅，出現在十八世紀早期英國作家斯威夫特所寫的《桶的故事》一書中。這幅版畫是蘭斯在一七一〇年所製作，畫中描繪的是倫敦瘋人院醫院裡面一間病房的情景。細看之下，可以看到病房裡面的各種細節，像是鋪著茅草的地板，裝了鐵窗的窗戶等等。在近景的地方，有一名近乎全裸的瘋子，手裡拿著一個盆子，正把盆中的東西潑向窗邊的窺視者，這樣的畫面讓觀者都不由自主地想要往後退。至於其他攻擊性比較沒那麼強的瘋子，像是憂鬱症病人，往往看起來疲乏被動、沉默寡言，病人常常都是坐在地上，有著近乎癡呆的表情；他們的膚色偏暗，暗指有黑色膽汁在皮膚下面流通蔓延；這種特徵在丟勒於一五一四年製作的版畫〈憂鬱症之一〉裡面，可以

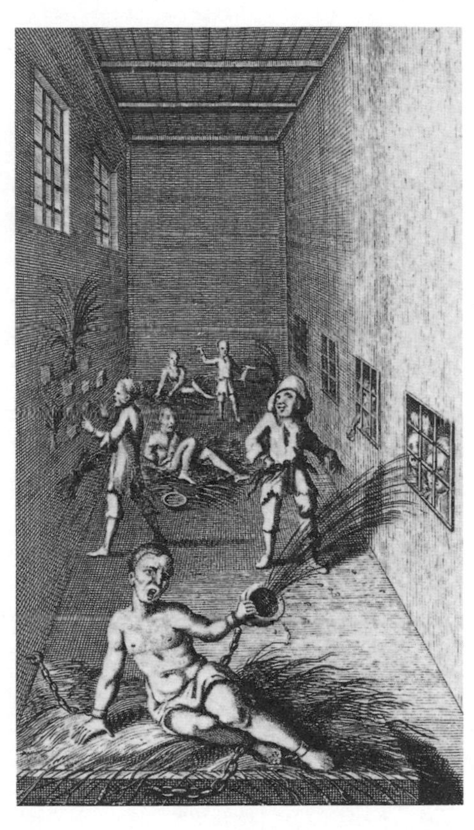

這是蘭斯在一七一〇年為斯威夫特的《桶的故事》一書，所繪製的瘋人院醫院場景。在畫面前方，一位被鐵鍊拴住又赤身露體的病人，因為不悅參觀者對病房的窺視取樂，正將手中盆子裡的東西，潑向這些偷窺者，也就是你。

看得非常清楚。憂鬱症病人經常擺出垂頭喪氣樣子，身體極端憔悴畏縮，在在顯示出他們所承受的痛苦與壓力。

藝術家也把許多古典時期的故事場景，用新的視覺形式表現。比如說，畫家魯本斯就曾經畫過索福克里斯的悲劇《鐵流士》中的一個場景。他所畫的是色雷斯國王鐵流士的妻子，為了報復丈夫的惡行，於是讓他在不知情的情況下，吃掉自己親生兒子伊第斯的肉；之後，妻子將兒子的頭顱拿給丈夫看的畫面。其他藝術家也用寓言的方式，製造出各式各樣的瘋子形象，這些作品大致上都表現出瘋癲是模糊的、如同縈繞不去的幻影，或者是在文明所能觸及最遠的邊緣處，讓人看不清的模樣。在中世紀末、文藝復興初期，荷蘭畫家波希所畫的《愚人船》，將瘋子們描繪成某群發瘋的人形貨物，被塞在一艘小船上，若即若離地飄離他們原本在社會中的泊地（見彩圖3），就非常強而有力地呈現出這樣的印象。德國的神學家及人道主義者布朗特（一四五七到一五二一年），曾在一四九四年為文描述說，這些人就像是乘坐一艘漂流的船，浮在萊茵河上，或是飄盪在暴風雨吹襲的海上，宛如一群迷惘的朝聖者，一再反覆地四處搜尋自己失去的理智。布朗特在書中展示了多幅木刻版畫，其中有約三分之二是由丟勒所製作，這也是丟勒生涯中，首宗大筆委託案[46]。這些作品讓人印象深刻，表現手法後來一再被其他藝術家利用，以至於在六個世紀之後，連知名的法國哲學家兼歷史學家傅柯（一九二六到一九八四年），都曾因此下過一個完全錯誤的結論。傅柯認為這些生動鮮明的作品所描述的是真實存在的事件，而不僅只是某些藝術家的想像。他認為這種船一定源自於一系列早期文學作品，像是「淑女船」、「王公貴族之舟」或是「健康之船」等，當然還有「愚人船」。但是傅柯堅持只有愚人船「真正存在過」，所以當時歐洲許多大城市，必定「經常看見愚人船駛入」[47]。然而事實是，這些船只存在藝術家的作品中，從來不曾真正存在過。

## 愚人與愚蠢

荷蘭學者伊拉斯謨斯（一四六六到一五三六年）在一五〇九年所寫的《愚人頌》，主題是遍布各階層形形色色的愚人，從教宗跟王公貴族，到窮人與販夫走卒都是；本書開始於一位穿著像弄臣一樣的婦人，高聲讚頌著自己。這本書也是文藝復興時期人文主義非常重要的一部代表性作品。雖然本書的書名是「愚人頌」，但是伊拉斯謨斯的目的並非探討各式各樣的瘋癲。相反的，他認為愚蠢是面鏡子，反映出人類道德的缺陷之處，而不該被正常人當作精神失常。同時伊拉斯謨斯也認為，愚人未必如他同時代的人所認為的，全然是件壞事，他這種看法，徹底顛覆了愚人的意義。他曾經宣稱說，最好及真正的愚人，是基督的愚人。在這種意義之上，某些基督教人文主義者試圖將愚蠢、瘋狂及神祕聯繫在一起，並指出應該以不同的角度看待某類的愚人。

伊拉斯謨斯的眾多肖像中最有名的一幅，大概是德國畫家小霍爾班所畫的。小霍爾班後來成為英王亨利八世御前最有名的畫家，留下了多幅國王以及他身邊朝臣的畫像。這些人物中，以摩爾跟克倫威爾最為知名。另一件比較不為人知的事，則是在伊拉斯謨斯完成他的《愚人頌》十幾年以後，小霍爾班也畫出了他對愚人的看法，放在一系列九十四張《舊約聖經歷史圖畫》之中。這些木刻版畫代表了小霍爾班對舊約聖經的詮釋企圖，它們完成的時候，正是歐洲宗教暴力衝突最嚴重的十年。在《聖經》詩篇第五十二篇的插圖中，他用了許多典型的刻板印象元素來詮釋一名愚人。這個愚人（或者是個瘋子）的衣衫襤褸，僅勉強可以稍微遮住身體，後面跟了一群小孩輕蔑地嘲笑他。他的腳上少了一隻鞋，頭上本應帶著伊拉斯謨斯時代的人最喜歡的小丑帽，不過在本來應該是帽尖的地方，卻插了一撮羽毛。這個人的腋下還夾了兩樣木製品，看起來像兩根棍子，一邊一根。這些贅物裝備後來也被其他藝術家拿來使用，成為代表瘋癲的象徵符號。小霍爾班畫中的愚人就這樣半張著嘴，心不在焉地慢慢走著，沒有人知道他的目的地在哪裡。

伊拉斯謨斯的作品應該是在一五〇九年用很短的時間寫成於英格蘭，當時他正在友人摩爾家作客，等待自己的書運到。雖然在一五一一年的巴黎，已經可以在市面上見到該書的印刷品，但是作者真正授權出版的版本要等到隔年才真正問世。伊拉斯謨斯在世的時候，該書再版了三十六次，拉丁文原著陸續被翻譯成德文、法文等版本，英文譯本首次於一五四九年問世。這本書對後世的影響之巨大，應該會讓作者大吃一驚，因為原本伊拉斯謨斯寫這本書的動機，僅僅只是為了娛樂摩爾以及其他友人的（它的拉丁文書名是《Moriae Encomium》，意思應該是《摩爾頌》，是拿摩爾的名字來開玩笑，其實當中隱含了伊拉斯謨斯嚴肅的本意）。

身為文藝復興早期最偉大的人文主義思想家，伊拉斯謨斯投入畢生時間，去編輯古希臘與拉丁文權威版本的新約聖經，他努力修改這些早期拉丁文版本中，有缺陷的章節；幫基督教的教義增加注釋；還有培養當代人對古典文獻的品味與豐富性。儘管他曾經猛烈批評天主教教會，但是這並不影響他對天主教的虔誠信仰，同時他對新教徒所主張的宗教改革，像是與他同時代的馬丁．路德等人，也持堅決反對的立場，不管是從神學上面的見解，或是他們與羅馬教廷的決裂，伊拉斯謨斯都非常不認同。他認為新教徒的作為是一種叛教的行為，只會帶來混亂與暴力，同時會摧毀他所珍惜的傳統價值。雖然我們一般都把伊拉斯謨斯視為早期主張宗教寬容的人物之一，但是在當時，他不但與新教的馬丁．路德交惡，也因為一邊持續獻身於天主教教會，一邊卻主張教會應該立即改革，結果死後也受到教廷的譴責。教宗保祿四世將他所有的著作都列在**禁書目錄**中，其他反宗教改革的領導人物，也認為他是造成新教徒興起這個宗教「悲劇」的主要推手之一，他們認為，伊拉斯謨斯一方面對於馬丁．路德的譴責不夠強烈，另一方面他對天主教的諸多批判性文章，也削弱了天主教教會的正當性。

不過隨著時間過去，伊拉斯謨斯的影響力並沒有因為雙方的批評而減弱。他的學識、機敏嘲諷，以及強調理性與節制的價值，和對生命的人道見解，最終為他帶來許多追隨者。伊拉斯謨斯引起了許多同代人最深的敵意，但卻博得後代人的崇拜的事實，完完全全展現在他的《愚人頌》之中。在這本散文書中，他穿插使用嘲諷與自相矛盾的事物，用辛辣的諷刺來攻擊權貴、宗教與世俗之人。王公貴族與教宗，教士及神學家這些人，一面自詡為飽學之士，一方面卻不可理喻又無知；他們在迷信上面所表現出來的愚蠢（如書中所言：「荒謬之行為是如此愚蠢，以至於連我（愚人如此說道）都要為他們感到羞恥了（此書譯文採許崇信譯本）」[48]），都被大大地嘲諷了一番，時而文雅，時而粗野。伊拉斯謨斯尖酸地嘲笑著世人的道德缺陷，不管他們是誰或是身分為何，他都無所忌憚地揭露他們的愚蠢。那些原本還在嘲笑別人怪僻的人很快就開始後悔，因為他們發現愚人的視角，現在竟然可以被放到離他們生活如此貼近的主題上；一般人非常容易接受假象、自我欺騙，或是諂媚阿諛之類的可笑行為，現在都被人細細觀察。伊拉斯謨斯相當蔑視迷信的行為，並且強力譴責那些企圖購買救贖的信徒，以及那些兜售贖罪券的教會人士[49]。他對於膜拜聖人的行為，以及那些疾病在聖人墓前被奇蹟似地治癒之類的故事，也都相當不屑[50]。在書中，他一再用瘋癲比喻道德上的缺陷，以警醒讀者不要忘記對自身的檢視。

甚至連伊拉斯謨斯自己，都沒有辦法在這樣的嚴厲批評中全身而退。在他預先回給摩爾的信中，講到「關於這本書內容太過尖刻的批評，並不屬實……它應該被視為審慎明智及富教育意義的諷刺。除此之外，也請幫我注意一下，我對自己又指控了多少件事呢？[51]」總之，「愚蠢」是這個世界必須要去接受的一種幻影，唯有如此才能將這滾滾紅塵苦海，變得歡樂一些，也讓那些貪腐殘暴的統治者能欺矇自己的良心，接受自己的惡行。「愚蠢」對於「商人、士兵或法官之流」的生存來說，是基本

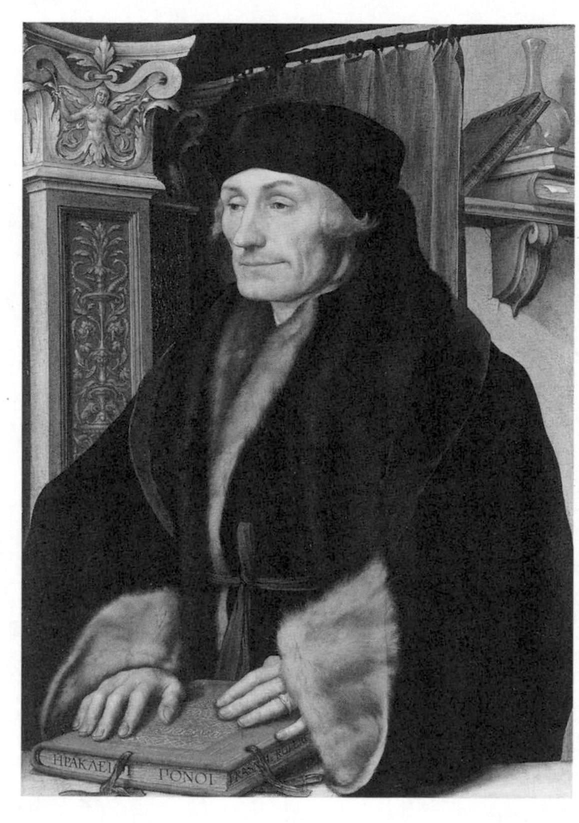


小霍爾班所繪的伊拉斯謨斯（一五二三年），畫中伊拉斯謨斯顯露出十足的學者模樣，雙手放在書上，而其他書則放在他身後的書架上。

之事，「這些人認為，只消從自己貪婪的掠奪成果中拿出一塊硬幣，丟入眾人共有的籃子裡，他一生如滿池汙水般的罪孽，就會立刻化為烏有。這些人認為，他們一切的罪行像是虛偽、欲望、爛醉、爭執、謀殺、欺騙、不忠、背叛等等都會像還債一樣，用這種方式償還結清，然後他們又可以重新享受另一輪充滿罪孽的歡愉。[52]」

這樣一來，基督徒似乎是所有愚人中最笨的那一群[53]。是愚昧，讓他們甘願放棄今世的幸福快樂，去遙望來世的遠景。在這裡，他附和了使徒保羅說過的一段話：「我們為基督的緣故是愚拙的」，認為甚至連救世主自身也難免愚拙，因為「基督儘管是上帝智慧的體現，也讓自己顯得有點像愚人，目的是要對人的愚蠢助以一臂之力，所以它呈現出人的本性，看上去具有人的形式；正如他讓自己成為罪人，才得以為眾罪人贖罪那樣。基督也不希望眾罪人用其他方式贖罪，他希望用的只是十字架這種愚拙之舉……[54]」然後愚人這樣下了結論：「一言以蔽之，基督教與愚昧有著某種血緣關係，但與聰明毫不沾邊。[55]」或許，虔誠的人跟蠢人之間確實沒有太多的差別。這樣的議題可能會讓人想起柏拉圖跟蘇格拉底，伊拉斯謨斯應該也很清楚，這兩位哲人很久以前，也曾經對某些瘋子提出類似而偏正面的看法[56]。

確實，在伊拉斯謨斯的文中，處處可見柏拉圖哲學的痕跡。比如說，他引用美男子阿爾奇畢亞得斯將蘇格拉底的內在與外在，比喻為一尊希勒努斯雕像的說法。希勒努斯的外表看起來又醜又怪，但祂卻是一尊不折不扣的希臘神祇[57]。因此，愚人這樣告訴我們：

> 初眼看上去是死的，要是你往裡面看卻是生的，反之也同，生的卻是死的。同樣的道理可適用於美與醜，富與貧，沒沒無聞與大名鼎鼎，博學多才與孤陋寡聞，剛強有力與軟弱無能，出身貴族與門第卑微，幸福愉快與傷心悲傷，交上好運與命運乖蹇，朋友與敵人，健康與損害[58]。

除此之外，柏拉圖的洞穴故事，則構成了某段讚頌愚人的基礎；愚人是高興地住在洞穴之中，相信影子的人，他們拒絕接受看到外界真實世界智者的意見。不過，當在該書尾聲談到基督教之「愚昧」時，愚人又一次自相矛盾：這次他說，那些能夠為了來世永生的喜樂，而拒絕人世間誘惑與虛榮的人，才是真正的聰明人。愚人現在告訴我們，顯露在表面之事，可能會掩蓋了表面之下真正聰明人所渴望知道的真理。這就是《愚人頌》，總是不斷地嘲諷著。

## 宗教改革與反宗教改革

伊拉斯謨斯死後幾年，正是激進的清教徒與反宗教改革的天主教徒，兩方衝突最猛烈的時候；他們燒掉對方的「異端」書籍，甚或是燒死「離經叛道者」。在這種情勢之下，他這種並不偏袒任何一方的批評方式，以及他對不同聲音所持的包容態度，自然難以被其他人靜下來聆聽。其實伊拉斯謨斯在世的時候，就已經發現自己同時受到兩邊的譴責，他無法見容於任何一方。他不認可任何一種極端行為，當時的人卻認為這是因為知識份子的怯懦毛病。更不用說他對迷信、驅魔、魔鬼附身等現象的尖銳批評，把崇拜聖人陵墓的行為視為一種謬誤，這樣的看法更難以迎合時人的胃口，要一直等到一個世紀以後，他的觀點才漸漸獲得世人的認同。但是，伊拉斯謨斯所批評的那些長久以來的信仰，在他死後仍然不時出現在許多視覺藝術作品中，甚至在十六世紀至十七世紀初期，許多偉大的畫作中，仍然可以看到它們的影子。

最有名的例子，就是畫家魯本斯在一六一八年到一六三〇年間所畫的一系列作品。這些委託作品是祭壇裝飾畫作，目的是要幫反宗教改革派發展出一種新的巴洛克美學，作為對抗喀爾文教派及其離經叛道追隨者的武器。天主教教會人士認為，透過這些藝術宣傳品，一方面可以強化他們自己的合法性，對抗那些日漸膨脹、挑戰其統治權威的反對力量；另一方面也可以提醒自己的崇拜者，並將他們關在那淵遠流長、強而有力的傳統信仰城牆內。透過這些極為巨大鮮豔、極盡刺激感官之能事的祭壇裝飾畫，魯本斯讓觀賞者變成見證聖人透過權柄、從人身上趕出魔鬼及其奴僕的證人（甚或，讓他們感到自己可能成為聖人）。比如，他的〈聖依納爵・羅耀拉的奇蹟〉，畫於一六一七年至一六一八年間，那正是依納爵受到宣福，但尚未名列聖品之時（四年之後，也就是一六二二年，他才被封聖）。在畫中，兩名被附身的人正被其他人控制著，而依納爵高高站在祭壇之上，一隻手臂高舉做祝福狀，一隻小鬼則飄在人群上面，拚命想要逃開聖人（見彩圖18）。

不過情勢正在改變。許多人受到「聖經直譯主義」的影響，漸漸開始不相信中世紀那些將魔鬼從人身上趕走的故事了。在早期的基督教典籍中，耶穌自己確實有示範過治療被鬼附身的病人，但到了後來，好像連受到聖靈啟示的信徒，也可以有能力顯現這樣的神蹟；這樣的說法正是魯本斯同時代的新教徒們最反對的。特別是西屬荷蘭境內，在北方由喀爾文教徒占大多數的聯省地區，這些人完全不理會天主教教會所使用的驅魔宣傳（譯注：在當時，荷蘭是西班牙的屬地，但是大部分的人信仰喀爾文所傳播的新教而非天主教，因此與西班牙衝突不斷，所以先有北方七省聯合起來成立聯省自治，後有八十年戰爭）。同時，他們嚴格遵守舊約聖經字面上的說法，反對任何偶像崇拜，這也就是說，那些掛在精美祭壇後方的聖像畫作，一樣會引起他們的不悅（在他們起義反對西班牙國王菲利普二世的時候，曾經在一五六六年發生過一個關鍵的事件，史稱「雕像風暴」或者「聖像毀滅運動」。那時候，數百座教堂裡面的聖像或是裝飾品，全數被人搗毀）。不過有一項東西倒是倖免於難，那就是管風琴外箱門上面的宗教故事畫，荷蘭人倒是把它們留了下來，於是這成為光禿禿的教堂裡面，少數肉眼可見的裝飾品。畫家柯蘭斯在一六三五年到一六四〇年左右，曾幫阿姆斯特丹的奇蹟小教堂繪製管風琴外箱門封面畫，還很可能帶有某些政治性暗示在其中呢。這幅畫或許是想要警告那個擺出威脅姿態的不理性統治者；這個主題對荷蘭人來說，可不是什麼一時興起的事情，因為他們為了從天主教西班牙的統治下獨立，已經斷斷續續地奮鬥了八十年之久。這幅畫生動地描寫了《聖經》《撒母耳記上》裡面的一個故事場景：發了瘋的掃羅王「把槍一掄，心裡說：『我要將大衛刺透，釘在牆上。』」這個故事，講的是大衛試圖用音樂來安撫掃羅王那野蠻的心理，不過這次卻徒勞無功。這個故事在當時，必定極為適合用來裝飾管風琴的外箱（見彩圖19）。

不過在文藝復興時期，除了音樂以外，還有其他治療瘋癲的手段，也曾出現在畫家的創作中。隨著瘋癲的醫學觀點變得愈來愈重要，醫生也很自然地漸漸在藝術作品中，成為重要角色之一。在這類畫作裡面，最常見的主題大概就是「取石手術」了，這算是早期將精神疾病的病理來源具體化後，所產生的疾病解釋之一。波希在約一四九〇年左右曾畫過〈治療愚笨〉（見彩圖20），後來十六世紀中法蘭德斯畫家懷斯，也曾畫過外科醫生從瘋子頭上取出石頭的故事。之後還有很多其他的畫家，也都畫過非常多類似主題的作品。在波希的畫裡面，醫生的頭上戴著一頂漏斗，活像個蠢蛋戴著帽子，這或許是他對於當時醫生的傲慢自大，做出諷刺的批評。不過在後來其他畫家的作品裡，倒是沒有看過類似的意象。這些繪畫所出現的畫面，或許是參考自現實生活中，醫生所使用的開顱手術，他們會刮或是在頭骨上鑿一個洞，目的是減輕頭痛症狀或是壓力，有時醫生也會燒灼病人頭骨。這些都是當時的治療形式之一。

## 謎團跟複雜性

綜觀之，瘋癲這種疾病，在那漫長的十八世紀來臨以前，一直都處於一種複雜難懂的地位。愈來愈多的藝術與文學作品，將它視為創作靈感的來源；至於它的成因，過去大部分人都認為，這是受到超自然力量影響的結果。不過，這樣的情況正在漸漸改變，這主要是因為印刷術的發明，以及古希臘與羅馬的醫學理論跟典籍，又再度重現於世人面前的關係。這些古典理論對精神疾病的看法，讓「生理上面的不適，造成精神方面的障礙」這樣的理論，又重新獲得新生。在那個時候，大部分的病人並沒有受到什麼監禁管束，而是被留在親屬身邊由他們照顧，不過這往往也形成沉重的負擔。我們發現，其實只有很少數的病人會被鎖起來，這些人多半是因為沒有可以照顧他們的親朋好友，或者是因為他們對社會安全的威脅實在太大，以至於似乎除了關起來以外，別無他法。不過這一小撮被關或被鍊在「瘋人院醫院」這種場所的病人，已經足以帶給社會大眾跟戲劇作家無限的想像了，結果形成大眾對瘋子的印象。不過很快地，瘋人院之類的機構，開始成立的愈來愈多，彷彿現實在模仿戲劇一般。此外，隨著讀書識字的人愈來愈多，自然主義對瘋癲疾病的解釋，也漸漸廣為人接受。當然，舊傳統跟信仰仍有一定的力量，也持續控制著群眾的思想，眾多力量交錯，讓社會的轉變緩慢而走走停停。

# 第五章　瘋人院跟瘋子醫生

## 對瘋癲的反應改變了

這座石雕上的畫面，非常引人注意：三間病房的小窗戶，分別有三個病人把頭伸了出來，他們或瞭望，或焦躁不安，或形容邋遢（見下頁圖）。在這三個窗戶的前方，有兩座巨大的人像，占據了畫面前景；那是兩名暴怒的瘋子，其中一人只顧著啃咬自己的手臂，而兩人明顯地都無視對方的存在，以及自身周遭的環境；最後有一名年輕的小孩，傻笑著從自己的藏身之處，也就是其中一名瘋子的身後，探出頭來窺視著。這座石雕位於荷蘭南方的城市斯海爾托亨博斯，兩三百年前，這裡有一座可以收容大約六到七名精神病人的瘋人院（荷蘭文為dolhuis）。一六八六年，荷蘭藝術家凡庫凡登為它製作了一塊石雕，豎立在瘋人院前面。在與荷蘭隔了一海之遙的英格蘭，王政復辟後的倫敦，科學家虎克也幫瘋人院醫院設計了新的宮殿式建築，於一六七六年完成；因為原來的醫院已經毀損過於嚴重而難以使用，華麗的新醫院被搬到倫敦舊城牆外圍的莫菲爾區邊緣（見彩圖22）。在它的大門之上，放著兩座更令人印象深刻的巨大人像，這是丹麥的雕刻家西伯的作品。在左邊的人像，近乎俯臥在茅

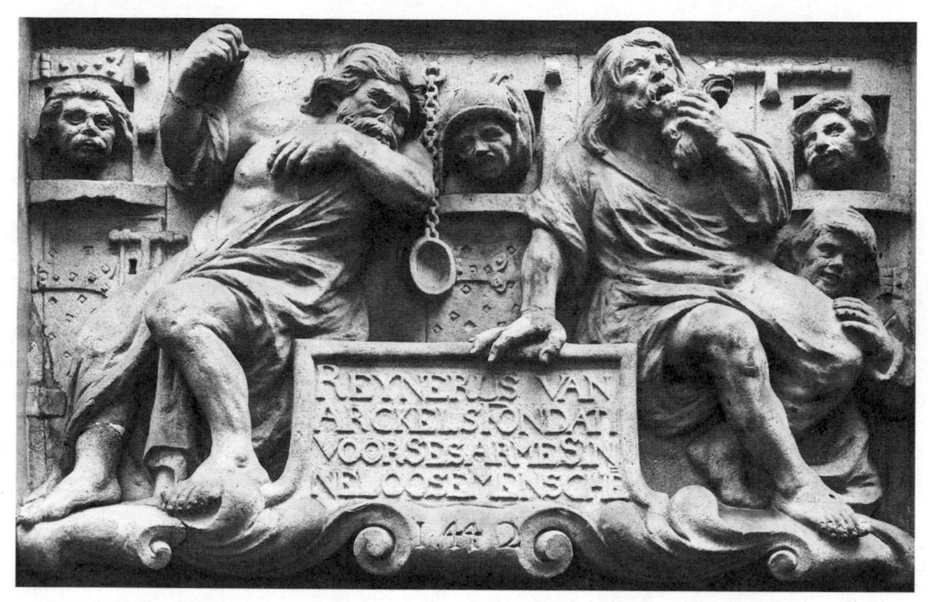


這幅浮雕上面所雕的，是荷蘭斯海爾托亨博斯市瘋人院裡面的住院病人，由凡庫凡登在一六八六年所做。浮雕上方三名瘋子從他們的病房小窗中探出頭來，向外窺視；另外兩名瘋子，以及一名做鬼臉的年輕男孩則矗立在我們面前。

草床上，表情空洞，露出憂鬱症的樣子；在另外一邊的雕像，則是一名威脅性十足的瘋子，這個被鍊住的人像，拳頭緊握，肌肉緊繃，頭向後仰而身體扭動不安，它的表情猙獰，露出十足兇狠的表情（一六〇〇～一六一頁）。十七世紀的瘋人院，開始用一種新的方式向世人昭告它們的存在。在許多歐洲社會中，這裡成了顯著而重要的機構，監禁著許多瘋子以及道德低下的人士。

發瘋代表了人力閒置，或者，就一般的意義上來說，他們無法再提供什麼勞務。直到現代以前，這件事所代表的意義，就是這些失去理智的病人，等於加入了窮人、墮落者、殘障、孤兒以及老人等等之流的行列。所有這些社會上必須依賴他人而活的人，都會被歸在同一類，不會有人去細分他們其中的差異。當然，這並不是說我們無法分辨瞎子跟瘋子、少年與老人、下流與墮落的差異。但是對一般人來說，這些人所共有的特徵，也就是無行為能力或傷殘與貧窮，才是最重要的；而導致他們失去獨立性的原因，則不重要。

到了十七世紀，社會情勢漸漸出現改變，原因很多。在北歐，貿易開始復興，隨著城鎮跟市場網路的擴張，社會上似乎對於窮人族群出現一種更為世俗化、更懷疑的態度，特別是對那些遊手好閒的無業遊民。除前面提過的荷蘭聯省區，在英國還有其他歐洲地區，社會上都斷斷續續出現想要把這些閒置人口，送去拘留所或是矯正機構裡面，然後希望他們能夠在這些新型態的機構裡面，學會守規矩並且開始從事勞動。荷蘭最早的瘋人院可以追溯到十五世紀，那時候它們還都只是一些很小的機構，大概就是一個房間，可以收容十人左右。但是到了十六世紀末十七世紀初，因為許多家庭跟社區，都開始尋找地方安置這些具有威脅性的瘋子，這些瘋人院也面臨了必須擴建的壓力。當時的荷蘭，企業經營的風氣正在成形，因此瘋人院的擴建也不靠慈善捐款來達成，而是靠玩樂透與設立誘人的獎項，從市民手中獲得足夠的經費。一五九二年阿姆斯特丹大抽獎的彩券，早在一年前就已經全部售罄；其獎項之多，總共花了六十八個日夜才有辦法全部處理完畢。這間需要被擴建的阿姆斯特丹瘋人院，建立於一五六二年，是由一位名叫凡希斯普的富人，所留下來的遺產所設立的。凡希斯普懷孕的妻子，曾經被一位發瘋的婦人攻擊，才讓他發想成立瘋人院。透過這次樂透，華麗的新院區在一六一七年改建完成，比原有的院區大了非常多。很快地，萊登跟哈倫兩個城市也仿效阿姆斯特丹，分別在一五九六年跟一六〇六到一六〇七年，各自舉辦樂透。雖然他們的樂透規模比較小，但還是花了五十二個日夜才處理完。

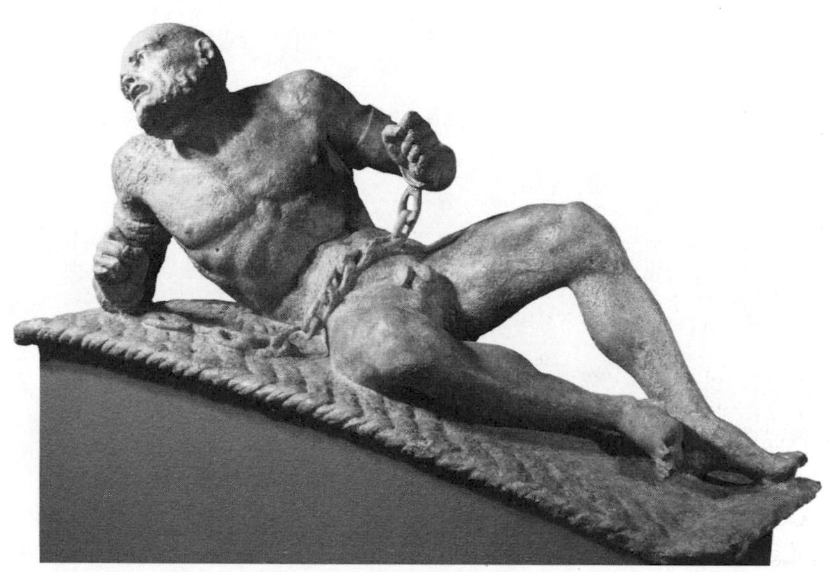

〈憂鬱症及狂怒的瘋子〉，這是西伯在一六七六年左右所做的雕像，放在「瘋人院醫院」的入口，讓人望之生畏。兒時住在這附近的詩人濟慈，就在他們的陰影下長大。當他寫作史詩《海伯利昂》，講到「傷痕累累的泰坦神」時，想必心中浮現的是他們吧？

其他專制君主政權統治下的天主教歐洲國家，雖然並不欣賞這種商業化的應急手段，但是它們一樣也把這些閒置人力和無法融入社會的人，視作政治上的威脅，或是會造成社會動盪不安的潛在原因。它們採取的手段，則是使用從平民百姓身上榨出的稅金，努力讓這些窮人從街道上消失，如此一來，這些人所代表的危險性，也可以一併跟著被剷除。乞丐、無業遊民、賣淫者，或是舉凡與這個由工作與勞雇關係所構成的穩定社會格格不入的人，全部都會被羈押起來。這些人大部分都會被送到一種新型態的機構，其中最有名的，就是讓十七十八世紀的法國惡名昭彰的綜合醫院以及乞丐收容所（*dépôts de mendicité*）。從此以後，這些本來閒

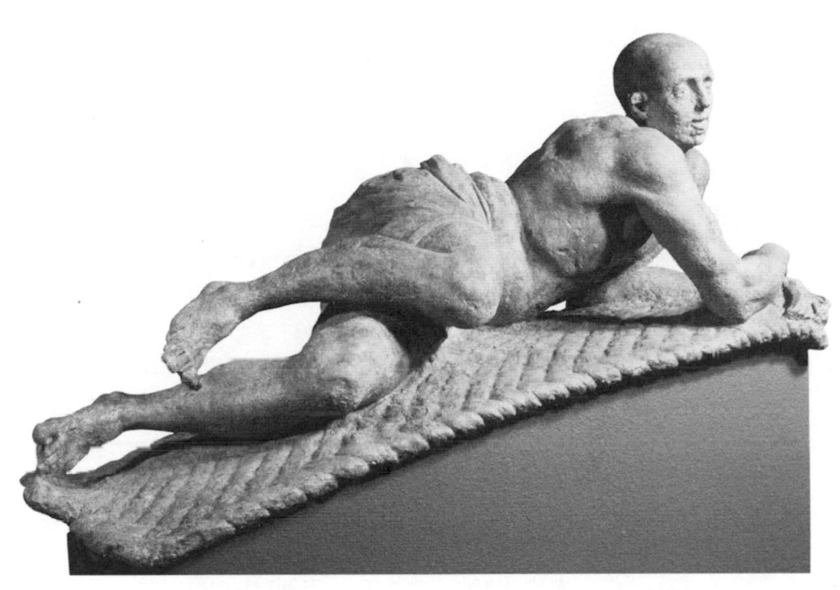

散以及依賴別人過活的窮人們，現在都要強迫工作，至少這些機構原本的成立宗旨是如此。

在中世紀時，社會對於那些最暴力或是最具威脅性的瘋子，往往會採取一些權宜的手段，或把他們關起來，或把他們用鎖鏈鍊起來，以減輕他們帶給社會的威脅。到了近代，精神病人一樣還是會被大眾盯上，社會將他們視為跟懶鬼或是賣淫的人為同一群人，都必須接受社會的紀律跟管制。不過，精神病人並非這些新出現的矯正機構一開始鎖定的目標。特別是在荷蘭，病人跟瘋子在最早的時候，反而是被排除在這些機構之外的；因為這些人不管怎樣，都跟苦力、守紀律、秩序扯不上什麼關係。因此，當荷蘭面臨嚴重的精神病人問題時，他們的做法還是把精神病人關到他們專屬的場所，也就是「瘋人院」裡面去。斯海爾托亨博斯的瘋人院，就是第一間。

法國第一所，也是最大的一所綜合醫院，是在一六五六年根據皇家法令建成的薩爾佩特里耶醫院。該地原來是巴黎的一間兵工廠。這間醫院當時收容了數量相當龐大的精神病人；一開始可能只有百來個人，但是隨著法國大革命爆發，這裡的病患人數也激增到十倍之上；不過在那個年代，有很長一段時間，關在這裡的大部分都是女性病患。雖說精神病患人數眾多，但是他們也只占了被監禁總人數的一小部分而已。比如在一七九〇年，醫院所關的十萬名活人中，差不多只有十分之一是瘋子。各式各樣可能干擾社會運作，造成社會問題的人，都聚集在這棟建築物的大廳中（見彩圖23）。法國外科醫生特儂（一六六九到一七六〇年）在一七八八年發表了一篇重要的醫院調查報告，裡面對於這種龍蛇混雜的病患結構，有著簡潔清楚的描述：

> 薩爾佩特里耶醫院是巴黎最大，也可能是全歐洲最大的醫院：這間醫院既是女子院也是監獄。它收容孕婦以及懷孕的少女、奶媽以及她們照顧的小孩、從七八個月大到四五歲左右的男孩、年齡不等的女孩、年長的已婚夫婦、發狂的瘋子、智障者、癲癇病人、半身不遂者、盲人、殘障者、癩痢病人，得了不治之症的人，還有得了淋巴結核的小孩等等。在這間醫院的中間有一間房子，專門留置各類婦女，這裡的監獄分成四種：*le comun*，這裡專收最下流的女孩子；*la correction*，這裡收容那些還不算無可救藥的墮落之人；*la prison*，收容那些依國王命令必須留置之人，以及 *la grande force*，收容依法庭命令必須關在這裡的女人[1]。

根據這篇報告所描述，瘋子在所有被監禁的人裡，僅是如同附加之物一樣的存在；因此，傅柯後

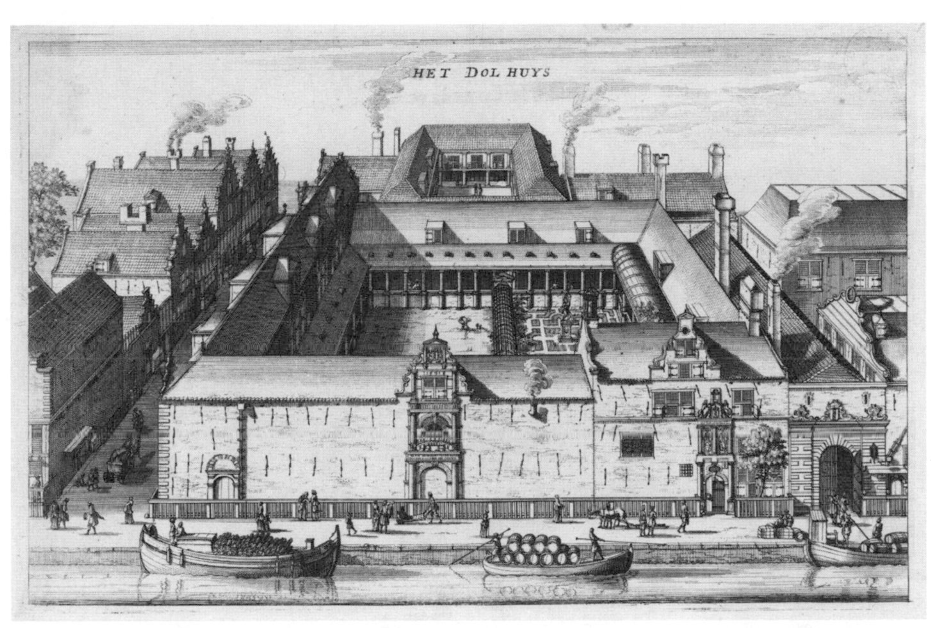


阿姆斯特丹瘋人院，在一六一七年擴建完成後的樣貌。這幅線刻版畫很可能是凡莫爾所做，於一六六三年問世。

來所強烈主張的，認為十七、十八世紀對精神病人來說，是一個「大禁閉」時代，其實是誇大其詞的。這一點如果把眼光放遠到擁擠的法國首都巴黎以外，或許會更為清楚。

以蒙特佩利爾來說好了，這是位於法國南方的一座城市。這裡的綜合醫院在地方政府的主持下於十七世紀末成立。但是這個機構，一直到十八世紀初都沒有辦法阻止居民抱怨那些病人所帶來的困擾，市民表示：「des gens qui roulent la ville et commettent plusieurs désordres se trouvant déporvus de raison et du bon sens（精神失常跟失去理智的人在城中四處漫遊，造成多起事故）。」這眾多事故中的一件，是一個瘋子在殺死自己的妻子後，放了一把火把自己跟鄰居的房子都燒掉了。經過這起嚴重的事故，執政當局才終於被迫採取行動。城裡的官員在與地區醫院協調後，建造了十二間新的囚室，讓有暴力傾向的瘋子可以被安全的關在裡面。在整個十八世紀，在不同的經費贊助下，又新增了少許類似的住所。直到法國大革命爆發之時，這裡總共有二十五間這樣的囚室，監禁了頂多二十位發瘋的病人而已，而當時蒙特佩利爾的總人口數，約為三萬人左右[2]。

蒙特佩利爾也是法國主要的醫學知識中心，這裡醫學院的排名，僅次於資源豐富又聲譽卓著的巴黎而已[3]。不過儘管上述那些住所都位於醫院裡面，卻不代表那些病人有受到什麼醫療方面的照護。事實上，當時的醫生對於這些病人也興趣缺缺[4]。被關在這些房間裡面的瘋子，基本上都是有可能對社會造成嚴重威脅之人：像其中一個病人，曾在晚上四處亂跑，企圖燒掉鄰居的房子；另一個則曾經攻擊並傷害過多位市民；還有一個人則是跑進教堂，毀損裡面的宗教畫像與裝飾物。其他的病人雖然不是暴力犯，但是他們的行為卻很可能被視為醜聞，讓家族蒙羞。類似的理由，也被用來當作監禁那些「放蕩的」年輕女孩的藉口：因為她們的性癖好（或是賣淫的行為），傷害了整個家族的名譽。如果這些病人有受到什麼照顧的話（要知道，病人都被關在面積不到六平方公尺的小房間裡），則都是由天主教仁愛會的修女負責，從這一點來看我們可以明顯看出，當時這些人的問題，主要還是被視為社會問題而非醫學問題[5]。

只有少數瘋子被關在醫院裡面，這是很清楚的事情，大部分的瘋子其實會受到其他各種不同的對待。十八世紀跟之前數百年一樣，照顧這些病人的擔子主要還是落在他們的家庭身上。窮人家庭的經濟情況不好，能採取的手段自然也相當粗糙馬虎。有些病人會被鎖在閣樓、地窖或是房子外圍建物之類的地方，完全稱不上有什麼值得羨慕之處。如果病人沒有家人的話，有些窮人甚至可能被送到監獄或是乞丐收容所、貧民習藝所，讓他們跟社會上所有不像樣的人住在一起。至於身家比較好的人，有些可能會被親人送去宗教機構。許多被**逮捕令**監禁的人，常常也會被送到這裡。**逮捕令**是由國王簽署，皇家發出的一紙命令。透過這紙命令，國王授權政府可以無限期監禁上面所提到的任何人，並且可以駁回任何上訴理由以及任何上法庭的機會。被這種逮捕令關起來的人中，最有名的大概就是薩德侯爵（一七四〇到一八一四年）了。他在「性」上面持續不斷引人非議的行為，最後終於讓他的丈母娘，也就是蒙特勒伊夫人受不了了。薩德侯爵本來就非常頻繁地召妓（不論男女），然後總是跟身邊不三不四的人混在一起；不過最終的導火線，可能是因為薩德竟然跟她第二個女兒有染（譯注：也就是薩德的小姨子）。蒙特勒伊夫人想盡辦法拿到一紙逮捕令，把薩德侯爵關了起來。不過她這麼做，其實違反了自己大女兒的意願，因為薩德侯爵夫人長久以來，其實一直是侯爵種種行為的共犯。總之，薩德後來被她設計騙到巴黎之後，馬上就被關了起來。一開始先被關在文森城堡，後來被轉送到巴士底監獄，然後就在法國大革命爆發、暴徒攻入監獄放出所有人的十天前，他又被轉送到位於巴黎近郊夏宏通的精神病院[6]。後來，在經過一段不長不短的自由時光後，薩德又在一八〇三年被關回夏宏通精神病院，直到一八一四年去世為止。

在十八世紀初期，法國也有一些私人的瘋人院，它們有個比較委婉的名稱，叫做療養院[7]。但是要將瘋子留置在這種地方，必須經過一些正式（而且昂貴）的法律程序：首先要在法官面前舉辦一場聽證會，稱之為 *interdiction*，大部分時候這是由病人家屬發起，偶爾是由地方政府發動。法官會聽取各種證詞，並且不時跟病患交談，之後才會決定到底要不要批准這個病人的監禁申請。這種程序的功能之一，是用來保護個人的財產。但是除了它昂貴的費用以外，這些聽證會因為常常被視為「有損家族名譽」、「敗壞家族名聲」，結果大部分的人反而羞於使用它。相反地，用那紙萬能的**逮捕令**，來把發瘋的親戚打發進這些機構裡面，還是比較常見的方式。不過**逮捕令**並非沒有缺點，最主要的一個問題是，這些**逮捕令**的簽署跟發出，都沒有什麼嚴格的審核程序，因而讓這些療養院充滿了醜聞，令人畏懼[8]。人民其實也都知道，國王常常會用這些文件來對付政敵或是異議份子，讓他們噤聲；或是用來平息（在各種意義上）某些貴族脫序的舉動，以免讓其他家族成員感到不安。將一名眼中釘汙名化成瘋子，把他關起來，對統治者來說是一種很有吸引力的手段；但是這樣一來，總不免讓「監禁瘋子」這種事情，充滿濃濃的獨裁者統治味道。雖然這種箝制言論自由、任意入人於罪的做法，一開始大家只是敢怒不敢言，但是這種不滿卻在慢慢延燒，最後在路易十六統治期間終於爆發開來。其實從一七七〇年代開始，巴黎高等法院以及各省的高等法院，就經常對這種手段表達不滿與抗議，最後甚至連三級會議也出聲了。這些反對意見，最終導致在法國大革命後新成立的國民制憲議會，立即於一七九〇年三月二十七日宣布廢止監禁瘋子等事宜。不過這個決定，卻也讓日後該如何處理暴力精神病人所造成的問題，變得更複雜。這問題要一直等到一八三八年，規範監禁瘋子事宜的新法律出現之後，才終於獲得解決。

## 再現瘋癲

被人以瘋子的汙名監禁起來，是件令人害怕的事。在法國，這種恐懼與皇室的獨裁與專斷妄為，是緊緊連結在一起的。但是在英吉利海峽的另一頭，這種恐懼卻是與其他事情連結在一起。英格蘭大約從十七世紀晚期開始，出現了一些以營利為主的私人瘋人院，因為在當時，愈來愈多的有錢人，想要在住家以外尋找一個地方來安置發瘋的親人，一方面減輕自己的負擔，一方面不想再為他們惹出來的麻煩負責。十八世紀是個見證消費者興起的時代，市場跟貿易急速成長，成長中的中產階級，也開始懂得享受富裕帶來的便利性[9]。社會上出現一群企業家，提供愈來愈多透過金錢就可以買到的貨品跟服務，像是禮儀班、舞蹈班、音樂課、藝術繪畫課等等；這些專業，現在都變成可以賺錢的機會。

然後隨著識字率的普及，通俗小說的市場也隨之成長；格魯伯街（這是倫敦以前的一條街，以住滿了商業寫手而聞名）那些爬格子賺錢的商業寫手，為販夫走卒寫出各種挑逗官能的小說；而在比較高階的文學市場，比較有野心的作家也發現，現在有比以前更多的讀者願意購買他們的作品。在藝術市場上也是類似的情況，精明的畫家像是霍加斯（一六九七到一七六四年）就緊緊抓住這樣的商業機會，先把自己的畫作高價賣給貴族客戶們，然後把它們製成版畫大量印刷，再賣給那些喜愛模仿上流社會的暴發戶們。在霍加斯處理的主題中，除了那些慣常賣給有錢人家族的肖像畫以外，還有一種新的、小說式的社會評論作品：比如格魯伯街的閣樓中，飢腸轆轆的窮作家的故事畫，或是用一系列諷刺畫作，狠批十八世紀倫敦社會上種種荒唐的事，而霍加斯本人則稱其為「新道德作品」。其中比較有名的有：〈流行婚姻〉、〈勤勉與懶惰〉、〈殘酷的四個階段〉、〈琴酒巷〉、〈蕩婦的歷程〉等等。

這類作品中最有名的系列，恐怕就是〈浪子歷程〉了。這系列有八幅圖畫，描繪一位名叫湯姆．拉克威爾的年輕人墮落的過程。在故事的一開始，拉克威爾從他那富有卻吝嗇的商人父親那裡，繼承了一大筆財產。他很快地就用這筆錢過著揮金如土的享樂生活，吃喝嫖賭樣樣都來。在最後一張圖畫裡，拉克威爾因為過久了這種毫無節制的荒淫生活而發瘋了。他散盡家財，被丟去瘋人院醫院裡。在這幅圖畫中，拉克威爾衣不蔽體，上著腳鐐，躺在地板上，四周圍繞的全是各種瘋子；稍遠處有兩位衣著優雅的女士正在參觀，是好奇的貴族前來窺視探險，抑或是妓女呢？這就留給觀賞者玩味了。鐵窗、鐵鍊、赤身露體，這些都是當時我們對瘋子的刻板印象，再加上擠在這間病房裡面人物的各種奇異行為，像是發瘋的天主教徒，頭戴主教冠，手持象徵三位一體的牧杖；發了瘋的天文學家；得了思鄉病的憂鬱症患者；滿腦幻覺的弄蛇人；精神錯亂的音樂家；再加上一位自以為是國王的瘋子，全身除了假皇冠以外一無所有，還尿在草席上；整幅圖畫所展示的，是各式各樣可悲的發瘋樣貌。瘋癲如同人世間種種惡行的後果。這一系列的畫作完成於一七三三年，然後在年底的時候，霍加斯開始接受將它們製成版畫的委託。但是他非常謹慎地等到一七三五年的六月二十五日，才將這些版畫出版；這一天剛好是版畫師著作權法案立法生效的日子。根據這個法律，霍加斯每賣一組畫有權收兩畿尼（guinea，譯注：英國在十七到十八世紀發行的金幣）。而當這個高價市場開始萎縮後，他就製作了比較小比較便宜的版本，每組只賣兩先令六便士。

霍加斯的主要客群，混合了有錢的貴族贊助者跟渴求新事物的商人。這些人除了購買霍加斯這種畫家的作品以外，也對其他形式的藝術作品深感興趣。比如歌劇，這種結合了詩歌、舞蹈、戲劇跟音樂的藝術表演，也是古希臘戲劇重生的代表，就常見於十六世紀末、文藝復興時期的義大利佛羅倫斯。一開始，大部分的歌劇都只在宮廷裡面表演，對象是那些一擲千金的有錢王公貴族。在那個年代，揮霍無度仍被視為一種美德，而宮廷正是他們可以自由自在展現財富與權力的最佳場所。後來慢慢地，歌劇表演的對象轉為付錢買票的一般觀眾（通常都是生活還有餘裕的人），這種流行開始於威

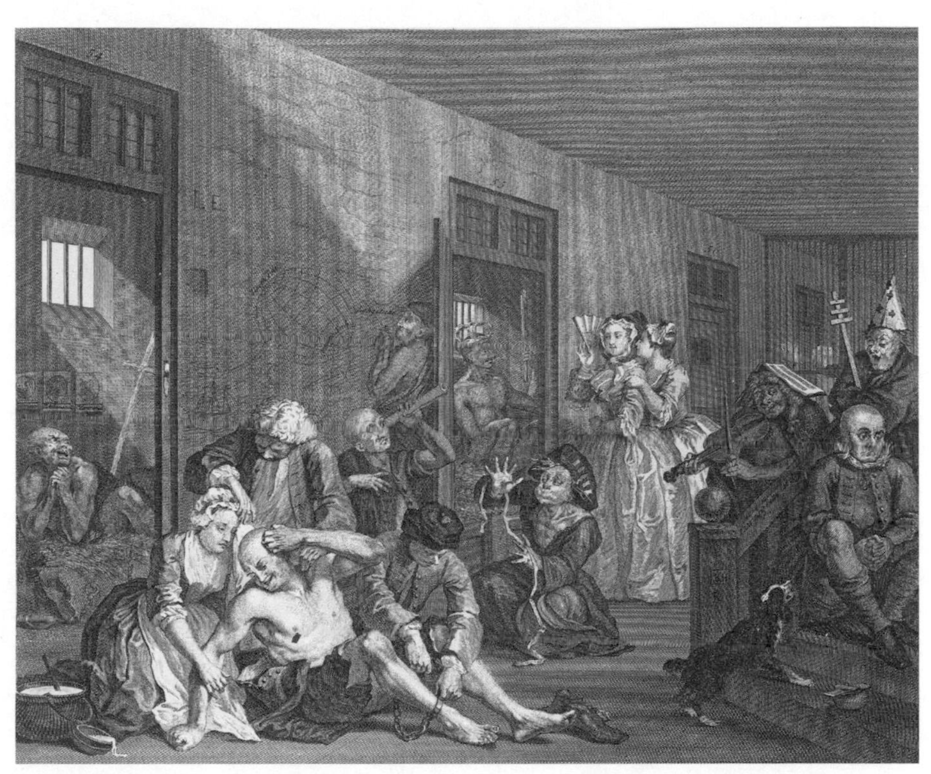

〈浪子歷程〉系列畫中的最後一幅，描寫的是拉克威爾的命運：揮霍無度充滿罪惡的一生，其代價就是發瘋然後被關在瘋人院醫院裡面。這幅版畫是根據原來的油畫所做的複製品。

尼斯（當時主要表演的是蒙特威爾第的作品），後來很快地蔓延到全義大利，最後是全歐洲。在霍加斯的時代，歌劇是大部分作曲家最愛寫的一種作品；表演歌劇給有錢人看，也慢慢成為一種固定的模式。這兩者之間的連結，從那時候開始就一直延續到今日，沒有改變，而這其中的好處與壞處也就一起傳了下來。

歌劇是一種表演，把劇本跟戲劇在舞台上表演給群眾看，它小心翼翼地用誇張到極端甚至是荒謬的方式，表現出強力的愛情、背叛、悲傷、復仇、暴力跟死亡相關等種種情緒。在這樣的表演中，作曲家跟觀眾幾乎是立刻就會被劇中的瘋狂所能表現出的各種戲劇化可能性所吸引，演員的熱情漸漸升高為狂熱，最後超過極限終至瘋癲。如果歌劇演員可以長時間唱著詠嘆調，同時表現出悲傷、承受著痛苦、瀕死等情緒，那他們當然也能夠幫瘋癲代言10。歌劇利用其歌詞如詩般的無限潛能，把語言發揮得淋漓盡致，配合戲劇化的動作表現、場景以及服裝，可以完美地詮釋「不理性」：歌劇可以表演它、用放大鏡檢視它、甚至在某些意義上馴化它；更重要的是，歌劇可以透過藝術的精巧細緻，顯示真實世界的片段與崩毀。這還沒有提到歌劇另外一項更重要的特色，也就是歌劇還有第二種「語言」，這個語言可以強化、闡明歌劇的歌詞跟視覺表現，甚至跟它們形成對比。這個「語言」就是歌劇的音樂與聲響。技巧精湛的作曲家可以利用這些音樂，去描繪劇中角色的情緒與他們的處境。

韓德爾的《奧蘭多》（改編自史詩《瘋狂奧蘭多》）於一七三三年一月二十七日在倫敦首演，那時候霍加斯也正在創作他的《浪子歷程》。這齣歌劇的音樂形式，仍不脫巴洛克時期的莊嚴與秩序，但是在第二幕末段，韓德爾完美地將戲劇、文字與音樂結合在一起。他把歌劇的這種優勢發揮到極致，用一段極長的場景，去表現奧蘭多失去理智，終於發瘋的劇情。韓德爾聰明地利用多種不同的音樂手法，來提示奧蘭多的理性逐漸瓦解，漸漸脫離現實。剛開始節奏簡單、規律的編曲，隨著劇情展開而變得急躁。弦樂部首先開始齊奏，小提琴隨後加入奏出高音的旋律線，同時背景的節奏也開始漸漸加速。和弦演奏會漸漸變得狂亂。直笛與柔音中提琴兩種樂器，為整體音樂提供了突兀的音色，代表奧蘭多的理智漸漸遠離現實世界。韓德爾更使用了七種不同的節奏以及五次轉換拍子記號，讓音樂不斷交錯輪替。滿載著主題的旋律會重複數次，到結尾時又再度出現，不過此時是以更複雜且更狂烈的樂器伴奏來強調主題。韓德爾利用讓音樂偏離規律的方式，代表主角的世界也漸漸失去方向（韓德爾甚至在這段詠嘆調開始前的宣敘調部分，加入好幾個五八拍的小節，這在巴洛克音樂中是非常罕見的形式，對當時的聽眾來說，想必造成了感官上一定程度的不舒適）[11]。最後，發瘋的奧蘭多幻想自己乘上冥界擺渡者凱隆的船，渡過了冥河之一的守誓河，開始冥界的旅程。他一邊愈來愈深入發瘋的世界，一邊這樣唱著：「Già solco l'onde nere（我已開始跨過那道黑水）。」

韓德爾的作品，僅僅只是眾多從文學作品裡面汲取靈感的歌劇作家中的第一人而已[12]。大約半個世紀後的一七八一年，音樂進入了古典時期，莫札特以特洛伊戰爭之後的克里特島為背景，也寫下了歌劇《伊多梅尼歐》。這齣歌劇不管在管弦樂的豐富性、劇本，以及戲劇動作上面，都更勝以往。莫札特的音樂風格跟韓德爾大不相同，他的旋律更為複雜，動態更為寬廣，所使用的樂器也更多樣；此外，因為莫札特使用了多聲部來寫作，他的編曲方式也跟以往大異其趣。在歌劇開場的序曲部分，就已經預示了威脅即將來臨，驚濤駭浪的大海，如同發怒的神，帶著能夠毀掉一切秩序的力量威脅著一切。當歌劇開始時，我們看到希臘公主伊萊特拉正因為嫉妒而煎熬著，因為她愛上了克里特王子伊達曼特，而害怕情敵，也就是被俘虜的特洛伊公主伊莉亞會捷足先登。她呼喚著復仇女神，希望女神們能助她報復自己的情敵，但是在請求遭拒後，逐漸陷入了發狂的憤怒中，唱出她最後的詠嘆調。這段詠嘆調充滿了憤怒的張力，伊萊特拉在這首曲子中，表現出自己的絕望與憤怒。她的聲音高昂激動，在最後變成斷斷續續如歇斯底里般的尖叫；配合背景激動的管弦樂配樂，用一連串的切分音加上不和諧的拍子以及不協調音等音樂元素組合在一起，爆炸似的表現出伊萊特拉那憤怒而受盡折磨的靈魂[13]。韓德爾過去在《奧蘭多》裡面使用重複的手法，或許是要表現發瘋時候的強迫症現象；這在伊萊特拉的詠嘆調裡一樣可以見到。就像音樂學家赫次強調著，不管是伊萊特拉結巴似的重複唱著，或是「弦樂重複不停地奏出不斷循環的音型，就像是陰魂不散的執念一樣」[14]。如同*Sommeil*，也就是許多劇中的睡眠場景（或是在夢境中，在這種對現實世界的控制與理解都搖搖欲墜的時候，可以輕易進入發瘋與混亂的狀態，幾乎不太需要太複雜的鋪陳），發瘋的場景也變成一種可辨識的元素，對於經常前往觀賞歌劇的聽眾群來說，是再熟悉不過了[15]。

## 把人關起來

藝術跟寫作漸漸成為一種新的謀生工具之後，除了可以從以前那些貴族與教會贊助者手中獲取利益以外，現在客群又更為廣泛了（甚至有可能因此而致富）；那麼，其他更為世俗的工作，自然也可以成為營生的工具。處理生活中一些令人不快的東西，就屬於這種比較世俗工作的一部分。舉例來說，處理死人屍體原本屬於一般家務工作，而且是讓人不舒服的一種家務，現在漸漸可以交給其他的專家（所謂的殯葬業者）來做。他們會在悉心處理之後，再回頭跟喪家收取服務費用。

瘋子也是類似的狀況。瘋子算是社會上某種法律上及道德上的「活死人」，他們所具有的破壞性跟騷擾能力，足以摧毀周圍人的私生活。身邊有一位瘋子親戚的話，這人的人際關係跟居家的安寧就毀了。這些病人不管是躁症還是鬱症，都會帶來巨大混亂和許多不確定性；除了各種騷動跟災難以外，也會為生活帶來很現實的問題。有他們在的話，不管是人還是財產，都很可能受到威脅。對個人來說，有瘋子家人在社交上會讓人覺得丟臉、是家中的醜聞，在財產上他們可能會做出一些相當不智的消費，然後散盡家財，帶來家庭危機。此外，病人除了本身往往處於極大的痛苦中，也會為他們身邊的人帶來極大的壓力。為了免除這所有一切麻煩，愈來愈多有頭有臉的市民願意花錢處理這個問題。

十八世紀一個與精神病有關的新行業於焉誕生，愈來愈多英格蘭人開始稱之為瘋狂生意。願意花一筆大錢購買不引人注意的救濟服務與諮詢，讓自己感到寬慰的人，已達到前所未有的龐大數量；願意花錢去為發瘋的家人所帶來的種種問題，尋找一些實用解決之道的人愈來愈多，一種私人的、專門處理那些最嚴重精神病患的瘋人院網絡系統於是漸漸形成。這些機構可以提供病人的家屬一個監禁的場所，讓他們發瘋的親人從家中消失，不用再受到旁人窺伺眼光與流言蜚語的騷擾，也因此讓他們得以免於羞愧與恥辱，社交網絡也不再受到威脅。情況最嚴重的精神病患實在是一種人間悲劇，因此至少把這一部分的精神病人（雖然他們的比例其實很小）關在新的瘋人院裡，讓他們「安靜」下來，在當時算是一種解決之道。

整個十八世紀，這種瘋人院都沒有什麼執照，也幾乎不受管制；從商業的角度來看，要能夠滿足「合宜的寧靜」這樣的需求，瘋人院最好都設在與世隔絕的陰森地方。至於想要來管理這種人間悲劇，以此試圖牟利的人則來自三教九流，根據他們的社會階級，而有各種不同的背景，這反映了當時是個流通性極高且不斷創新的社會。比如說教會人士，不管是正統教派的，或是其他不屬於聖公會的教士，因為一直視照顧病患、管理受苦受難的靈魂為自己的職志，因此在當時，有為數不少的教會人士對於管理瘋人院都很感興趣。舉例來說，格洛斯特郡浸禮宗的牧師梅森，就在一七三八年，於布里斯托附近的斯泰普爾頓地區，蓋了一間小瘋人院，後來又把這間療養院搬到不遠處的魚池小鎮繼續經營。這家機構是世代相傳的家族企業，其中梅森的孫子考克斯算是比較有名的（見後述），他曾在荷蘭萊登拿到醫學學位，是這家機構五代經營者中的第三代。除了教會人士以外，還有各式各樣不同背景的人，也都依靠類似的方式維生，這些人包括了商人、投機客、或是想要在自己微薄收入之外尋找外快的寡婦，以及各式各樣宣稱通曉醫學知識之人，從文盲然後自學而成的藥劑師，到傳統訓練的醫師像是來自雷丁的亞丁頓（一七一三到一七九〇年）等等，都是如此。

有的時候，這確實是一筆好生意。舉例來說，在這個領域裡的先驅巴蒂爵士（一七〇三到一七七六年，稱他為先驅不只是學術上，在經營成就上也當之無愧），也是《瘋病論》的作者，就是靠這樣的生意致富，這不但讓他在這個領域名氣響亮到獲得爵位，甚至最後還成了倫敦皇家內科醫學院的院長。這些成就讓巴蒂從原本的赤貧開始累積財富，到他死時留下了十萬到二十萬英鎊左右的遺產；如果換算成今日的幣值，大約有數千萬英鎊之譜。而亞丁頓醫師所累積的財富，讓他的兒子亨利．亞丁頓得以進入政界，最後當了三年英國首相（一八〇一年到一八〇四年）並且晉升貴族。當然也不是每一個人都如此幸運，大部分的人其實只能勉強維持普通的生活，或許會把生意傳給下一代。在早年「瘋狂生意」逐漸成形的年代，將這個賺錢行業的經營密技變成家族代代相傳的獨家祕方，就是它們的特色之一。

商人對錢的嗅覺很靈敏，會往有利可圖的地方鑽。因此，大部分進入這個瘋子管理行業的經營者，都會往有錢人階級去尋找病人。不過為了種種原因，比較貧窮的階級有時候也會成為這個行業的客戶。比如說，有的時候教區的行政機關會認為，那些沒有家庭可以照顧或禁閉的瘋子，實在是個大麻煩，因此送去這些新成立的療養機構或許是個好辦法。此外，隨著靠工資謀生的勞工大量出現、同

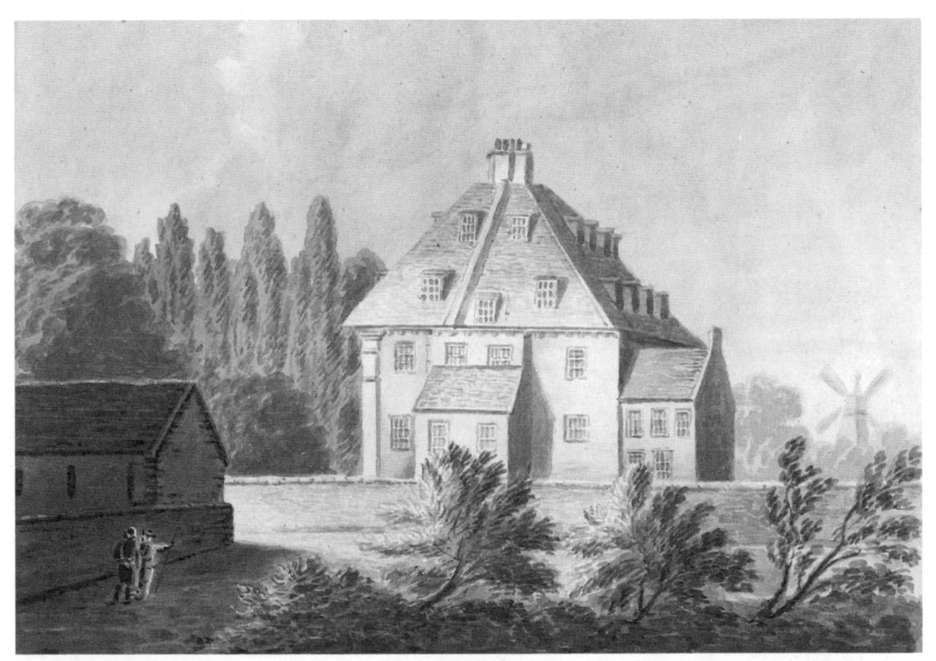

這張水彩畫所畫的是位於霍克斯頓的惠特摩爾之家，它是十八世紀到十九世紀之初，倫敦最大的私立瘋人院之一。沃伯頓在一八〇〇年時成為它的老闆。沃伯頓本是一間肉鋪的學徒，後來在這裡做管理員。他很精明也很老套地娶了老闆的遺孀，讓自己晉身為瘋人院老闆。

時隨著移動的距離比以往增加，工作場所與家庭分開，勞工家庭就變得愈來愈無法應付家裡有個瘋子的景況。這種情況尤以那些大量遷移到倫敦的勞工家庭最為嚴重，同時他們也是最無法承受任何經濟災難的一群人。還有，在社會漸漸變得以市場導向為主的同時，也影響了人的世界觀。大家對於生活上的事物變得愈來愈精於計算，親屬關係與家庭支持力因而變得薄弱，這也讓愈來愈多的瘋子被丟去給其他人照顧。在首都以外的地方，瘋人院仍然維持著比較小的規模，最多只照顧十幾個病人；但是倫敦地區的瘋人院，卻可以膨脹到驚人的規模。比如說，一八一五年的時候，由沃伯頓在貝斯納爾格林所擁有的兩間瘋人院「白屋」與「紅屋」，收容了將近六百三十五人；而邁爾斯爵士在霍克斯頓所蓋的瘋人院，則收容了多達四百八十六人（邁爾斯跟英國海洋軍事部簽有一紙優渥的合約，負責監禁在對抗拿破崙戰爭期間發瘋的水兵）（見上頁）。

十八世紀中期，在數量漸增的眾多慈善瘋人院中，也住了數百位來自貧民及中間階級的精神病人。新的「瘋人院醫院」於一六七六年完工，在一七二八年時，它增設了慢性病人的病房。一七五一年時，就在隔著莫菲爾街的另一邊，聖路加醫院也開張了，開始與瘋人院醫院打對台。相較於華麗的瘋人院醫院，聖路加外觀樸實，倫敦以外地區的醫院很快地開始爭相仿效，而這些新建的精神病院，像萊斯特或是曼徹斯特等地的醫院，經常是附屬於當地原有的綜合醫院，或是就在它們旁邊。在十八世紀時，這些綜合醫院經常是由慈善機構負責經營。

一六六六年的倫敦大火，摧毀了這個城市裡面大部分的建築物。瘋人院醫院原本的建物雖然在大火中倖存，但仍然在後來倫敦重建之時建了新院區，算是慶祝王政復辟帶領英國人走過克倫威爾聯邦時期的種種瘋狂事物（比如克倫威爾摧毀了原有的社會階層，以及神授的社會秩序）。新的瘋人院醫院那財大氣粗的外觀以及奢華的裝飾，雖然在過往被視為可以彰顯倫敦富人的慈善好施，但到了十八世紀中葉，卻開始被視為無用、虛榮，以及浮誇的代表。它那看似雄偉的院區，也因為坐落地點的骯髒破敗而失色不少。瘋人院醫院所鄰接的克里波門與莫菲爾街一帶，都是泥濘不堪又不衛生的貧民窟，四處都有遊民、流浪漢、罪犯，或是各式各樣遊手好閒的人到處閒晃；更荒謬的是，那裡還是吊著許多腐爛屍體的絞刑台區。

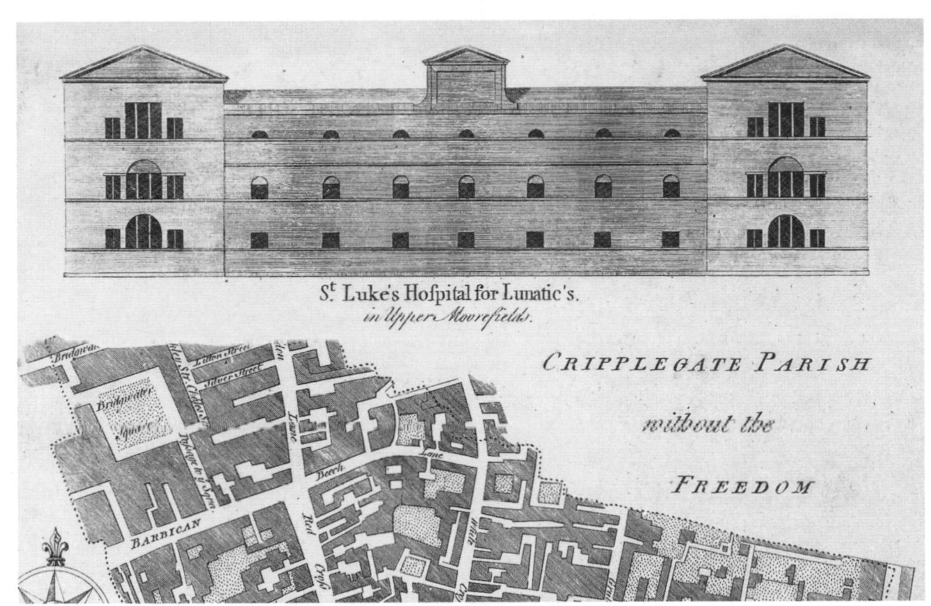


建於一七五一年的聖路加精神病院。跟隔著莫菲爾街、外觀華麗的「瘋人院醫院」不同，聖路加醫院外觀刻意蓋得相當樸實。

相較於瘋人院醫院的華麗，聖路加醫院的創立者則堅持「為了慈善的目的所興建的建物最好能簡單樸素」16。這樣的要求反映的是當代人的看法。比如奧地利的醫生法蘭克（一七四五年到一八二一年）就曾這樣說過：一間醫院「最好且唯一」該有的裝飾品，就是健康、通風的地點以及很高的效率。而巴黎的科學家勒華（一七二〇到一八〇〇年）也曾抱怨「大家只喜歡豔麗而輕浮，但用處卻少得可憐的事物」，以及「好的、極度乾淨，純淨如空氣般；這才是這類建築物真正該有的樣子，這樣才稱得上是出色的建築物。17」

然而，不管這些醫院的外觀華麗還是樸素，或者新蓋醫院的目的是為了關進少數的瘋子，它們對於病人特殊的需求都一樣毫不在意。所有的瘋子都被混在一起，甚至有時候不同性別的病人，也未必被區分開來。不論是大廳還是小房間，都可被當作監禁瘋子的場所，其中比較吵鬧的病人更會被隨意地用鎖鍊拴在牆上。這種缺乏特別為精神病人設計的情況，在以賺錢為導向的瘋人院企業中，又更嚴重。這些企業的經營者當然完全不肯花錢重新蓋一棟醫院，何必呢？他們只需要找一棟蓋好的房子來整修一下即可。不過這些找來的房子，經常都是一些位於已經不再繁榮的地區中，腐朽不堪的舊房子，然後他們也只便宜地裝潢一下，可以容下病人即可。一百年後主張改革瘋人院的有志之士或許會認為，一間符合道德規範、為瘋狂者特定專門建造的建築物，對於管理這些精神不正常的病人，以及幫助他們回復健康來說，是至關重要的因素之一。但是這些早期的瘋人院可沒有這樣的想法，而且這個新興行業的出現，代表了社會開始漸漸接受一種看法，那就是瘋子最好要在遠離家庭的其他地方接受治療。一種新的瘋病地理分布開始成形。

瘋人院的客戶，往往不是病人，而是他們的家人，或者更廣義的來說，還包括了整個地方社區；而安全以及與社會隔離，則是瘋人院提供給客戶的服務中最關鍵的幾項。如果一間瘋人院，僅是將地點不佳的老房子（從與世隔絕的功能來考慮），改建來適應新的功能時，就必須採取一些措施來加強監禁的功能，像是蓋起高聳的圍牆、加裝鐵窗的窗戶等等來防止病人逃跑；他們也經常會在病人身上綁上腳鐐鐵鍊，以方便每日管理這些病人（不管他們是拒絕、或是無法遵從正常社交禮儀，根據定義，這就是精神病人）。不過瘋人院或療養院本來應該是提供非常「低調」服務的企業，但是他們與監獄過度相似的外觀，加上將病人完全與普通人隔離的做法，反而讓外界對這些場所的恐懼感日漸滋生變得誇大，結果最後反而讓集中在這些機構身上的各種流言蜚語四處流傳。

一開始跟瘋人院有關的醜聞與嚴厲批評，來自於一些家庭成員聯合不肖業者，把病人監禁起來的

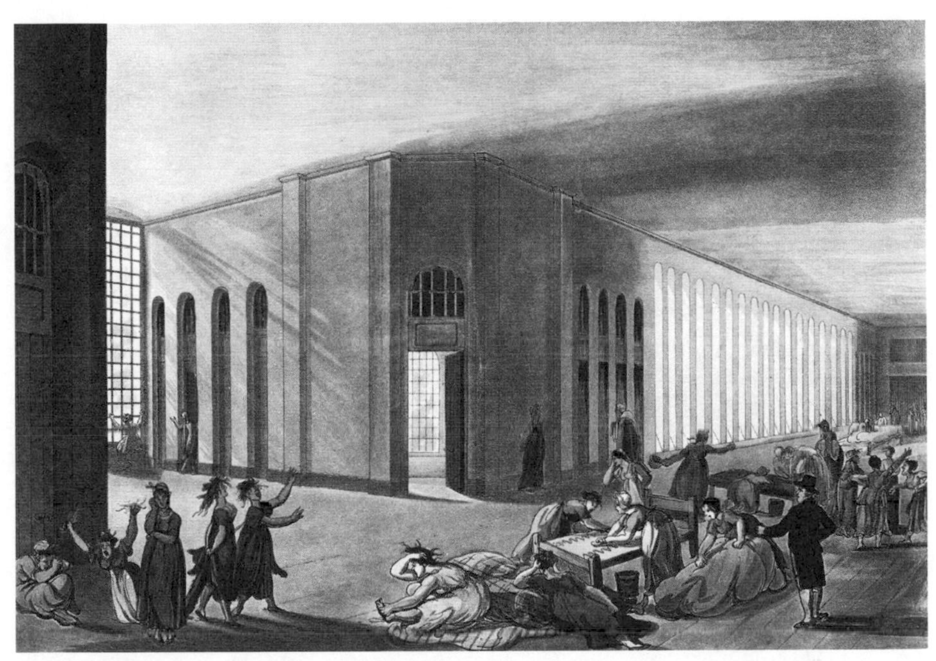

羅蘭森所繪的聖路加醫院內部的凹版腐蝕畫（一八〇九年），圖中可以看到女性病房高得誇張的屋頂，以及眾多發瘋的病人，她們的衣著歪斜，頭髮散亂，被關在沒有裝飾和家具的大病房中。

例子。在法國，大家對於瘋人院的恐懼，主要來自於害怕皇室濫權，使用那惡名昭彰的**逮捕令**任意關人；那麼在英國，大家則是痛斥它踐踏了市民與生俱來的自由與權利。曾經幫英王詹姆士版聖經編寫過第一本經文彙編（一七三七年）而知名的學者克魯登（一六九九到一七七〇年），講到他被關在瘋人院的日子時，仍然不勝唏噓，顯然這段經驗帶給這位「倫敦市民深刻的痛楚」。克魯登說，那個地方可怕的程度，完全不亞於「英國的宗教裁判所」。以他身為一位虔誠的喀爾文教徒的身分這樣說，當時的景象必定更為嚇人[18]。擅長用創新的散文描寫事物的英國作家狄福（約一六六〇到一七三一年），曾經寫過短文抨擊這種現象：

> 這種邪惡的手段，在今日所謂的「上流階級」中，蔚為風潮，但實際上這些人根本是「較差的階級」。他們以各種奇想或不悅為由，把自己的妻子送去瘋人院，這樣他們就可以不受打攪、無後顧之憂地繼續原本荒淫無度的生活。貴族及仕紳階級的女性都被這樣送去這些瘋人院……如果她們在被送進這些詛咒之屋時，並沒有瘋掉，那也會因為受不了裡面野蠻的對待，而很快地瘋掉[19]。

這類案子所產生的訴訟層出不窮，有一部分後來確實獲得勝訴，證明了這些指控並非毫無所本。任何男男女女都可能被用這樣的手段關起來。有一位英國人名叫貝爾徹，他被關在哈克尼瘋人院整整十七年，最後是靠著當時倫敦最有名的瘋子醫生蒙洛（是一名倫敦瘋人院醫院的醫生）的幫助下才被放出來。他曾公開講述自己在裡面曾受到的對待，包括「被綑綁而且用拘束衣折磨、被上腳鐐、被用牛角灌食大量藥物、被打昏、還被一個從來沒有見過我的陪審團宣判為發瘋……」。他因為被關在這個「如同靈魂的棺材」中太久，以至於早就絕望地放棄了自己的自由[20]。這些瘋子相關企業的經營方式，永遠都充滿疑雲。另外一位十八世紀的醫生帕爾吉特（一七六〇到一八一〇年），曾寫過跟瘋癲有關的論文，但自己並未經營瘋人院，曾經為文大力抨擊這些地方的惡名：

> 談起瘋人院，很容易撩撥一種隱藏在大部分人心中恐怖且令人憂慮的強烈情緒。這種想

法雖然只是來自推測，卻非毫無根據，這恐懼來自一旦一個人住進這種地方，他就毀了；他不但要面臨極為殘酷的處境，而且非常有可能再也無法見到牆外的世界，不論他能不能再回復正常。[21]

## 新的困境

如前所述，既然新興的閱讀市場已經浮現，小說家當然不會放過瘋人院裡面所可能發生的各種故事。像是知名作家斯末萊特就曾在一七六〇年寫過一本小說《格里夫歷險記》，書中的同名主角模仿著英雄，宛如英國版的唐吉訶德。他在故事中被抓住後，被送進了由壞人夏科掌握的瘋人院。在其他低階文學市場裡（雖然這類文學有這種名聲，但是許多嘴裡說著瞧不起這些低級內容的人，卻在私底下偷偷讀），瘋癲這個主題更是被利用得淋漓盡致。隨意想像一個活生生的人處於一群瘋子之間，所可能出現的遭遇，具有十足撩撥人情緒的效果，讓這些商業寫手難以抗拒。這些劇情可以帶給讀者猥褻的娛樂與滿足，效果跟恐怖小說一樣。因此，市場上的歌德小說或情欲小說，很快地就塞滿了跟瘋人院有關的劇情；總會有一些挑逗人的段落，像是無助的女主角被關在與文明社會隔絕的世界裡；她們的貞潔與神智，完全掌握在那些把她們關起來的無情惡棍手中。再加入些許皮鞭跟鐵鍊，更增添了小說中虐待與被虐的異色。

這樣說或許多了點諷刺意味，但是因為格魯伯街的那些寫手，幾乎就是羶色腥小說的同義詞，而當時他們可以說是完全被籠罩在瘋人院醫院的陰影之下寫作[22]。在遙遠的法國，則又發展出自己特有的恐怖小說，稱之為**黑色小說**（romans noirs）；德國也不甘示弱，創造出了他們稱之為**顫慄小說**（Schauerroman）的文學形式。

英國作家海伍德的作品算是這類小說中的早期代表。她在一七二六年匿名發表了中篇小說《孤女淚》或稱《瘋人院之愛》，書中描寫善良的女主角安妮莉雅，被她工於心計的叔叔傑拉多綁架，非法地關進一間瘋人院裡面。這故事在當時非常受歡迎，以至於一整個世紀一直不斷被重印出版（不管是有版權的或是盜版的都有）。安妮莉雅本來是一名孤兒，因為繼承了一大筆財產，而叔叔傑拉多因為覬覦她的財產，想強迫安妮莉雅嫁給自己的兒子，但是卻被拒絕。傑拉多於是打算把安妮莉雅關起來，直到她改變主意為止。在一個夜深人靜的夜晚，他安排了一輛運貨馬車來運走安妮莉雅，「由兩到三名瘋子管理員強行帶走」，她想要抗議但「被摀住嘴巴」而無法發出聲音。書中關於監禁的描述，環境嚴苛到讓女主角幾乎精神崩潰，非常撩撥讀者的想像力：「鐵鍊哐噹地作響，因為受到野蠻管理員粗暴地對待，有人忍不住尖叫著，各種侮辱與咒罵，還有最不堪入耳的詛咒，從房子的一角傳來，不停打擊著她那飽受折磨的耳朵；在房子的另一頭則傳來其他聲響，有的宛如狗在嚎叫，有人大吼大叫著，有人呻吟著，有人禱告或是喃喃地講道，有人唱著歌，有人哭著，所有的聲響加起來，混合成最可怕、最讓人精神崩潰的雜音」。幸好，有人把她從這樣的混亂中救了出來，那就是她之前祕密墜入情網的愛人，馬拉松上校。他假扮成一位患了憂鬱症的鄉紳，名喚「勒夫摩爾」，悄悄地混入安妮莉雅的身旁，將這位「顫抖著」的愛人背在肩膀上，爬過瘋人院的高牆，逃了出去。在故事的結尾，一切的愛情都獲得了回報，將安妮莉雅監禁在瘋人院裡的壞人們都得到了應有的懲罰，不是被流放，就是迅速被處死[23]。

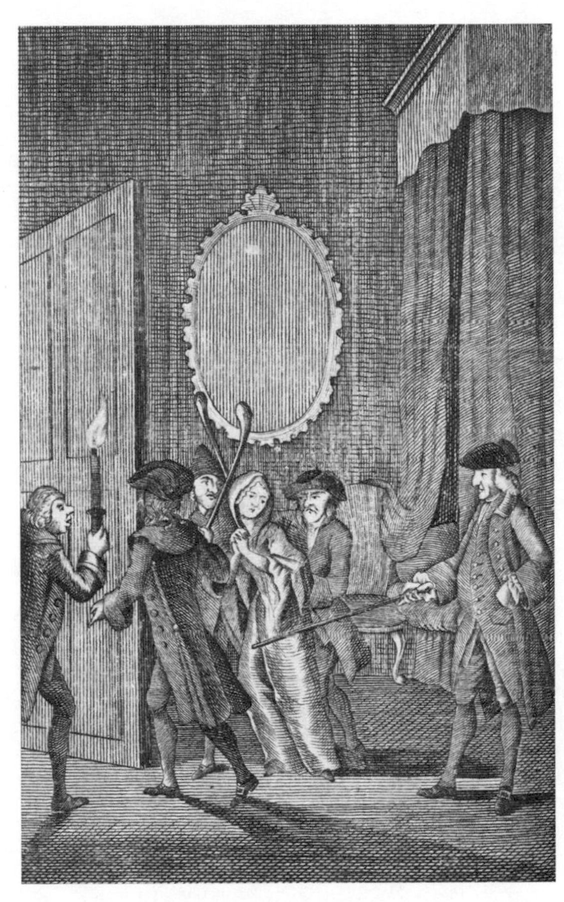

「在一個夜深人靜的夜晚，安妮莉雅被她的叔叔，火速送去一間瘋人院」。這是海伍德的小說《孤女淚》在一七九〇年版的頁首插圖。

這樣的劇情，在整個十八世紀裡面，一再地被拿出來重複使用，直到伍史東卡夫特在一七九八年所寫的《女性受難錄》為止都是如此24。其實，就算一直到維多利亞時代早期，我們仍能看見類似的劇情，比如勃朗特在一八四七年所寫的《簡愛》也是一樣，只不過在這本小說中，監禁的場所轉移到住宅內。在《簡愛》裡面雖然沒有瘋人院也沒有瘋子醫生，但是對瘋子的古老刻板印象，以及發瘋之人的「動物性」，可沒有在書中缺席。在故事裡，發瘋的柏莎・梅森被鎖在閣樓裡，住在宅邸另外一頭的簡愛，正努力壓抑自己對於英俊帥氣的羅徹斯特先生的情欲，對這一切毫無所悉。不過，這種天真的無知很快就破滅了，簡愛在很偶然的機會下，終於見到被關起來的羅徹斯特夫人，一個如野獸般的女人：

> 在房間遠遠那頭的陰影中，有個身影來來回回跑著。然而那究竟是什麼？是野獸還是人類，乍看之下實在無法分辨。它匍匐著，似乎四肢都著地，它像一隻奇怪的野生動物一樣撲抓著、嚎叫著；然而它卻穿著衣服，還有一大頭暗色的灰白頭髮，蓬亂得像獅子的鬃毛，遮住了它的頭臉。

這就是發瘋的樣子，鬼叫、暴力、危險兼具破壞性。這裡所描述的是一個如惡魔般的瘋女人。

史考特爵士在一八一九年所寫的《拉美莫爾的新娘》，則提供我們另一種關於十九世紀初，暴力的瘋女人又是何種樣貌。在故事中，女主角艾許頓小姐被她的媽媽半設計半強迫，勉強接受了一段自己不想要的婚姻（因為她以為原本互許終身的對象拋棄了她）。但是到了婚禮當晚，她終於知道了整件事情的真相，結果刺死了新婚丈夫，自己也崩潰發瘋，然後自殺。史考特爵士的小說，給了作曲家董尼才第靈感，在一八三五年寫成歌劇《拉美莫爾的露琪亞》。這齣歌劇在很多地方都與原著劇情不同，不過它還是保留了背叛、發瘋以及謀殺等最重要的中心元素。在歌劇中，發瘋的露琪亞在刺死自己的丈夫後，全劇進入最高潮，她穿著染血的新娘禮服登台，唱了最後一首艱難的詠嘆調，然後死去。這個故事擁有歌劇所能使用的所有戲劇性元素，而董尼才第更是有這樣的天分，將動作與歌唱結

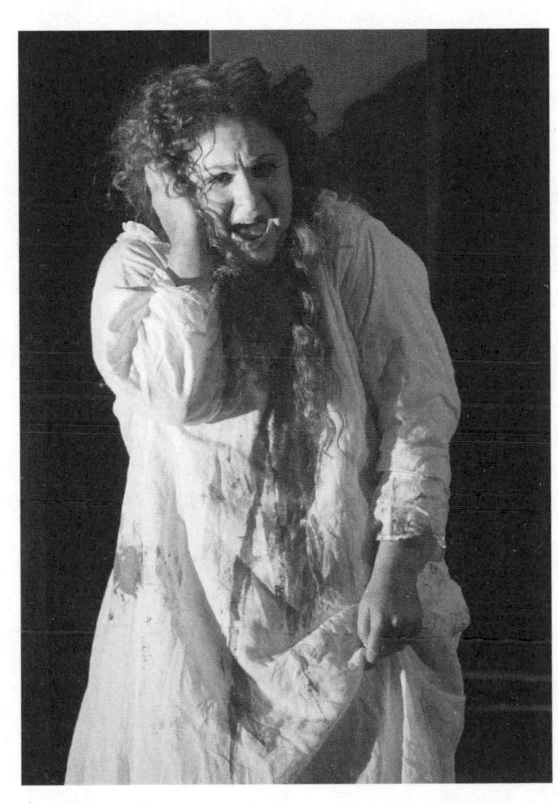

董尼才第的歌劇《拉美莫爾的露琪亞》中的一幕。發瘋的露琪亞在新婚之夜殺了自己的丈夫阿圖羅之後，穿著染血的白婚紗一邊唱著詠嘆調〈Il dolce suono（甜美的聲音）〉，一邊正想像著自己即將跟真正的愛人艾德嘉結婚。

合在一起，配合由樂器演奏出的配樂，推高全劇的張力，並且在全劇結尾驟然轉變的地方，展現出瘋癲所帶來的暴力與恐怖。毫不意外的，這齣歌劇後來變得比原著小說要長壽；一直到今天，它仍是許多劇院慣常演出的劇目之一，許多二十世紀的知名女伶包括卡拉絲以及蘇莎蘭等人，都曾經擔綱女主角。董尼才第的作品（除了這一齣以外，在他許多其他的歌劇裡，也有一些比較沒那麼暴力的發瘋場景），印證了利用瘋癲來吸引觀眾，可不是歌德式小說的專利。我們稍後也會看到，關於假發瘋之名監禁無辜者的故事，到了十九世紀以後並沒有銷聲匿跡，反而因為瘋人院愈開愈多、愈來愈顯眼，還會一直出現[25]。

十八世紀還有一群作家，也就是所謂的**感傷小說家**，他們的目標讀者是一群**希望看起來很優雅（或是自命優雅）**的人。特別是在像英國這種階級流動性變高的社會中，因為原本的社會階級已經不再像以前一樣萬年不變，品味跟鑑賞力這時候就提供了一個非常好的機會，去彰顯階級之間的界線，或者去創造這種差異。對於這些客群的讀者來說，展現品味之間的不同，正是在強調優雅與通俗文化之間的距離，透過他們在文學品味上不一樣的選擇，可以展露自己高人一等的教養、理性跟感受力。這些東西才是他們的特質，才能衡量出高尚如他們，與粗鄙如村夫愚婦之間的不同。他們不像普羅大眾，充滿無知的迷信、墮落的想法與粗鄙的道德觀[26]。

這類小說家中的翹楚首推英國作家麥肯齊，靠著消費自憐在文學市場上大獲全勝。而他的小說《性情中人》可算是這類小說中最具代表性的一本。這本小說在一七七一年四月出版，六月即告售罄。到了一七九一年，它已經出版到第六版了。在小說中最關鍵的幾段之一，講到男主角哈利去參觀瘋人院醫院。旁人跟他保證那裡病人的各種滑稽言行，絕對是娛樂性十足。但是結果恰恰相反，「那些哐噹作響的鐵鍊、病人狂野的嘶吼、其中某些人罵出難以入耳的詛咒，加在一起讓人感到難以言喻的震驚。」當看到將瘋子當作「展覽用的野獸」這種情形時，觀者紛紛流出假惺惺的眼淚，然後快速離去。一般人或許會覺得這些人相當滑稽逗趣而捧腹大笑，但是這位性情中人的看法卻不一樣。他說：「我覺得把這種最折磨人性的悲慘事情，拿來展覽給無所事事的觀賞者，讓他們付給（瘋人院醫院的）管理者少許金錢，是相當不人道的一種做法；特別是這些身而為人必須被強迫觀看這種痛苦，而這種痛苦又是我們能力所無法減輕的。[27]」

不過別以爲這種種通俗劇裡的劇情，所描述被關起來的瘋子的命運，是都精確可信或是持平報導的。十九世紀主張整頓瘋人院的人，會舉出所有對這些瘋狂生意的起訴書來說明改革之必要，而把這些**舊制度下的瘋人院**抹成光譜上最黑暗的那一端，這對於喚醒當代人的良知，說服他們改革的必要性，可以說是非常有力的工具。在瘋人院裡面當然有種種恐怖的事情發生，而改革者也很樂於一再重現它們。不過換另一個角度來看，這些缺乏管制的瘋人院，至少可以累積在收容機構裡面管理精神病人的經驗，同時也讓許多治療手段有實驗的機會。

## 規訓難以控制者

從很多角度來看，當理性這個「主宰靈魂的力量」[28]被推翻時，人就會將欲望與熱情完全釋放出來。「幻想開始取得優勢，就像疾馳的馬車一樣」[29]，這是英國律師布萊道（約在一六三五到一七〇五年左右）的看法，他曾經在一七〇〇年出版過第一本關於瘋狂的英文法學專論。這時候人就會卸下文明的偽裝，消除一切本來屬於人類獨有的特徵。法國哲學家兼數學家巴斯卡（一六二三年到一六六二年）曾經解釋過什麼叫做失去理性：

> 我可以輕易想像一個人沒有腳、沒有手，甚或是沒有頭（這種情況只會讓我們知道，頭比腳要重要多了）的時候，會是什麼樣子；但是我無法想像一個不會思考的人是什麼，那無異於木石或是野獸[30]。

許多試著尋找發瘋根本原因的人，最後免不了都會得到這樣的結論。牧師石內卜（一六七五年到一七四二年）在一七一八年的醫治布道大會（呼籲為倫敦窮人發起慈善活動的大會）上，代表那些「因為生命中缺少最珍貴的理性之光，而不快樂的人」發言時，這樣說：

> 精神錯亂……它剝奪了人類所特有的天賦，也就是一個理性的靈魂；它讓這些不快樂的人，變得比神創的萬物無聲無感的那一部分還不如；即使是野獸的本能，都比這些錯亂的理性要來得可靠安全，而任何馴化過的動物，也比這些毫無人性的人，要友好無害[31]。

認同這種看法的人，往往會認為對付瘋子所需要的是鐵腕政策。他們主張在排空體液、排清療法、放血療法等等傳統的醫療手段以外，還需要規訓。比如，大腦解剖與神經系統研究先驅威利斯（一六二一年到一六七五年，也是他創造了**神經學**〔neurologie〕這個詞），即使他在牛津大學數年的臨床經驗中，從來沒有接觸過任何瘋子，還是堅持治療精神病人所需要的條件是：

> 要矯正或減輕這種怒氣或是情緒高漲的獸性……必須要施以威嚇、用綁帶對付，或是重擊他們，再加上醫學。要將**瘋子**留置在適合處置他們的房子中，而且一定要交由**醫生**來處理，再加上一些細心謹慎的助手。要讓他們維持一定的舉止，如果他們的行為不良、沒有盡到該盡的責任，或是態度不好，可以警告、斥責他們，或是處罰他們。事實上，要治療瘋子，應該沒有比讓他們尊敬跟畏懼那些折磨他們的人，要來得有效跟必要

> 了……在一間牢房中使用激烈的手段懲罰發狂的瘋子，要比使用**催瀉**或是藥物等等要來得快速又有效[32]。

威利斯在神經系統和大腦上面所做的研究，以及這些成果在瘋癲的病因學上的應用，代表了醫生終於開始放棄從希波克拉底跟蓋倫以降，曾經一直緊緊死守的體液說，以及古老的瘋癲理論。到了十八世紀早期，威利斯的觀點更被他的追隨者詳盡闡述並發揚光大。許多醫生視治療「神經質」病人，為一塊有利可圖的新市場，更是緊緊擁抱著他的想法；他們不再像過去一樣，認為這種不確定的心智狀態，不過是一種**想像的疾病**而已[33]。因此，這些人雖然還是對如何治療瘋人院醫院裡面的瘋子，感到興趣缺缺，他們卻仍自信十足地遵守著大師教誨，主張該做的處置應該是：

> 知名的醫生，同時也是伯利恆醫院的院長羅賓森（一六九七到一七七五年）曾經這樣告誡讀者：在給予治療時不夠大膽，是最為殘忍的一件事。（只有）帶有最暴力手段的療程，才（足夠）能讓那些頑固的人屈服，同時要用強制手段折損他們那假裝的韌性[34]。

這些理論對於那些**實際**負責照顧瘋子的人產生不少影響。瘋人院的管理者自然不願意以「鞭笞大師」這樣的形象，來為自己做廣告；要是讓客戶聽到，恐怕就招攬不到生意了。但是許多瘋人院確實都採取非常嚴酷的處理方式，即使尊貴如英王喬治三世（一七三八到一八二〇年）這樣身分的病人，也要受到鞭打跟恐嚇的對待。林肯郡一間瘋人院的管理者，法蘭西斯·威利斯，曾在一七八八年被召來治療這位王室成員，因為當時所有的宮廷醫師都無法治好他的瘋病。法蘭西斯・威利斯很清楚自己該做什麼：

死神不會區分要光顧的是一間窮人的小屋，還是一座君王的宮殿。瘋癲也是一樣，對其要折磨對象的身分頗為公平。基於同樣的理由，我也不會因為要治療的病人身分不同，而採取不同的處置。因此，當我仁慈的陛下變得狂暴時，我覺得自己有責任用一樣的約束療法來處置他，就像對待他皇家花園裡面一位園丁一樣。簡而言之，就是幫他穿上一件拘束衣35。

不過法蘭西斯・威利斯隱藏了一部分事實。他的處置並不只有使用拘束衣而已。他曾在其他場合這樣自誇道：

害怕的感覺，經常是第一個，同時往往也是唯一一種，能用來控制他們的情緒。想辦法引起他們的恐懼，可以讓幻覺不再占滿他們的思緒，將他們帶回現實的世界來，儘管這樣做所需付出的代價是痛苦與受難36。

而他確實也言行合一。根據哈科特伯爵夫人，當時也是皇后宮廷女侍，她講出了當時國王受到怎樣的待遇：

> 那位可憐的病人……再也不被當成人來對待。他的身體馬上被關在一個小機器中，再也沒有行動自由。有時候，他也會被綁在一根柱子上。他常常被打，不給飯吃，好一點的時候，則是遭到言語威脅或辱罵37。

國王後來恢復了（不過是暫時的，我會在第七章詳述），法蘭西斯・威利斯也因此獲得了一大筆錢。

就某方面來說，法蘭西斯・威利斯的治療方式算是十分獨特的，他試著馴化這些病人，如同一位曾經近距離觀察過的人說的，就像對待「馬術學校裡面的馬」一樣38。但是他對待跟治療瘋子，以及處理這些疾病背後的邏輯，跟同時代的其他醫生並無二致。這樣的邏輯不限於英格蘭，在其他地方也一樣。在當時，有人發明了一些新的機器，試圖去引發病人的恐懼，將他們嚇回現實世界裡。其中最有名的，應該是比利時根特瘋人院的院長古斯蘭（一七九七到一八六〇年）的發明了。他在一八二六年，在阿姆斯特丹出版了一本專書《論瘋疾》，裡面有一幅詳細的草圖，解釋他所設計的一座他稱之為「中國廟堂」的裝置。這個裝置的原理來自於荷蘭醫生波爾哈夫（一六六八到一七三八年）的理論，認為瀕臨溺死的感覺有治療的效果，可以將病人從精神錯亂中呼喚回來。古斯蘭非常自豪地展示他的裝置，透過改良後的手段，可以達到這種溺水的效果：

> 這是一座小型的中國廟堂構造，在中間有一個可以移動的鐵籠，結構輕便。這個鐵籠可以藉著自己的重量，透過滑輪跟繩索沿著軌道下降進入水中。要讓它對瘋子產生作用

時，要先將瘋子帶進鐵籠中，然後一個助手從外面把籠子關起來，另外一個則放開剎車，如此一來，病人安靜地待在籠子裡，然後沉入水中。當達到治療效果後，助手就可以把籠子拉起來。

然後，他又畫蛇添足的加上評論：「Toute fois ce moyen sera plus ou moins dangereux（不過這種方法多多少少有些危險）」[39]。

美國醫生拉許（一七四六年到一八一三年）所發明的另一個裝置，可能比較沒有那麼嚇人。他稱自己的裝置為「安定器」，並且保證可以達到類似的效果：

> 我發明了一張椅子，並且將之引進（賓夕法尼亞）醫院裡面，幫助治療精神疾病。這張椅子可以綁住身體每一部分。讓病人在椅子上坐直，這樣可以減少進入腦中的血流。藉著降低病人肌肉的運動，可以減少脈搏的頻率跟強度。而頭跟腳所處的位置，可以讓我們很容易給予頭部冷水或是冰塊，同時讓腳部浸泡溫水。這個機器的效果讓我非常滿意。其作用就像是鎮靜劑，對言語、脾氣有效，對血管也有效果。我曾對病人使用過二十四、十二、六小時，某些病人只用了四小時，在處理之後，即使是最頑強的病人也安靜下來了。我稱這個裝置為「安定器」[40]。

伊拉斯謨斯．達爾文，同時也是演化學家達爾文的祖父，則從古典的理論中汲取靈感，而傾向採

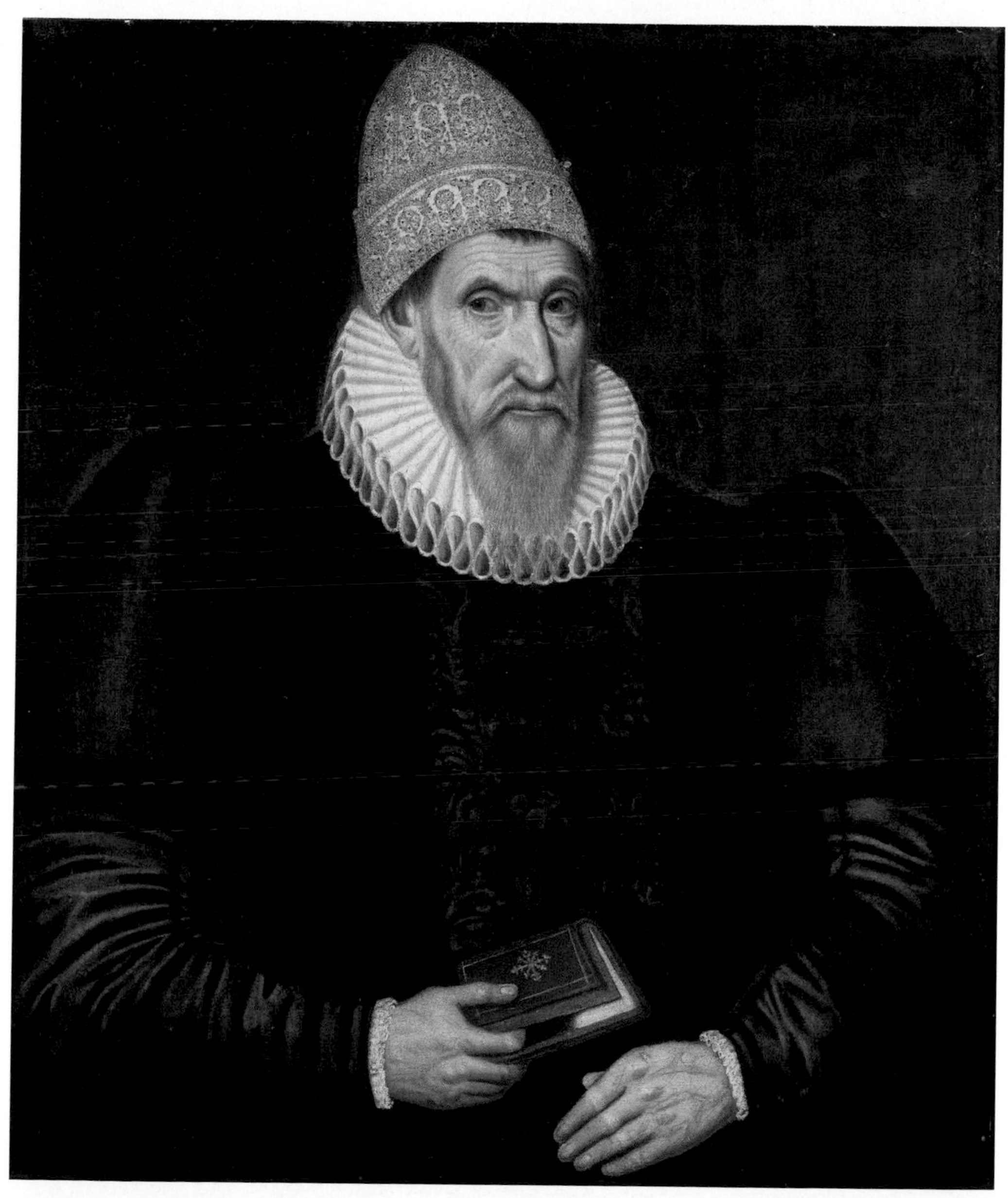

彩圖 15　納皮爾（一五五九到一六三四年）的肖像，畫家未知。納皮爾是英格蘭白金漢郡大林塢村（Great Linwood，譯注：此處疑似作者筆誤，納皮爾應該是 Great Linford 的教區長才對。實際上沒有 Great Linwood 這個地方）的教區長。他也是一位占星術士、煉金師、魔術師，還是一位瘋子醫生。許許多多精神有問題的病人，都不遠千里前來請他診治，而納皮爾會用祈禱的手段結合藥劑，同時根據占星術，在最適當的時候進行治療。

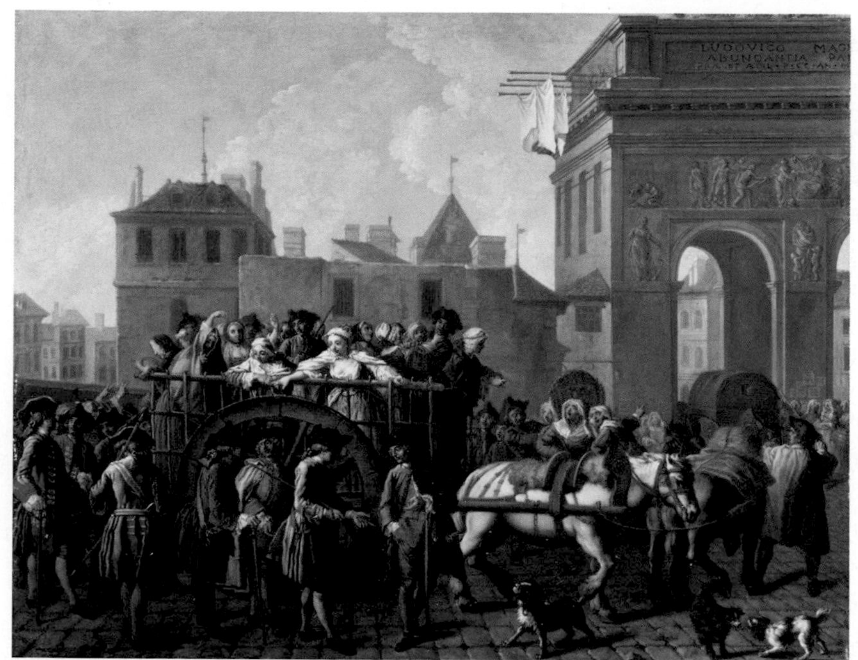

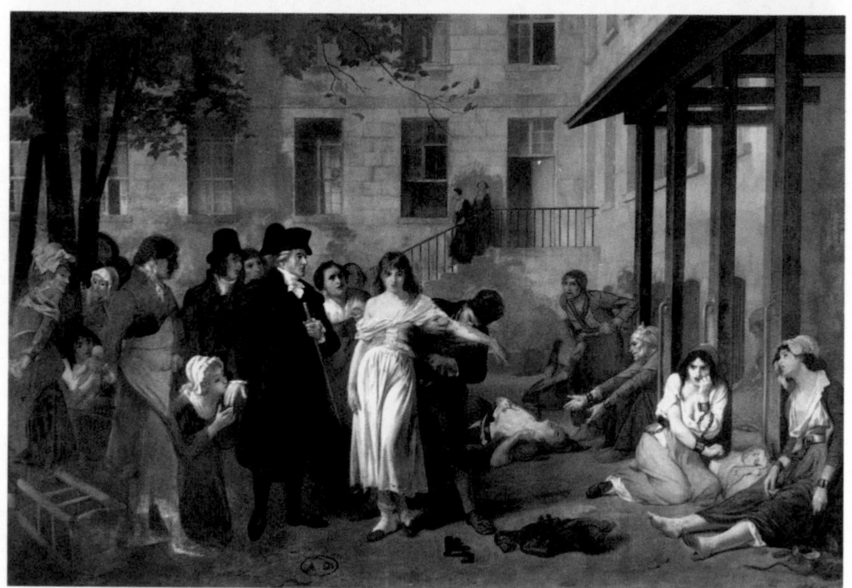

彩圖 23　上圖：〈La Conduite des filles de joie à la Salpêtrière〉，意即「將妓女送去薩爾佩特里耶醫院」。這是畫家若哈在一七五五年的作品。在那時候，許多被認為道德有問題或是墮落的人，都會被送去薩爾佩特里耶這間醫院的巨大建築物裡，而那裡所關的絕大多數都是女人。

彩圖 24　下圖：〈一七九五年皮內爾醫生釋放薩爾佩特里耶醫院的瘋子〉，是羅伯特弗洛里在一八七六年的作品。這個非常有名的事件其實不過是幾十年後人們虛構出來的故事而已。

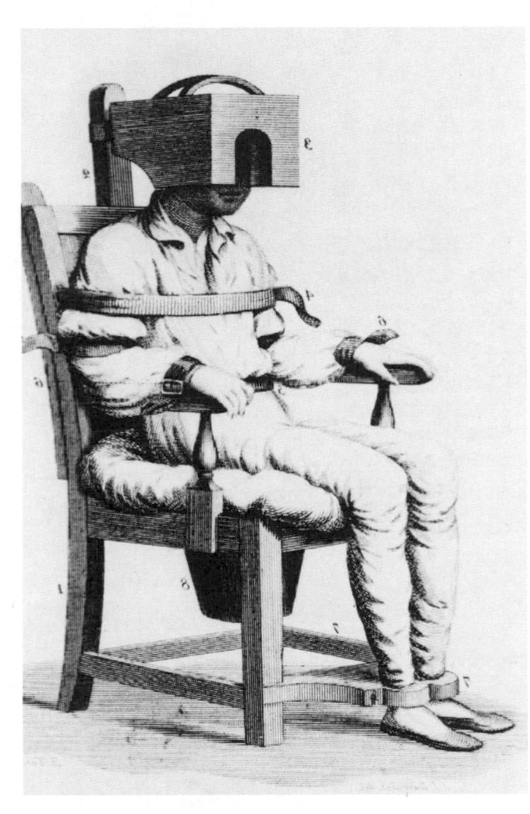

一八一一年的「安定器」。這是美國醫生拉許的發明，他曾這樣自誇：「這個機器的效果讓我非常滿意。」不過他沒有把病人的反應記錄下來。

取另外一種策略。他認為，或許擺動的動作，可以打破瘋癲的藩籬，將病人帶回由常識與現實所組成的世界。這個想法很快地被英格蘭跟愛爾蘭的醫師接受，隨後也傳播到歐洲各地。前面提過的布里斯托附近的瘋人院，院長考克斯（一七六三到一八一三年）則是第一個製造出一台裝置，可以利用這種理論的人。考克斯非常驕傲地宣傳他的機器可以將綁著的病人，放入一個特製的搖擺椅中，然後給予他們身體與心理雙重的壓力。這個裝置可以精巧地利用「聯繫身體與心理之間的交感與互動」，這兩部分「各自輪流像是動因一樣作用，而當害怕、恐懼、生氣，或是其他的情緒，因為搖擺的關係而激動起來，就會對身體產生不同的作用；而旋轉的動作則會造成疲累、耗竭、臉色蒼白、毛髮直立、暈眩等等效果，則會對思緒造成新的連結與影響。」在這理論中，每個作用都可以被精確地區分開。比如當作用在胃上面時，可以產生「暫時或持續性的噁心，輕微嘔吐或是大吐特吐」；再繼續施壓則會引起「最嚴重的痙攣……讓軀體的各部分受到攪動跟震盪」。而對於那些始終不肯屈服的病人，還可以將這張搖擺椅「放在黑暗中，再加入一些不尋常的聲響、氣味或是其他更強大的作用物，給予感官更強烈的刺激。這樣椅子的效果應該會大幅提升[41]」。更好的是，藉著「增加搖擺的速度，然後每六到八分鐘突然反轉，偶爾休息一下，或是忽然停下來，會讓胃、腸道跟膀胱很快快地立即排空[42]」。

這個偉大的裝置，還有改善的空間嗎？當然有。都柏林的瘋子醫生哈拉蘭（約在一七六五到一八二五年）很快就製造出另一種裝置。他設計了一台比較安全的椅子，「對脊椎有比較好的支撐，同時讓頭在暈眩狀態下時，不會垂在旁邊。[43]」他很可能親自驗證過這台裝置的威力：「自從使用它之後，想要在最麻煩最不可控制的病人面前，建立一種高高在上的權威，就再也沒有問題了。[44]」

儘管剛開始備受好評，而且在很短的時間之內，這些治療裝置就遍布歐洲跟北美，但是這陣熱潮也退得很快。比如柏林慈善醫院一開始就引進了考克斯的裝置，但隨即在一八二〇年就禁止使用。群眾以及專業人士對這台機器的評價，從歡迎擺盪到另一極，一如考克斯的機器本身。本來一開始被大家認為是合理且明智的治療裝置，適合用來治療瘋子，後來卻被大眾認為是不可理解且粗暴的東西。

被鎖在瘋人院或是療養院裡的，僅是所有瘋子裡面的一小撮病患，這些機構的管理者所用來控制病人的工具，一直都是恐嚇跟害怕的情緒。不過其他也有需要管理瘋子的人，卻從近距離接觸的經驗

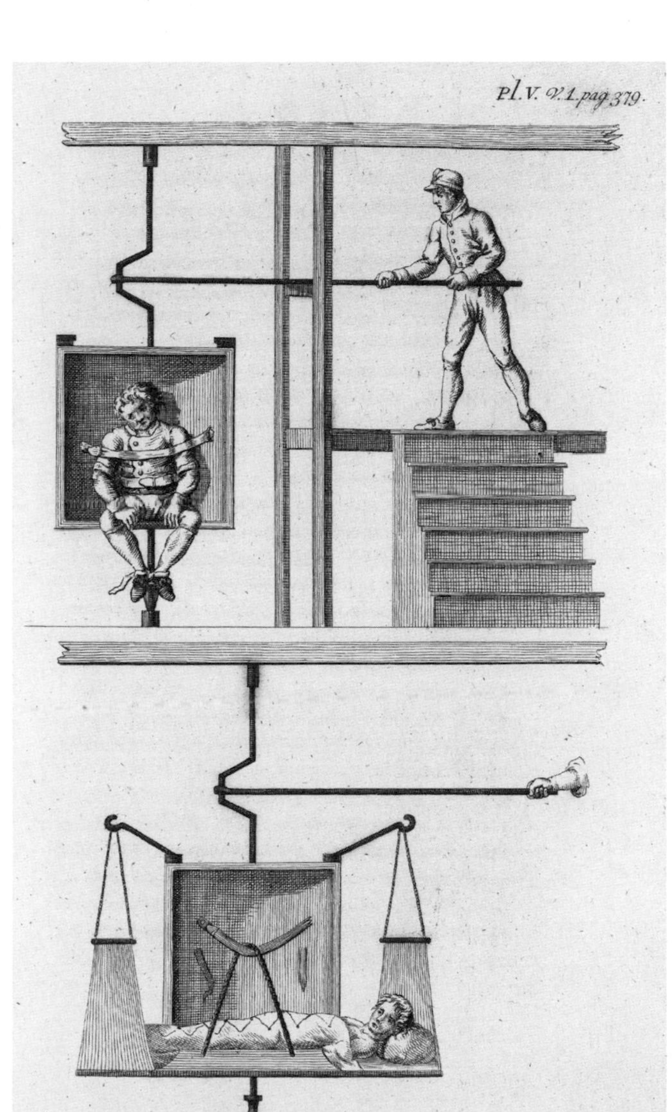


考克斯的搖擺椅，很快便有複雜的型式，如圖所示。上圖的裝置可以在旋轉的時候，給病人的脊椎比較強力的支撐。下圖第二個則適合躺著的病人。

中，體認到不一樣的事情。他們所體會到的，不是將外在的秩序強加在毫無秩序可言的瘋子身上（甚至在必要的時候使用暴力），他們（偶爾是她們）透過不斷嘗試錯誤所學到的，是這些被照料的人，似乎也不是完完全全地失去理性。當這些人採取不同的角度去看精神病患時，他們所看到的病人不再只是動物，而是我們的同類。他們發現，如果能用比較細緻、比較有技巧的方式對待病人，我們可以誘發他們控制自己的瘋癲，掌握自己的行為，最終有辦法重拾跟正常人比較接近的生活型態。

## 仁慈與人性？

一件很重要的事情是，這種新觀點的核心概念幾乎是在同一時間，獨立出現在很多不同的地方。除此之外，在義大利、法國、英國、荷蘭跟北美等許多地方，社會上也有一群人漸漸開始認同了這種觀點。當時世人正在見證一個人定勝天的世界：開鑿運河；河流被截彎取直；全新的市鎮幾乎是在一夜之間，就從地上冒了出來；人類利用育種技術篩選出各種動物跟植物，達到前所未見的規模。這種種的巨變，徹底挑戰了以前我們對於「永恆不變的自然」這種看法，同樣的，「人類本性難移」的觀念也開始令人懷疑。如果啟蒙時代的思想家，認為人的心智天生是一張白紙，可以根據他所經歷過的經驗，把學到的教訓烙印下來；那麼，若我們合理地使用人類所發展出來的技巧，有什麼事情是無法達成的呢？一如十八世紀的哲人艾爾維修在一紙古典宣言中曾這樣說：「l'education peut tout（教育萬能）」。

過去對於教養小孩的觀念，主要目的是「制止人性之惡，或是斷絕欲望」，而現在首先從上層階級開始，漸漸地脫離這種舊式看法45。啟蒙時代的思想家洛克在一六九三年所說的話，標誌了這種理性的改變：

> 體罰是最糟的教育方式，因此在矯正孩童行為時，是最不該採取的方式……使用處罰或是獎勵來讓兒童守規矩，是完全不一樣的手段……在所有刺激中，一旦體驗過尊敬跟羞恥的感覺，就會知道它們是心智最強烈的誘因……如果你讓兒童愛上榮譽感的感覺，並且擔心羞愧與丟臉，那你就將他們導入正軌了46。

大約在一個世紀之後，在一七九五年，所謂**道德療法**的倡導者，所主張的策略跟所使用的語言，幾乎完全就是洛克所說過的東西。曼徹斯特瘋人院的醫生費里亞（一七六一到一八一五年）曾這樣說過：「對精神病人的心智最有益的療法」，就是「建立自我控制的習慣」，這些行為需要借助「管理他們對希望與擔憂的情緒……給一點幫助建立他們的信心、維持外表的優雅」而不是壓迫他們47。史塔福郡瘋人院管理者貝克威爾（一七六一年到一八三五年）也同樣強調，需要喚醒精神病人的「道德感」，並且利用這種自覺，作為某種「道德規範」：

> 當然要有權威及秩序，但是利用仁慈、謙遜跟寬容的方式，會比任何嚴厲的手段，要維持得更好。精神病人並非欠缺理解的能力，也不該當他們無法理解事情，相反地，應該要對他們如同對待理性的人一樣48。

至於對在當時其他地方所使用恐嚇的手段，他們認為：

> （藉著讓精神病人害怕）或許可以讓他們服從管理者，而且是立即的服從，只要一個眼色，不管是要他們站起來、坐下、站直、行走，或是讓他們自由奔跑都可以。這種服從性，甚至情感的表露，我們也常常在那些為了滿足我們對自然研究的好奇心，而用來展示的可憐動物身上看到。但是，在觀賞這些表演的同時，我們卻不禁深思，要讓這些野蠻的老虎服從牠們的主人，到達可以表演的程度，所使用的卻是讓人類不寒而慄的手段[49]。

當我們談到這種新療法時，最常提到兩個人的名字。第一位是茶葉跟咖啡商人圖克（一七三二年到一八二二年），他同時也是一名貴格會教徒。上面那一段文字，就是引自圖克的孫子山謬．圖克的書。圖克於一七九二年成立了一間瘋人院，叫做約克避靜院；第二個人則是法國醫生皮內爾（一七四五年到一八二六年），據說，他曾經在一七九五年，釋放了薩爾佩特里耶醫院（見彩圖24）以及比塞特醫院的精神病患；這兩間醫院在法國大革命時期，分別收容了貧窮的女性跟男性精神病人，在第七章我們會再來談這一部分。圖克並非唯一主張這種精神疾病新療法的人。除了他以外，還有曼徹斯特的費里亞醫生；此外，布里斯托附近的另一家私人瘋人院布里斯靈頓之家的院長福克斯（一七六一年到一八三五年），對治療瘋子也持有類似的想法。事實上，圖克後來從福克斯的醫院那裡請來了新的女舍監凱瑟琳．艾倫，來管理他的約克避靜院。

至於皮內爾幫瘋子們解開鎖鏈的傳說，其實是在數十年後，後人所發明的故事，有人稱這傳說不過是**童話故事**[50]。皮內爾的道德療法導師，是薩爾佩特里耶跟比塞特醫院病房部的職員普桑（一七四六年到一八一一年），以及普桑的妻子瑪格麗特（一七五四年生）。普桑夫婦兩人都沒有醫學專業，但對於管理精神病患有非常豐富的經驗，而這正是皮內爾一開始所缺少的知識[51]。不過，皮內爾確實是第一個將病人的改變**理論化**的人，同時也是第一個系統性地發表關於法文版道德療法解釋的醫生。他也幫助推動，讓這種新療法機構化。而正是道德療法所激發的那種烏托邦樂觀心態，讓大家覺得，我們已經找到一種新的、比較人性化、比較有效的療法，進而促成瘋人院的改革，但同時也開啟了收容所帝國的時代。其實十九世紀的歐洲，才真的是一個**瘋子大禁閉**的時代，這現象橫跨整個歐洲一直到北美大陸，隨著歐洲帝國主義勢力擴張，最終傳播到其他國家跟其他大陸。第七章我們會再回來談收容所帝國的形成。

# 第六章　神經與神經質

## 擁有一種病

有一些疾病，沒有人想要跟它們扯上任何關係，一旦得了，大家馬上會拚命指責是被其他人傳染了。比如說十五世紀末，被哥倫布的船員帶回歐洲的梅毒（見彩圖25），就是這樣一種疾病。這個疾病後來在十九跟二十世紀時，還讓大批的人住進瘋人院裡。當梅毒一開始進入歐洲時，英國人立刻封它為「法國病」。至於法國人呢，當時他們的軍隊確實普遍感染梅毒，又適逢圍攻義大利拿坡里期間（因此他們的傭兵，又讓梅毒更容易散布到全歐洲），因此他們喜歡稱梅毒為「拿坡里病」。至於拿坡里人，為了要否認這個頭銜，就叫它「西班牙病」；而葡萄牙人則更直接稱之為「卡斯提爾病」（譯注：卡斯提爾地區位於西班牙中北部）。土耳其人在命名上也不甘示弱，乾脆稱之為「基督徒病」，把上面全部的人都一網打盡。

不過在十八世紀初期，還有另外一種病，讓當時的英國人急切地想要擁有它，直到今日都不想放開。這反應可真是奇怪，不是嗎？得到這種病，宛如拿到一張識別證，象徵了某種驕傲，更讓這個疾病有了國家層級的敏感性。任何人聽到此，都會想知道，為何這個所謂的「英國病」會這麼吸引當時英國的上流社會人士，以至於當蘇格蘭主張飲食療法的醫師切恩（一六七一年到一七四三年）討論到這件事情時，直接將這個病名寫進他一七三三年出版的書名中呢？為什麼有人想擁有這種疾病？誰會希望生病呢？切恩如何把一件本來讓人愧疚的事情，成功地轉變成高尚的品味呢？最重要的是，「英國病」到底是個什麼疾病呀？

切恩的書名，其實已經回答了最後一個問題；書名是：《英國病：各種神經疾病，如憂鬱、鬱氣、沮喪、慮病症以及歇斯底里症》；真是相當冗長拗口的書名，不過十八世紀的作者就是特別喜歡為自己的書冠上冗長的書名。在討論這一長串複雜的疾病時，切恩說這些病是「外國人、所有歐陸鄰居們強加在我們這個島國的居民身上的；他們把精神失調、憂鬱、沮喪等等，一律嘲諷地稱之為**英國病**。」看起來，英國人那時候特別神經質，特別容易歇斯底里發作，也特別容易得到慮病症（hypochondria，或者它的縮寫 Hyp，後來稱之慮病症）。當然這在當時的意義跟今日完全不同，雖然莫里哀也曾在喜劇《奇想病夫》中提到這個病，不過在當時，一般認為慮病症是一種源自上腹部季肋部位的一種疾病。

照當時許多人的看法，歇斯底里跟慮病症（以及其他各種同類疾病）其實是一體的兩面。比如一位德高望重的醫師布拉克摩爾爵士（一六五四年到一七二九年，他是威廉三世國王以及繼任者安妮女王的御醫）就曾指出，這兩種疾病不過是同一種病的不同表現而已：

> 肉體上許多地方的抽搐跟激動，以及精神上的意識混亂與耗弱，在女性身上的確比在男

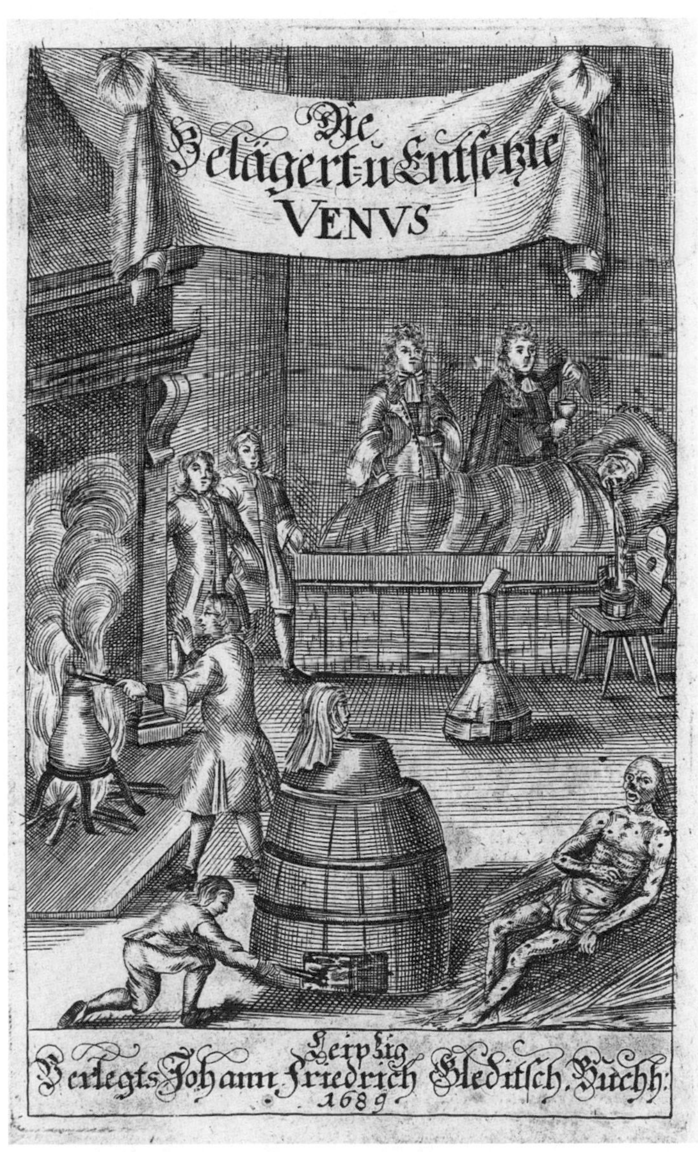


一六九〇年出版的《治療梅毒》，這個絕症在當時有許許多多死馬當活馬醫的療法，包括了逼汗跟燒灼等手段，通常都是由一些江湖郎中四處兜售。

性身上要明顯跟嚴重；這是因為（女性）精神的組成比較不穩定、容易耗散又比較脆弱，而神經又比較嬌嫩、敏感和脆弱緣故；但是這並不會造成自然或是性質上面的不同，僅僅只是發作時雙方症狀的強弱有別而已1。

不過布拉克摩爾也曾經沮喪地評論道：「這個疾病在女性稱作鬱氣（Vapours），在男性稱作脾臟憂鬱病（Spleen），但是結果卻兩邊都不討喜。」尤有甚者，任何醫生若是膽敢冒險給出這樣的診斷，無異是在拿自己未來的事業做賭注。布拉克摩爾說，醫生「通常不會想因為告訴病人他們精神失調真正的原因以及病名，結果搞砸自己的場子（亦即從貴客手中賺取財富的機會）2」。布拉克摩爾很清楚他是在說哪一件事情：他的同事拉德克利夫（約生於一六五〇年到一七一四年間）曾經冒險告訴當時的安妮公主（後來的安妮女王），她身體不舒服的症狀來自於歇斯底里，結果突然就被開除了。

依照當時一般人對於被診斷出這種疾病病人的看法，拉德克利夫其實應該早就可以預見公主殿下的反應才是。莫里哀曾用辛辣的幽默感，無禮地嘲弄當時的醫生，批評這些人只是表面浮誇，其實肚裡所知甚少，喜歡用拙劣的拉丁文來掩飾自己的無知，而實際上的所作所為，多半只會讓病人早日升天而已。霍加斯也曾用誇張的漫畫手法，表現出這樣的形象，在作品〈殯儀業者〉（又名庸醫的診斷）中，把倫敦醫學菁英描繪成一群送葬者。不過除此之外，莫里哀這位法國劇作家，也同樣尖酸地批評過那些整日無所事事的有錢人，還有他們的種種蠢事，像是總愛幻想自己生病了，或是不管醫療隨扈扯什麼鬼話，都會一股腦地相信。在他一六七三年發表的戲劇《奇想病夫》裡，主人翁阿爾公以為自己是個瀕臨死亡的病弱者，就是全劇最主要劇情的一部分。不過在這齣劇中，劇作家想必不知道事情有多麼諷刺。莫里哀自己正是在演出阿爾公這個角色時，死於因肺結核所引起的大量肺出血。

用文學作品去揶揄現在這種把各種神祕多變症狀，全部歸類為精神疾病的行為，莫里哀不是唯一的一位。英國詩人波普（一六八八年到一七四四年）也曾經取笑過那些假裝得到鬱氣的女性。在他的詩〈秀髮劫〉裡面，精靈安伯爾就公然嘲笑那些高尚人士膜拜憂鬱女王的樣子：

任性的女王，你好！
十五到五十的女子受你管教：
你給女性以智慧，給人以鬱氣，
還給人詩的靈感或歇斯底里；
對不同的脾性你有各種高招，
讓人們有的寫劇本，有的吃藥。（譯文採用黃杲炘譯本）

波普本人一輩子深受大大小小病痛的折磨，他有句名言說：「久病不癒就是我一生的寫照。[3]」但是，他相當強調自己經歷的是貨真價實的病痛，不是時下流行時髦的假病。在他臨終前曾經憤怒地堅持說著：「我這一生從來沒有得過什麼憂鬱症。[4]」波普的同事兼好友斯威夫特（一六六七年到一七四五年）晚年時發瘋，並在身後留下一部分遺產，在都柏林成立了一間瘋人院，用來照顧當地的瘋子。他曾這樣描述自己：

他留下僅有的一小筆財富
為愚人跟瘋子建立一間房屋
用諷刺的筆調來描述
可沒有地方想要這事物

儘管如此，斯威夫特也一樣極力向每個人辯解道，他一直以來都「沒經歷過脾臟憂鬱病」[5]。看著那些時髦的人，抱怨著自己身體有多疲憊倦怠，聽他們嘮嘮叨叨地講著一堆死不了人的身體不適，實在讓人覺得好笑；冷血的旁觀者多半會認為，這些人不過是在裝病而已。大量的文學作品也在旁邊推波助瀾。在這種情況下，因為要面對這麼多冷嘲熱諷跟冷言冷語，無怪當時的文人和稍早的女王安妮，還有其他深受不明痛苦或情緒低落所苦的人，極少有人願意被診斷為歇斯底里或是鬱病。這實在不能怪他們，那些「無知無識的俗人」特別愛認為這種「神經病……是一種羞恥」，他們或稱之為「輕微程度的發瘋，是大腦熱病的前兆」；或者更多人乾脆認為這些病純粹是出於想像，不過就只是「一時的心血來潮、體液失調、情緒失控或是個性孤僻而已；而發生在女性身上時，則是在裝優雅、幻想，甚至是在賣弄風情[6]」。那麼，回到一開始那個困難的問題，切恩是如何將這樣一種當時人人嗤之以鼻的疾病，轉換成一種榮耀的象徵呢？

## 神經失調

首先，也是最重要的，就是切恩堅持所謂的鬱氣、脾臟憂鬱病、歇斯底里或是慮病症等等，都是貨真價實的疾病，完全不是病人想像的疾病。這些疾病的病灶在神經，切恩與其同時代的醫生對於這些疾病根源的診斷，已經進步到超越了希波克拉底跟蓋倫的體液醫學理論，他們看到了一種嶄新且活生生的人體運作原理，也就是神經系統。因此，這些病人不應該再被當成裝病的任性之人了。切恩認為，他們所講的病情「跟其他身體的疾病……像是水痘或發燒一樣真切[7]」。這些疾病完全不是微不足道或是幻想，它們是「一種新的疾病，有著極為糟糕而嚴重的症狀，而前人對此卻一無所知」。這種疾病普遍的程度，大約占了當代「所有疾病的三分之一」[8]。

切恩的觀點大致符合當代醫學新形成的共識。這些共識源自於上一個世紀威利斯對於人類大腦與神經系統的詳細解剖研究，以及另一位頗受同業推崇，有「英格蘭的希波克拉底」之稱的席登漢醫師（一六二四年到一六八九年）的臨床經驗。威利斯曾做了一系列前所未見的實驗，同時借助當時保存大腦與神經組織技術的進步，得以見到前人一輩子也無法發現的現象。他說：

> 神經（系統）的解剖……（已經）清楚地顯示了我們身體動作與感情真正的源頭，這些現象若不用神經作用來解釋的話，將難以理解。而這個新開發的領域，應該還可解釋更多的疾病跟症狀背後隱藏的原因，像是過去被認為是女巫的詛咒，在將來或許會有比較令人滿意的解釋。[9]

從此以後，對於這些病理的診斷，將不再只能用「體液失調」一種方式形容了。在身體四處竄流的**動物精氣**（animal spirit）將訊息運進運出大腦，這才是讓人類這個軀殼行動的本質；而這些精氣運行出了差錯，則是各種疾病與病理背後真正的原因。這些理論讓**大腦與神經物質**的角色，出現了一次非常重要的「再概念化」過程[10]。這些東西必定跟精神疾病，不管是輕微的還是嚴重的，都有著特別密切的關係。不論是在瘋人院醫院裡面的重症病人，或是輕微的疾病像是憂鬱症或是歇斯底里，都是大腦運作失常，或是神經不安所表現出來的症狀。

數十年前，法國哲學家笛卡爾（一五九六年到一六五〇年）就已經在極力推廣「身體是一部機器」這樣的觀點；現在，關於神經系統的新觀念則提供了一些方法，讓我們可以去了解，到底是什麼在統合這部機器，讓它動了起來。對於其後幾個世代的人來說，這種新穎的看法實在是再好不過了，因為它讓醫學從此可以跟伽利略與牛頓的機械哲學連結在一起；不但如此，它也不怎麼會干擾到傳統療法，不需要去質疑古聖先賢的智慧，更不會顛覆那些與民間信仰以及醫學教條深深結合在一起的各種藥物。新的觀念既現代化又時髦，同時也能夠跟一般人所熟悉的臨床療法（對傳統醫學來講，這仍是神聖不可侵的一部分），或是過往偉大人物所建立起來的權威，完美地結合在一起。無怪，許多絞盡腦汁猜想精神疾病的病理來源，或是正在費心尋找療法的醫學人士，紛紛開始神經長神經短地說了起來。

威利斯率先研究並發表了關於大腦與神經系統的詳細圖譜。他發現了大腦的許多特殊結構，像是腦幹、橋腦、延腦等結構，還有位於大腦底部的環狀動脈，也就是所謂的「威利斯環」；此外他還描述了小腦皺摺、大腦皮質以及中腦等部位的結構。他的研究成果大大地改變了當時對於大腦實質構造的認識，讓人再次假設大腦是負責思想的器官。但即使威利斯（以及其後好幾代的追隨者）對於大腦運作的機制毫無所悉，他還是根據解剖研究大膽地往前躍進了一步，認為神經系統是神經與心靈世界之間的橋樑。

與威利斯同時代的名醫席登漢，卻對這位競爭對手的解剖學研究嗤之以鼻，認為這些東西跟臨床一點關係也沒有。但是儘管如此，他也認同神經失調這種疾病的嚴重性，並曾經肯定地說「沒有任何一種慢性病的發生頻率如此之高」。不過這並不意味著席登漢認同威利斯那種，用化約論式的生理學來解釋神經相關疾病的病因。相反地，他比較強調「心智混亂，才是造成這個疾病的一般原因[11]」。雖然這兩位權威的意見並不一致，但是他們的理論，是切恩與其同時代醫生，對於神經相關疾病的立論依據，同時也證實了他們所治療的，是一種真實的疾病而非幻想。

但是梅毒就不一樣了，這種疾病太有真實感，因此沒有人會想要跟它扯上關係。那為什麼「英國病」卻不一樣呢？這是因為切恩說，英國病是一種文明的疾病。這兩種疾病所隱含的意義完全不同：梅毒跟毫無節制的肉欲有關，代表的是獸性超越理性的控制。它是罪惡的象徵，完全無法與代表文明的光鮮亮麗與**彬彬有禮**產生任何連結。而英國病則恰恰相反，根據切恩的解釋，愈文明愈精緻的社會（以及個人），就愈容易爆發出精神疾病。外國人還以為宣稱英國人很容易得到神經耗弱，是一種指責，但其實剛好相反。在英國的上流社會中，這些疾病的流行程度，恰好見證了他們高尚及精緻的程度，同時彰顯英國是一個傑出的國家。

原始的人類基本上不太會得到這種新疾病，因為「節制、運動、打獵、勞動跟從事製造生產，讓人身強體壯」。而在那個原始時代，所有人都「簡單、樸素、誠實又節儉，因此不太會生病[12]」。而

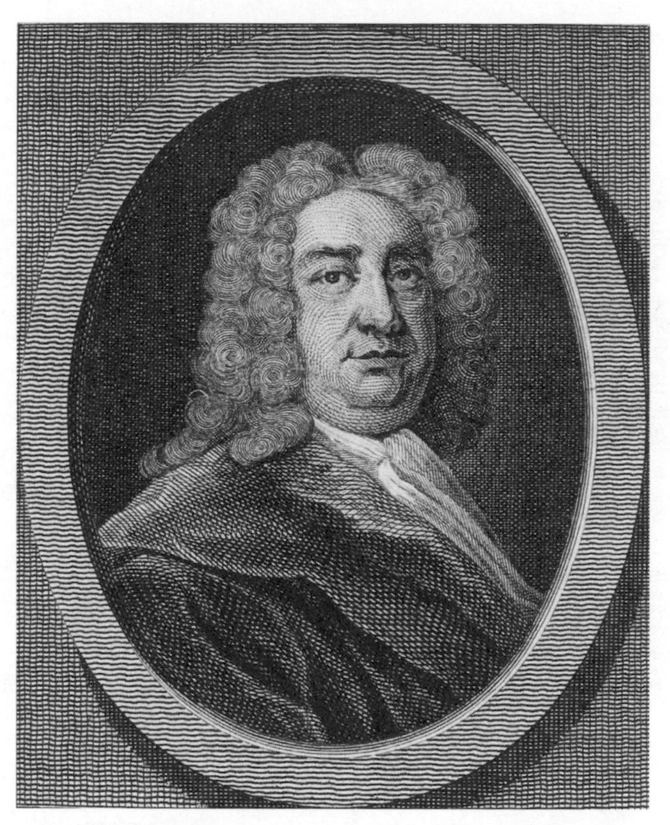

這幅切恩的肖像版畫，製於一七三二年，很明顯可以看出他的福態。他僅能蹣跚地走幾步路，然後就必須休息一下，通常是坐在轎椅上由人四處搬動。

現代化的生活卻充滿了刺激、心機與壓力。渴望財富、追逐名利必然會帶來「**焦慮跟憂愁**」。同時，在成為這個星球上最富有最成功商業社會的過程中，英國人「翻遍世界各角落，搜集了成堆的物質供人揮霍與享樂，引起浪費……富足到引發感官上極大的胃口，甚至到了暴食的地步[13]」。然後英國的氣候也優於其他地方，「我們空氣濕潤，氣候多變」也有刺激的效果，更不用說「我們的土壤肥沃、作物繁茂，我們的食物既豐富量又多，我們的居民有錢又富裕（拜全球貿易之賜），而上流階級的人習於久坐不活動的生活型態（在這些人中，病魔最易肆虐），以及生活在人口眾多所致的不健康大城市中，影響體液……[14]」。

若說切恩所提的這些特點，是故意在彰顯一種國家的驕傲感，那在這之後，他對於精神疾病的社會地位所做的觀察，則是用一種高明的手段炫耀成功人士的優越性。根據他的說法，精神疾病既是社會地位優越的結果，也是證據。「愚人、弱者或是笨蛋；愚蠢而遲鈍的靈魂，幾乎不會有鬱氣或是精神低落的麻煩」，這些人就像是「笨重、遲鈍、由黏土捏成的小丑一樣不會生病」[15]。因此，低下階層的人幾乎不會受這種疾病所苦。這幾乎是只有「住在英格蘭環境中的人」才會有的問題。他們高雅而文明的生活方式，讓他們發展出比較纖細脆弱的神經系統。因此，只有那些「天性活潑敏捷、聰慧高尚、智力敏銳、洞察力強，特別是那些有著最細緻感覺跟品味的人」，才會抱怨精神不適[16]。

事實證明，即使是偉大的懷疑主義哲學家如休謨，也難以抵擋這種奉承，因此在寫到人性的時候，他也說：「從事體力勞動的人，他們的皮膚、毛孔、肌肉跟神經，都跟品味高尚的人不一樣，連帶的感覺、行為及態度也有所不同。」傳記作家包斯威爾（一七四〇年到一七九五年）則更是對號入座承認自己的上流階級身分，寫了一系列自傳體散文（不過是用筆名「憂鬱者」發表）。包斯威爾完全掉入切恩的圈套中，自誇的說著「我們憂鬱者，在陰鬱中痛苦萬分時，只能想著自己是因為這種高人一等的身分，而被烙印上痛苦的標記，稍稍能夠自我寬慰[17]」。

在言語上贊同切恩的奇想或許是一回事，但是用實際的行動花大錢來支持，更能說明切恩論點的吸引力。《英國病》一書在短短兩年之內，就刷到了第六版，而且之後還持續熱銷了好一段時間。尤有甚者，這本書也為切恩這位人人稱道的好醫生，帶來大量的病人與收入。在他去世前十年，曾經心滿意足地告訴自己的好友兼書商，同時也是小說家的理查森，說他的財富變成原來的三倍之多。理查森跟切恩兩人差不多是屬於同一社會階級，但除了他之外，切恩還結識了許多來自英國社會最高階級的新客戶，其中有公爵，有主教，有詠禱司鐸，還有許許多多其他的貴族，從契斯特菲爾勛爵到亨丁頓伯爵夫人等都是。任何一位當代的紅牌醫生，應該沒有人不會為了有這樣的客戶名單，而感到驕傲的吧？切恩靠著這本書名利雙收，就是他的論述受到眾人認同的最好證據。而對於那些身體跟心理上不舒服，卻受盡周圍親朋好友質疑的病人們來說，他們更是滿懷期待希望有一位醫生，能夠證明他們真的生病了、證明他們所有的苦痛並不是**只存在想像中**。他們需要有人來說明，自己真的值得被當成一位病人看待，而不應該受盡眾人嘲諷責罵，被大家視為裝病的騙子。此外，得到這種精神疾病讓他們可以因此宣稱，自己的靈魂其實屬於最有教養、文雅的階級，這或許是一個意料之外的附加價值，也是大部分病人欣然接受的。

當時英國其他知名的醫生，像是曼德維爾（一六七〇年到一七三三年）、羅賓森（一六九七年到一七七五年），或是布拉克摩爾爵士，也跟切恩有一樣的看法，認為神經系統是解開人體運作之謎的新鑰匙；同時他們對於精神病這一系列的新**疾病**，也大致採用類似的態度去應對。不過儘管他們滿嘴都是新穎的詞彙，但是所採用的治療策略，卻洩漏了心中那根深柢固的保守想法。「神經」之類的詞彙或許很新，但是這些醫師所開出的療法，基本上還是在西方世界使用了千年以上，大家耳熟能詳的**消炎藥方**，像是放血、灌腸、催吐之類的處置，加上一些飲食跟養生規範。

這並不表示大家對於精神疾病的根源，已全面達成共識。當時身負瘋人院醫院管理責任的院長羅賓森醫師，或許是所有人中最直白的化約論者了，他曾經這樣說：

很明顯地，當心智感覺到不舒服、精神低落或是垂頭喪氣的時候，它會表現出來，而根據萬物的本性，由心智力量所駕馭的機器也會因此受到影響……當神經處於良好的狀態，各種感官透過它們所傳送的訊息，都會被調整到適當而清晰的狀態，而理解力則依此，根據自然律的運作，對周圍事物做出判斷跟決定……但是如果這些器官的構造或是機能不小心故障了，就像機器裡面的彈簧失調了，心智必然會接受到不一樣的訊息，因此會受到這種異常的影響……（所有不同形式的精神障礙）從輕微如脾臟憂鬱病或是鬱氣，到最嚴重的疾病像是憂鬱症或是發狂……都不是個人的奇想或是幻想，而是貨真價實的心理疾病，發病原因則是身體這台機器在物質或動作上出現故障，而讓大腦運作程序偏離了常態18。

關於要如何去處理這具「失調的機器」，該做哪些事，羅賓森的主張也一樣的大膽而直接。他認為醫生絕對不可以遲疑，一定要引起「最強烈的嘔吐，最強力的催瀉藥劑，還要大量地放血……並且不斷重複19」，最後，他還強調：

在給予治療時不夠大膽，是最為殘忍的一件事。因為許多疾病的本質，就是需要強效療法來對付，特別是在這些例子裡面若不這樣處理，病人就無法獲得緩解20。

其他醫療同業大部分都不認同他這麼極端的觀點。不過他們對於疾病的機制卻有類似的看法，並且也同意在某些時候，想要把身體調整回平衡的狀態時，是需要一些比較激烈的手段。誠然，十八世紀的病人對於當時醫療從業人員所開出各類嚇人的處方，早已習以為常；但是當時許多醫生所思考的，是希望可以吸引像是昏倒的仕女，或是憂鬱沮喪的紳士這類病人上門。他們一定會有所遲疑，這些嬌貴又文明的貴客們，他們敏感嬌弱的神經禁得起這種粗暴的對待嗎？布拉克摩爾爵士曾經強調過，對於焦慮而沮喪的病人，安慰或是鎮靜病人的療法比起那些嚇人又痛苦的手段，往往要有效得多；那些讓病人感到驚嚇的治療方式，對於已然脆弱的神經來說，很可能不但不會有療效，甚至會造成**毀滅性**的結果。就布拉克摩爾跟其他醫生的看法，羅賓森當然可以繼續在瘋人院醫院使用他那些激烈的治療手段，但是其他那些帶著纖細靈魂的時髦貴客，也就是他們亟欲招攬的客群，帶有極為高雅的品味，或許溫和一些的療法，甚至加上一點點鴉片來輔助，會好得多。

認同這種看法的人，甚至可以向上追溯到偉大的神經學權威，也就是威利斯本人。雖然威利斯力促對瘋人院醫院裡面的那些病患，施以最強烈最暴力的治療手段（畢竟，這些瘋子深陷在一種「十足暴力的精神狀態以及極度激昂的靈魂」之中，因此也只能利用引起他們對「施虐者的敬畏以及尊敬感」來處理）。不過在另一方面，威利斯也認為比較輕微的精神失調「比較容易被阿諛奉承跟溫和的醫學手段治好」[21]。因為對於那些貴族來說，阿諛奉承是再稀鬆平常不過的事，也是他們喜歡從下人那裡聽見的話；而在那個年代，醫生的地位確實跟下人差不多。

精神失調當然不是英國上流社會的專屬疾病，就像梅毒也不會只在法國人跟拿坡里人之間流行一樣。威利斯所使用的，仍是當時上流社會通用語的拉丁文，來書寫跟討論自己的理論。一旦這些理論傳播開來，很快就有人開始使用並發展它們。像當時在荷蘭萊登大學任教的醫生波爾哈夫，同時也是十八世紀最有名的醫學教授，雖然沒有太多自己原創的理論，卻是位兼容並蓄、擅長融合各家之言的學者，也是當時極具影響力的一號人物。雖然他仍堅守著希波克拉底以及其他古典作者的理論（跟其他同時代的醫生一樣，波爾哈夫認為醫學最主要的權威理論，應該來自文本），卻也無法忽視當時已然漸漸形成的看法，認為神經愈來愈重要，特別是在精神疾病上所扮演的角色。

在一七三〇年九月到一七三五年七月間，波爾哈夫講了大約兩百場跟精神疾病有關的講座。在他於一七三八年過世後，他的學生凡恩斯將部分的演講內容收錄起來，出版了兩冊總集[22]。波爾哈夫在當時的影響力可說是無遠弗屆，除了俄國沙皇彼得大帝親自前來聆聽他的授課以外，歐洲許多國家的君主也派私人醫師前來求教；他的學生哈勒醫生稱他為 *communis europae praeceptor*，也就是**全歐洲的導師**。甚至還有一封遠從中國寄來的信，指名要給「著名的波爾哈夫，全歐洲的導師」。他跟威利斯的看法一樣，也認為比較輕微的神經衰弱，可以透過言語跟遊說來治療，或者針對大腦裡那些造成不適的情緒，引起相反的情緒來對抗。有時候，改變環境也可能會有幫助，因此，旅行也常常是他開給那些感到不舒適的有錢人的處方，有時候還會附帶建議他們前往出產礦泉水的小鎮，讓他們在那裡飲用通寧水（譯注：加了奎寧的氣泡水）。不過對於完全失去理智的瘋子，他的看法也跟威利斯一樣，認為需要採取強硬的手段來對付，因為他認為這是有一個所謂的「共同感覺中樞」失常，需要被打擊驚嚇一下，讓它們回到正常狀態。

他所建議的古典藥方裡面，常含有許多危險的東西，像是有毒的聖誕玫瑰（見彩圖26），或是水銀跟銅等金屬。當這些東西都無效時，他就認為應該要採取比較激烈的手段，比如讓病人處於瀕臨淹死的狀態，或是將瘋子吊在空中旋轉，像是一隻被綁住的金龜子一樣[23]。雖然在波爾哈夫的年代，這些治療手段還只是假設而已，不過如同我們前面介紹過的，不久之後到了十八世紀，就有許多人將這些假設付諸實現了。在當時，醫生對於神經的作用方式一直沒有定論，大家爭執著神經到底是像中空的管線一樣，然後動物精氣或是神經液可以在中間流動呢，還是它們是像纖維一樣，可以拉緊與放鬆，藉此讓大腦可以控制身體其他部位呢？

這種輕微的精神疾病，卻在英國引起上流社會醫師的矚目，並為他們帶來大批高收入病人；而這些病人所尋求的，不過是希望醫生認可自己的疾病，把他們這種被其他人當成笑話來看、受盡嘲弄輕視、被視做牢騷抱怨的問題，用醫學專業加以證實。這種現象說明這類疾病應該相當普遍，而它的成因應該不再只是英國潮濕舒適的氣候，或是繁榮的商業活動帶來的刺激，所能夠解釋得了。應該有其他因素可以解釋這種疾病肆虐的程度。有趣的是，德國、奧地利、法國等地，也全部都有類似的疾病，那麼它們的成因又是什麼？他們又是如何處理的呢？

## 熱情與靈魂的苦楚

其實，透過宗教來解釋跟治療這些精神疾病，從來就沒有從歷史中消失過。在英格蘭，由衛斯理（一七〇三年到一七九一年）跟懷特菲爾德（一七一四年到一七七〇年）所領導的福音復興運動，吸引了一大批追隨者。那個時候，科學革命的浪潮以及牛頓的追隨者所提倡的基督教哲學觀，是一種根基在理性原理之上的唯物論與機械論，這種觀點中的上帝並不直接插手統治世界，祂比較像是一位具有神性的建築師，高高在上細細審視著祂所創造出來的種種奇蹟。相對於這種冷靜的宗教觀，由衛斯理等人所主持的循道宗戶外聚會，則聚集了大批熱情的信眾，充滿了極端的宗教審判感並不斷引發情感上極度的焦慮。在這些聚會中，傳道者既受到神的啟發，也啟發著群眾。雖然衛斯理等人並不反對將體液醫學推廣給大眾（畢竟，他還寫過一本暢銷書《基本醫學》）；但是，他跟懷特菲爾德卻更喜歡給予病人靈魂上的安慰，特別是透過祈禱來協助並支持那些深受心智障礙所苦的病人。他們在戶外所舉辦的福音復興聚會，可以看到這種情感與宗教精神的交流，或是透過祈禱來安慰那些生病的、受苦的或是發瘋病人的場景。對循道宗的信徒來說，精神上的擾動帶有極為深遠的宗教意義，他們對宗教上的承諾充滿了熱情，活靈活現地闡明原罪與各種罪惡會帶來的折磨，並且不斷強調墮入地獄的恐懼，跟獲得救贖的承諾這兩種截然不同的命運。這些都讓古代對於發瘋的解釋，混合了宗教與魔法的病因，得以繼續延續下去，可以與近代比較體面的自然主義理論同時並存。站在循道宗的立場，天譴與惡鬼附身一直都是人類發瘋的可能成因之一。衛斯理本人就對惡魔附身這種事情堅信不疑，同時對於用像是共同禁食或是祈禱之類的群眾儀式，做為治療精神疾病的靈療手段，也是最強而有力的提倡者[24]。

不過當時的英國統治階級，在經歷過一六四〇年代的內戰之後，深知這種熱情的宗教情懷，可能導致過激、危險以及不理性的行為，摧毀社會現有的良好秩序與階級，最後甚至顛覆政府，他們可不想再重蹈覆轍。貴族與富人階級對於教派之間的分歧所帶來的社會動盪不安，尚且記憶猶新，所以比較傾向擁有一個理性而節制的宗教，一個克己復禮、理智冷靜的信仰。這種期望或許讓他們會變得比較偏向自然哲學家、偏向醫師（以及瘋子醫生）這一邊，不過那也未嘗不可。

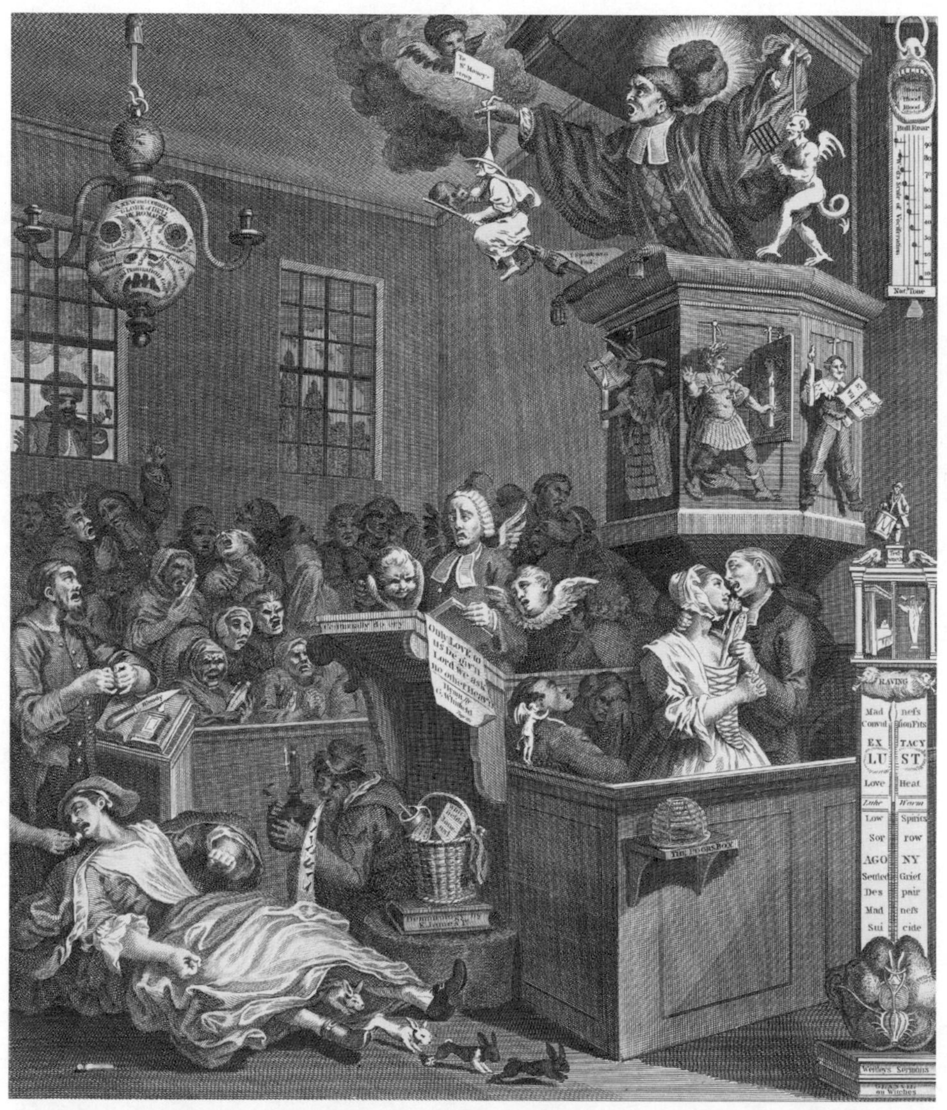


〈輕信、迷信與盲信〉是霍加斯在一七六二年所做的版畫，諷刺宗教熱情所帶來的愚蠢與危險。在圖右方的溫度計標示著色欲，不過正在升至瘋狂與咆哮刻度。講台上鬥雞眼的傳道者就是懷特菲爾德，他也是循道宗的創始者之一。據瘋子醫師的說法，他們的教義反而讓大批的輕信者被送進瘋人院。

這種社會氛圍造成了一系列針對那些**宗教狂熱者**的嘲諷、模仿跟揶揄。這不只表現在霍加斯著名的嘲諷畫作中，同時也表現在評論家沃波爾的諷刺評論裡（沃波爾是英國在位最久的首相羅伯特．沃波爾最小的兒子），更別提還有斯威夫特跟波普等人的作品。他們都認為循道宗信徒不只不會治療瘋癲，根本就是瘋癲的推手。他們的教派充滿幻想、瞎扯跟神啓；他們的傳道者一邊創造一邊展示各種具有渲染力的想像、非理性的幻想、狂熱或是愚昧的行為。循道宗的信徒所表現出來的崇拜行為看起來實在是**非常突兀**：他們彼此之間會傳染強烈的恐懼與信仰狂熱，會戲劇般地吟誦著地獄之火或是墜入地獄受罰等事。任何頭腦清醒的正常人看到這種場面，恐怕都會覺得，這一群遊走於理智世界的邊緣的人，才真的跟瘋子無異吧？這些儀式，不知道會讓多少容易上當又迷信的人發瘋呢？不少瘋子醫生都認為，衛斯理跟懷特菲爾德等人所帶領的活動，對於創造出一堆亟待治療的瘋子客戶，有著難以估計的貢獻[25]。他們也都認為性別比較低下的一群人（也就是女性），比較可憐、比較情緒化、知性也比較低落，所以特別容易被逼瘋；不過當然，也是有男人在頌禱中支持不住而崩潰。

霍加斯在他一七六二年的畫作〈輕信、迷信與盲信〉（基本上這是重製他前一年的畫作：〈描寫熱情〉）中，就曾大大地揶揄這群騙子的愚蠢行為。在畫中，我們可以看到傳教士正在大聲叫嚷著，將群眾的激情鼓動到最高潮，其中許多人已經進入歇斯底里的狂喜狀態，甚至僵硬失神而昏倒。聽眾之中有人正在啃噬耶穌的肖像，暗示霍加斯所厭惡的是宗教的另一面，包括了天主教教義、食人習俗、獸性以及瘋狂的一面。站在布道壇上正在傳道的狂熱牧師，選擇了恰到好處的《聖經》章節（哥林多後書11：23），上面寫著「我狂妄地說」。而當他正為這一群輕信的群眾禱告時，畫面右前方有一支溫度計，正在記錄群眾的熱情程度，從「色欲」（一位發情的貴族男子，正把一座宗教雕像塞進身旁另一位癡迷的女僕衣服內）正勢如破竹地往「瘋狂」上升。高懸在天花板上的圓球，標誌著宗教裡面的地獄，而畫面左下方兩個人物所代表的，則是在這位狂熱的傳道者的鼓吹下，由虔誠的狂信者所製造的騙局：像是宣稱自己生出兔子與小貓的托芙特，以及宣稱會吐出釘子等等物品的比爾斯頓男孩。站在講台上的主講者，就是眾所周知有著鬥雞眼的懷特菲爾德。他曾說過他的會幕是一個**靈魂捕捉器**，因此在畫中有一個飛在上方的小天使拿著一個牌子，上面諷刺地寫著**金錢捕捉器**。一個來自馬爾他的猶太人正站在窗外，看著這一幕基督教鬧劇。這些傳教者就是這樣大力宣揚著煉獄的可怕跟墮入地獄的危險，利用這些沒有多少財富與智識的村民的迷信，從他們身上榨取已然不多的金錢。

## 驅逐惡魔

英國的菁英階級希望有一個比較溫和的宗教，一個不那麼激動、不那麼過頭的宗教。不過在德國西南部的鄉村地區，情形則大不相同。在衛斯理跟懷特菲爾德的時代，該地所流行的宗教是巴洛克天主教。那時候一位名叫加斯納（一七二七年到一七七九年）的神父，也開始在艾爾瓦根地區進行驅魔儀式。加斯納原本是一名來自奧地利沒沒無名的神父，他在一七六〇到一七七〇年代所進行的驅魔，吸引了一群罹患各式各樣疾病的信徒，其中有人眼盲，有人發狂似地跳舞（所謂的聖徒維特舞蹈症），有癲癇病人，有瘸腿者，有歇斯底里病人，也有瘋子。這樣看來，在啟蒙運動開始之初，所謂的「理性時代」即將來臨之時，相信魔鬼存在、魔鬼附身這類事情，不但沒有消失，反而依舊深深根植在普羅大眾的想像力中，並且占有極為重要的地位。也因此，後來發生了一連串紛爭[26]。

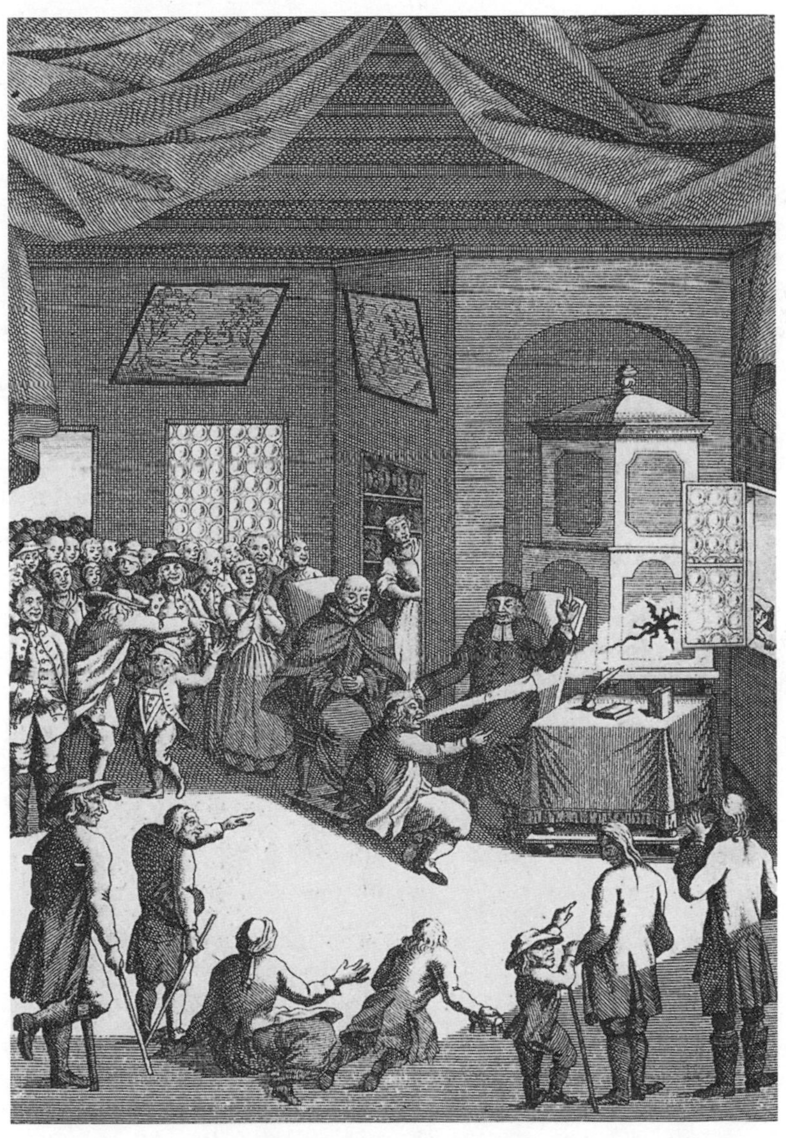

加斯納趕鬼。這位施瓦本神父正在為一名病人驅魔，而一個小鬼正從病人口中飛出來，這種治療被鬼附身病人的手段，常見於文藝復興時期的畫作中。顯然，即使到了所謂的「理性時代」，對魔鬼附身的信仰，仍然長存人心，未曾改變過。

有許多病人前來尋求加斯納的祝福，然後康復離開（據說是如此）。這些被不潔的魔鬼或惡魔附身的可憐人，藉由這位聖人施行宗教醫治之後，從壓制中被解放出來，恢復了自己的神智。這些消息很快地就傳了開來，大量群眾湧來，而加斯納神父甚至公然在路上進行他的表演。在德國北邊的新教徒們知道後，大力譴責天主教這種利用迷信與愚昧的行為。但是被治癒的人數不減反增，這些現象代表了什麼意義？執政當局又該如何因應這些喧鬧的群眾，以及可能會造成的暴動呢？要知道，騷動的群眾結合了宗教狂熱，加上可能有數千名鄉民正熱切地尋求治療，這種現象對社會秩序來說，當然是非常嚴重的威脅，不論是俗世還是基督教的執政當局，都不敢掉以輕心。尤其在南德複雜的政治環境中，政教交疊甚至合一的現象可說是十分普遍。

在德國，這問題後來演變成了激烈的宣傳手冊大戰，戰火甚至蔓延到部分法國地區，這情勢讓人彷彿聽見之前宗教戰爭的戰鼓聲，又慢慢地響起。雖說加斯納在教會高層裡面，也有支持他的人，同時當他在教會所掌控的公國裡進行驅魔儀式時，也非常小心。但是在其他地方，謹慎的天主教教會人士，仍然維持保守的態度。新教徒對天主教徒迷信怪力亂神的嘲諷聲，從未間斷過，並且確實讓他們感到猶如芒刺在背。另外在南德許多地方，教會的主教往往也兼任俗世的統治者，只不過他們的教區跟統治的公國領域未必重疊罷了。在這種情況下，這些主教也同時會有一些世俗的責任需要考量。就算有些地方的教長並不身兼君主，他們往往也是貴族家庭的一員，因此貴族的利益才是他們最關心的事情。社會秩序的穩定，以及加斯納的行為所可能帶來的動亂，一直都是他們念茲在茲的煩惱。對他們來說，之前的女巫狂熱尚且殷鑑不遠，如果加斯納驅魔趕鬼的行為又重新挑起群眾的恐懼情緒，搞不好又會演變成新一波宗教狂熱流行，然後爆發出另一次燒死女巫運動，這樣的話後果不堪設想。

此外，天主教教長彼此之間總是互相嫉妒，鮮少能夠一致行動。當關於加斯納驅魔的報告剛開始出現時，康士坦茲主教立即質疑他的種種作為，並且想要限制他。位於奧格斯堡的巴伐利亞天主教議會也隨之跟進，禁止加斯納進入他們的轄區。但是其他地區的教會則持比較溫和的看法。比如在雷根斯堡的采邑主教傅格，選擇支持與保護加斯納，弗賴辛與艾希施泰特等地的主教也採取相同的態度。到了後來，政治與教會高層也開始介入。在政治上，奧地利特雷莎女王早先已發布禁令，禁止再對女巫進行訴訟。當時她雖然沒有太多時間去處理加斯納的事情。不過在一七七五年夏天，她還是派了兩位跟她一樣對加斯納抱持懷疑態度的皇家醫師，去調查這位頗具爭議的教士。隨後，神聖羅馬帝國名義上的皇帝喬瑟夫，則命令加斯納離開雷根斯堡。而在宗教上，教會高層的處理速度雖然緩慢許多，後來羅馬的教宗還是認為加斯納必須停止所有的活動。在加斯納於教會裡的政敵鼓動下，教宗庇護六世最後終於對此事下了他的判決：譴責這位教士舉動中所包含的煽情主義，抨擊加斯納散布「大部分的疾病是由魔鬼引起或變嚴重」這種「錯誤」的想法。加斯納被迫停止所有的驅魔儀式，並且被派去一個叫做彭多夫的小村落做個單純的教區神父。在回歸沒沒無名三年之後，他便過世了。

這些**開明的**統治者與教宗所下的禁令，讓加斯納等人噤聲，當然不可能消弭群眾對於魔鬼附身的信仰。不過這種行為很清楚地顯示了，文明社會想要在一定程度上遠離舊時那種用宗教來解釋一切疾病與痛苦的行為，特別是對瘋癲的解釋。但是埋藏在理性表面之下，社會大眾毫無疑問地還是一直相信邪靈的存在。畢竟，這種說法可是有聖經的加持，同時也有其堅實的傳統；尤有甚者，對於那些信仰仍停留在舊時代的人來說，鬼神之說看起來似乎可以解釋更多他們日常生活的經驗。同時朝聖、敬拜聖人、拜神廟這些傳統，在過去是如此的盛行，不會只因為統治當局的禁令就從此消失無蹤。但是對於受過教育的階級來說，這些行為現在已變成無知與迷信的象徵了。有文化的人會明事理，或自以為明事理。

## 看不見的力量

魔鬼與惡魔一直是傳統天主教裡，一股看不見的力量（比如說，儘管加斯納算是當時最具代表性的人物，但他卻從未宣稱看過從那些被附身的病人身上，驅逐出去的惡靈），啟蒙時代的思想家口中，也有許多屬於他們的**看不見的力量**在支配整個世界，推動它向前進。除了牛頓的重力之外，後來又加上了電力、磁力，然後可能還有其他未知的不可見力量，在影響我們。當加斯納正在累積他身為驅魔大師的技巧與名聲時，維也納有另外一位醫師梅斯梅爾（一七三四年到一八一五年），宣稱自己發現了另外一種新的生命之力，他稱之為動物磁性，還說這種力量流竄在所有人身上。梅斯梅爾同時還說，他自己擁有可以操縱它的力量，並且可以透過它來治病。在這套理論中，沒有上帝，沒有魔鬼，也不需要透過宗教儀式來驅魔，但是卻可以得到出人意料的療效，好到讓帝國首都最有錢最時髦的病人，都前來尋求梅斯梅爾的治療。梅斯梅爾因為娶了一位極為富有的太太，本來就已經相當有名望了；現在透過他的動物磁性治療，更是在原有的財富與名聲錦上添花。

梅斯梅爾在一七七五年前往巴伐利亞，在科學院院士面前示範他的整套治療系統。梅斯梅爾當著所有院士的面治療了其中一位，然後又催眠了其他病人，並且展現多種不同的治療效果。這些院士對他的療法印象極為深刻，甚至投票決定讓梅斯梅爾成為院士之一。梅斯梅爾則對院士們保證說，加斯納神父的治療之所以成功（如果那可稱得上是成功的話），代表他與那些前來尋求治療的病人之間的接觸，其實有使用到動物磁性的力量，只不過他沒有自覺而已。

從巴伐利亞這個偏僻鄉間，回到顯赫的哈布斯堡家族所統治的奧地利，梅斯梅爾在自己舒適的居所裡面，繼續治療皇室的菁英。他那位富有的太太，早已幫他在維也納購置了一棟豪華的宅邸，以便讓所有人（或許該說，他看得上的人）都能受邀前來，分享他超卓的藝術品味，以及享受他所發明的神奇療程。音樂家海頓以及莫札特家族，就經常是他家的座上賓。年輕的莫札特第一齣歌劇《可愛的牧羊女》，就是在梅斯梅爾的官邸大廳中進行首演（梅斯梅爾所發明的催眠術，後來也在莫札特的歌劇《女人皆如此》中露面）。莫札特的父親曾經讚歎這座宅邸的布置：花園中的大道與雕像，鳥屋與鴿房，還有山丘上的觀景樓，無與倫比[27]。為了展現自己的音樂品味與天分，梅斯梅爾甚至搖身一變成了玻璃琴的演奏專家。玻璃琴是美國發明家富蘭克林（一七〇六年到一七九〇年）改良的樂器。梅斯梅爾就這樣藉著演奏輕柔放鬆的音樂，讓催眠病人時的儀式愈發地豐富多樣。

一開始，梅斯梅爾還會使用特殊的磁鐵，來強化自己的能力，去改變病人體內**動物磁性**的流動，但這些工具後來都不需要了。梅斯梅爾說，他發現人之所以生病，是因為當動物磁性在病人周身流動的時候，受到了阻滯或障礙。他的技巧就存於他的凝視與指尖之內，他可以透過它們偵測到病人身上阻滯的地方，並且有能力將動物磁性引導流往其他地方。在治療時梅斯梅爾用自己的雙膝夾住病人的雙膝，用手指探查病人周身，尋找病痛的來源；然後藉由一種類似按摩的手法，讓病人陷入恍惚或是緊繃，如癲癇般的狀態。梅斯梅爾說，這樣可以打通病人內在阻滯的地方，讓動物磁性又能夠再次自由流動，特別是在頭跟腳這兩極之間流動。他認為頭可以從天上接收動物磁性流，腳則跟大地接觸，

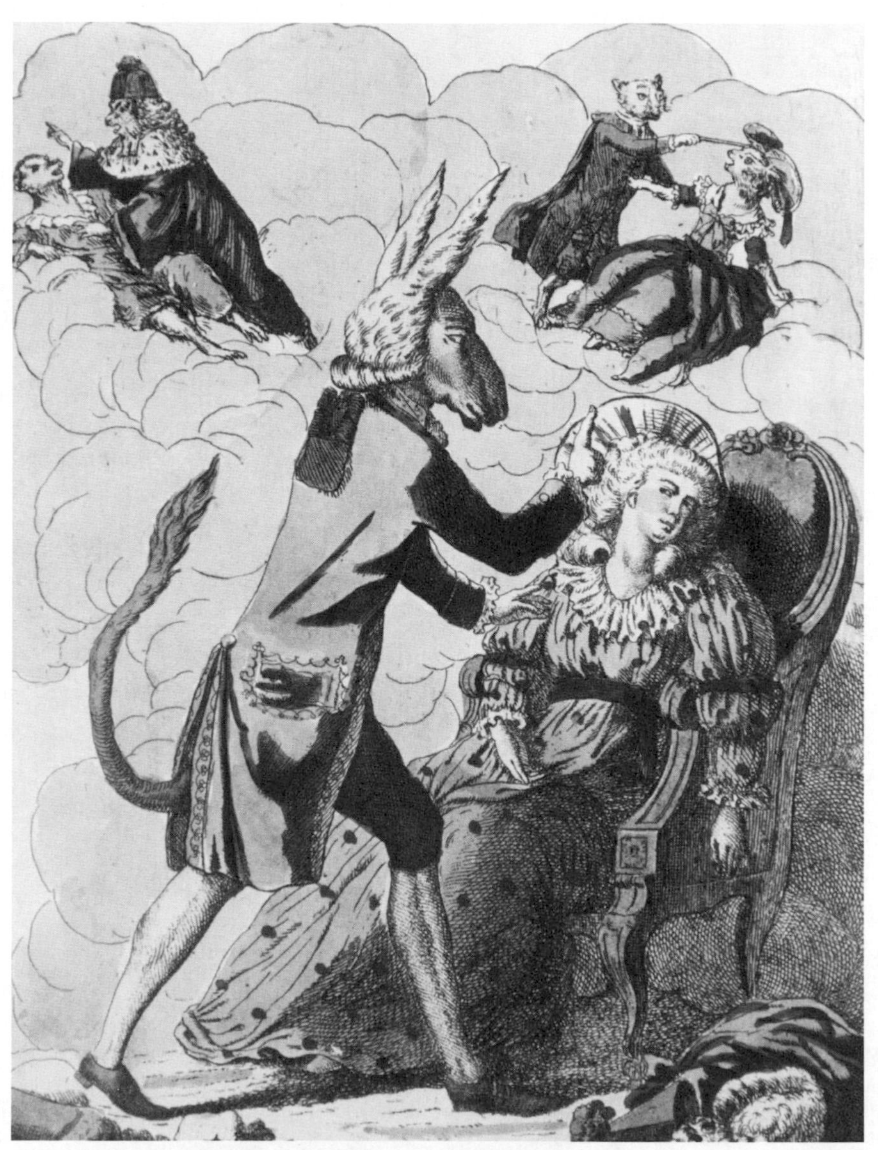

雖然梅斯梅爾的催眠在當時大受歡迎，但也遭到許多詆毀，也經常成為各種帶有強烈性暗示黃色笑話的取笑對象。在這幅圖中的催眠者，被畫成一頭驢子，正在用牠「神奇的手指」治療一位女病人。

而能接收到另一種磁性。梅斯梅爾提出了二十七條主張，來總結自己的新發現，其中第一條就是這樣說的：在天體之間，以及地球與生物之間，是彼此交互影響的。有時候，他個人「凝視」與「觸摸」的力量可以藉由鐵棒來增幅：他會用鐵棒接觸病人疼痛或是不舒服的地方來治病。

但是這種治療手法，裡面情欲的色彩實在是太明顯了，以至於激起許多反對這套新理論人士的訕笑與嚴厲的批評。梅斯梅爾將重心放在人體的子午線上，遠離人體磁極的地方。而他似乎特別注意上腹部與胸腔部位，根據傳統醫學理論，這裡是慮病症的來源。在他第二十三條主張裡面這樣解釋道：針對這些地方，「可以立即治癒神經疾病，同時緩解其他的疾病」。

他在維也納最有名的病人，大概是一名年輕的十八歲盲女帕拉蒂絲（一七五九年到一八二四年）。帕拉蒂絲在三歲半的時候不知為了什麼原因失明了，愛女心切的父母，動用了在維也納一切的資源想要治療她，同時也教導她如何面對自己的殘障。在她接受梅斯梅爾的診治以前，她已經接受過上千次電擊治療，這些醫生企圖藉此回復她的視力，卻都以失敗告終。帕拉蒂絲因為家境相當優渥，父母先後僱用了許多家教研究出新的教育方法，教導她身為一位富家淑女該會的才藝。在嚴厲的教導下，她學會了許多樂器，特別是演奏大鍵琴跟鋼琴，顯然她對這兩項樂器特別有天分[28]。身為盲女卻會彈奏鍵盤樂器這件事，為她贏得許多粉絲，其中還包括了特蕾莎女王本人。

在接受梅斯梅爾的治療以後，帕拉蒂絲說自己的視力恢復了。不過不久之後，許多人開始謠傳，說梅斯梅爾與帕拉蒂絲之間的關係，不只是醫生與病人這樣簡單而已。特別是梅斯梅爾的死對頭們，或許是因為嫉妒他可以吸引到這麼有錢的精神病人上門，於是四處散布消息，說帕拉蒂絲變成了梅斯梅爾的情婦。對帕拉蒂絲來說，她的琴藝現在也不再受到大家的矚目了。盲女會彈琴是一件奇事，但

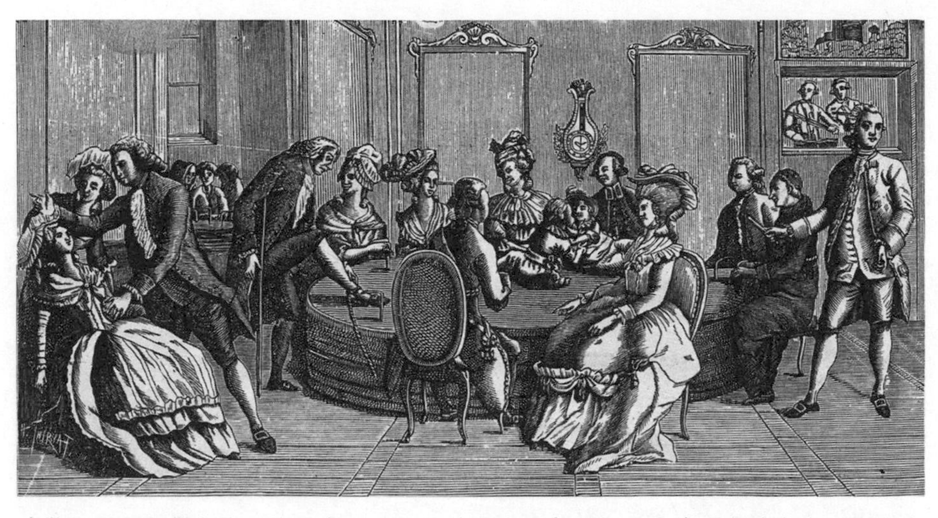

時髦的男女聚集在梅斯梅爾家裡這個裝滿鐵塊的桌子旁。旁邊演奏著音樂，梅斯梅爾則站在旁邊，「看起來總是全神貫注在思考的樣子……病人，特別是女性病人會失去控制，然後回復健康。」

視力正常的淑女彈琴則完全沒什麼稀奇可言，要論琴藝，比她更精湛的貴族淑女恐怕隨便一找都有數百位。

在這則八卦故事的背後，或許真有些什麼事情發生。因為數星期之後，梅斯梅爾就隻身離開維也納前往巴黎；同時，他也跟妻子斷絕了一切關係。而不幸的帕拉蒂絲小姐則再度失去視力，但是很快地，她又變得跟以往一樣，以盲女彈琴者的身分大受歡迎，並且再次獲得特蕾莎女王的眷顧。至於維也納的醫生們，則似乎毫不在意失去了一位同僚。

一七七八年二月，梅斯梅爾抵達巴黎，在此一邊展開新事業，一邊招攬貴族客戶。在幾星期內，他的事業就蒸蒸日上，甚至搬到了凡登廣場附近。來訪的富有病人，很多都深受無人相信的慢性精神疾病所苦已久。他的收費並不便宜，但是當他對這些貴客保證，他們那些不適的症狀很快就會解除時，客戶付錢可是付得毫不手軟。所有神經質、歇斯底里、精神不安的病人，全都聚集到他的診所尋求治療。一年之後，梅斯梅爾出版了他的著作《發現動物磁性之論文》，又為自己的新發現增添了許多能見度。而且現在，他更引進了不同的新技術，讓更多人能得到治療的奇效。

這些新東西中，最有名的是一個叫做**大圓桶**的裝置。這是一張圓桌，或者該說是一個裝滿鐵塊的大圓桶，從其中伸出許多鐵棒，這些鐵棒可以被調整到不同的高度；而坐在這個儀器周圍的病人，可以因此藉著鐵棒將療效導往身體任何需要治療的地方：胃部、脾臟、肝臟，或是其他難以啟齒的部位。病人圍繞著這張桌子而坐，彼此由一條繩子串起來，形成一個「催眠流」（類似電流流經電路一樣的原理），等待著治療出現效果。梅斯梅爾本人則或者將手按在病人身上，或者在旁演奏他的玻璃琴，來增強治療的效果。多數時候，不需要多少時間就會有神經質的病人昏倒，失去意識，或是開始抽搐。有些人的症狀激烈到需要梅斯梅爾的僕人將他們抱起，帶到一旁的接待室躺在排好的床墊上，以防止他們在碰撞的時候受傷。梅斯梅爾為社會上不同階層的人都提供服務：在隔壁的房間裡，也設有一座「讓窮人使用的桶子」。這房間裝飾著柔軟的地毯、鏡子、厚重的布簾、各種占星術的圖畫等用來增添氣氛的裝飾。曾有人這樣形容：

> 梅斯梅爾先生的房子，就像一座神廟一樣，社會上各階層的人可以在此交會，修院高層、侯爵、平民百姓、士兵、醫生、少女、助產士、瀕死之人，當然也有身強體健的人。這些人全部都被神奇的力量所引導。在這裡有磁化的鐵棒，有一個密封的桶子，有魔杖，繩索，有開著花的小樹，還有口琴之類的樂器，在演奏的時候可以激起笑聲、淚

水，然後轉化成愉悅[29]。

梅斯梅爾一直非常希望自己偉大的發現，可以獲得官方的認證。他試著遊說法國皇家醫學會以及位於巴黎的法國科學院，企圖獲得他們的認同，卻都沒有成功。後來，他甚至更近一步開始磁化樹木，好讓更貧窮的病人也可以得到治療。但是這樣一來，梅斯梅爾變得愈來愈像一位江湖郎中了，結果開始招致其他對手醫師的批評。不過，這些批評其實並沒有什麼效果。在當時甚至有一群貴族名人聯合起來，發起了一個基金，讓梅斯梅爾在外省也成立連鎖診所。透過這些手段，梅斯梅爾累積了相當驚人的財富。看起來，法國人跟那些不值得信任的英格蘭人一樣，也很容易出現神經質的毛病。受到這種形式比較輕微的精神疾病折磨的病人，會對那些保證可以緩解他們症狀的治療，而且不需要透過傳統痛苦的手段像是放血、灌腸或是催吐等方式，趨之若鶩。

梅斯梅爾的事業看似相當成功，蒸蒸日上，不過到了一七八四年，事情忽然急轉直下。反對梅斯梅爾的人，對於他能夠成功地招來這麼多多金的顧客，感到極度憤慨。他們用蔑視的語氣，談論著梅斯梅爾那本質上近乎詐騙的治療手段，以及他治療場所充滿情欲、極度危險的氣氛。漂亮的女性不自覺地臣服於梅斯梅爾的力量之下。她們的情欲被挑起，變得癡迷甚至痙攣，愛慕地凝視著這位讓她們陷入恍惚狀態的男性的目光中，並且順從地跟他進入一旁的「救援室」中休息，地板上排著一排排的床墊，對公共道德的危害昭然若揭。即使是最高雅的貴族淑女似乎也難以抵擋梅斯梅爾的魅力。梅斯梅爾的對手與批評者在正義外衣的掩飾下，要求他停止一切活動。

在那些嫉妒梅斯梅爾的競爭者的要求下，法王路易十六指定了一個委員會去審查對他的指控。這個委員會的成員有不少是當時名聲顯赫的傑出學者，像是化學家拉瓦節、天文學家巴伊、吉約丹（他所發明的斷頭台裝置，國王很快就會用到了），還有當時的美國大使富蘭克林，一般人對於他所做的閃電電流實驗都耳熟能詳。這組委員會的素質無可挑剔，但是他們真正詢問的對象卻不是梅斯梅爾本人，而是一位與他分道揚鑣的前助手戴斯隆。他們也忽視關於梅斯梅爾的治療法是否有效的問題，但是對大部分梅斯梅爾的病人來說，這才是重要的事。他們把重心放在是否有動物磁性這件事上，把這個當作最重要的問題，而答案則相當清楚：沒有物理證據可以肯定動物磁性確實存在。同時他們還引用了一連串實驗來佐證這項結論。

對於高雅的知識份子圈來說，這個委員會的報告自然帶來了相當大的傷害。至於梅斯梅爾一直念茲在茲，希望官方能肯定他的發現，這報告毫無疑問是宣判了死刑。實際上，這報告對那些受到這種治療效果吸引的人來說，似乎沒有太多影響。科學家不斷進行讓人費解的討論，不過他們討論的主題總是圍繞在是否真的有另一股看不見的力量，它的威力又如何？對於那些想要治療精神疾病，抱著一絲希望的病人來說，他們對這些問題毫無興趣。梅斯梅爾的學生們則完全無視這份報告。他們認為，對於那些只關心自身利益的學院派學者來說，會寫出這種報告毫不令人意外。

但是不久之後，梅斯梅爾過去的陳年往事又被人翻了出來。一七八四年四月十六日，耶穌受難日，巴黎舉辦了一場大齋期聖靈音樂會，全巴黎的貴族跟皇室成員都出席了。演奏會上彈奏大鍵琴的盲人音樂家，正是來自維也納的帕拉蒂絲。關於她以前跟梅斯梅爾間的曖昧關係的流言蜚語，又開始遭人談論[30]。當帕拉蒂絲決定要在巴黎多待六個月的時候，這些流言更是甚囂塵上。此時，梅斯梅爾正受邀去里昂，他要在大眾面前治療普魯士國王腓特烈二世的弟弟，以展現其醫療手段的效果。但是不幸的，這場展示最後以大失敗告終。梅斯梅爾則因為太過羞愧，很快地逃離了巴黎，後來再也沒有什麼人繼續談論他，儘管他還繼續活了二十年。

在梅斯梅爾突然逃離巴黎後，催眠就不再像一七八〇年代中期如日中天時那樣受歡迎了。但是群眾對這種治療法的興趣仍舊濃厚，在往後的一個世紀裡，催眠持續地吸引了愈來愈多有興趣的人。英國作家狄更斯就不斷地涉獵各種跟催眠有關的事物，這可不是一時興起而已。他的好友兼小說家柯林斯也常在他的劇情中加入催眠的元素[31]。但是這時候，催眠變得比較像是一種娛樂而不是治療的手段。同時，在愈來愈多靈媒、巫師或是超自然色彩滲入之後，催眠也不容易提高科學家及醫生對它的信賴。雖然當大家在提到催眠術時，仍會想起梅斯梅爾的名字（譯注：催眠的英文 mesmerism 就是來自梅斯梅爾的名字），但是它早已不是當初發現時的樣貌了。在梅斯梅爾過世幾十年後，他當初所發明的技巧才再度復活，不過名稱不同，所依靠的也不再是神祕的動物磁性來運作，而是其他東西。

# 第七章　大禁閉時代

## **神經質還是發瘋？**

用神經相關的詞彙去解釋發瘋所造成的一切症狀，實在是滿有吸引力的一件事，不只對醫師來說如此，對一般人也一樣。對於醫學青英來說，愈探索複雜的大腦與神經系統，其結果愈讓人著迷；對於一般的行醫者而言，將發瘋解釋為神經方面的毛病，讓他們有辦法可以將這種混亂的精神狀態，解釋為起源於身體的問題。同時，對於社會上受過教育的那一群人而言，他們一方面愈來愈傾向用自然主義的觀點去看這個世界，一方面對於「迷信」這件事情愈來愈感到羞恥而亟欲擺脫（只有未受教育的粗鄙之人，才會還一直緊抓著不放），因此使用神經之類的科學詞彙來解釋發瘋，既可以展現他們更有修養的優越性，又可以讓他們感到比較安心，因為這表示那些本來極度嚇人，或是讓人痛苦萬分的瘋病，其實是有可能被了解的。而對於比較富裕的那一群人，特別是不事生產的有錢人而言，因為他們很容易就感到憂鬱或是無聊，然後會受到各式各樣神祕精神疾病的折磨，過去那些冷血的旁觀者，總嘲笑他們是在裝病，或者得了 *maladies imaginaires*（**想像的疾病**）。現在使用神經之類的醫學詞彙，讓他們的疾病彷彿獲得了醫學的背書。

但是其實我們不知道的是，其他的精神失常者有沒有像那些受到輕微精神失調問題所苦的病人一樣，那麼希望自己的疾病被人看見；畢竟，社會上仍有一股強烈的傾向，希望將瘋子丟到黑暗之處眼不見為淨。瘋子所失去的，是最珍貴的一種人類特質：**理性**，因此很容易讓人將這些病人，視為不同於人的另一群分類。在十七世紀初期，莎士比亞就曾經說過，瘋子是脫離了真實的自我以及判斷能力的人，他們不過是一些「影像」，是人類外表的摹本而已，甚或只是一群「野獸而已」[1]。十八世紀的作家，甚至採取另一種更為極端的觀點。比如在一場布道大會上，神職人員石內卜，就以代表那些「因為生命中缺少最珍貴的理性之光，而不快樂的人」的代言人身分說道：「發瘋」就像是「讓這些不快樂的人，變得比神創的萬物中，無聲無感的那一群還不如」[2]。這樣的觀點，受到當時《世界報》一位匿名贊助者（很可能是英國小說家理查森）的附和。這位匿名者這樣寫道：瘋癲讓理性人類至高無上的地位，降低到連昆蟲都可以爬行其上[3]。這種極端意見充斥在當時的社會上，無怪乎隨後好幾代的人在談論起瘋癲時，幾乎是完全複製前人的老哏意見，認為「沒有一種疾病要比發瘋更讓人感到恐懼的了[4]」。

因此，當英王喬治三世感到自己漸漸失去理性時，他對任何一位還願意聽他說話的人不斷強調：「我很神經質……我沒有生病，我只是很神經質。如果你懂我的話，就知道我只是很神經質。[5]」但他其實不是神經質，他是發瘋了。他會不斷講出毫無意義的話，直到嘴角起沫為止；而他的緊張不安與幻想變得愈來愈嚴重，到後來甚至有人聽到御醫華倫（一七三一年到一七九七年）在診察以後說：「大腦病得愈來愈嚴重，即使他仍活著，也不太可能再恢復思考能力了。[6]」喬治三世後來變得愈來愈暴力，妄想愈來愈嚴重，個性捉摸不定而且難以服侍。他會失眠，而且常有下流的行為。他這樣的症狀從一七八八年十月開始一直持續到次年的三月，然後忽然奇蹟似地恢復了神智。十幾年之後，他的疾病再度復發，然後又好轉，如此反反覆覆直到一八〇四年才停止。但是一八一〇年再次復發時，他就再也沒有恢復過神智了。在喬治三世生命最後的十年裡面，他是一個完完全全的瘋子，雜亂無章且毫無條理，到最後甚至變得又呆又盲。

國王每次發病，都會造成憲政危機。在一八一〇年那次發病時，是由他的兒子喬治擔任攝政王，而解除了這場危機。但是皇室企圖保密國王發瘋這件事，反而讓各種流言與傳聞甚囂塵上。而這個事件也很清楚地顯示了症狀輕微的神經失調，與根深柢固症狀極端的瘋病，兩者之間有著巨大的差異。很巧的是，當英王在反反覆覆發瘋的時候，社會大眾對於應該怎樣，以及能夠怎樣處置精神病人的看法，也正好出現了關鍵性的轉變。這兩件事發生的時間點相同，或許只是一個巧合，因為當時整個歐洲其他地區跟北美的照護觀念，也出現了類似的轉變。當時社會上有一種想法正在慢慢萌芽，那就是對於瘋子帶給一般家庭與社會的問題，傾向交給收容所這種機構去解決。

## 收容所帝國降臨

不久之後，因為社會上咸認有將瘋子隔離開的必要，許多地方開始興建前所未見的大型機構，來滿足未來可能會出現的需求，將瘋子關起來的「大禁閉時代」於焉展開，並且成為西方社會回應精神疾病的一種方式，一直持續到二十世紀的最後幾十年才有所改變。對那些神經耗弱的病人來說，他們多半可以繼續跟以前一樣，尋求一些非正式的治療，而他們所承受的痛苦依舊繼續被人忽略。但是對於那些罹患躁症或是憂鬱症、精神錯亂或是發瘋的病人來說，可就不是那麼一回事了。這些人所面臨的，是一種全新的情勢：四處興建的收容所，成了社會對瘋人院醫院裡面的那種瘋子，最偏愛的解答。而隨著這些瘋子在社會空間中被集中起來管理，一批新的收容所精神病專家也冒了出來，同時也漸漸變得愈來愈有組織，愈來愈有自覺意識；這批專家的出現，與收容所帝國降臨與擴張息息相關。而這種擴張，又是因為國家開始在收容所的預算跟管理方面，扮演愈來愈吃重的角色，以至於這些機構如雨後春筍般出現，瞬間遍布整個歐洲與北美；當然對法國和奧地利等國家來說，這樣的發展或許比較不令人意外，因為中央集權政府較不受制衡；不過，有趣的是類似的發展在英國跟美國等地也一樣明顯，而這些國家在文化與政體上，一直對中央集權跟國家行為抱持著存疑的態度。

在這波大舉興建精神病機構的浪潮，其實在根本上有一個矛盾之處。這些受到道德熱忱所驅使，認為精神病患應該使用在當時被盛讚為比較科學、比較人性的進步手段來對待的想法，其實多半只是出自對舊體制時期瘋人院惡劣環境的恐懼。比如在法國，一位野心勃勃的醫生埃斯基羅爾（一七七二年到一八四〇年），曾經在巴黎跟隨大革命時期最有名的醫生皮內爾學習，並且在皮內爾的幫助下，在一八〇二年成立了一所 *maison de santé*（私人瘋人院），然後又更進一步於一八一一年在薩爾佩特里耶醫院中獲得常任醫師的職位。為了想巴結剛復辟的波旁王朝，他從一八一七年開始講授精神醫學課程，隔年受到內政大臣的委託，到各地去評估全國的精神疾病狀態。他後來提出的報告，像是一本恐怖大全：

> 我看到他們有些人赤身露體，身上僅僅覆蓋著少許破布，躺臥在又濕又冷的石塊地板上，只能用稻草稍微隔開。我也看過有些人，只有粗糙的食物可以吃，缺少新鮮的空氣呼吸，也沒有飲水可以解渴，渴求著一切基本的生活所需而不可得。那些管理員根本就與獄卒無異，而病人平常只能聽任這些人的擺布，忍受他們粗暴的監管。有些人只能住在狹小骯髒、蟲鼠遍布、又陰又暗的地牢裡，或是被鍊在地洞中，像是愛慕虛榮的政府會不計一切代價，在首都中用來監禁野生猛獸的地方一樣[7]。

同樣的，當十九世紀初的英國國會三不五時地進行一系列的調查，企圖了解各地瘋人院的情況時，也見到了一模一樣的情況。地方治安法官跟一些自詡為慈善人士的人，都爭先恐後地提出了許多駭人聽聞的見聞錄，描述這些瘋子病人被關在機構裡面的日常生活。一位叫做亨利．亞歷山大的銀行家在周遊英國鄉間時，就常去探訪這些關著瘋子的場所。他講到有一次，他去參訪德文郡一間名叫「塔維斯托克感化院」裡面的瘋子病房時，歷經多次拒絕，最後才終於獲得感化院主管的同意參觀病房：

> 我這輩子還沒有聞過這麼臭的味道，臭到與我同行的一位友人（才參觀了第一間病房）說，他已經無法再去其他的病房了。參觀完第一間病房後，我說我想看其他的房間，如果這些病人能待在這裡熬過整晚的話，我想至少見見他們……那味道如此之臭，讓我覺得自己都快窒息了。數小時後，不管我吃了什麼東西，好像都還聞得到那股氣味，無法

擺脫。附帶一提，我所參觀的病房在當天早上還清洗過，門打開通風過數小時呢[8]。

在其他專門監禁瘋子的機構，情況只有更糟。一位名叫羅傑斯的藥劑師，曾在沃伯頓的紅屋與白屋收容所工作過，它們是當時倫敦最大、以營利為目的的私人瘋人院。他證實這些地方都深受跳蚤跟老鼠肆虐，而且病房又濕又冷，以至於許多病人都得了壞疽跟結核病。病人通常都會受到工作人員的欺凌。毆打或是鞭笞是家常便飯，女性病患更是經常被強暴。如果病人大小便失禁的話，工作人員就常會把他們拖到庭院中，從一個泵浦打出冷水來刷洗他們。至於在倫敦的瘋人院醫院裡，許多目擊者都證實，女性或男性病患都赤身露體，雜亂地被鍊在牆上：「他們光溜溜的樣子以及被監禁的方式……都讓人覺得簡直就是一間犬舍。[9]」不過儘管如此，比起在約克的收容所來說，這可能還算是好的呢。在約克，病人經常被強暴甚至謀殺，而且大部分的人都因為疏於照顧而汙穢不堪[10]。根據約克郡治安法官希金斯說，在那裡有一群病房，特別被人小心翼翼地安排在避人耳目的地方，裡面的景象是：

極度駭人跟髒亂的情況……牆上塗滿了排泄物，而在每間房間都有的通氣孔中，也被塞了許多排泄物……我後來走去樓上……進到房間後……在三點六公尺長兩點五公尺寬的空間裡，擠滿了十三個女人……她們當天早上才從這些房間放出來過……我感到非常噁心，再也無法待在房間裡面。後來我就吐了[11]。

為了要掩蓋瘋人院裡的惡劣狀況，院裡的一位醫師放了一把火，把這棟建築物的一翼燒毀，同時也導致數位病人被燒死，但是這把火並沒有完全消滅日常惡行的證據。儘管如此，三十年後所做的另一份全國調查報告卻指出，經過了這麼久，全國瘋人院的情況並未獲得明顯改善[12]。

在法國，早在一八一九年埃斯基羅爾就提出了一份計畫，設計了一套全國性的國立收容所體系；但是要一直到二十年以後，也就是一八三八年，國會才通過了一條法律，規定全國每一省都必須用公費興建一座收容所來安置精神病人，不然就要另行安排他們的治療方式[13]。除此之外，這條法律還規定「沒有人可以在未經政府許可之下，經營或是成立私人精神病院所」。不過在實務上，這條法律實行的進度相當緩慢。在立法兩年之後，全國成立了七間這樣的收容所；但是到一八五二年為止，也不過又多了七間而已，其中四間還是附屬於綜合醫院。在首都以外的地區，仍然有許多私人的教會收容機構持續運作，並且雖然根據法律，它們應該由醫生來擔任院長，但是實際上大部分的負責人仍是神職人員，並且遵循著基督教慈善機構的模式在運作。天主教教會的贊助者認為，如果道德才是治療瘋病唯一的康莊大道，那麼他們虔誠的修女具備了無比的堅定與仁慈，也有同樣的資格可以勝任這項工作。當然，這樣的想法很快就招致當時新出現的**精神醫師**群起懷疑與反對。隨著時間過去，療養院朝世俗化、公營的照護系統運作，終究會成為無法抵擋的潮流趨勢。不過，在頭幾十年間，宗教跟醫療手段仍然一起用於治療精神病人，而兩種系統之間的摩擦不斷，關係相當緊張，公開的衝突也時有所聞[14]。不管怎樣，在那個時候，當法國人遇到精神疾病的問題時，療養院漸漸變成他們求助的對象，而家庭的照顧則開始式微。

在英國情況也一樣。英國成立了一個新的組織，叫做「精神疾病委員會」，並且在一八四五年通過法律，規定必須用公費在郡跟自治市等行政區中成立收容所，並且發許可執照給那些專收有錢人的私人療養院。在收容所愈來愈多的時代，精神疾病委員會也身兼主管機關，負責一般的監督與管理。事實上英國的改革者也跟法國一樣，早在一八一六年就開始呼籲要改良整個制度，但直到克服了極大的阻力後，才終於達成這個目標。反對改革者最在意的問題是，成立新收容所所需要的經費，以及它們象徵了中央政府的權力擴張。即使在這條法律最終被納入法令全書之後，由地方政府跟吝嗇的納稅人所組成的反對勢力，仍對來自西敏寺的命令非常抗拒。一直到一八六〇年，收容所革命才算大致完成；全國的郡立收容所大致都建好了，也成為一般人處理瘋子問題時的首要解決之道。而此時那些以營利為目的的私人療養院，也才習慣接受白廳精神疾病委員會的監管（譯注：白廳是倫敦的一條路名，為英國政府所在地）。

在德語區的國家中，改革的過程則比較複雜。奧地利帝國的主管機關曾經在一七八四年，在占地遼闊的維也納綜合醫院院區興建了一座**愚人塔**。這是一座陰森幽暗的建築物，裡面有一間間如同鐵牢般的病房，而精神病人就被鍊在柵欄後面的房間中。這與十九世紀改革者心目中理想療養院的樣貌，簡直南轅北轍。即使葛爾根（一七七七年到一八四二年）在一八一九年，就在維也納開了一間小型的私立教養院，其形式與當時其他歐洲國家相繼建造的新型收容所非常相似，但是奧地利政府對於當時其他國家的發展完全不為所動。直到一八五三年，他們才終於建立了第一座公立的收容所[15]。

至於在德國，因為政治上的長期分裂與拿破崙大軍在十九世紀初期造成的破壞，讓這個國家後來的療養院發展，呈現了一種多元而複雜的樣貌。當拿破崙的軍隊後來撤出，萊茵河西部地區的諸君王就利用這個機會，掠奪了眾多原本屬於教會的產業，許多城堡與修道院因此轉型成瘋人院。其他的地

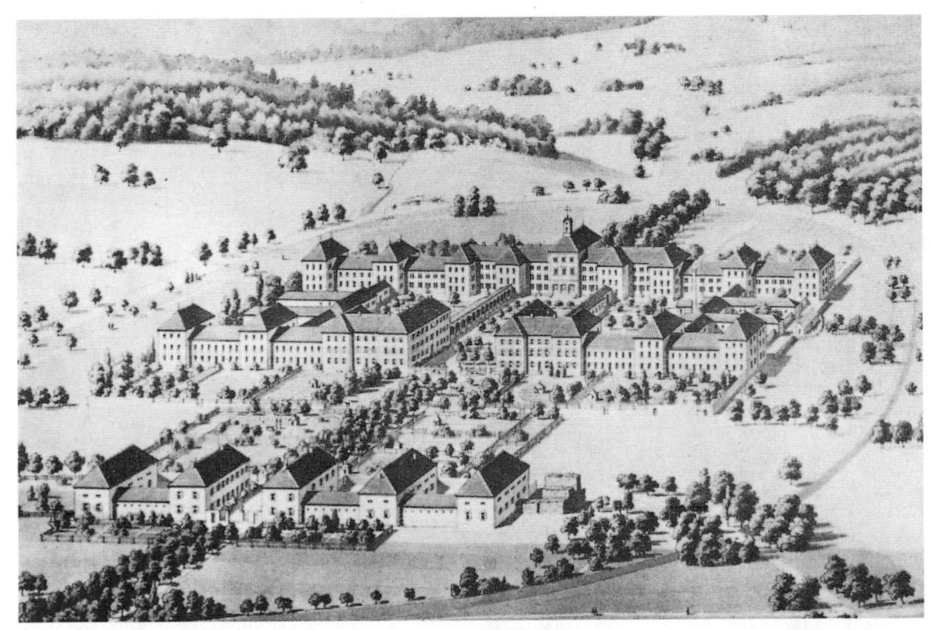

位於德國巴登地區的伊麗瑙收容所。這座機構建立於一八四二年，原本預計收容四百名病患，但是很快地人數就遠超過這個數字了。因為政治上的分裂，德國收容所的建立並沒有什麼邏輯性，也沒有由中央統一規劃；而大部分的收容所都建立在遠離塵囂的鄉間，像圖中的伊麗瑙收容所。

方也陸續開始興建新的收容所，最早的是薩克森邦的索能斯坦堡，成立於一八一一年；然後是萊茵地區的西格堡成立於一八二五年；薩赫森堡成立於一八三〇年，伊麗瑙成立於一八四二年。如此這般，到了十九世紀中葉，在紛擾的政治環境下，在這片曾經是神聖羅馬帝國的領土上，成立了大約五十間收容所，其中有約二十間是私營，不過它們的規模都非常小。雖然這些收容所，都宣稱自己使用的是現代化的手段來照顧精神病人，但其實每一家奉行的治療理念卻都大不相同，因此並不能視為一個一致而完整的體系[16]。

義大利在同一時間，也因為

受到拿破崙大軍的入侵而分崩離析。隨著拿破崙戰敗而在一八一五年被放逐，義大利又回到過去被列強瓜分的狀態，套句奧地利外交官梅特涅親王的名言：義大利不過是個「地理名詞」而已。一八一五年的維也納會議，重建了中世紀獨立城邦政體演變而來的勢力分布，將這個國家繼續分割給眾多不同的政治勢力，基本上奧地利統治義大利東北方，教宗的勢力則及於羅馬跟教皇國。到了一八六〇年為止，當時義大利的領土上仍有四個分裂的王國，而直到一八七〇年底，教皇國才終於併入新成立的義大利王國。

在這樣的情況下，義大利也跟德國一樣，並沒有什麼統一的收容所規劃。許多城市都有從中世紀以來就存在的監禁機構，像是羅馬（約在一三〇〇年）、貝加摩（一三五二年）、佛羅倫斯（一三七七年），許多監禁機構同時也都是宗教機構。威尼斯在一七二五年，在附近的聖塞沃羅島成了一個由宗教機構管理的「瘋人島」，那時候只收容男性病患。雪萊曾跟拜倫一起參觀過這裡，形容這裡為「無窗、畸形又陰沉的建築」[17]。到了一八四四年，位於聖克里蒙特島上的一座舊修道院，開始收容女性病人（見四四九頁插圖）。老實說，將修士住的小房間改成精神病人的收容場所，算是相當容易的工作。在托斯卡尼地區，佛羅倫斯執政當局於一七七四年，批准了監禁精神病人的措施。十五年以後，一位佛羅倫斯醫生齊亞魯吉開始先在聖杜樂亞醫院，推動禁止禁錮精神病人的法律改革，並且引進一些道德療法（這間醫院除了收容精神病人以外，還有其他的病人）；後來又將這些做法推廣到聖伯尼法醫院（見彩圖28）。不過，當他於一八二〇年去世後，他所推動的改革也隨之停止。

除了這些具有宗教背景的機構以外，十九世紀上半葉，也有一些地方成立了新的收容所。像是阿弗沙（一八一三年），波隆那（一八一八年），巴勒摩（一八二七年），熱那亞（一八一四年）等地。到了下半葉又有更多的收容所成立，特別是在義大利北部與中部，其中不乏由地區行政機關直接成立的收容所。儘管如此，義大利的精神醫師利維（一八二三年到一八七七年）還是憤怒地抱怨說，義大利的收容所服務在整個歐洲來說，是最落後的，這全都是因為「政府的懶惰與輕忽的緣故」[18]，因為即使晚至一八九〇年，義大利各省也只有十七間公立收容所提供服務給發瘋的病人。而在全國為數不多的收容機構中，大部分都是具有宗教背景的慈善機構：在全義大利八十三間收容所中，僅有三十九間獲得政府的支援。總結來講，到了十九世紀末時，這些機構總共收容了約兩萬兩千名病人，其中雖然南義人口較多，但是南義包含西西里島以及薩丁尼亞島等地，也只收容了不到四千名病人而已。從人口比例來看，這數字是遠低於西歐其他國家[19]。

沙皇時代的俄國對收容所的接受速度又更慢了。在克里米亞戰爭（一八五三年到一八五六年）之後，俄國執政當局曾企圖重整帝國的醫療體系，同時這也是史上第一次規劃將精神病人收容在機構中。他們在得天獨厚的聖彼得堡軍事醫學院裡面成立了一所學校，開始訓練少數精神醫師。與此同時，沙皇也下令各省政府要成立一種橫跨全帝國的收容所網路。但是因為這些地方政府收容所，必須嚴格遵守中央所頒布的建築計畫來興建，而計畫卻完全忽視各地方的不同需求，結果導致地方政府怨聲載道。這項計畫在各地都執行得非常緩慢，就連莫斯科本身就推動得心不甘情不願，因此城市裡能提供給精神病患的設施，一直都維持著極度原始而不足的狀態[20]。與其他國家相較之下，俄國的精神醫學主要還是由國家主導建立。

至於在美洲的英國殖民地，或許因為是剛開發的社會，同時居住在市中心的人口也稀少得多，他們採取了古老得多的手段來處置精神病患，也就是居家監禁，或是在社區中找些權宜的場所安置他們。不過在一七七六年美國宣布獨立後，情況開始出現改變。跟同時期的歐洲一般，美國也漸漸成立了感化院跟救濟院之類的機構來收容窮人，而流浪漢或是犯人則會被送去監獄跟拘留所等地接受處罰。與此同時，也有幾所慈善機構所成立的小型收容所，開始收容精神病人。這些機構深受當代歐洲的影響，特別是受到英國的影響；在那裡，貴格會教徒在約克避靜院所實行的道德治療開始引起了國際間的重視，也影響到美國的收容所。這些所謂的「法人收容所」並沒有傳出什麼跟歐洲改革者所揭露的一樣重的醜聞，但是這並不能阻止當時北美傑出的道德提倡者迪克斯女士（一八〇二年到一八八七年），去發明一堆恐怖故事，來推動她所提倡的瘋人院改革。

迪克斯女士因為有些精神不穩定的問題，因而曾前往英國短暫停留醫治。在她回到家鄉波士頓之後，在當地的劍橋監獄裡發現混雜關著犯人與數名精神病人，很快地，她的改革者事業就此展開。在一八四三年，她送了第一份備忘錄到麻州當地的立法者手上，不管在語氣還是內容上，都像極了當時歐洲所發表過的抗議文件：「先生們，請容我提醒你們，需要注意一下被關在本聯邦內精神障礙人士的現況，他們有的被關在籠子裡，有的被關在衣櫃中，有的在畜棚或是圍欄裡；他們赤身露體被鍊著，被人用棍棒毆打或是用鞭子抽來強迫他們服從。[21]」她還舉例說，曾經在紐伯里波特的感化院裡面，發現一名瘋子被藏在一個殘破不堪的小屋中，開口並不朝著庭院，而是對著太平間，「本該是受到活人的陪伴，但是現在卻必須凝視著那些屍體。」在附近還有另外一名女病人，被鍊在不見天日的「地窖裡面」，她在那裡哭嚎不止，歷時「數年」[22]。

在隨後幾年，迪克斯走過一州又一州，穿過美國的蠻荒之地，涉水通過氾濫的密西西比河，像個新英格蘭改革者般地深入南方。不管她到哪裡，都用那些瘋子被監禁起來的恐怖故事，對男性政治人

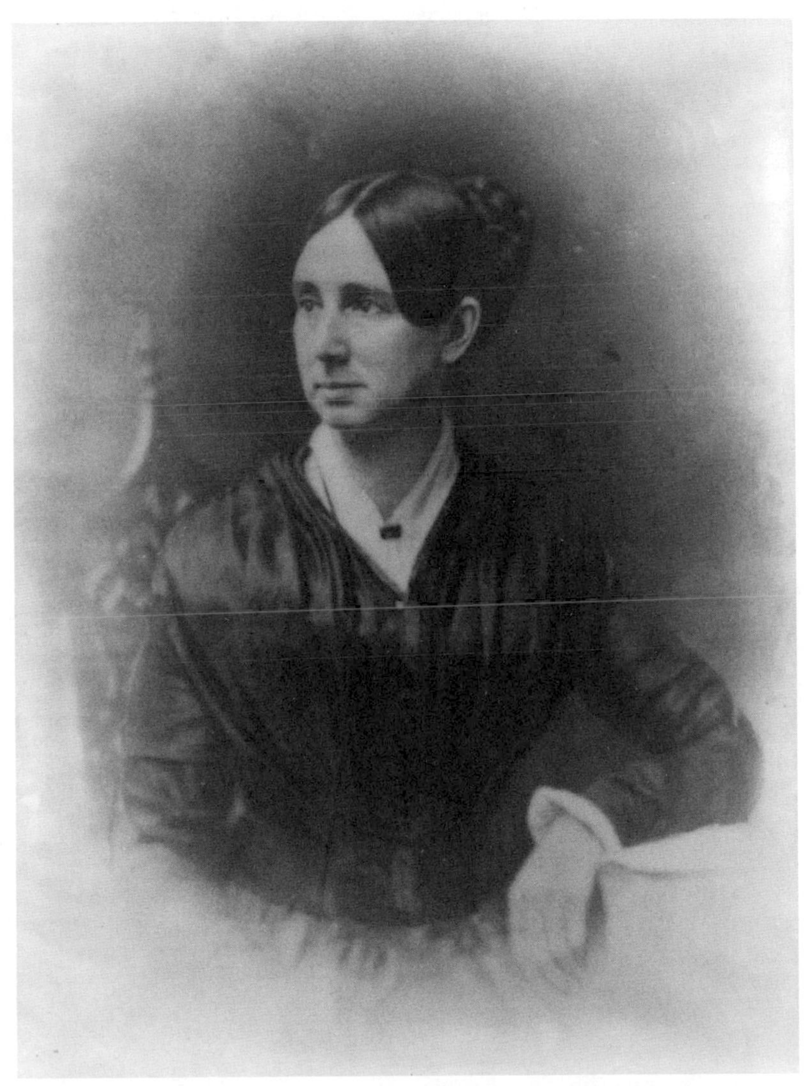

迪克斯女士的肖像，她是一名道德提倡者，持續不倦地在全美各州推廣精神病收容所。

物施加壓力。她仔細搜尋每一州監禁瘋子的醜聞，找不到的時候，就添油加醋地發明一個。偶爾，因為經濟與現實的狀況讓她不得不停下來，其他大部分時候，儘管當時女性幾乎是完全被排除在政治與公眾事務之外，但是迪克斯女士仍憑著一己的決心、靠著一心一意與堅強的意志，藉著遊說與讓政治人物侷促不安的壓力，突破重重障礙。她一次又一次地逼使政治人物就範，強迫他們接受她的建議。她在美國南方所獲得的成功，有很大一部分或可歸功於她完全無視於奴隸制度所帶來的惡行。對她來說，受精神疾病所苦的人，才是社會上受盡壓迫與不幸的階級，他們聲嘶力竭地呼喊著希望立法者介入，幫助他們解脫。但對她而言，奴隸彷彿是隱形人，或者該說，完全不在迪克斯女士的關注範圍內。

因為美國是聯邦制，立法程序必須由各州自行決定，因此收容所政策的進展，也注定沒有一定的標準。但是迪克斯女士卻有辦法不屈不撓地一州又一州的推動。當她攻陷最後一州之後，有一小段時間把全副精力放在改革蘇格蘭的制度上。蘇格蘭政府企圖維持自己碩果僅存的一點自主性，完全不想接受任何那些令人失望的國家強制規定，也不想引進英格蘭濟貧法。因此，他們一直將當地的瘋子留置在自己家中，或是留在各式各樣的私人慈善機構裡。迪克斯並不在乎這些，而且隨後她也很快地證明了，自己在英國政界也深具影響力。儘管當地人士對於外國人（而且竟然還是個女人）的介入極力反對，她還是成功地說服了西敏寺，規定在北方蘇格蘭這種喀爾文教派的勢力範圍內，必須仿照英格蘭模式，成立由政府資助的收容所，以及透過精神疾病委員來監督。在一陣旋風式行動之後，各項相關法律都成功過關，此時迪克斯才回到美國，在紐澤西州特倫頓一家州立收容所的一間小房間裡度過餘生。她喜歡稱這家機構是她的第一個孩子[23]。

迪克斯認為，收容所是文明的象徵，「在所有文明的基督教國家中，也變得愈來愈普遍；忽視這個責任則是嚴重的罪。[24]」不久之後維多利亞女王的御醫柏哲（一八一四年到一八九九年）也回應這樣的說法，他說，一間現代化的精神病患收容所，才是「這世界所能表現的文明中，最優秀的一種[25]」。十九世紀中期的人類，以收容所自豪，認為這代表了人性與科學的勝利。這些新的機構在眾人近乎烏托邦式的期望中誕生，這些期望也正是收容所出現最主要的原因。

現在，收容所看似成效驚人，因此對迪克斯以及她在歐洲的同伴而言，大量興建收容所就是終結恐怖的瘋人院（見彩圖29）或是其他監禁瘋子機構的終極辦法。收容所的組織模式跟那些調查人員所大肆批評的瘋人院，當然有很大的差異，不過收容所終究還是收容所。它們出現的速度之快，以至於這個不同以往的解決方案，很快地就在精神醫學治療上造成巨大的影響，結果形成了持續一世紀之久的瘋子大監禁現象，並且隨著西方帝國主義的擴張，連帶地傳播到世界其他角落。

## 帝國精神醫學

在英國的遷占殖民地像是加拿大、澳洲、紐西蘭等地，既然當地原住民不是部分被滅絕，就是被邊緣化，因此以英國收容機構為範本的收容所，很快就在這些地方建立起來[26]。因為早期移民大部分以男性為主，這樣的人口比例也反映在收容所收容的病人身上，其中以男性占了絕大多數；不過跟歐洲不一樣的是，這裡所收容的病人中，有暴力行為的占了很大的比例。這類精神收容機構出現在南非好望角殖民地的時間比較晚。南非的羅本島（後來在種族隔離政策時期，因為監禁曼德拉等國家主義份子而惡名遠播），從一八四六年開始是一間「綜合醫院」（或者其實稱為垃圾場比較適合，因為各式各樣的問題人物都會被丟到這裡來，像是痲瘋病、慢性病、精神病人等等），到了一八九〇年時，隨時都監禁了超過兩百名以上的精神病人[27]。

在僅有少數白人統治階級的殖民地，收容所也會出現的比較晚。比如說在奈及利亞，直到二十世紀初期才出現第一批收容所，雖然稱作收容所，它們卻淪為只是監禁人的場所而已。到了一九三〇年代中期，這裡才出現稍許治療病人的跡象，建立了一些治療制度，不過在本質上，跟以前仍是大同小異[28]。大部分的「原住民」病人，仍然是待在家中，由他們的家人負責照顧與處理，同時也接受一些約魯巴治療師的幫助。這些土著治療師有時會使用蛇根木這類植物的草藥來治療病人。有趣的是，到了一九五〇年代，西方的精神醫師也會嘗試使用從蛇根木植物中萃取而來的生物鹼（像是蛇根鹼），來治療精神病人（見彩圖27）。在印度，這種成分的鎮靜效果也曾被當地人用來治療精神病人，不過印度人後來很快就改使用自己發明的其他精神藥物了[29]。

在印度，英國東印度公司對於旗下發瘋員工的處理方式，就是將他們打包送回倫敦。不過後來隨著白人男性移民的人數愈來愈多，這個處理方式就再也行不通了。發瘋的歐洲人，很明顯地會威脅到他們所企圖建立的「白人優越性」這種意識型態，因此一定要蓋一些機構，將發瘋的英國統治代表藏起來，避免被社會大眾看到[30]。到後來，殖民地統治者才開始願意處理當地「原住民」發瘋病人，提供了一些有限的照顧。直到這時候，西式的治療藥物以及治療技術才慢慢被引入[31]。

法國也在他們的北非、印度支那（譯注：也就是越南）以及其他殖民地，建有收容所，雖然名義上是供社會使用，實際上卻完全被隔絕於社會之外[32]。其中在阿爾及利亞就有一間這樣的收容所，名叫布里達·柔安維爾醫院，在一九五三年任命了一位來自馬提尼克的年輕黑人醫師，做為精神醫學團隊的主管，他就是法農（一九二五年到一九六一年）。此時的法農已經寫了一本批判性十足的作品《黑皮膚，白面具》，一九五二年以法文書名《Peau noire, masques blancs》出版，書中探討一位黑人知識份子在白人社會中的地位。當法農來到醫院之後，立即利用自己的職權，廢除了收容所裡面的種族隔離政策。隨著阿爾及利亞獨立戰爭的爆發，法農得知了法國政府對反抗者所採用的種種凌虐手段（不管是施虐者還是被虐者，最後都被送到這裡來，變成他的病人），法農因此憤而辭去他的職位，投身阿爾及利亞民族解放陣線。在他短暫生命的最後數個月中，法農出版了《大地上的受苦者》這本書，主張殖民地壓迫者唯一能了解的語言，就是「暴力」。這本書在當時暢銷國際，對於正在掙扎尋求獨立的國家或人，都有著極大的影響力；它也讓許多殖民母國的人，開始反思種族統治的心理影響以及所帶來的後果。或許殖民地精神醫學，經常只為帝國權力的利益服務，不過至少在法農的例子裡，顯然並非如此。

即使在那些並沒有立即臣服於西方帝國主義淫威之下的國家，像是中國跟日本，或是那些很早就掙脫帝國主義枷鎖的國家，像是阿根廷，收容所這種機構終究也在地生根了。這些地方的提倡者主張，收容所乃是文明社會的象徵。阿根廷在一八一〇年就從西班牙獨立出來，但是要到了十九世紀中葉，國家才真正邁向統一。一旦內戰與對外戰爭稍歇之後，隨之而來的竟是大批來自歐洲的移民。在布宜諾斯艾利斯的新興菁英階級，希望自己也能躋身進入受歐洲認可的文明國家之列，因此很快就接受了收容所系統。在一八五四年，一家專為女性成立的機構開始運作，即使在阿根廷知識份子視為野蠻時期的羅薩斯獨裁政權期間，在布宜諾斯艾利斯，許多專收男性或是女性的慈善機構也相繼成立[33]。

在中國，第一家西式收容所是由美國傳教士嘉約翰（一八二四年到一九〇一年）於一八九八年在廣州成立。而北京市立收容所也接著在一九一二年成立，不過這間收容所最初是由警察管理，所採用的制度也遵循舊式傳統路線，而不是現代化的西方收容所制度。因此，此時這間收容所只能算是個用來解決瘋子帶給群眾麻煩的地方。之後在一九二〇跟三〇年代，洛克斐勒基金贊助了一部分基金，來「改革」這間精神病院（見四〇〇頁插圖），不過這次改革只持續了極短的時間，成效也非常有限。因此，這家精神病院到底有沒有帶給大部分對西方精神醫學完全無知的中國人民什麼好處，仍無定論。當時的社會菁英視西方醫學為讓中國強大起來至為重要的關鍵之一，也是幫助中國能成功抵禦西方強權入侵的要素。但是他們的努力並沒有獲致太大的進展，主要是因為這些努力，往往帶有文化帝國主義的意味[34]。

類似的情況也發生在日本。日本一直到一九一九年，明治政權（譯注：一九一九年是大正時期了）才頒布了「精神病院法」，要求精神病院處理精神病人，而類似的法案出現在歐洲與美國已經是將近一個世紀以前的事了。在那個時候，日本大約有三千名精神病人被關在某些機構中。新的法案通過後，被監禁起來的人數大幅攀升，到了一九四〇年，根據收容所的調查，被送來的人數已經高達兩萬兩千人。儘管如此，相較於英國或是美國，對於人口數高達五千五百萬人的日本社會來說，被送入收容機構的人數還是偏低的。當時英國跟美國的收容比例都比日本高了十倍左右[35]。即使到了一九四〇年左右，照顧瘋子一直還都被認為是家屬的責任，因此當病人可能會滋擾他人，特別是那些難以控制有暴力問題的人，多半還是受到家人嚴密監視。他們所受到的治療（若是有的話），多半也是傳統民俗療法，或者具有宗教基礎的治療；絕不會是以西方精神醫學為準則的任何治療。

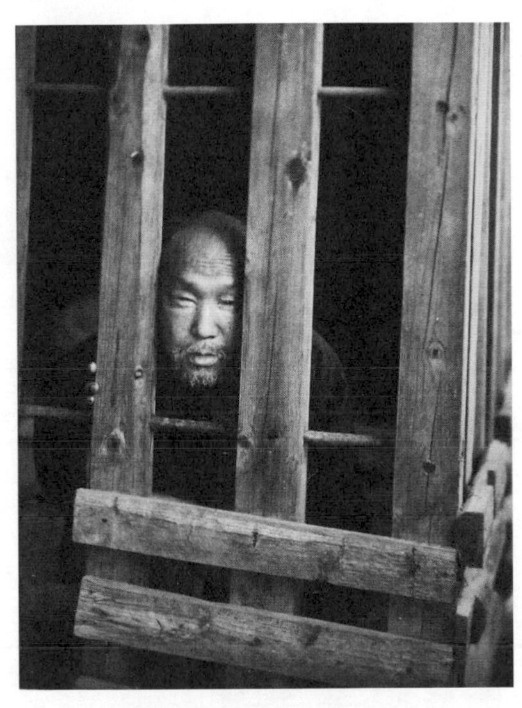

日本晚了歐洲跟北美約一百年，才引進西方的收容所制度。這張照片顯示了一九一〇年一位受到居家監禁的精神病人。照片裡的情景，跟十九世紀歐洲的收容所改革者，口中所描述當時歐洲跟北美家庭處置發瘋家人的方式，毫無二致。

帝國主義確實把精神病人治療機構化這樣的概念傳遍全球，不管是透過政治或是文化上的力量。但除了少數仿效母國的遷占者國家之外，很少能成功地將精神病人大監禁也一起帶到殖民地。誠然，西方的精神醫師在看待原住民的信仰跟治療手段時，往往帶著相當的優越感。但是在那些原本對精神疾病以及治療手段，就有著相當強勢且完整傳統的地方，居民往往會婉拒西方醫學的幫忙。帝國主義的精神醫師在這些地方，想要改變當地傳統習俗時，幾乎毫無例外地都遇到非常大的困難。不管他們是無視、禁止或是貶抑原住民觀念，到頭來往往還是徒勞無功。

## 道德治療

對英語世界的國家來說，約克避靜院這座由圖克家族於一七九二年所成立的機構雖小（在第五章有簡短介紹過），卻有巨大影響力。雖然由該院開創的病人管理技術，在許多其他地方（不管是英格蘭國內還是在海外）也都不約而同地開發出來，但最終還是圖克家族的版本啟發了改革者，並且被當做其他地方改革的樣本。圖克家族的本業是茶葉與咖啡商，也是貴格會教徒。在約克避靜院裡，鐵鍊跟其他各種形式的體罰或是脅迫都是禁止的。其他的管理方式在面對一大群被關在同一個屋簷下的精神病人時，也打破過去的成規，強調「建立自我控制的習慣」。根據他們的經驗，這些病人可以透過一些小小的獎勵來管理。他們相信病人有能力可以控制自己，並且當他們確實自我控制時，給予肯定與認同要比用脅迫來管理有效的多[36]。威廉·圖克跟他的孫子山謬·圖克，將這些發現加以系統化，而後推廣出去[37]。

他們認為，瘋子跟健康的人一樣，都對獎勵或情緒非常敏感。畢竟，一部分的理性還是殘留在每一個人的身體裡，而我們可以利用這一部分，透過有技巧地操控病人周圍的環境，去鼓勵他們壓抑自己那些不良的習性。只有當「儘量用對待理性之人的方式去對待這些病人時，病人的心智才可能允許」進行自我教育以及自我控制。藉著行走、說話、工作、與他們的主管喝茶，所有這一切的活動都在一個精心設計好的治療環境下進行，才可能教會病人自我節制。「這些病態的習性」不宜用說教或是駁斥來改變。「應採用完全相反的手段。用一切方式盡可能誘導他們的心智遠離那些他們容易想起，但卻毫不愉快的沉思。[38]」

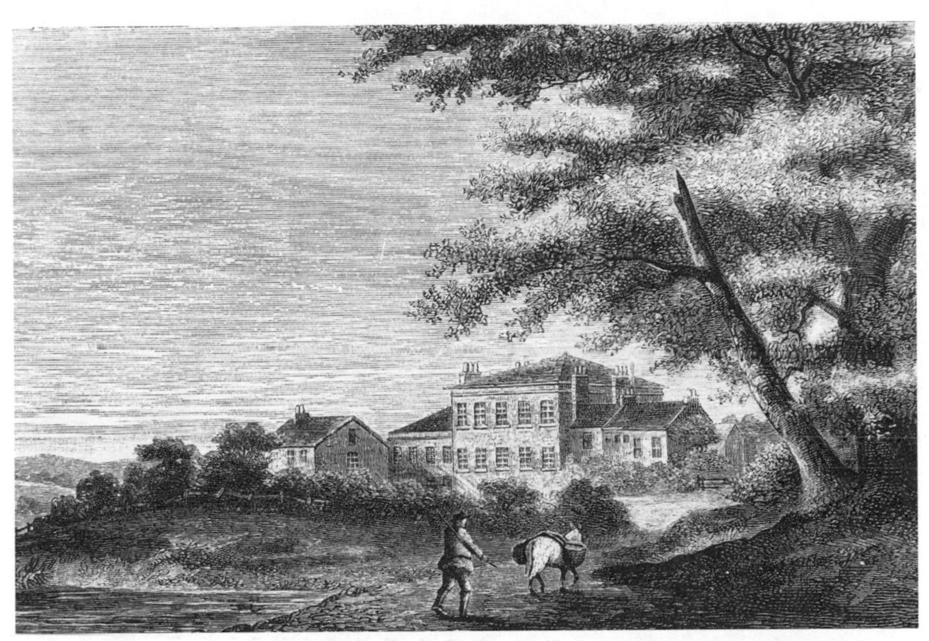

約克避靜院是英語世界瘋人院改革者心目中的模範，這裡沒有高聳的圍牆，也沒有鐵窗與外面的世界隔絕。

就連圖克為這座精神病院所選的名字，「避靜院」，都說明了它扮演的角色：給病人一個人性且充滿關懷的環境，讓那些無法應付外面世界的人，有一個退隱喘息的場所。這同時也包含一件非常重要的事，那就是這些精神病人居住的建築物，也必須審慎設計，既然這些病人對於自己身處的環境非常敏感，一切帶有監獄意味的事物都必須極力避免。因此整個避靜院看起來猶如居家環境，窗戶上的鐵窗看起來宛如木頭柵欄；而過去圍繞著園區的高聳圍牆，則被隱蔽的溝壑搭配矮牆取代。工作在這裡也很重要，不過一開始時，工作的角色尚不像到了後期，同時具有節省營運成本的功能。在剛開始時，讓病人工作是因為「在所有引發病人自我節制的手段之中，工作或許是最有效的一種[39]」。功能上來說：

> 能讓病人感到愉快的東西，就會增加他自我控制的渴望，而非剝奪他的愉悅；同時更要減少刺激他那已然經常陷於混亂的心智……從治療的觀點來看，病人的舒適無疑是最重要的事[40]。

這座避靜院的經驗，引導了英格蘭的瘋人院改革者，讓他們有熱情去推動收容所機構。許多經驗老到的宣傳家，包括蘇格蘭的精神醫師威廉．布朗都為這種道德治療背書，認為這才是未來收容所最重要的工作，這部「道德機器」可以將瘋子調整回健康人的狀態[41]。美國第一批改革後的收容所，從內到外也都是以它為藍本。在費城跟紐約的貴格會教徒則直接跟英國的教友通信，並把他們所收到的建議發表出來。而他們所成立的機構，像是法蘭克福避靜院、布魯明戴爾收容所，後來也成為康乃狄克州哈特福避靜院，或是波士頓麥克林收容所等機構的樣板[42]。同時這些新的、改革過的機構，也被迪克斯女士援引作為模範（以及引用它們的統計資料），來大力鼓吹廣設收容所的好處。

法國的皮內爾當時也發現了類似的原則，可惜在大革命之後的巴黎，並不是什麼好時機。他的著作《道德治療》，絕大部分內容都是來自比塞特醫院非醫學專業的主管普桑，以及普桑的妻子瑪格麗特（見第五章）的經驗。關於如何管理精神病患，他們也不約而同地得到跟圖克類似的結論。不過雖然他們所處理的對象更多，卻較不為人知[43]。在普桑夫婦的指導之下，皮內爾說他：

> 非常審慎地檢視在精神病人身上使用鐵鍊的效果，拿去與不使用鐵鍊的病人比較之後，我對那種比較明智以及比較溫柔的管束法，就再也沒有任何疑慮了。那些被鐵鍊監禁長達數年的病人，過去經常處於狂怒的狀態，但是現在換上簡單的拘束衣以後，卻變得可以安靜地走路，與每個人交談。但是在此之前，可是沒有人可以輕易靠近他們身邊，而安全地全身而退呢。在少了大吼大叫地威脅或恐嚇之後，他們激動的狀態也漸漸消失了[44]。

而皮內爾得到跟英國人一樣的結論，認為「精神混亂的病人在家庭的照料下，幾乎不可能被治癒……隔離愈完全的病人，愈容易治療」。當有親朋好友在旁邊時，「總是會讓他們變得更激動且無法控制」；相反地，在收容所工作人員熟練地照顧下，他們就會變得「溫馴且安靜[45]」。收容所的規劃對於協助病情改善，扮演了極為重要的角色。從精神最混亂的病人開始，到瘋癲的程度漸漸減輕，最後在康復病房以終，這種建物的隔間規劃可以強化道德的規範，同時輔以漸漸增加的自由，以及工作跟娛樂的機會；這種管理系統提供了多種可能，引導病人去控制自己混亂的官能與情緒。比如說，在病情改善中期，病人

> 不再受到監禁，完全行動自由，不過偶爾會因為某些因素引起短暫的情緒激動。他們可以在樹下或是鄰近被圍住的空間內散步；而當病人接近康復階段時，就可以幫女傭分擔工作，協助她們打水、打掃小屋、清洗鵝卵石地板，或是協助其他比較需要體力的繁重工作[46]。

所有道德治療的倡導者，都不約而同地強調在整間院所中，只能有一位領導者的重要性：他必須熟知自己每個病人的各種怪癖；必須能隨時根據個案的特性靈活地調整治療內容；也必須持續緊盯收容所員工，確保他們沒有虐待病人。皮內爾的主任助手埃斯基羅爾，在皮內爾死後成為法國最具影響力的精神醫師。他明確地說過：「醫師是病人在精神病院裡面生活時的最高指導原則。透過他，所有的事物才能動起來。他是所有構想的監管者，因此他必須要控制所有的活動。47」

既然改革後的收容所以執行道德治療為主，跟過往用來關精神病患的瘋人院或是監獄，完全不一樣，那麼新一代的主事者勢須迥異於過去的主管。過往「照顧精神病患的工作，完全壟斷在某些醫療人員或是投機份子手中，因而產生許多荒謬的汙名，讓普通執業者或是受過良好教育的醫生不願與他們競爭，甚至嚇得連踏進這個領域都不肯」。幸好最後這批騙子終於鬆手，讓「正直又誠實」的專業人士進入，他們

> 具有道德勇氣，勇敢又堅強，可以在危險的環境中保持鎮靜，做出決定……他們的性格充滿了具有控制全局的影響力……一邊控制著亂流，同時透過威嚴與祥和兼具的命令，來引導與指揮那些狂野與暴怒的病人48。

在這種人的手中，仁慈與治療幾乎是可以確保無虞了。

如果你願意相信這些改革者所宣稱的，這種新的收容機構是一個「迷你世界，所有令人不快的雜質都被盡可能地排除在外」49，那麼套句維多利亞時代中期，英格蘭最有名的精神醫師康納利的說

法，在這裡

> 安寧將會降臨、希望將會重生、眾人皆將滿意……所有惡毒的思想、致命的復仇念頭，或是自我毀滅的想法，都會消失……乾淨與得體將會重現或是維持下去；絕望將必須讓位給愉悅或是令人安心的寧靜。如果在地球上有什麼地方以人性為最高指導原則，那就是這裡了。50

每個地方在收容所盛行時，都抱持著這種烏托邦的期望。而在美洲新大陸上，對於收容所能成就的期望，更是達到了最高點。第一批美國收容所院長完全投入這股熱潮中，對道德治療所能達到的效果展現了無比的熱忱與樂觀。他們報告說，最近收容的病人治癒率，可以從百分之七十、八十甚至是到九十這麼高。維吉尼亞州的醫師歐爾（一七九九年到一八七六年）甚至擊敗所有人，宣稱他這一年來新收治的病人，治癒率高達百分之一百，這讓他獲得了「全治癒醫師」的暱稱。而這些在「治癒率狂熱」下產生的統計數據，就被迪克斯女士拿去遊說各州的議員，並且獲致極大的效果。她說：「根據所有的經驗都顯示，精神失常的病人只要經過合理的治療，是有可能像感冒或發燒一樣被治癒的。」從長遠來看，收容所真的是非常經濟，同時也是人道主義的一大進步51。

應該沒什麼人會反對，比起舊式最糟糕的瘋人院，採用道德治療的收容所的環境要人道多了吧？其實不然，法國哲學家傅柯跟他的追隨者就不同意。傅柯曾經說過一句名言，「道德治療」其實是一種「巨大的道德監禁」，不管這話說得有多誇張，它核心的意義卻沒錯。蘇格蘭精神醫師兼道德治療

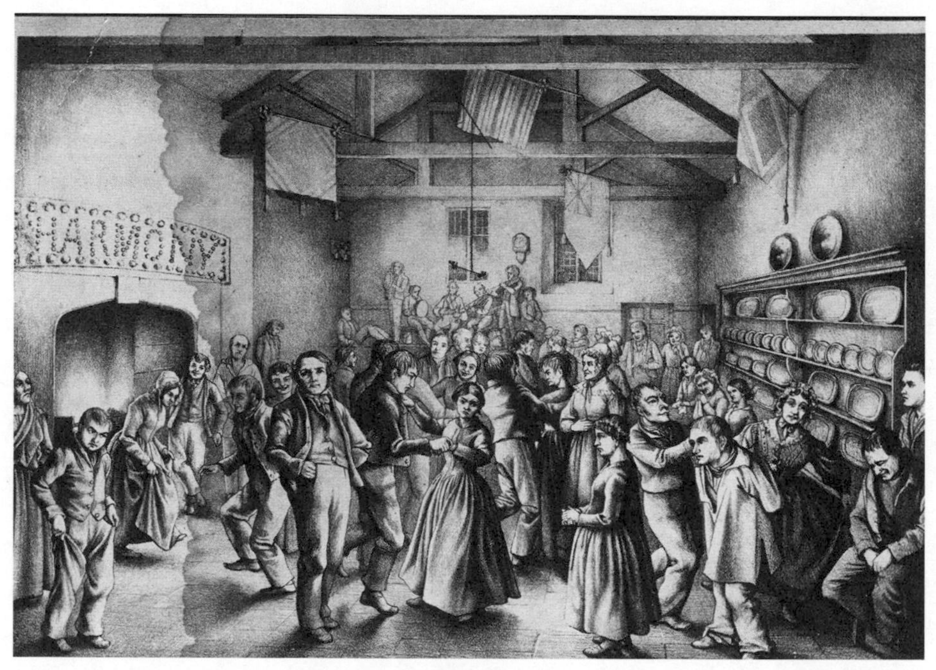


十九世紀的精神病院改革者，非常堅持要將男女病人分開。不過像這幅圖中所顯示的，在一八四八年某一場精心籌畫的精神病人舞會中，可以看出新的道德治療馴服瘋子的威力。

鼓吹者威廉·布朗，就曾直言不諱地承認：「一般人都錯誤地相信，認為道德治療就是對病人仁慈以及人道。[52]」這種新的治療方式，將收容所變成一部「巨大的道德機器」，而它真正的目標，其實是確保「主管機關能永遠印象深刻，經費才會一直批准[53]」。在威廉·布朗自己的執業過程中，他曾自豪地說道：他所做的，就是持續不斷地「讓他們循規蹈矩，並一直巡視檢查，不只當病人活動喧鬧時，甚至在夜晚來臨病人入睡安靜後，也要持續下去。這樣子所施加的控制，才能滲透到每個精神病人的夢中」[54]。任何發狂的想像力都應受到規範與節制，要馴化病人並讓他們文明化，即使當病人處於毫無意識的安靜狀態下也不能放鬆。

雖然法國的皮內爾並沒有採用這麼誇張的說詞，不過他也非常清楚所謂道德治療雙面的本質，他認為*douceur*，也就是「仁慈」，一定要有「強迫壓制的機制」作為後盾；那是一種意願，「務必要能先凌駕（瘋子）之上，然後再鼓勵他們」[55]。跟圖克的治療法一樣，皮內爾式的道德治療也是管理精神病人中比較好的方式，隨著時間過去，因為它可以控制住許多用其他方式難以控制的暴力病人，所以流傳最久。

## 從瘋癲到精神疾病

其實不論是從理念還是從實務面來說，道德治療都有諸多好處。但是對於那些愈來愈想要將治療精神疾病壟斷在醫學領域之下的人來說，道德治療卻是個很大的問題：為什麼醫生是施行道德治療的最佳人選呢？特別是在法國，長久以來一直都有神職人員與信徒管理與經營的收容所，讓這個問題顯得更為明顯。隨著新的收容所在世界各地擴張，這變成眾有所感的問題。

皮內爾自己也是從兩位醫學門外漢身上，學習關於如何管理精神病人的臨床知識；而這兩人的知識卻是來自自身工作的經驗。長年的照護瘋子的經驗，讓他們見識到了「一場包含了所有瘋癲奇觀的連續表演」，這讓他們擁有「醫生所沒有的廣泛而詳盡的知識」。因為醫生與病人的互動往往非常短暫，「通常只局限於……忽悠即逝的訪視之際[56]」。除此之外，皮內爾對於當時大部分治療瘋癲的醫療手段，都持懷疑的態度，像是放血，或者他也曾輕蔑地說，當時醫生會用「各種藥粉、萃取物、藥酒、糖漿、藥水、麻醉藥膏等等來治療精神失調」。皮內爾為那些病人抱不平，因為很多時候他們「必須被迫接受醫生那些讓人困惑無比的多重療法，為此受盡折磨，而這些決定都僅憑醫生一己的經驗[57]」。他認為醫師必須拋開那些「對琳瑯滿目的藥劑與療法的盲信」，並且要承認「醫療與藥劑一般來說，應該被當成次要的備案，而且就算在這種情況下，它們還是很少發揮效果[58]」。

除了皮內爾服務的收容機構以外，巴黎的瘋子還會被關到夏宏通收容所裡面，其中包括前面提過的薩德侯爵。這間收容所原本是愛德修道士會在一六四一年所建，但是在大革命前舊制度統治時期，這裡除了有瘋子或是殘障人士以外，還關了許多憑一紙**逮捕令**就被送進來的國王政敵，因而讓這個收容所惡名昭彰。因為這個緣故，在大革命以後，革命份子決定關閉這裡。但是才過了兩年，他們就因為無法處理那些被放出來的瘋子，又重新開放收容所。不過這次開放，收容所不再是宗教機構，而是成了一個十足世俗化的機構。在這裡，每天管理病人的是一位毫無醫學背景的神父古爾米耶（一七四一年到一八一八年）；雖然督政府也派駐了一位醫師在夏宏通收容所，但實際執行道德治療的卻是古爾米耶，道德治療也是夏宏通管理病人最主要的手段。如此，「門外漢與醫生之間的戰爭，就這樣暗中在夏宏通收容所裡持續」了好幾年[59]。

在英吉利海峽對岸，威廉．圖克的孫子山謬．圖克也幾乎在同時指出：「在避靜院的經驗，無法為醫學帶來什麼進步或增添什麼光彩……很遺憾的，使用藥物的手段幾乎都失敗了，沒有什麼成功的例子。[60]」在他談到約克避靜院所採取的治療策略時，非常清楚地區別了道德治療與醫學治療，並且強調即使是受邀到此來治療病人的醫學人士，也不得不承認「醫學至今在緩解這種人類最可悲的疾病上面，所能採取的手段仍然極度貧乏[61]」。為這所機構帶來那些令人推崇的治療紀錄的，都是由外行人所主持與執行的道德療法；這種完全透過平民之手來監督與管理的方式，很快就被美國紐約的布魯明戴爾收容所，以及費城的法蘭克福避靜院模仿去了。

既然現在收容所如雨後春筍般在各地成立，所收容與需治療的瘋子也達到前所未見的數量，這當然引起許多醫學人士的興趣，因為他們看見了新的工作機會，但是，擺在眼前的威脅卻也一樣明顯：如果醫生只能對付**身體**上面的病痛，那麼他們憑什麼也在**精神**疾病上享有什麼特殊地位呢？醫生的名望、那些精心發展的理論、那些他們賴以為生的技術，現在全都蒙上一層陰影[62]。而讓情況更為雪上加霜的是，英國國會所揭露的一些最駭人聽聞的醜聞，恰巧全都是由醫生所經營與管理的瘋人院。同時，那些最積極參與建構新式收容所、最踴躍提出各種計畫的非醫學人士，也正是現在質疑醫學與治療精神疾病之間的關聯性，聲音最大的一群人。

然而，僅僅在四分之一個世紀的時間之內，醫學就幾乎完全鞏固了它在精神疾病治療中的地位。在法國，因為由教會經營的收容所受到保障，因此可以堅持下去，成為少數持續不斷批評法國精神醫師的基地。但是英國的約克避靜院則在一八三七年僱用了醫生擔任院長，而北美的布魯明戴爾收容所跟法蘭克福避靜院，也分別在一八三一年跟一八五〇年採取了一模一樣的措施。法國、英國與美國政府，後來都開始要求收容所必須聘僱醫生。這樣的改變不管在象徵意義上還是在實務上，都具有極為重要的意義：它標誌了過去瘋癲所帶有的多重意義，已經被醫學觀點所主宰與取代。「瘋癲」一如之前出現過的詞彙「瘋子醫生」一般，現在成了令人反感的用法，是侮辱人的疾病。

雖然少數醫生對道德治療仍持反對與鄙視的看法，但是這並沒有動搖道德治療的地位。相反地，大部分對精神失常問題感興趣的醫學人士，都欣然接受這種新的療法，不過他們還是認為，審慎地結合醫學跟道德治療兩者，將會比單獨實行其中任何一種療法，大幅提高治療成功的機會。但是像皮內爾這樣的醫生，還有在一七九五年到一八一六年間，在瘋人院醫院擔任藥劑師的哈斯蘭（一七六四年到一八四四年），卻都公開認為，根據當時盛行的屍體解剖，雖然已經開始揭露諸如結核病與肺炎等疾病的病理原因，可是當用在精神疾病上，卻完全沒有可相比擬的效果。大部分瘋子的大腦，都看不出跟一般正常人的大腦有什麼差別。因此，認為精神疾病具有生物性基礎這樣的看法，至今仍是一個假設，在病理解剖上也沒有任何堅實的基礎。皮內爾甚至更進一步，質疑大部分的瘋癲是否真有器官上的問題：

> 將瘋子看作得了不治之症，認為他們的大腦或是腦袋其他地方有什麼器質性的病灶，或許是對人性最糟糕的一種偏見，同時也是造成今日大部分瘋子，陷入被遺棄的狀態的可悲原因。但是我可以向你們保證，在我所蒐集大部分精神不正常與發瘋有關的病例中，其中有人最後完全無法治療，或是因為其他致命疾病而死亡的，在打開他們的身體，與其生前的症狀細細比較之後，可以發現這種形式的瘋癲，純然是病人神經質個性的表現而已，而不是在大腦上有任何器質性的缺陷。

但是這樣的結論有其危險性。如果瘋癲毫無任何生理的基礎，而如果它的來源與它的治療方法，兩者都屬於社會與心理的領域，那麼我們還有什麼理由認為，精神失常的人一定要交給醫學人士處理呢？我們又有什麼理由去相信，醫師是唯一可以分辨正常與瘋子差異的合格人士呢？[63]

有些醫學化約論者，像是曾在瘋人院醫院擔任過外科醫生的勞倫斯（一七八三年到一八六五年），就堅持認為醫學科學已經證實了「從生理上來說……這個賦予人類特殊地位的心智」，僅僅只是大腦功能的表現而已。認為生理與心理可以被區隔開來，其實是一種迷思，也是一種歸類上的謬誤。事實上，瘋癲所表現出的症狀，「跟大腦生理上的關係，一如嘔吐、消化不良、胃灼熱等症狀之於胃，或是咳嗽、氣喘之於肺，或是任何一種功能不良之於其相對應的器官一樣。[64]」還有十八世紀法國醫師兼**哲學家**卡巴尼斯（一七五七年到一八〇八年），曾經更直白地說：大腦分泌思想，一如肝臟分泌膽汁[65]。但是這些過度直接的唯物論觀點，加上在英國，這樣的觀點常常跟極為血腥的法國大革命連結在一起，因而招致了社會中上階層的厭惡。為了避免有人採信這類觀點，醫界對這些理論的回應，可謂非常快速與冷酷。比如，勞倫斯就被攻擊成是違反道德的無神論者，是一位否認不朽與非物質的靈魂存在之徒。為了免於自己的醫學事業被毀，勞倫斯同意因為書中有著令人不快的觀點，而召回所有剩餘的書籍並銷毀它們。這個決定是正確的，因為在此之後，他就晉身為維多利亞女王的外科醫師，並受封成為準男爵。不過，這件事給人的教訓再清楚不過了。

反諷的是，歐陸與美洲的醫生接著發展出另一種極為引人矚目的理論，主張心智失常毫無疑問一定有其生理上的源頭，同時他們的看法也完全符合笛卡爾學派的看法，認為心智與大腦有著非常明確的差異。在法文裡面，*l'âme* 這個字同時代表了英文中的「心智」（mind）跟靈魂（soul）。若是認為心智或靈魂有可能生病，然後成為白癡或是癡呆等疾病的主因甚或導致死亡，那無異於是在根本上質疑基督教的教義，也就是在質疑文明的道德規範。相反地，若是將疾病局限在肉體上面，則不會造成這樣的問題。一如威廉·布朗在一八三七年曾這樣寫道：「若是承認這個原則，精神失常將不再是一種理解能力上面的疾病，而是神經系統的疾病；神經系統無礙，人才有可能理解事物。因此，有問題的是大腦而非心智。[66]」人生在世時那不朽的非物質心智，最後卻必須極度依賴那會腐朽的物質性感官系統。就像在一八三〇年，當康納利還是倫敦大學學院的醫學教授時，曾經這樣寫道：

不僅如此，非物質的靈魂不管是在接受訊息或是傳遞訊息上，都依賴著物質性的器官，以致循環於神經各部分的血流，若是稍有一點不順，就會影響到全部的感官、全部的情緒、以及與生氣勃發的外在世界的所有聯繫[67]。

威廉·布朗同時也認為，這樣的理論有助於解釋，醫學治療如何有可能藉著減緩大腦裡面的不適，而達到治療效果，讓「平靜、不可傷害、不朽」的心智，再一次重掌日常生活的主控權[68]。這是極為出色又吸引人的三段論法，也是神學家極為贊同的理論。紐納姆醫師（一七九〇年到一八六五年）就在《基督教觀察家報》上面為文，熱情地贊同這種對心智失常問題的解釋：

有一個錯誤的理論直到今日仍深植人心，將大腦失常誤認為是心智失常，因而需要道德治療，而且唯有道德治療方能奏效……但是大腦僅僅只是心智的器官而非心智本身，而心智的功能失常，乃是因為大腦不再是那個執行各項活動、充滿熱情的靈魂主宰的適當介質而已[69]。

美國的精神醫師格雷（一八二五年到一八八六年）直到半個世紀之後，都還在繼續使用其同事們在一八二〇年代所發展出來一模一樣的理論，由此我們可以看出，這種對身體的形上學信奉，對於精神醫師宣稱自己擁有疾病的管轄權，有多麼重要[70]。

## 腫塊與硬塊，以精神治療身體疾病

但是如果發瘋到頭來是一種疾病，那我們又該如何解釋，透過社會與心理學力量的道德療法會有效呢？精神上的治療如何解決肉體的疾病呢？對很多人來說，這難題的答案，就是當時維也納醫師暨腦解剖學者加爾（一七五八年到一八二八年），與他的合作者施普茲海姆（一七七六年到一八三二年）在十九世紀初期所建立的學說，那就是顱相學。顱相學對今日的人來說，這種研究頭上「凹凸腫塊」，試圖將大腦頭骨的形狀與人格和行為連結在一起的學說，只不過是一個偽科學而已。不過在它變成一個娛樂性十足的話題，成為眾人訕笑的對象之前，很多人可是將其視為極其嚴肅的科學研究成果。當時歐美許多知名人士都受其理論所吸引，並且紛紛證明了它在了解人類行為與心理上面的價值。

加爾自己的研究，讓他相信大腦是眾多器官的集合，而每一種心智功能都位於大腦的特定部位。他跟施普茲海姆小心翼翼地解剖大腦，並發展出新的解剖技術。根據這些經驗，他們宣稱大腦有解剖與功能上的多樣性。他們認為，大腦眾多小器官中，某個小器官的尺寸大小，可以反映出該器官所代表的心理特質能力的強弱；換言之，這些器官的尺寸大小，是可以透過練習或忽視其相對應的心智功能，來增加或減少，這就像是肌肉可以透過類似的方式變大或萎縮一樣。貪婪、惡意、謹慎、好鬥……等眾多心理傾向，就像視覺、聽覺等等的感官能力，都位於大腦特定的區域。加爾相信，當大腦在嬰兒時期發育時，頭骨就會依照這許多不同區域的大小而發展。反過來說，我們也可以依據一個人頭顱的形狀，來推測他的心智能力與人格特質（見彩圖30）。這套理論就這樣解開了心智之謎。如果構成大腦的眾多小器官失去了平衡，一個人的人格、思想、情緒也會受到波及。而在極端的案例裡面，心智上面的失衡最終就會導致發瘋。

乍看之下，這個理論是個全然的唯物主義，隱含了那些保守思想家所最不能忍受的各種顛覆社會與道德秩序的想法。果不其然，當加爾跟施普茲海姆開始宣傳他們的理論時，維也納當局非常不高興，以「理論的內容會危及宗教與良善道德」[71]為理由，禁止加爾講授他的理論，他們只好離開維也納前往巴黎。在法國首都巴黎，他們也遭遇到來自右派勢力的抵抗，但是卻深受反教權左派人士的歡迎。他們很快就在當地找到了一群接受力甚強的聽眾，同時透過施普茲海姆四處巡迴講授，以及其他推廣者的大力幫助，像是義大利醫師費拉雷斯（一七九五年到一八五五年）以及蘇格蘭人康布（一七八八年到一八五八年），這理論很快就遍及全歐洲與北美。康布的著作《人的構成及其與外在的關係》在一八二八年出版，很快就賣出超過二十萬冊，一直再刷到第九版。

加爾跟施普茲海姆根據過去的經驗，知道自己的理論之所以危險，是因為被貼上「唯物論」的標籤，因此這次他們小心翼翼地試著躲過這種指控。他們現在強調，大腦中的眾多器官雖然是「讓官能可以表達的物質性基礎」，但是這些官能本身，則全然是「靈魂（*l'âme*）才有的特質」[72]。至於他們對這靈魂知道多少，靈魂又如何與肉體共存這種問題，他們則故意保持策略性的模糊。一年之後，施普茲海姆在另一本專門討論瘋癲的著作中，又把這件事情講得更為直接：「我對於人體非物質的部分，像是心智或是靈魂，它們為何生病，或是它們如何變得騷亂，其實都一無所知。靈魂斷然不可能生病的，就像它也不會死亡一般。[73]」

但也不是全部的人都接受他的說詞，不是每個療養院精神醫師都有勇氣去接受這個新理論。不過這套理論的吸引力是有目共睹的。雖然大部分法國的官方學術機構，仍抱持的存疑的態度，但是許許多多知名的法國精神醫師，已經開始熱切擁抱這個理論。而在英格蘭與蘇格蘭，還有在美國，顱相學都取得了更大的進展。這些地方的療養院院長，以及非醫學背景的改革提倡者，都大聲疾呼這個新理論有多好用、多與事實吻合。眾多聲譽卓著的療養院醫師，像是法國的醫師埃斯基羅爾，英國的醫師康納利與威廉．布朗，還有美國的醫師布里罕（一七九八年到一八九四年）跟伍德沃（一七九〇年到一八三八年）等等，也都支持顱相學所提出的概念。

如果發瘋源自於肉體（大腦）的失常，那它就不折不扣是一個醫學問題。而顱相學的理論，特別是後來被施普茲海姆改良過之後，有助於解釋為何道德治療可以影響這類心理疾病的進程，因為這種做法可以鍛鍊跟強化那些大腦原本沉睡、發展不足的區域。同時，顱相學的理論也留了一定的空間，給那些作用在肉體上的醫學治療理論。理論上，顱相學給大腦在生理上如何運作，提出了一個非常清楚的解釋，而且可以融合各種對於精神功能正常跟不正常的說法。這個理論所根據的，也是當時最先進的大腦解剖學知識；在那個年代，所有對於疾病的醫學理論，都圍繞著病理解剖學者在驗屍台上的發現，因此，顱相學理應可以將過去那些根據照料瘋子所演變而來、居於邊緣地位的醫學專業，與最現代的科學發展緊緊結合在一起。顱相學也可以解釋為何最近發病的瘋子，會比慢性瘋病要容易治

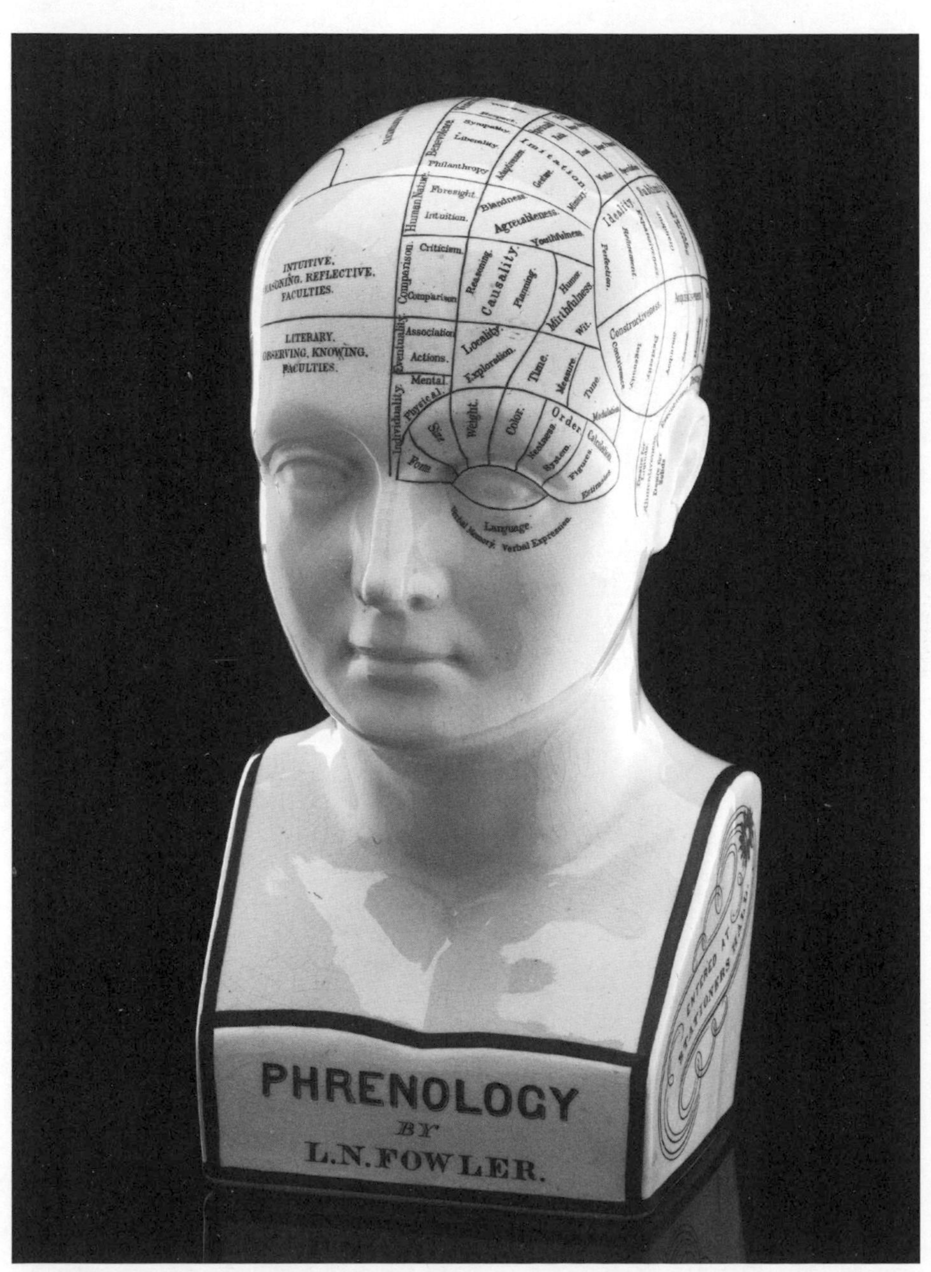


由福勒所製作的顱相學模型。福勒的公司專門負責大量製作這種模型。

好，因為原本是功能上的改變，會因為疾病時間拖久變成結構上的改變，而在超過一定的程度之後，大腦結構的改變就因為不可逆而無藥可救了。而當時眾多關心瘋病與其治療方法的醫生，開始漸漸發展出來一個觀念，那就是瘋癲可以是局部而非全面性，也就是可以影響部分的精神生活，而不影響到其他部分；躁症可以是僅僅表現出單狂（偏執狂）而已，是單一病態性的執著而非全面性的失常；顱相學讓這樣的觀察顯得完全合理。隨著收容所的興起，以及伴隨著這些機構的成立，也釋出了大量專精治療精神疾病的職位，顱相學不管是在幫助他們了解瘋癲上，或是改變這種疾病在社會上的情勢上，都有著極為重要的影響。

但是顱相學被視為一門嚴肅科學的時光，卻極為短暫，大概就只有四十年的時間那麼久。另一門很像的理論，顱骨學，長久以來都是眾人揶揄的對象，而它在遊樂場裡被江湖郎中拿來表演的情況，反映了這個理論在民間普及的程度，但是這現象卻連帶讓顱相學理論中比較嚴肅的部分深受傷害。此外，儘管顱相學的信徒極力撇清或是巧妙地規避這套理論中的唯物論部分，但是這樣的色彩還是讓顱相學難以見容於宗教與政治上的保守勢力。後來，眾多醫生如卡本特（一八一三年到一八八五年）、馬讓迪（一七八三年到一八五五年）、弗盧朗（一七九四年到一八六七年）等人紛紛發現了更多關於大腦與神經方面的生理學知識，讓顱相學的諸多理論從一開始的不可信，到後來變得完全站不住腳，眾人看待它的態度也從一開始的熱情歡迎到後來變得冷酷無情。結果最糟糕的是，這理論開始變得滑稽可笑（見彩圖31）。

當年輕的美國作家馬克・吐溫還住在密蘇里州漢尼拔市的時候，曾經遇見過巡迴各處的顱相學者，那時他就用自己特有的諷刺幽默看待他們的演出；後來，當他偶然有個機緣可以揭發顱相學的識人術根本就只是個騙術跟妄想時，他自然不會放棄這個千載難逢的機會。那時候正好有一位美國顱相學家福勒（此人靠著大量製造顱相學人頭瓷器模型而致富），搬到倫敦來執業，馬克．吐溫也在倫敦，就假扮成一位無名氏進入福勒的診所，讓福勒仔仔細細地觀察他的頭骨凹凸形狀，解讀他的心智。「福勒待我一如對待其他人，他的手指用一種了無生氣的方式觸摸我的頭顱，然後開始推估我的人格，用一種死氣沉沉的聲調一項一項念了出來。」看起來，馬克．吐溫有許多優秀的特質，但是「這數百種優秀的特質，每一種卻又被另一種相對的缺陷抵銷，綜合在一起就變得毫無任何效果。」然後，福勒宣稱他在馬克．吐溫的頭上找到了一個非常獨特的凹陷，並沒有另一個突起處可以與之平衡，這是在他解讀過數萬顆頭顱的執業生涯中從不曾遇過的經驗：「這個凹陷代表了完完全全沒有任何幽默感！」馬克．吐溫就這樣離開了，然後靜靜地等待。三個月之後，他再度造訪福勒的診所，不過這次使用真名。結果一切都不一樣了：「頭上的凹陷不見了，反之，現在那塊地方突起的程度宛如一座聖母峰，具體來說有九千四百公尺那麼高，是他所見過最高聳的幽默之丘……。[74]」

## 瘋癲與太平間

顱相學從一個嚴肅科學開始，到最後成為眾人口中的笑話以終，當然是一場悲劇；但是對於當時的精神醫師來說，這個悲劇的影響卻是微乎其微。當顱相學的光芒褪盡之時，它的諸多理論已經削弱了道德治療對醫學權威所可能帶來的挑戰。此時醫生已經確保了自己在收容所帝國中的地位，他們的地位不只被明確記載在法律之中，也成為眾人習以為常的事情，已經是這些前所未見的大量住院精神病人，每一天生活中的最高主管。現在已經沒有什麼人懷疑「瘋癲的根源來自於大腦或是神經系統的疾病」這種說法，即便仍有少數人對此懷疑，不過這些質疑的人裡面，卻沒有任何一位是專門治療精神疾病的專家。這種對於瘋病的生物性解釋，主宰了整個學界很長一段時間都未受到挑戰，直到十九世紀末，才有少數變節的精神醫師，開始質疑這個「正統」的說法。

此外在十九世紀頭幾十年間，許多精神醫師曾信心滿滿地認為，解剖室裡面的大體解剖研究，最終一定會揭露瘋癲的祕密；不幸的是，這些自信到後來被證實，大多只是一廂情願的想法而已。不過其中有個例外，而且是一個非常重要的例外。一八二二年，一位在夏宏通收容所工作的年輕醫師助手安托萬・貝爾（一七九九年到一八五八年），解剖了大約兩百具精神病人的屍體（在那個年代，巴黎眾多的公立醫院提供了無數死亡病患作為材料）。這些病人中有一些得了一種貝爾稱為「*paralysie générale*」的疾病，它的症狀是言語失常、難以控制自己的手與腳等肢體、病人會漸漸地失去感覺，有時候伴隨著嚴重的精神病症狀跟譫妄，最後變成癡呆，然後死亡。病人的死因經常是噎住致死，這是因為他們的吞嚥反射也變得麻痺。在這些病人中，大約有六、七個在死後屍體解剖中，發現大腦有著非常特殊的病變：他們都有腦膜發炎以及大腦萎縮的症狀。

*Paralysie générale*，或者是「麻痺性癡呆」（等傳到英語系國家時，它被稱為 General Paralysis of the Insane，GPI）並不是一種罕見的疾病。到了十九世紀末期，在歐洲跟北美被送進精神病院的男性病患中，大約有百分之二十的人都是因為得了這種病。在一開始的時候，許多人認為GPI也許是大部分（甚至是全部的）精神疾病，發展到末期會有的症狀。不過漸漸地，大家開始將其視作自成一格的精神疾病，有著自己獨特的病理發展（但過程與原因未知）。這種病所造成的破壞無法恢復，雖

然這種疾病的發展難以預測，但是毫無例外地，所有病人最後都會走向可怕的終點，也就是死亡。安托萬．貝爾的發現，從長遠來看，確實強化了「精神疾病的根源在大腦」這樣的看法[75]，但是這並沒有為他個人帶來太多的好處。他在夏宏通收容所的老師羅伊卡勒死於一八二五年，在完全無法跟他最大的競爭對手埃斯基羅爾相比的情況下，安托萬．貝爾發現自己完全沒有辦法在任何一所收容所獲得職位。最後，他成了一位醫學圖書館員。

後來精神科醫生對於診斷麻痺性癡呆的症狀，開始慢慢變得愈來愈熟練：病人會有輕微的語言失常、步態有微小的改變，眼睛瞳孔對於光線的反應，也與常人不同。但是對於造成這個疾病的病因，他們還要一直爭執到二十世紀初期方休（第八章會討論此點）。不管怎樣，在一八四〇年代，精神醫師不得不承認，除了麻痺性癡呆以外，沒有其他瘋病可以從瘋子的大腦中看出什麼端倪。所有企圖找出線索的研究，最後都以失敗告終。但是這些失敗並沒有激起任何人去質疑「發瘋是一種身體上的疾病」這種主張。大部分人是不會去爭辯的，因為有人已經這樣斷言：「瘋病是一種大腦的疾病」，然後接著推論「毫無疑問地，醫生現在開始是瘋子的責任監護人，以後也必然如此[76]」。

## 責任監護人

這些所謂的「責任監護人」，在十九世紀上半葉的數量漸漸穩定增加，到了一八四〇年代，他們甚至開始組起專業協會，印製期刊用來交換各種有關於收容所管理的資訊、發展出特有的論文體系來討論瘋病的發展與治療，此外，期刊還有另外一個絕非偶然的功能，那就是建立起一種集體認同感。

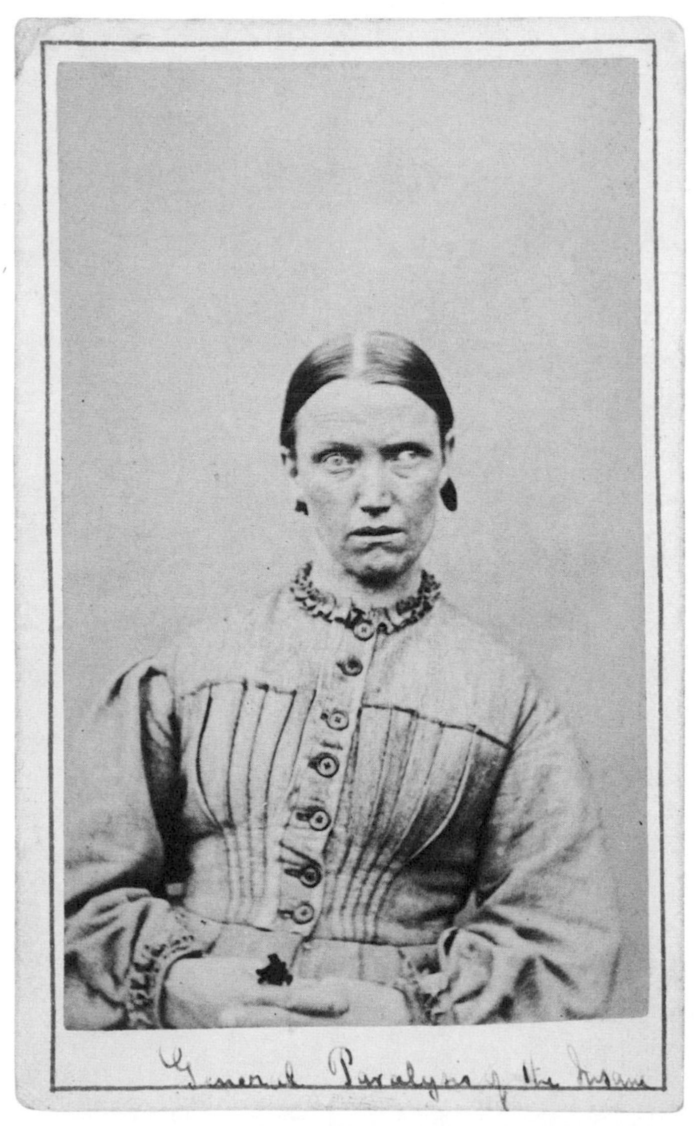


一八六九年，在約克夏的西賴丁療養院中，一個得了麻痺性癡呆的女人（不過男性遠比女性更容易罹患麻痺性癡呆）。在這幀照片拍攝的時代，大家還不知道這種疾病是因為病人在很久以前，曾經感染過梅毒。

在英國，精神醫師在一八四一年首度聚集在一起，他們給自己的協會起了一個冗長的名稱：「精神失常者專門醫院暨收容所之醫學主管協會」；二十五年之後，這拗口的名稱就被精簡成為「醫學心理學協會」。在一開始，他們還找不到什麼人來負責成立跟編輯專業文獻的工作，不過到了一八四八年，一間可能是專門服務有錢人的私人收容所負責人溫斯洛醫生（一八一〇年到一八七四年），成立了《心理醫學與精神病理期刊》作為另一項個人事業。在那時候，有兩種類型的收容所已經漸漸開始分道揚鑣：一種是小型、以利益為導向，專為有錢人服務的收容所（雖然利潤頗豐，但同時也有著**瘋子生意**的汙名，因為這種收容所往往會偷偷摸摸私下宣傳，同時性質比較像是買賣交易，而非提供專業服務）；另一種則是規模大得多、成長速度也快的公立收容所系統，常常收容大量的病患。後來，儘管溫斯洛百般抗議，他的對手公立收容所系統還是在五年之內，出版了自己的期刊，一開始期刊名稱是《收容所期刊》，後來更名為《心智科學之收容所期刊》。到了一八五八年，他們把「收容所」三個字又拿掉了。一如其他地方，這些協會的名稱以及這些期刊的原始名稱，在在都顯示出了這項新興的職業，是如何跟新成立的「改革後」的收容所系統息息相關。

在美國，十三間收容所的主管於一八四四年齊聚在費城，成立了自己的協會：「美國精神失常收容機構之醫學主管協會」。他們之中的一名成員，同時也是位於尤提卡的紐約州立精神異常收容所院長布里罕醫師，很快地就成立了一份美國的期刊，有個很妙的刊名：《美國精神失常期刊》。這份期刊的排版與印刷，是由他自己收容所裡面一部分的病人所負責。一直到一九二一年，這份期刊的名稱才被改為另一個比較體面的名稱：《美國精神醫學期刊》。

法國人在這波流行潮中的速度比較慢。他們的精神醫師到了一八五二年才成立的自己的協會：醫學心理學協會，但是他們的期刊《醫學心理學期刊》卻早在十年前，也就是一八四三年就已經先出版了。在德國，因為政治上的分裂，醫生各自在不同政權下執業，以至於任何一個聯合所有收容所醫生成立協會的計畫，都變得困難重重。其實早在一八二七年，就已經有人企圖成立社團，來精進治療精神病人的技術，也有人試圖在原本就有的「德國科學家與醫師協會」底下多成立一個分支，專門讓精神醫師參與，不過直到一八六四年，這個叫做德國精神醫師協會的分支，才真正有了第一次聚會。這個聚會可比德國的精神醫學期刊，也就是《精神醫學與心智暨法醫學期刊》第一次出刊，足足晚了二十多年。一九〇三年，這個協會又再度更名為「德國精神醫學會」。

雖然名稱各異，但在不同國家，這些機構跟期刊所扮演的角色，卻是一模一樣。這些專業協會的年會，是收容所所長少數可以將其機構拋諸腦後的時光。不管這些醫生作為一間收容所所長的薪水有多少、職位有多穩定乃至於在地方上有多少權威，都是付出了相當高的代價換來的。誠然，他們確實不需要與當時在全歐洲各國人數業已過多、薪水卻少得可憐，同時還不是太受到尊重的其他醫療同業競爭，但是他們卻跟自己所看管的病人一樣，被孤立在自己的收容所裡面，難以與外界交流。在這個時候，這些期刊提供他們一個可以持續交流的管道，可以討論行政管理上面的事務，諸如如何保持一幢巨大建築物裡面的溫暖、如何管理收容所的農場，並讓為數眾多的病人在裡面工作、如何供應收容所的用水，或是如何排放跟處理汙水之類各式各樣的事情。偶爾，期刊裡面也會討論比較嚴肅的學術假說，諸如瘋病的病理與治療、瘋病的分類，或是精神醫學這項職業所面臨的政治衝突。在這個各類醫學期刊如雨後春筍冒出的年代，出版這些精神醫學類的期刊，可以彰顯精神醫師想要躋身成為廣大醫學事業中一員的企圖心，它們同時也提供了證據，證明精神醫學這一門專門處理瘋子的學科，不但也是一門科學，還發展得欣欣向榮。不管是對個人還是對全體來說，他們都可以透過發行期刊來推廣這項新興的專業。此外，這些期刊也可以幫助新一代的精神醫師找到自己的定位，與昔日的瘋子醫生區隔開來。在過去，許多瘋人院的經營者像是那些貴格會教徒，往往會吹噓自己持有某種神祕的配方，可以用來治癒精神病人。但是新一代的精神醫師則不同，透過發表以及辯論各自的理論，可以給人一種公開與公正的形象。

精神醫學（psychiatry）這個詞，是德國的醫師雷爾首先在一八〇八年所創造的。他結合了希臘文的靈魂（psykhe）跟醫療（tekhne iatrike）而創造出精神醫學這個詞。但是這個詞一直到十九世紀末以前，並未普及於德語區以外的國家。那時候那些專門治療瘋子的醫生，喜歡稱自己為收容所所長（asylum superintendent）、醫學心理學家（medico-psychologist），然後又變成精神醫師（alienist，這個字來自法文）[77]。在義大利，精神治療的專家們則對「精神醫學」這個詞裡面帶有「心理」（psyche）這個字根相當反感，因為這個字根隱含有靈魂、精神或是宗教的意涵，因此他們創造了一個新的專有名詞 *freniatra* 來稱呼自己。他們的專業協會成立於一八七三年，名稱則堅守著自己的用法，叫做 *Società Italiana di Freniatria*。他們用這個稱呼代表自己既科學又世俗的身分，整整使用了六十年，一直到一九三二年，才終於使用 psychiatry 這個詞來代表精神醫學。不過不管義大利精神醫師如何自稱，他們的身分跟他們的權威最終還是來自於他們主持的收容機構。那時幾乎所有人都認為「精神失常的人……幾乎不太可能再重新拾回他們的理性，除非……採用某種形式的治療……並且只有在特別為此目的而興建的建物中，才能採用。[78]」他們認為，現代化的收容所就是專為治療精神失常病人所設計的機構[79]。美國的精神醫師，同時也是兄弟會的重要成員，路德·貝爾醫師（一八〇六年到一八七六年）曾說：「一間收容所，或更確切地說，一間收容精神失常病人的醫院，可以被視作一間建築物型態的精巧裝置，在設計上有其特徵跟特色，一如任何一棟為製造業特有目的所設計的大樓一般，這無疑是一間為具有治療目的的機器。[80]」

若從這些收容所所招攬到跟留置的病人人數，來估計這些新型「治療機器」的效果的話，它們看起來無疑相當成功。這些收容所像是巨大的磁鐵一般（比梅斯梅爾的**大圓桶**威力要大多了），從四面八方將一群又一群的瘋子吸引到自己的範圍內。不管蓋了多少間新的收容所，總有足夠的精神病人可以填滿它們。這種情況年復一年從來不曾改變。《泰晤士報》曾在一八七七年刊出一篇尖酸的報導，說：「如果精神錯亂的人數再繼續像現在一樣上升的話，不久之後瘋子將成為多數，他們會把自己放出來，然後把健康的人關進收容所裡。[81]」北邊的《蘇格蘭人報》則有一篇報導抱怨道：「不管蓋再多的收容所，年復一年都還是有要求更多收容機構的呼聲……這項工作似乎永遠也做不完，就好像在填一個無底洞似的……本以為花了鉅額經費增建這麼多收容所之後，精神病人的人數應該要下降才對，恰恰相反，他們的人數反而大幅增加。[82]」就算是三十年之後，也就是一九〇八年，德國的精神醫師施若德（一八七三年到一九四一年）仍然抱怨道：「需要被機構收治的病人」人數仍在「永無止境」的增加，而這個增加「跟人口總數增加毫無關係[83]」。

不過儘管病人的人數持續地增加，那些收容所院長當初所保證的治療成果，卻從未實現過，至少從未達到他們當初所宣稱的，會隨病人人數增加而提升。除了收容所數量不斷在增加中，它們的平均規模也愈變愈大。只要大致算一下就可以看出端倪，這只是一個很簡單的數學問題而已：如果在每年所收容的病人中，只有三分之一甚至五分之二的人可以因為「改善」或是「治癒」而出院，而只有百分之十的病人死亡（這是大部分機構常見的統計數據），那麼經年累月下來，病人一定會愈來愈多，而收容所裡面慢性病病人所占的比例就會愈來愈大。而其他可能的替代收容場所，不是品質粗劣、不方便，不然就是根本難以見容於當時的社會，因此除非是極度無助的家庭，才會不得不將病人監禁在家中。這些情況都增加了收容所的病人人數。此外，什麼樣的病人需要被監禁，什麼人不需要，在機構化以前跟以後，一直都沒有什麼固定的標準可供判斷，因此隨著時間過去，被認為程度嚴重到「需要被監禁在瘋人院醫院裡面」的人，漸漸變得愈來愈多了。當初圖克設立的那種小型收容所，或是埃斯基羅爾為自己病人開設的私立收容所，漸漸變成只收容極度富有的病人，而其他的收容所則成為可以容納三、四百個病人，甚至上千名病人的大雜院。

這種情勢對於精神醫師來說，當然不是什麼好事，因為他們沒有辦法達成當初的保證，治癒大量的精神病人，自然地，政府當局也漸漸不願意「揮霍」大量的金錢，在這個看起來注定沒有希望、純然只是浪費納稅人金錢的錢坑裡。精神醫師當初所宣稱自己是精神疾病的專家，以及所擁有的專業治療地位，現在又變得岌岌可危。就另一方面來說，這個出乎意料的發展，也讓精神醫學專業的士氣一落千丈；為何當初醫學的保證，以及伴隨著這樣的保證而大量興建的收容所，現在不靈驗了？而當初大量興建的精神病院四處矗立著，已然成為十九世紀不可磨滅的標誌之一，現在宛如一座座永久性的瘋子博物館。過去被認為是人性化的機構，是精神病人可以休養與恢復的場所，如今在大眾的眼中，卻漸漸惡化成為「可以輕易儲存社會垃圾」的場所[84]，是關著被社會拋棄者的倉庫，也是地方上的「藍鬍子的密室」[85]。

# 第八章 退化與絕望

## 文明中的混亂

從十八世紀初開始，社會上就有一種約定俗成的看法，認為比較輕微的神經質疾病是文明的代價，是那些比較有教養、比較文明的人特別容易罹患的疾病。在一個世紀以後，這種看法開始延伸，也變得適用於瘋人院醫院裡那種最嚴重、最嚇人的精神疾病。精神醫師及其盟友都宣稱，精神失常是一種文明病，只有文明的人才會罹患。相反地，那些「野蠻」跟「原始」的人類，則完全不會發瘋。盧梭主義者口中的高貴的野蠻人，顯然對瘋病免疫。

隨著文明演進，生活會變得愈來愈複雜，愈來愈「不自然」、步調愈快、愈紊亂、壓力愈大，也因此愈不穩定。政治上出現各種巨變（像是法國大革命跟美國革命，這些僅僅只是其中最顯而易見的事件而已），或是經濟上的變革，比如出現了新的、以市場經濟為主的商業秩序，都持續不斷地激起人心的熱情、撩撥他們的野心。傳統的信仰與社會階層被拋棄，我們的心靈因為一股腦地追求財富而騷亂，野心愈來愈大，擴張到了無法控制的地步。政體上的動盪不安，影響了所有公民的身體與心靈。過去那些可以節制人類欲望與期望的諸多限制，像是教堂、家庭等組織，或是不管在社會階級上還是地理上都寸步難行的不方便性，現在都已經一掃而空了。奢華的生活跟過多的物質，侵蝕了人類道德與心靈上脆弱的纖維（至少當時的人是如此認為的），這也解釋了當時瘋子數量為何暴增，而且跟當代比較神經質的族群一樣，都大量出現在最有野心、階級較高、最有文化素質的男男女女身上。這就是當時一個頗為讓人焦慮的討論焦點。

皮內爾跟他的愛徒埃斯基羅爾一開始曾經短暫地認為，將舊制度一掃而空，對於當代人的心理健康是有好處的。畢竟，那是一個「即將過期」的社會制度，那些特權階級都太「耽溺在軟弱與奢華中無法自拔」。而大革命所帶來的自由，當然有著正面的影響，可以將過往的無聊與沉寂，換成「元氣與能量」[1]。不過隨後而來的恐怖統治，很快就摧毀了他們的信心。皮內爾因此修正了他的想法：因大革命所爆發出來的熱情，不只對國家有著駭人的影響，對於個人也是[2]。埃斯基羅爾這樣說：「我們的革命所帶來的折磨」其實是造成瘋子人數快速竄升最主要的原因[3]。隨著時間過去，他的想法變得更為明確，同時他也更相信「瘋癲是社會與道德的產物，也受到智識的影響[4]」。法國奧塞荷收容所的所長德卡佑（一八一四年到一八八四年）在一八四六年曾經說過一段名言，而且後來很快地就成為大家的共識：

> 思想以及政治制度的改變，讓原本穩定不變的職業也變動了起來……許多人的心靈因為受到毫無節制且輕率莽撞的野心過度的刺激，而耗盡了心神，他們追逐超過自己能力的事物，而墮入瘋癲……至於其他的人，沮喪跟悲傷則讓他們失去了理智[5]。

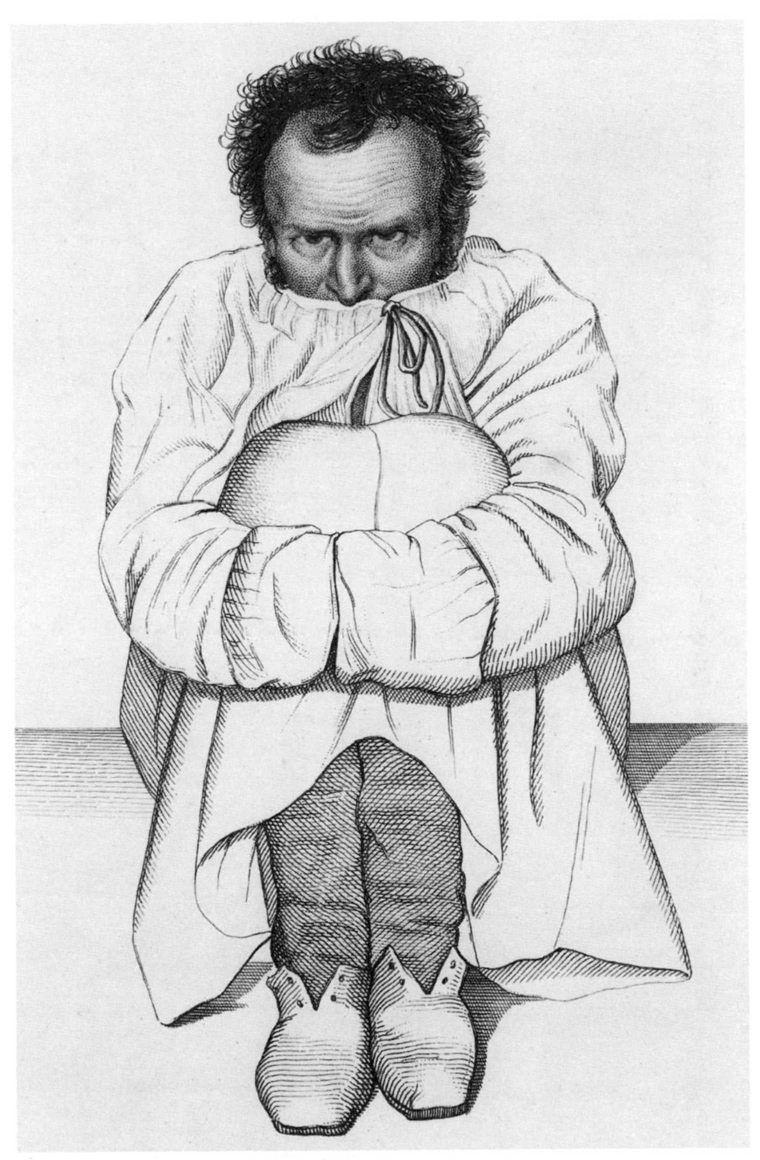

法國精神醫師埃斯基羅爾在他一八三八年出版的專論《心理疾病》裡面，收有多幀發瘋的病人飽受自己的瘋病折磨的素描，比如上面這一幅。

有趣的是，在美國革命時期首屈一指的醫生，費城的羅許幾經思考後，也有著跟皮內爾與埃斯基羅爾當初類似的想法。他認為，「獨立」代表了美國人民：

將會持續受到自由的激勵與影響。心理、政治與身體舒適三者之間的愉悅感，應該有著牢不可破的關聯，果真如此，那麼這個民選的代議士政府，對於個人以及國家的繁榮來說應該是最佳選擇，因此對動物的生命來說，也理所當然是最佳選擇6。

不過這些好處僅限於那些支持獨立的愛國者受惠，那些不幸選錯邊，仍忠於英國王室的人，則深受**革命病**（revolutiana）所苦，他們不管是在身體還是精神上，都變得比較脆弱。不過很快地，羅許也跟皮內爾以及埃斯基羅爾一樣，開始改口講述另一套論調。他認為：

對自由抱持過多的熱情，或是受到戰爭的勝利所鼓舞，讓許多人有了新的想法與新的舉止，但是它們卻無法被理性排除，也不受政府的節制……（結果）形成一群瘋子；我將憑著分辨的自由，稱它為無政府病（Anarchia）7。

羅許所創造的新詞彙，在當時並沒有獲得大家的共鳴，事實上是它根本被眾人忽視了。不過他後來的立場以及基本的想法，卻變成下一代美國精神醫師的中心信條。麻州伍斯特州立收容所在一八三三年成立時，第一任所長伍德沃就曾指出當時危機四伏的情況：

政治上的衝突、宗教上的不安，過度的商業行為、負債、破產、一夕赤貧、希望破滅……好像一下子全都擠到這個時代中，同時也對發瘋有推波助瀾的效果。8

當初在一八四四年，於費城共同發起成立新專業社團（見二七四頁）的十三名精神醫師之一的艾薩克・雷（一八〇七年到一八八一年），曾這樣堅持道：「瘋病現在在大部分的文明社會中，都在大量增加中。9」他的同事厄爾（一八〇九年到一八九二年）也曾提出「在社會的發展跟精神疾病數量的增加兩者之間，一直都有穩定的關聯性」，讓人不禁想問「社會上文化的高度發展，究竟值不值得它所付出的代價10」。他認為往往是工作最辛勤、野心最大、事業最成功的人，也是危險性最高的一群人：

當社會處於野蠻狀態時，瘋癲甚為罕見。對於這現象的解釋之一，當然就是較簡單且較自然的生活型態，被奢華而人為的生活型態所取代了。另外一個更重要的理由則是，在無知跟文化低落的人類身上，心靈的器官尚處於沉睡狀態，因此也就不容易出問題。11

英國人視法國大革命為政治不穩定所帶來的危害中，一個很好的前車之鑑（當然對大西洋彼岸，自己的前殖民地美國，更是少提為妙）；不過英國的精神醫師倒是相當認同歐洲大陸以及北美同業的意見。貝多斯（一七六〇年到一八〇八年）說過國家「要夠文明才有可能出現瘋子」12，而莫里森（一七七九年到一八六六年）（見彩圖32）則在報告中提到，瘋癲似乎「很少出現在南美，在印地安人的部落等地區中，也很少見」。然後他下了一個很嚴肅的結論，認為「很可能是因為在這個國家之中，日漸增多的文明與奢華，再加上遺傳的體質……增加了總人口中的比例[13]」。因此，非但不是富裕的生活保護我們不受到精神失常的侵襲，反而是那些從事農業勞動的族群，特別是那些鄉下的窮人家「最不容易有精神方面的問題」；而中產階級跟富豪們則沒有那麼幸運了，因為他們完全暴露在「對精神健康與安寧有害的刺激……以及容易養成有害的想法與行動」之中[14]。

在某種程度內，這些有關於瘋癲在社會族群中分布的主張，讓大家頗為信服，而它們也讓社會菁英們有理由繼續支持成立收容所。那些在人生競賽中，競爭得最激烈的人，以及那些持續且直接暴露在這種高強度競爭，所帶來的有害影響中的人，懷抱著高度期望與野心的人，最需要擔心各式各樣的瘋癲。努力向上爬會招致最大的危險：

> 鋼琴、陽傘、《愛丁堡評論》、嚮往巴黎的欲望，現在充斥在許多人的腦海中，而在過去，它們是屬於少數階級才會有的想法。這些才是神經質與精神失常真正的病源。[15]

但是到了後來，這些對於瘋癲在社會階級中分布的預測，在每個地方都被證實是個錯誤的看法。在隨後大量被診斷為瘋子的病人中，來自窮人跟中間階級的人，占了絕大多數。當然，如果將這一大批占滿了公立收容所的病人，全部都當作貧窮的瘋子，其實是有點言過其實；他們當然不可能全部都來自**流氓無產階級**。不過呢，因為瘋癲會讓人完全失去謀生能力，而仰賴納稅人荷包而活的人，不管原本是什麼階級，幾乎都會被視為窮人。瘋癲的破壞力，除了最富有的階級之外，所有人很快地都會面臨到貧窮的威脅，而如果其中又涉及到家庭生活的話，情況只會變得更複雜。即使是原本有穩定經濟來源且能獨立生活的家庭，也很快地會因此變得貧窮，需要依賴公眾的救濟金。後果就是，這些原本「受人尊敬」的階級，現在得到了他們避之唯恐不及的稱號。但是他們沒有選擇，瘋癲帶來的絕望，讓他們必須吞下自己的驕傲。儘管我們知道，把他們全稱作「貧窮的瘋子」，有可能忽略了這些病人的歧異度，但是這並沒有改變什麼根本的事實。到了一八五〇年代，已經沒什麼人再懷疑這些被診斷為瘋子的人，大部分都是來自於原本在社會中較低的階級，是來自那些本來就需要靠工作營生的人。

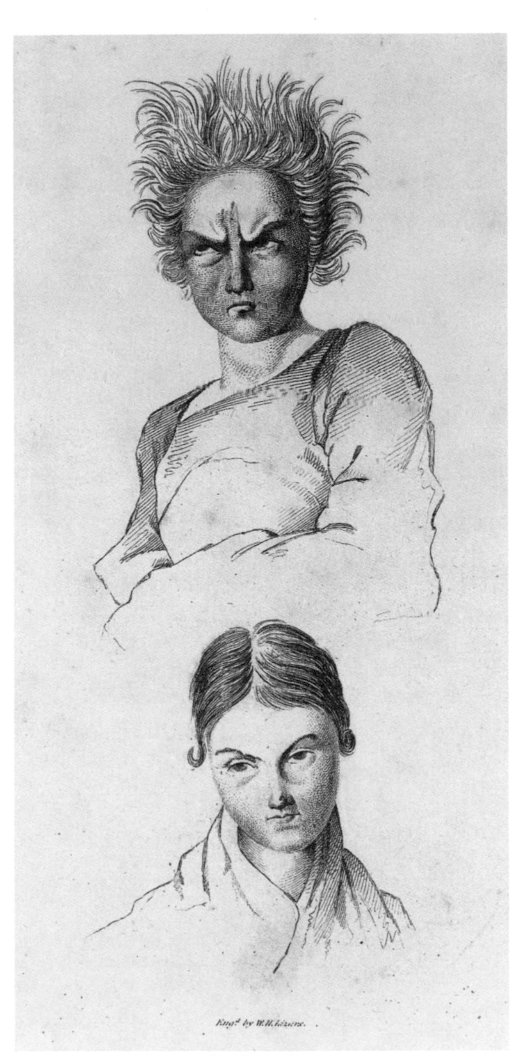

這幾幅躁症與鬱症病人的畫像，來自莫里森的《精神疾病講座概要》的卷首插圖，一八二六年出版。莫里森每年都會重複出版該書，持續了好多年，一方面為了推進自己的事業，一方面宣傳自己在管理精神病人上面的專業。

## 信心衰退

到了這個時候，對於瘋病治療的悲觀看法，又開始在大眾之間蔓延開來。看起來，精神醫師完全沒有辦法達成如他們當初所保證的、那麼高比率的治癒率。既然如此，慢性病人不可避免地就開始充斥著各家收容所。這一大群形形色色卻都同樣毫無希望的慢性病人，一直是十九世紀末期精神病學揮之不去的難題，同時也廣泛地影響了大眾對於瘋癲本質的看法。在全國精神醫師專業大會（也就是今日美國精神醫學學會的前身）的五十週年紀念會上，來自費城的頂尖神經學家米契爾（一八二九年到一九一四年）指責所有的精神醫師，說他們管理的是一群「活死人」，一群可憐的病人，「可憐到記不起還有希望這回事，只會坐成一排，呆到連絕望都不知道，任由看護者看著他們：他們無聲，令人厭惡，像一群詭異的機器，吃飽了睡，睡飽了吃。[16]」儘管有專家處理，精神疾病看起來卻不像是能靠道德治療（或是用心地結合道德治療與其他療法）治癒的疾病，反而比較像是被判了毫無希望的無期徒刑一樣。

許多精神醫師也開始對於自己給予病人的療法，失去了信心。許多在樂觀主義時代開展自己事業的精神醫師，現在必須好好面對這個殘酷的現實，他們專業所能達到的範圍，極其有限。比如說英國的威廉·布朗，曾經是位重要而具有影響力的改革者，極力鼓吹收容所重整計畫。他也是位聰明且熱情奉獻的管理者，有幸經營著當時歐洲最有錢的一間收容所，位於蘇格蘭西南方的敦夫里斯。他花了相當多的精力去治療自己的病人，提供他們各式語言課程，包括了阿拉伯文、希伯來文、希臘文、法文跟拉丁文等等；他也創辦由自己病人參與的戲院以及文學雜誌；同時還提供病人演奏會、舞會、朗讀以及演講等各式各樣的活動，目的都是在排除住院病人的無聊感，並且給予他們足夠的刺激；他更率先在所裡面採用煤氣燈，照亮蘇格蘭漫長的冬天（當他點燃煤氣燈的時候，全鎮的人都擠在收容所大門口觀看，期望可以看到整間收容所被戲劇般地炸掉）。但是儘管他付出了這麼多努力，五年之後根據他的報告，病人的治癒率卻降低到只比三分之一多一點點。十年之後，他這樣嘆息著：

> 任何要照料精神失常病人的人都必須要體認到，跟當初認為醫學所能達到的效果相比，實際上治療的成效是多麼地有限，平靜與健康的力量對上那躁動與墮落的心靈，又是多麼地微弱：這種疾病是多麼的頑強，而它對貌似儲存理性的大腦所帶來的傷害，又是多麼地難以磨滅。17

「貌似儲存理性」，是這段話裡面的重點。隨著時間過去，情況只有變得愈來愈糟。到了一八五二年，威廉·布朗更是絕望地說道：「幾乎沒有辦法恢復他們的健康，沒有辦法重建秩序與寧靜」，他用盡一切的努力，所帶來的成果卻是「多麼貧瘠跟微不足道，病人不但沒有同情心與關心，相反地，悲慘與暴力以及惡意卻總是居於主導地位18。」五年後，當布朗終於離開這間收容所那令人窒息的氣氛，獲得一份待遇優渥的榮譽職，成為監督蘇格蘭收容所委員會的委員時，他說的更直白了：

> 我們總習於掩飾本性的墮落，後者本身便是瘋狂的徵象。但是我認為，應該要揭露在管理眾多精神病人時，真正會遇到的困難。將這些不由自主的墮落、獸性、恐懼等等揭露

出來，一如它們是出於自主的意願，其實是有益的。沒有哪裡比這裡所展演出來的盲目狂怒、惡意暴行，要更完美以及更恰當；沒有什麼地方可以如此完美又恰當地詮釋古老的轉生理論，或是魔鬼附身的信仰了，邪淫與汙穢宛如這些狂躁者的榮耀般，他們吞食著垃圾或是穢物，其暴虐程度甚至超越了野蠻人的傳統跟迷信……這些行為並非源於低等風俗的病態、源於惡劣或是匱乏的教育，亦非固有的本性。它們一樣會出現在社會最菁英與光鮮的階層，那些具有最純潔的生命，最細緻感受力的上流人士之中。貴婦飲用自己的尿液……有人標榜著高級藝術而以排泄物作畫、以血寫詩，甚或是用更為令人作嘔的素材……而病人亦不遑多讓……他們聽從自己腦中失常的妄想，將穢物塗滿牆面、敷滿自己的身體、塞滿房間中每個縫隙，甚至是自己的耳朵、鼻子、頭髮之中；他們視這些東西宛如最珍貴的顏料，藏在床墊、手套、鞋子中，甚至不惜發動戰爭來捍衛自己的資產[19]。

難怪當時在南邊與威廉．布朗齊名的醫生巴克尼爾（一八一七年到一八九七年），當時是德文郡立收容所（位於艾斯特）的所長，同時也是《精神科學期刊》的編輯，曾經這樣抱怨過：精神醫師「花了一輩子的時間處於精神病態的氣氛之下」，然後「數位精神醫師好像或多或少被這個疾病傳染，深受其苦[20]」。換言之，醫生自己也發瘋了。

這段說法相當令人詫異，特別是在那個時候，收容機構仍然被大眾視為治療這些病人的手段之一，卻沒想到管理這些病人竟然如此危險。這種情形不只在英格蘭跟蘇格蘭如此，在當時任何一個將

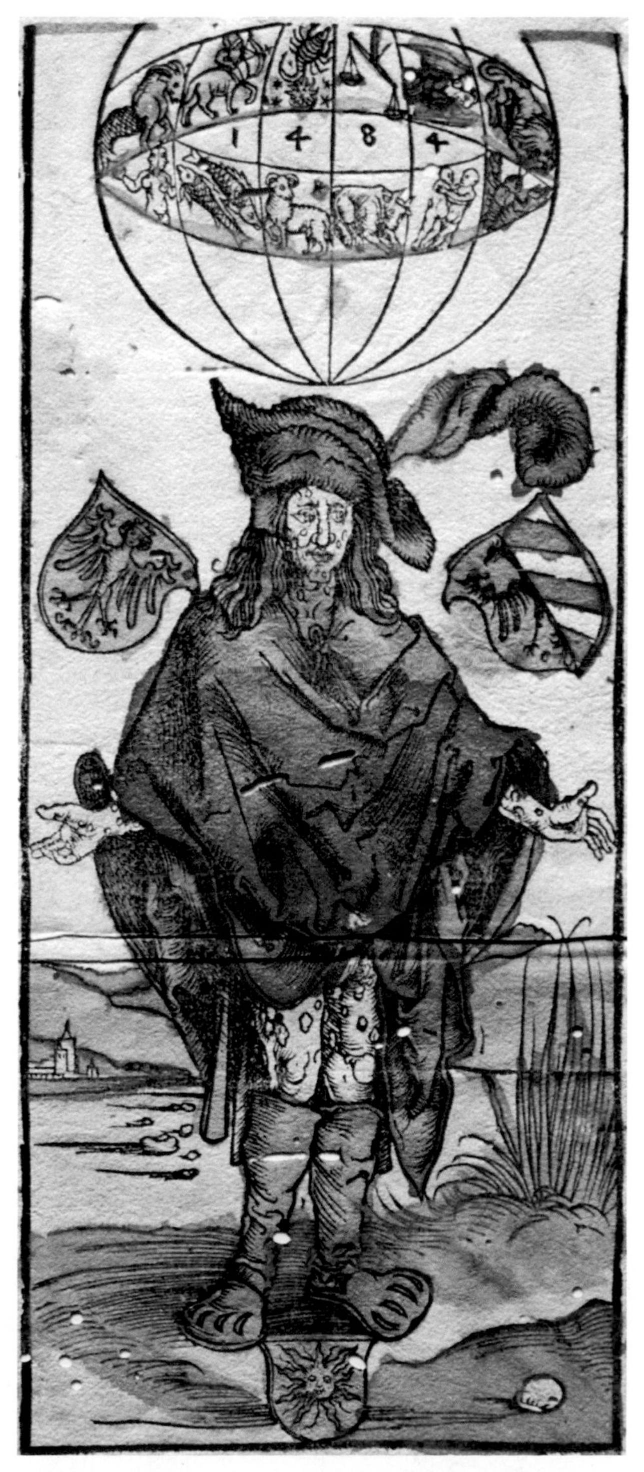


彩圖 25　這是丟勒最早的木刻版畫之一，也是現存關於梅毒最早的一幅圖畫。這幅一四九六年的版畫中所呈現的是一名得了梅毒的男人，男人頭上的球體暗示了造成疾病的天象。要一直到好幾百年之後，我們才知道梅毒跟某些精神疾病有關。

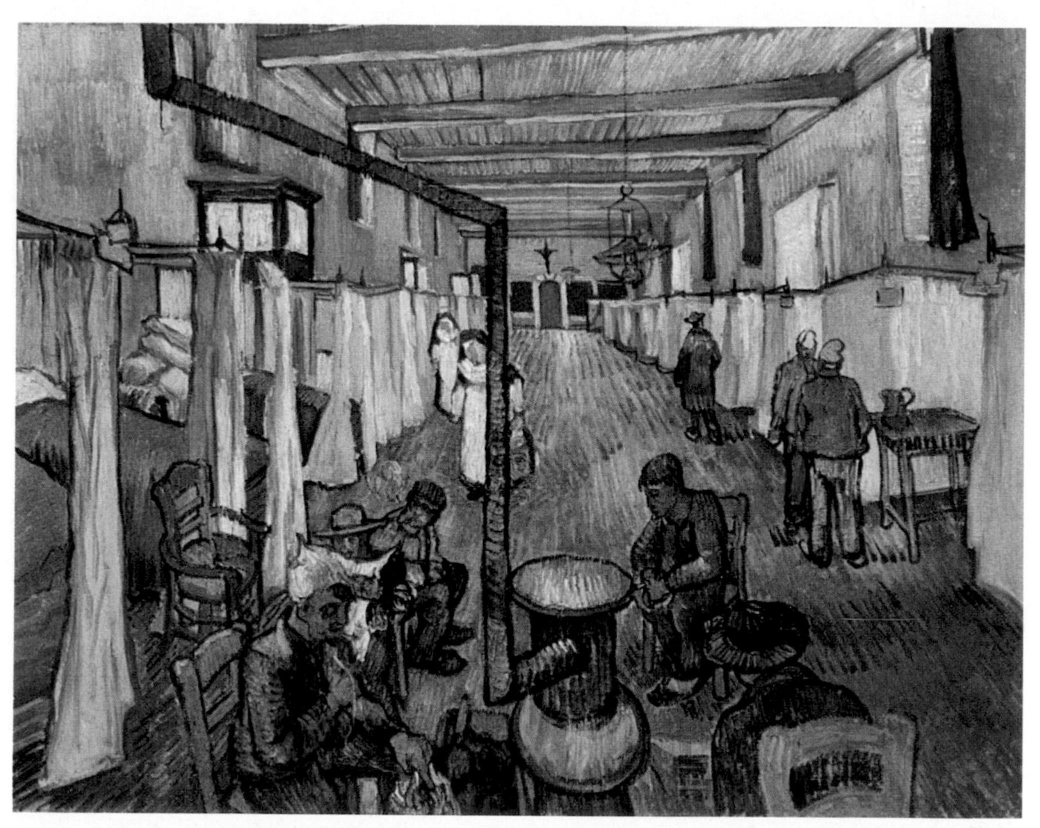

彩圖 35　梵谷所畫的〈亞耳醫院的病房〉（一八八九年）。梵谷在一八八八年十二月切掉自己部分左耳後，曾在這裡短暫接受治療。然後在一八八九年二月又再次入院。他在四月的時候畫了這幅病房景象的圖畫，不過當時他其實是住在雷醫師所有的房間裡。

收容所當作解決方案的地方，都是如此。這些地方的工作內容既痛苦又單調，偶爾夾雜著暴力，環境總是過度擁擠跟充滿悲慘；再加上還要指揮形形色色的工作團隊（而且他們對於自身工作內容的看法，往往跟精神醫師完全不同），讓情況更為艱難。此外，還有頑固抗拒、並且經常是沉默以對的病人，因為這些人都不是自願前來，而是被迫送來（甚至被毆打），因此對於醫院生活內容的諸多限制跟無趣，更是極度抗拒。

## 讓瘋子閉嘴：透過繪畫跟文學上的抗議

收容所帝國讓病人閉上嘴有兩層意思。除了讓病人噤聲，它們還把病人隔絕於社會之外，因此廣義的來說，也限制了病人發聲的機會，迫使他們沉默（假使他們原本並沒有因為缺乏書寫能力跟嚴重的智力衰退，而無法留下隻字片語）。當然新型態的收容所網路的特色之一，就是累積大量的統計資料，但是這些統計資料所告訴我們的，關於監禁者的訊息，遠多於關於被監禁者的訊息。關於這些被關進來的病人的資訊，病歷上記載的少之又少，只有他們為何入院、他們在被診斷為精神病人之前跟之後的症狀跟行為，還有少許關於他們對收容所裡面規矩的反應。我們所有關於這些病人對於收容所帝國的反應，全部都是透過醫生的眼睛跟耳朵過濾而來，除了非常少數的例外以外。

這些病人被送到收容所的理由，都會被記載於一份精神失常診斷證明書上，這份文件可以讓他們的監禁合法化。所有文件的備份都被成捆成捆地收在收容所裡，有時候會輔以病人家屬提供的其他細節。每隔一陣子，病人的紀錄就會增加，有時候這是例行的程序，有時候則是偶發事件。隨著時間過

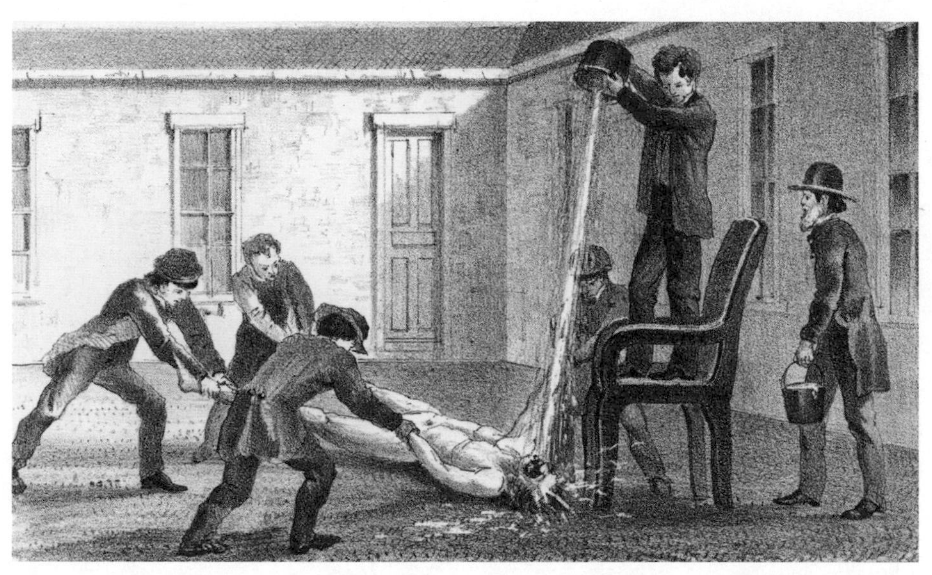

赫謝爾是眾多宣稱自己完全健康正常，卻被強迫關進收容所裡，並且受到可怕待遇的人之一。他自費出版了一本小冊子，記載了在裡面的遭遇。在這幅圖中所畫的，是他正受到以治療為名義的處罰。

去，慢性病人的紀錄有的會終止，有的則非常形式化。隨著收容所規模愈來愈大，病人最後都會成為一大群無名氏中的一名。長期住院病人的紀錄，通常都分散在許多不同的卷冊中，這讓追蹤起他們在收容所裡面的經歷，變得相當麻煩。只有到了後期，病人的紀錄才開始被記載在單頁上，然後被放入個別病人的資料夾裡。

在顱相學流行的時候，大家認為顱骨的形狀可能與表象之下瘋癲的根源，有某些關聯，因此病歷上都會記載病人外貌與表情。剛開始時，這是透過素描或是版畫來記載，後來銀版照相法跟攝影技術進步了之後，收容所開始用相機來記錄病人。直到今日，在倫敦的伯利恆皇家醫院或是其他地方的舊檔案中，還保存著一些當年的玻璃負片，記載著病人剛入院時的表情，以及當他們「被治癒」時的表情。到了十九世紀，達爾文開始對動物的表情感到興趣，在一八七二年出版了《人類與動物的情感表達》一書，並且與約克夏郡西賴丁收容所的所長克萊頓布朗（一八四〇年到一九三八年），有長期的書信往來，從一八六九年五月到一八七五年十二月止，他收到了多幀病人顯然在表達強烈情感時的相片。

有時在非常非常罕見的情況下，情勢會反轉。病人偶爾有機會，記錄他們對自己的醫生、病友，以及對於監禁他們的收容所的印象。有時候這些東西甚至被記載成冊。一位英國泰斯赫斯特收容所的病人，記錄了自己的感覺，說她覺得自己像個人形足球一樣，被大家踢來踢去[21]。另一位病人赫謝爾則在一八六八年，從美國賓州精神病院逃出來，之後控告了這間醫院。他在一本自費出版的小冊子中，揭露自己被監禁的經歷，還畫了一幅圖，描述在七月四日的假期時，一名病人四肢被拉開捆綁著，受到醫院員工的虐待。在隨後的另一幅圖畫裡，他畫著自己頭上戴著大禮帽，從圍著醫院四周的高牆上跳下[22]。對於謝赫爾自述被監禁的經歷，或是隨後我們將提到的其他病人的抱怨，並沒有太多可疑之處。

還有一些病人會畫畫，從畫中我們可以窺見他們腦中的幻象。大部分的畫畫都相當粗糙笨拙，不過也有一些病人的畫作相當強烈且令人印象深刻。有時候病人會素描或是畫出自己周圍的環境，甚或是管理他們的收容所所長。這類作品大部分都已經消失無蹤，不過有少許被埋藏在收容所的檔案中。有時候，受過專業訓練、有一定社會地位的藝術家也會被監禁在收容所裡，而且會畫出非常出色且讓人感動的作品，這些作品多半會被保存下來，有時候也會被公諸於世。

比如說，英國畫家戴德（一八一七年到一八八六年），在一八四〇年代，他曾經被視為一位前途無量的藝術家。但是有一天，他卻砍了自己父親的頭，然後逃往巴黎，最後在路上被法國警方抓到。他後來被關進倫敦的瘋人院醫院（後來又被轉到布羅德莫醫院，這是一間專門收容精神病患罪犯的醫院，成立於一八六三年），在那裡，院方允許他繼續作畫。他除了畫出在受到發瘋煎熬時，以及在夢中世界所看到的各種奇幻景觀，其精巧的細節塞滿整個畫面（見彩圖1），他還在一八五二年畫了一幅特別難忘的肖像，也就是愁容滿面的莫里森爵士。莫里森爵士當時是瘋人院醫院的訪問醫師，據悉應該也是透過他的安排，讓戴德可以繼續作畫（見彩圖32）。而院方也反過來拍攝了他在作畫時的照片作為交換條件，因此今日我們才得以看到他工作時的樣子。在照片中，他正在畫〈奧伯朗與泰坦妮亞的爭執〉（一八五四年到一八五八年）。

四十幾年後，荷蘭畫家梵谷（一八五三年到一八九〇年）也畫了幾幅肖像：一幅是在法國亞耳治療過他的精神醫師雷（見彩圖33），另一幅則是嘉舍醫師的肖像，當梵谷從法國聖雷米的一所私人收容所放出來時，嘉舍醫師就是照顧他的人。被關在亞耳時，梵谷創作了眾多畫作，除了雷醫師的肖像以外，還有其他作品呈現了收容所的花園景色，有一幅作品描繪了醫院裡面的生活，特別強調了與世隔絕的疏離感，以及住在裡面的病人，各自專注在自己身上（見彩圖35）；還有一幅極為有力的作品，則描繪了一名極為憂鬱的病人。梵谷曾經擔心自己的精神狀況會影響到他的作品，在寫給弟弟的信裡面，他懇求他說「不要展示太瘋狂的東西」給人看[23]。但是如果我們不知道梵谷被監禁的過往，或是他那些痛苦的精神狀態的話，從他的作品中恐怕是看不出什麼端倪的。倒是另外一位從來沒有進過收容所的畫家奧托．迪克斯，在一九二二年幫德國神經醫師（nerve doctor）許塔德曼所畫的肖像，不但畫中人物極度不安，也讓觀者感到極度不安：畫中的神經醫師兼催眠專家雙手緊握，不安地望向

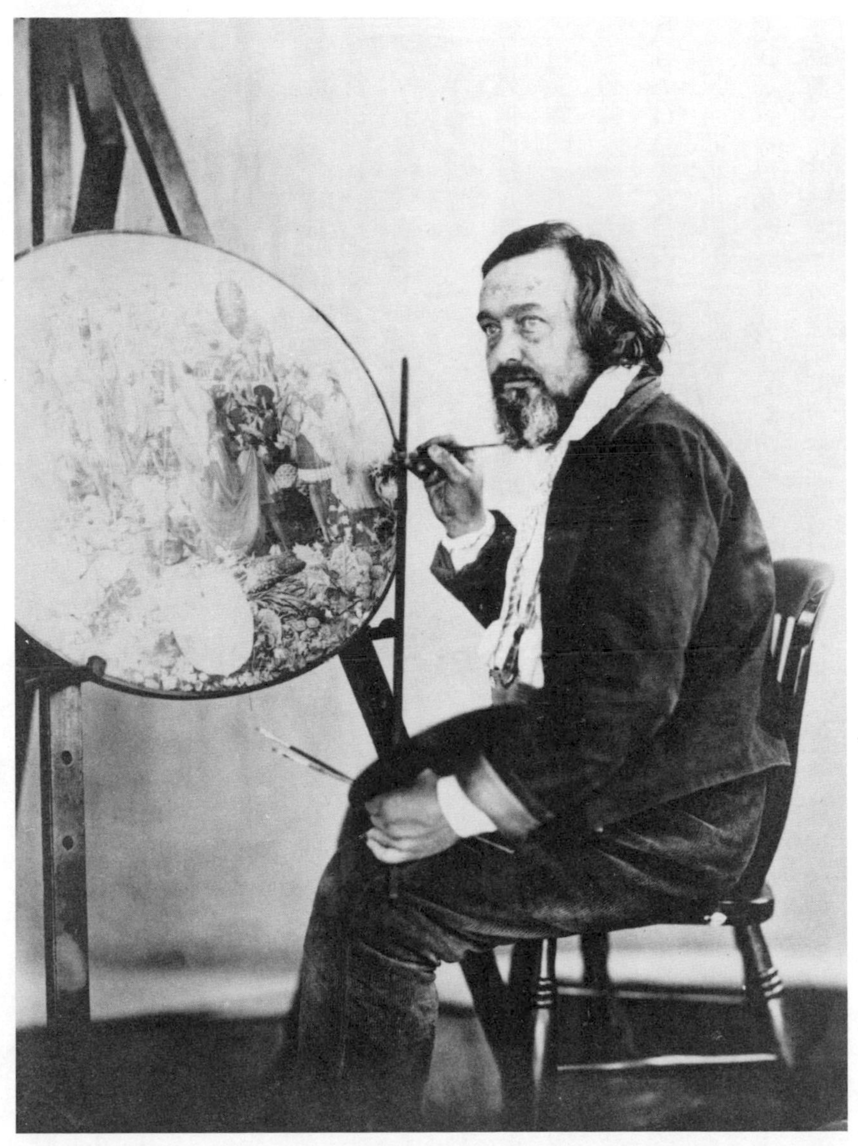

戴德正在創作〈奧伯朗與泰坦妮亞的爭執〉，透過他典型的複雜構圖，畫出奧伯朗正跟泰坦妮亞為了印度男孩而爭執的故事。這幀早期的照片不管對戴德還是對這幅正在進行的創作來說，都是難得的紀錄。

看他的人（見彩圖34），可以算是位名副其實的「瘋子醫師」。

不過縱然今日有少數病人寫的或畫的斷簡殘篇，留存下來被我們看到，它們仍是監禁者所保存下來的資料，實在很難據此去推測，當時的病人對於收容所裡面的生活作何感想，又有什麼反應。這類史料幾乎注定都是片面而且有所誤差。這種誤差來自於階級，因為富有的病人往往可以住在小型的私人機構裡面，周圍圍繞著大量的工作人員，從滿足他們生活所需的管家到舞伴等一應俱全（但儘管如此，卻也無法讓他們的病情改善多少）。而因為這些收容所裡面，有比較高的醫病比例，就算沒有更高的治癒率，也還是可以讓病人受到較多的照顧，也比較能記錄下病人的一舉一動。更不用說，這些病人都出身自有教養、識字的人家，而貧窮的病人則不然。對於大量發了瘋之後被關在倉庫裡面的平民百姓來說，我們所知的實在是太少了。

不過，少也不代表一無所有。有些病人會在信裡面，對於恢復正常表達感謝之意。不過大部分的信件恐怕都是在表達抗議，畢竟不是每一個人都甘心默默忍受苦楚。有些人會透過文字或圖像傳達他們所受到的折磨，有些則會談到他們在收容所裡面數月甚至數年的生活。這些資料毫無疑問當然也是另一種偏差。大部分抱怨的人都表示自己根本不需要跟其他瘋子關在一起，有些人甚至透露他們某些瘋狂的行為，來自於受到了太過嚴苛的對待。

只有非常少數的作品，表達了身為一個病人在跟病魔對抗時所有的體認，比如英國北安普敦郡的農民詩人克萊爾（一七九三年到一八六四年）的作品。克萊爾人生的最後二十七年裡，除了幾個月自由的時間以外，幾乎都在兩間收容所中度過。他首先住在馬修．艾倫醫生位於艾賽克斯郡高灘的私人收容所中，從一八三七年一直住到一八四一年。後來他逃了出來，獲得了幾個月自由的時間，然後在一八四一年底開始，他住進北安普敦郡綜合收容所中，直到去世為止。克萊爾只受過少數正規教育[24]，為了餬口他不得不靠辛苦的農務來賺取大部分的生活費，不過在一八二〇年代，他所寫的詩也成功地吸引了一位出版商以及數位贊助者。但是到了一八三〇年代，一部分因為酗酒的原因，一部分因為經濟蕭條的影響，他開始變得憂心忡忡。為了養活妻子與七個小孩，他做過翻草工人、趕鳥人、小提琴手、雜工，但是這些工作加上文學贊助者每年所給的一小筆年金，都不足以應付家庭開支。漸漸地，他變得愈來愈沮喪跟恐懼，開始出現幻覺，遠離身邊所有的人。到最後過度焦慮的精神狀態讓他自願住進瘋人院裡。在被關起來之後，他仍然持續創作，並不怎麼抱怨被監禁的生活。在這段期間他的創作時不時流露出不安跟困擾，從他的作品中不難看出，一個極力掙扎著想要維持自我感覺的人，以及反思著身為一位被關起來並被貼上瘋子標籤的人，代表了什麼意義。

以他的詩作《邀請永恆》來說好了。這首詩表面上是在乞求一位無名女士前來與他共享生活，但是詩中卻怪異得構築出一幅，身陷在一個沒有出口的世界，以至於社交生活漸漸死去的意象，一如他在現實生活中，也無法逃出由收容所構成的幽閉恐懼症的世界。不然，我們該如何解讀下面的文字呢？

……跟我走
在這奇異的生之死間
或謂死之生也無妨
無生命無家園亦無名
既是生亦是無生……

談到「黑夜幽幽」，克萊爾呈現在我們眼前的是一段無盡的生命，從不改變：

無身分的悲傷
遺忘了雙親生活之處
抑或也被姊妹們遺忘？

那種失落感，失去身分，失去與外界的接觸，與家人、朋友乃至於整個社會的接觸，這奇怪的命運讓人不禁自問「是生抑或是無生」。同樣的憂慮在他稍早的作品《我是》中更為明顯。這首詩的題名似乎是在大聲肯定著什麼，是強而有力地宣稱著自己的自主性與個體性。但是詩中的內容卻恰恰相反，它其實是一首輓歌，悲嘆著被拋棄與無助的感覺：

我是……但無人關心或知曉我究竟為何
我的朋友早已棄我如同失落的記憶
我在悲傷裡自我消耗
悲傷在遺忘的大海裡升起與消失
如同愛情裡的陰影和死亡的慢慢失去
而我，仍然活著，在高高揚起的暗影中

走進侮辱和喧囂的空無裡
走進人生若夢的汪洋大海
這裡已無生命的意義和歡樂
徒剩殘破不堪的生命尊嚴
縱使那最親近的，我的摯愛
已都成了陌生人，啊！比別人更陌生[25]

許多被送入收容所的病人，都無能發出這麼鏗鏘有力的聲音，來表達自己的感覺。他們必定也一樣感覺受到輕視、被放棄，如同活在一個「醒著的夢中」，充滿悲傷、被拋棄跟遺忘。他們早已失去了希望，而他們的存在早已被人掃入暗影中，再也看不見了。

## 哥德小說

被診斷為瘋子，就等於失去一個人的公民權跟自由。但是對於瘋子的家屬來說，瘋人院所能夠給予最關鍵的好處之一，就是可以在他們與瘋子親屬之間，拉上一道靜謐之幕。這是英格蘭在十八世紀經濟發展愈來愈繁榮之時，這類機構在國內大量出現的主要原因。這種機構讓他們得以擺脫這些荒唐而令人難以忍受的家人，否則他們的生活、財產，他們寧靜的心靈，以及他們的名聲，都將不斷地暴露在危機之下。但是這種以治療為名把人隔絕起來的做法，其本質很容易變調，許多病人都把這種被監禁起來的經驗，比作被關入活死人墓一樣，像是一息尚存就被送入墳場一般。這段時期的瘋人院，有著裝了柵欄的窗戶、四周圍繞著高聳的圍牆、地理位置遠離人群，同時還極力保持隱密，種種特徵加起來，讓一般大眾對它們充滿了哥德式想像（譯注：哥德式小說是十八世紀的一個文學流派，內容充滿了恐怖、神祕與黑暗），總覺得在大眾視線達不到的地方，必定藏了些什麼祕密。這些瘋人院在十八世紀出現之後，各式各樣的神祕流言也很快地跟著蔓延開來，而且完全沒有止息的跡象。這其實不讓人意外，畢竟，整個十九世紀被關進去的瘋子人數，根本是有增而無減。

這些故事中，有些從一開始大家就知道是虛構的。比如在當時與狄更斯齊名的小說家里德（一八一四年到一八八四年），就曾在一八六三年出版了一本充滿醜聞跟狗血劇情的超級暢銷小說《現錢》。在書中他搜集了許多過去曾經被國會調查，或是曾經躍上媒體版面的收容所恐怖醜聞，重新拼湊改編，用來攻擊那些收容所以及它們的經營者。在小說中，他毫不掩飾地把當時英國最有名的精神醫師康納利，變成了愚昧的衛伽理醫師。這位醫師與別人合謀，把故事中的英雄主角哈迪，在完全健康的情況下關了起來。哈迪諷刺地記錄道：「衛伽理的靈魂中有著人性的光輝」，在他的收容所裡面「沒有虐待、沒有手銬、沒有腳鍊，也沒有任何暴行」。但是他「寬大為懷的態度」跟談話中「充滿奉承的迂迴字句」底下，隱藏了一顆不太好的頭腦，「被自私所蒙蔽」，而且「在他眼中似乎處處有瘋子」。在里德尖酸諷刺的筆下，這個不怎麼高明卻又喜愛自命為紳士的醫生，實在是個笑話，而他吹噓自己在心理學上獨特的洞察力，也都不是真的。「他既禿頭又無趣」，這位精神與大腦醫學的專家「念了大量的書籍，並且很巧妙地將其完全用於對自己有利的事情上」，同時「在某些特定醫學主題上，寫了大量的書籍」。然後「身為一位蒐集了大量瘋子的人……因為他的性情配合上自身的利益，讓他把所有聰明才智在他之上的人都貶低為瘋子」，他經常將完全健康的人刻意誤診成為瘋子，並且頑固地堅持自己的診斷，直到那位可憐的病人終於受不了，願意承認自己瘋了，（一如他也堅認《莎士比亞》劇中的哈姆雷特瘋了）[26]。

至於其他講到健康人被抓進瘋人院裡關著的恐怖故事，許多作者都宣稱確有其所本。瘋人院才出現沒多久，提到病人抗議的文學作品，也就跟著出現了。十九世紀瘋人院改革者造成了真正的大監禁，成千上萬的病人被關進這個不斷擴張的收容所帝國中，類似的抗議也跟著成倍數增加。當時專門負責處理瘋子的醫師，正努力試圖讓自己以「精神醫師」或是「醫學心理學家」（因為舊稱「瘋子醫生」聽起來實在是太模糊，太不恰當了）的面貌問世，但事後卻證明這些努力都屬徒勞。他們既不能讓大眾信服，自己在診斷上面有什麼絕對可靠的知識，也無法消弭過去病人那些惡意滿滿的指控，病人稱這些醫生為一幫不擇手段的貪財份子，完全配合那些惡毒的家屬，與他們共謀來侵犯英格蘭男女的天賦人權。這些抗議出現在各式小冊子、審判室、通俗與嚴肅雜誌的內頁中。精神醫師面臨大量的詆毀，他們的醫學技巧與動機飽受攻擊，而他們的生計也因此受到嚴重的威脅。

維多利亞時代的英國人，對於健康的正常人被誤關進瘋人院這一類的故事，有著怎麼聽也聽不夠的胃口。控訴的一方毫無例外地都是有錢人，而且經常還是有著社會名望之人。大部分的人會寫出大量讓家人感到尷尬，關於自身被監禁的故事，有些人則會受到由大法官庭所進行的審訊。每當有財產的持有者被控為精神失常時，大法官庭就會開庭進行審判，而這種審訊有個響亮的名稱，叫做「精神失常審判」。這種審判所帶來的結果之一，就是產生一堆有法律效力的災難判決，小說家狄更斯在一八五三年[27]所出版的小說《荒涼山莊》裡面，曾經狠狠對這種制度嘲諷了一番，讓人印象深刻。此外，這種審判帶來的另一種災難，就是它的公開性。所謂公開，不只在那些探頭探腦的旁觀者面前公開審訊而已，還包括了透過《泰晤士報》以及《每日電訊報》（更別提其他的嗜血小報了）的記者四處挖掘，將內容呈現在數千名虛擬觀眾前面，供紳士們（甚或是淑女們）細細閱讀，為他們的早餐平添各種辛辣的滋味。

在這類新聞中，最有社會名望的人，大概就屬約翰．珀西瓦爾（一八〇三年到一八七六年）了吧。他的父親，是英國史上唯一一位被刺殺身亡的首相，斯賓賽．珀西瓦爾。年輕的珀西瓦爾以前在牛津大學念書時（一八三〇年），曾經光顧過妓院。身為一位虔誠的福音派基督徒，他因為害怕自己因此染上梅毒，就服用了大量的汞。結果很快地他就陷入宗教妄想的狀態，讓他的家人不得不把他送到瘋人院關起來。他首先被關在靠近布里斯托，由福克斯醫師所經營的布里斯靈頓之家，後來則被送去位於薩賽克斯的泰斯赫斯特之家，這間收容所，後來也成為最受英國上流社會名人歡迎的收容所。不過即使高級如這些收容機構，它們仍然無法達到珀西瓦爾的期望。他抱怨他的侍從使用暴力，對於他這位尊貴、來自仕紳階級的病人，也沒有表現出足夠的尊敬。他說，他們對待他：

> 就如我是一件家具或是一塊木頭，沒有自己的欲望、意志跟判斷……他們對我的方式，像是我的身體、靈魂跟精神已然完全放棄自我控制，只會搗蛋跟做蠢事……我被綁在床上，他們只給我粗糙的飲食；這些食物跟藥品，被強灌到我的喉嚨裡（或是從另一個方向灌入），我的意志、我的願望、我的喜惡、我的習慣、我的優雅、我的偏好、我的需求，可以說他們從來不曾詢問或考慮過。他們對我的尊重，比對小孩的還不如。

一旦他被安全放出來之後，他馬上做了幾件讓家人大吃一驚的事情：他寫了兩則報導來詳述自己受到的待遇，不過其中一則是匿名的。然後他跟其他一樣懷有不滿的出院病人，以及他們的家屬聯合起來，組成了一個「精神失常迫害者之友協會」[28]。

不過大部分比較有名的抱怨者，都是女性。比如住在美國伊利諾州的帕卡德夫人（一八一六年到一八九七年），她曾在一八六〇年被自己的丈夫，同時也是一位神職人員，送到位於傑克森維爾市的伊利諾州立收容所關了起來。在那個時候，伊利諾州的法律規定，若是要把人用發瘋的名義送去關起來，需要有其他獨立的證據，但是丈夫要把發瘋的妻子關起來則不需要。帕卡德夫人憤怒地宣稱自己完全正常，只是因為有著非正統的屬靈主義觀點而被丈夫關起來。在她獲釋之後，她開始推動一個橫跨數州的運動，來改革羈押病人的法律，並且成功地說服許多州的政府通過法律，規定要被關起來的病人，可以享有受到法庭審判的權利。許多精神醫師對此結果卻非常反對，他們認為這無異是把精神疾病等同於刑事罪犯，而把收容所當成是監獄。這樣的類比讓人感到不舒服。

這位原本備受尊敬的帕卡德牧師，倒也不是唯一一位想用收容所監禁，來讓這些離經叛道、冥頑不靈的女性閉嘴，結果卻後悔不已的人。另外一個例子，則是英國小說家兼政治人物布沃爾李頓爵士（一八〇三年到一八七三年，著名的最爛開場白「那是個黑暗的狂風暴雨夜」，就是出自他的手筆）。他有一位固執己見而揮霍成性的太太，羅西娜夫人（一八〇二年到一八八二年）。那時候布沃爾李頓的小說寫作事業變得非常成功，在外面也有了一些情婦，而他也終於受不了羅西娜夫人了。至此，這對怨偶的婚姻算是走到了盡頭。布沃爾李頓偶爾會家暴，可能也會性虐待羅西娜夫人。他們最後在結婚九年之後，也就是一八三六年正式分居。分居後的李頓夫人也展開了自己的寫作生涯，不過

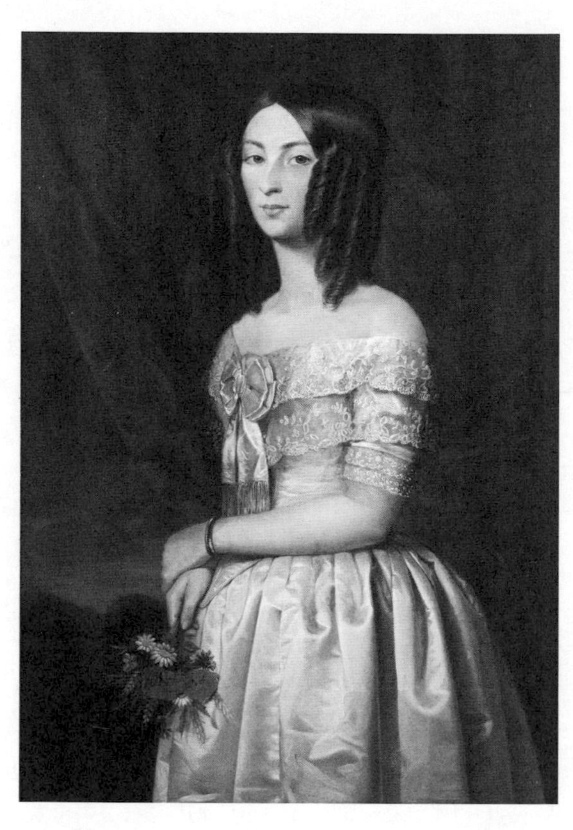

羅西娜夫人的肖像畫，愛爾蘭學派佚名畫。畫中的嫻熟端莊只是表象而已。

她一直在寫的東西，比較像是藉著近乎毫不遮掩地批評自己那分居的丈夫，來發洩滿腔的憤怒與被背叛的感覺。布沃爾李頓爵士威脅著，如果她再繼續這樣下去的話，就要毀了她。後來她在都柏林發生了婚外情，讓她失去了孩子的監護權。很久之後，李頓夫人得知他們兩人的女兒，因為身染傷寒而不治。死時竟是窮途潦倒地住在一間破敗不堪的寄宿住房。這個悲劇，更是讓這對維多利亞時代的怨偶之間的關係降到冰點以下。

從此開始，羅西娜夫人瘋狂地寫信給他那位政商關係良好的先生，以及他那些有力的朋友，這些信中充滿了對她先生的各種下流與誹謗的言詞，像是未經證實的通姦與私生子的故事，各種亂倫或是其他不正當的行為。她還威脅說自己將出現在布沃爾李頓的新劇《不像看起來的那麼糟》的首演日，並且會向女王（或者套句她所說的話，那個毫無姿色、頑固的豬頭皇后）丟擲臭雞蛋。後來，當布沃爾李頓在一八五八年要代表赫特福郡連任國會議員時，她忽然現身，在選民面前指責布沃爾李頓的各種惡劣事蹟，慷慨激昂地講了將近一個小時。

這個舉動自然激怒了她前夫，而他也立即反擊。布沃爾李頓立刻停止支付贍養費（反正他一直以來也都是心不甘情不願地斷斷續續支付），然後也禁止羅西娜夫人與兩人的兒子見面。然後，他又更進一步做了一件讓自己後悔終生的事：他從兩位聽話的醫師那裡，拿到精神失常診斷證明書，然後派了一輛馬車，將羅西娜抓走，送去由精神科醫師希爾（一八一一年到一八七八年）所經營的瘋人院裡。希爾本來有機會成為廢除機械拘束療法的第一人，不過這頭銜後來卻被布沃爾李頓的另外一名朋友，也就是康納利醫師拿去了[29]（羅西娜夫人後來評論康納利時說，他「為了錢甚至可以賣了自己的媽媽」）。

布沃爾李頓原本的目的，是為了讓妻子閉嘴，不過卻恰恰造成了反效果。他一開始認為，因為精神疾病委員會裡的一名成員，也就是作家福斯特（一八一二年到一八七六年）跟自己是好友，以及憑藉自己跟《泰晤士報》的良好關係，整件事情絕對不會外揚。確實《泰晤士報》為了保護他，擋下了所有提到這則醜聞的新聞。但是《泰晤士報》最大的對手《每日電訊報》（而且非常諷刺的，《每日電訊報》之所以能夠壯大，反而要歸功於布沃爾李頓，他曾致力於減少報章雜誌原本該支付的印花稅），倒是立即接手，欣然地繼續挖掘這條充滿羶色腥的醜聞。幾個禮拜之後，布沃爾李頓馬上面臨了如雪片般飛來的公眾惡評，他只好認輸，同意釋放妻子，不過前提是她必須出國。羅西娜夫人確實也遵守了約定，不過她僅僅只在國外待了很短暫的時間就回國，然後用她的餘生致力於抹黑布沃爾李頓的名聲，即使在爵士因為耳科手術併發症死亡之後，也沒有停止[30]。

## 退化

在法國，可以深刻感受到精神病學的正統性正受到來自兩股壓力的威脅：一股壓力來自於他們對精神疾病的束手無策，另一股壓力則是來自病人冗長的抱怨。從一八六〇年代至七〇年代，社會上浮現著反精神醫師的氣氛，這可以從許多地方看出端倪，比如剛剛才掙脫國家審查制度的自由派或是保守派刊物，或是許多書籍裡面，都有文章攻擊著精神醫師，質疑他們的專業能力，或是提到他們傾向把正常人當作瘋子關起來的傳聞；政治人物也開始在這方面施予壓力。一八六四年時，法國最有名的精神醫師法勒黑（一八二四年到一九〇二年）曾經這樣抱怨著：「一八三八年所通過的法律，以及收容精神失常病人的收容所，現在正受到各方譴責。大家主張要推翻一切，摧毀所有的事物……」[31]事實上，不只是一般人如此，當時許多其他醫學專業人士，也對精神醫師所宣稱自己的知識是一種專業，深感懷疑，因而加入反精神醫師的陣營中。許多精神醫師不斷強調，精神失常的病人具有難以預料的暴力性，而且也會對社會造成重大問題，確實在當時，精神醫師可是戒心十足。

不過後來也是法國的精神醫師找出一條活路，來支持瘋癲確實是一個醫學問題，同時也找到新的理由，合理化將瘋子監禁在收容所裡面的主張。這些新的意識形態很快就傳播到整個歐洲以及北美，不但影響了當時的公共政策，同時也形塑了許多世代對於精神疾病的認知。西元一八五七年，法國的精神醫師莫雷勒（一八〇九年到一八七三年）寫了一本論文：《論人類智能、道德與身體的退化》。在往後的十數年中，莫雷勒在這本論文中的看法，被大家視為智慧之言。根據他們的說法，發瘋一如其他形式的社會疾病，是一種退化與衰敗的結果。因此，瘋子不但不是文明化以及社會發達壓力下的產物，相反地，這些社會殘渣在生理上低人一等。而這種低等性，可以非常清楚地在絕大多數病人的面相上看出來。約克避靜院創辦人的曾孫，英國醫師丹尼爾．圖克（一八二七年到一八九五年）曾說過：精神失常的病人是「一種虛弱的人類……當他們入院時，前額上早已清楚地刻畫著『不良』的記號」[32]。

達爾文的《物種起源》出版於一八五九年，比莫雷勒的論文晚了兩年。不過，吸引當時精神醫師的理論並不是達爾文學派的天擇說，而是由法國人拉馬克（一七四四年到一八二九年）所主張的用進廢退說（後天獲得的性狀可以遺傳）。透過這樣的觀點，發瘋可以被看成是為了罪所付出的代價，只不過，這種代價未必直接由最早的罪人付出（不管他幹的是通姦、酗酒還是其他違反道德的壞事，或者套句這種理論支持者的說法，他違反了「自然法則」），而是他或她的孩子、孫子、曾孫所要付出的代價。一般我們會把演化視為一種推動進步的力量，但是這種看法亦有其陰暗面，那就是一旦退化開始啟動，它也會很快地一代接著一代進展下去。發瘋、智障，最後沒有子嗣，這樣一步一步地將這些低等的個體從群體中消滅，這也是惡德跟不道德的行為所必須付的代價。一如英國醫師莫茲利（一八三五年到一九一八年）在一八七一年的《精神科學期刊》上面寫道：「所謂的道德律就是（人類）無法打破的自然法則，一旦違反後果不堪設想……這就像是雨滴形成之後，一定會根據物理定律落下；相同的因果關係跟自然法則，必定也支配著地球上道德與不道德的行為，以及所造成的後果（更不消說，也支配著健康與瘋癲）。」[33]

在上一個世代，大家曾一度認為，文明高度發展與精神失常之間存在著一定的連結，但是現在風向卻整個轉了一百八十度：「聰明才智愈少、感覺愈簡單、欲望愈粗俗的族群，瘋子才愈多。[34]」作為一種意識型態，新的退化理論對於精神醫師來說，還有一些完全不同於以往的優點，或許這也就是為什麼退化理論在當時，可以傳播得如此快速，並且獲得這麼多人的背書。對於醫生來說，用退化來解釋發瘋，可以跟生理病理學的詞彙結合在一起。過去對於精神疾病的解釋，是從症狀上面著手，去區分憂鬱症、躁症、失智症，或是各式各樣的偏執（女子淫狂、偷竊癖等等），上一輩的精神醫師曾努力試圖尋找這些疾病的源頭，現在則有了一個萬用的病因，足以解釋各種形式的瘋癲，從最輕微到最嚴重的都可以將它們描述成大腦的缺陷。即便這樣的缺陷在自然界中其實很少被觀察到，不過對他們來說，這倒不是什麼問題，這必定是因為這種微小的缺陷，尚非當代的顯微鏡科技所能觀察到。那些被關在收容所裡面的病人，外表所顯露出來的實質退化，已經清楚地闡明了退化的力量，並且也被用現代的攝影科技「記錄」下來了。對當代精神醫師來說，最重要的事情就是，他們終於找到一個符合當時醫學理論進展的解釋，而且這個解釋毫不含糊地指出瘋病的根源在身體中。

除此之外，新的退化理論還可以合理化將病人隔離在收容所中這類手段，並且也解釋了為何精神醫學的治療會失敗。這問題不在於醫生的專業能力不足，而在於精神疾病的本質如此。精神醫學的「失敗」看起來反而是一種恩典，展現了大自然本身包含了黑格爾所謂「理性的狡計」。事實的真相或許讓人難以面對，但是精神科學業已發現了：

理性的崩壞所代表的意義，並不只是當下的失能，還預設了未來發病的可能性，以及疾病復發的傾向……心智畢竟無法在經歷過諸多磨難後仍完整無損……而所謂復原……或許只不過是偉大狡計的效果之一，或是自我控制的結果，目的是為了隱藏錯誤或是放縱的徵兆。35

因此一旦瘋子被放出來，只會讓情況變得更糟。瘋子畢竟不過就只是「敗壞的生物」，根據定義，是沒有意志力跟缺乏自我控制力的個體。他們被放入這個毫無戒心的社會，可以「依照自己本能與情緒的呼喚而行動，就像一頭野獸一樣」，然後還「可以為人父母教養下一代……像是刻意被放出來的感染源，然後我們還很驚訝精神病患的數量不斷增加36」。

而退化所能解釋的，遠多於發瘋本身。它還可以解釋一切現代生活中的病態行為：諸如賣淫、犯罪、行為不良、酗酒、自殺、癲癇、歇斯底里、低能，或是許許多多社會下層階級族群身上常見的肢體畸形（但其實這是資源匱乏與營養不足所造成的）。有什麼問題不能用退化來解釋的嗎？事實上，這種看法反映了當時對於世紀末的國家衰退所感到的恐懼，在法國又特別強烈，因為他們剛在一八七〇年到一八七一年間，遭受到被普魯士擊敗的屈辱。不過不只是法國，甚至德國也有類似的憂慮，就像是奧地利醫生諾爾道的書《退化》（一八九二年出版，譯注：本書出版年代所談的退化，並不只有生理上的意義，還有道德上的墮落之意）就生動地反映與描寫了這樣的心態37。（諾爾道的書激起了很多爭論，比如美國哈佛大學的哲學與心理學家威廉・詹姆斯就嘲笑過這本書。而諷刺的則是，諾爾道本人是猶太人，也是猶太復國主義者，但是他書裡面的主張後來卻被納粹挪用。）不過不論如何，

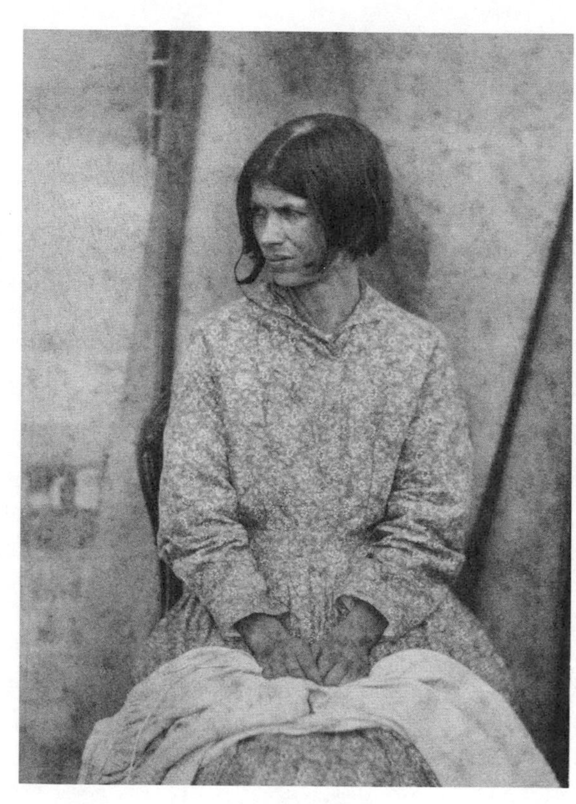

英國索立郡布魯克伍德郡立收容所的所長，戴蒙醫師（一八〇九年到一八八六年），是率先主張用照相來治療精神疾病的人之一。這張照片是他在一八五〇年到一八五八年間，幫病人所拍攝的一系列照片中的一張。認為人的表情與容貌跟瘋癲有關這種看法，可是有非常悠久的歷史，達爾文也曾對於精神病人的照片非常著迷。

在瘋癲的醫學領域裡面，沒有其他解釋比退化理論要更有威力了，整個「精神醫學界」都動了起來，讓這個理論看起來更有內涵。

## 藝術界的自由創作

在傳播「瘋癲是一種具有生物基礎的社會威脅，其最嚴重的表現，就是不受節制的激情、暴力以及瘋狂」這樣的概念上，恐怕沒有人比左拉的小說要更有影響力了。更準確一點的說，是他的二十集《盧貢．馬卡爾家族》系列小說。雖說在某些方面，這套小說很明顯受到巴爾札克的《人間喜劇》的影響，不過左拉所關注的重點比較狹隘，他並沒有大規模地橫跨到當代整個社會，而是講述一個家族的歷史，同時一如他在一八七一年出版的《盧貢家族的發跡》前言中所寫，這個家族的興起與衰敗，都源自「他們貪婪的胃口」；而他所追溯的，也是這個家族注定的命運，「是降臨在這家族身上，從一開始的器質性（歇斯底里）病灶之後，隨後一連串跟血緣或是精神有關的意外」，因而導致後來無法挽回的種種行為，如性的惡行、亂倫、謀殺以及發瘋。故事裡面放肆與墮落無所不在，存在於《小酒館》（一八七七年出版）裡的爛醉中，存在於《娜娜》（一八八〇年出版）裡的賣淫與放蕩生活中；或是謀殺與發瘋隱身於《紅杏出牆》的頁面中。原始而不受節制的情欲逾越了良知與理性的束縛，然後左拉故事中的角色，就像傀儡一樣，走在被生物決定好的命運道路上。

《紅杏出牆》是這一系列小說中最早出版的故事之一。它出版於一八六七年，就在莫雷勒關於退化的論文出版十年之後。故事中的女主角泰蕾絲．拉甘，在姑媽拉甘夫人半強迫地要求下，嫁給了跟自己從小一起長大的堂兄弟卡米耶，這婚姻無異於近親亂倫。不久之後，她就跟丈夫的兒時玩伴，爆發出熾熱的不倫之戀。後來這對通姦的情侶感到戀情受到威脅，就帶著卡米耶一起出去划船遊玩，然後找了一個機會把他淹死，再把整件事情偽裝成是一場意外。但是那揮之不去的夢魘，讓他們不時看見卡米耶的幻影，以及他死時的情景，以至於這對情侶最後終於瘋狂了。就在這個時候，一直與他們同住在一起的姑媽連續中風兩次，在第二次中風之後，她全身癱瘓，只剩下眼睛還能動。有一次，這對戀人在姑媽的面前爭吵了起來，把整件事情和盤托出，但是此時全身癱瘓的姑媽，除了只能用怨恨的眼神盯著他們以外，卻什麼都不能做。到了後來，這對畸戀的情侶因為受不了懊悔的煎熬，竟開始計劃謀殺對方。兩人後來都各自察覺對方的意圖，於是雙雙吞下毒藥，在癱瘓的姑媽面前，結束了自己的生命。拉甘夫人最終了結了復仇的心願。

縈繞在這部小說裡面的暴力、性愛激情、瘋狂等主題，後來也不斷出現在《盧貢・馬卡爾家族》系列小說裡，而左拉文體中的露骨描述，在當時曾經激起極大的爭議。當然，這些爭議完全無損於小說的銷量，而左拉的小說也因此清楚地將抽象的退化理論，介紹給了更多的人認識。所有他劇中人物的苦難，他們墮入發瘋甚至自殺，最終都能追溯回一位十八世紀的祖先，阿黛萊伊德・福格輕微的心智缺陷。隨著一代一代過去，一如莫雷勒主張的，原本的缺陷會變成愈來愈嚴重的病態。最原始的衝動、激情以及肢體暴力開始浮現到表面，充斥在小說每一頁的故事中，伴隨著無可避免的酗酒、癲癇發作、歇斯底里、智障、發瘋，以及死亡。

另一本在一八九〇年出版的小說《人面獸心》則清楚地闡明了後來的命運。書中的人物肢體會不由自主地抽搐發顫，身體痙攣反映在心理層面的則是跟隨著本能與衝動而行動，由激情而非理性所使喚。對於書中一位主角賈克・朗蒂埃，左拉這麼告訴我們：「欲望總讓他變得瘋狂、暴怒。」他憑著欲望攻擊眼前的人，撕開她的上衣。「霎時，他倒吸一口氣，停止下來，僅僅只是盯著她看卻沒有侵犯她，憤怒似乎正在蔓延，」但是就在這個時候，他逃跑了。這就是他的本性，他無法控制自己。「這就是他，會突然失去平衡。好像他的自我會從一團遮蔽一切的濃霧中，透過裂縫還是孔洞之類的東西跑掉。那時他再也不是他自己，他只能順從肌肉的反應，如同一頭發狂的野獸。」最後，朗蒂埃還是聽從自己的欲望，殺了一個人，但是他可不是唯一犯這種罪的人。相反地，故事中的其他眾多荒淫而退化的人物，則會糟蹋身邊的一切事物，透過嫉妒、色欲、貪婪跟酗酒，最後導致無可避免的暴力、謀殺、自殺，以及無辜者的死亡。

儘管其他的作家並沒有用跟左拉一樣的深度與廣度，來探索退化理論的概念，但是這概念還是經常出現在當時歐洲的小說與戲劇中。德國作家霍普特曼的作品《日出之前》（一八八九年出版）裡面，就把一個農民家庭源自酗酒的退化歷程，搬上舞台，同時也為這位作家贏得了一座諾貝爾文學獎。奧地利醫生史尼茲勒則在一九〇〇年的作品《輪舞》（*La Ronde*）中，描寫的更詳細。史尼茲勒在這部作品裡面，藉著一系列的性伴侶，呈現了世紀交替之際的維也納：妓女與士兵、士兵與女僕、女僕與年輕的紳士、年輕的紳士與年輕的人妻、丈夫與少女、少女與詩人、詩人與演員、演員與公爵，最後公爵回到妓女的床上。故事的言外之意，就是梅毒將會一個傳給一個。雖然當初這齣戲的票很快就銷售一空，但是維也納政府的審查者立刻就禁止該戲的演出，之後要一直到一九二〇年十二月，這齣戲才在柏林重見天日，得以公開演出，然後隔年二月才重回維也納。儘管如此，在往後的年代，該劇對於人性的輕蔑看法，仍然引起大眾非常激烈的批評，而史尼茲勒本人也被許多人批評成「猶太色情作家」。儘管他後來極不情願地撤銷了該劇在德語系國家的公演授權，但是這並沒有辦法阻止他成為奧地利反猶太人士的箭靶（希特勒後來就舉他的作品為例，稱其為偽裝成藝術作品的「猶太淫作」）。

同時期的英國感官小說，也大量引用了類似的例子：「驚悚的主題與事物，諸如精神失調、道德失常、性病，以及它們對於神聖與純潔的婚姻跟家庭所帶來的威脅。[38]」在比較嚴肅的文學作品裡面，也出現了有缺陷的遺傳所帶來的傳染性，以及它們對於一個人命運細微而潛在的影響，這一類的主題。其中，大概要以哈代的小說最有代表性了。比如說在哈代的小說《黛絲姑娘》（一八九一年出版，以下故事內容翻譯參考宋碧雲譯本修改）裡面，女主角黛絲跟退化的狄烏伯維爾爵士家之間的關聯，就讓她陷入無助的深淵，最後走向謀殺跟自我毀滅的命運。黛絲最後哭喊著：「我沒有辦法」，確實，這一切都不是她能控制的。在故事中，黛絲的父親杜伯菲爾，有一天偶爾得知自己是狄烏伯維爾爵士家的後裔時，這個愚蠢的男人誤以為這樣一來，自己就身價不凡了。其實，他低賤的身分早已清楚地闡明自身的衰敗，身處於一群小農之中，他不可避免地會遠離財富、地位與權力。

當時的狄烏伯維爾家族已經近乎滅絕。一如生物學理論滅絕時的說法，黛絲跟她父親是最後的品種。黛絲很像狄烏伯維爾家肖像裡面的貴族女性，不過這個相似性，其實充滿了不祥之兆，因為它掩蓋了這家族背後的致命缺陷。故事中她與教士之子的農夫安傑・卡萊爾（宋碧雲譯本翻成安琪兒）相戀，在新婚之夜，安傑對她坦承自己的過往，而黛絲也反過來承認自己並非處女，但是並不是出於年少無知的輕浮，而是被一位名叫亞歷的浪蕩子強暴。亞歷的父親買下了狄烏伯維爾爵士的頭銜，因而成為狄烏伯維爾家的人。但是安傑卻無法原諒她這項「罪」，很快地就拋棄她，遠走巴西，經歷了一段充滿不幸的旅程。

作家哈代無疑地想要藉這段劇情，譴責跟批評當時對「性」的雙重標準。但是退化的概念，卻仍然貫穿整個劇情。當安傑憤恨地告訴黛絲，在他眼中，黛絲的問題根源來自於她的家庭：「衰老的世家代表衰頹的意志，衰頹的行為……我以為你是大自然新萌發的孩子，結果你卻是衰老貴族晚生的後裔。」而且這個貴族家庭過去有過謀殺的歷史：安傑知道黛絲的祖先之一，曾經「在自家的列車裡犯下可怕的罪」。後來那個強暴犯，亞歷・狄烏伯維爾告訴黛絲說，安傑「據說騙了幾個年輕漂亮的女生，然後想從跟她同座的車廂中逃走，以免發生他掙扎著殺了她，或是她殺了他一類的事情，我記不得是哪個了。」黛絲後來相信亞歷的話，相信她的丈夫永遠也不會回來，然後屈服於亞歷的糾纏，成為他的情婦，但是此時滿懷愧疚的安傑卻回來了。

這個絕望的女人「沒有辦法」。為了獲得解脫，她將一把刀刺向亞歷，然後逃到丈夫身邊，這對命運多舛的戀人享受了幾天幸福的時光。然後，這對絕望的戀人從藏身之處被趕了出去，兩人逃到巨石陣過了一晚。黛絲躺在巨石祭壇上，宛如即將被獻祭的祭品，在那裡睡著了。第二天早上，一切都結束了。在她殺死亞歷的高級住所裡，犯罪的事跡很快就敗露了：「長方形的白色天花板中間染上這麼一塊猩紅色，看似撲克牌的紅心大么點。」女房東發現了亞歷的屍體。當他們被追捕的人跟警察團團圍住後，黛絲起身迎接她的命運：溫徹斯特監獄以及絞刑。當一幅黑旗冉冉升起時，代表絞刑執行了，向全世界和她的丈夫宣告她的死訊。她的死亡，同時也終結了狄烏伯維爾家族的衰敗。至此，這個家族的衰退跟傾圮終於結束了。

再來還有易卜生的《群鬼》（一八八二年），在劇中讓人直視酗酒、亂倫、先天性梅毒，以及發瘋。這齣戲挑動當時布爾喬亞觀眾的敏感神經，讓他們驚嚇無比，因為它戳破當代社會的偽善假象。劇中的阿爾文家族，表面上是個有錢且受人尊敬的家族，但是其實阿爾文上尉卻是個不折不扣的淫棍；他的太太苦於老公的荒淫無度卻又無法離開，因為當地的牧師告誡她，這樣做是不名譽、無法見容於社會的。當阿爾文上尉過世時，她決定蓋一座孤兒院。表面上，這個慷慨的舉動是為了表揚以及紀念她的丈夫；但實際上的目的，卻是要擺脫他的產業，因為她希望他們的兒子歐士華，不管從經濟上還是從其他方面，都能從他那墮落的父親那裡繼承的愈少愈好。但是不幸的，其實歐士華已經從父親那裡繼承了一些東西：先天性梅毒。此外，他還跟家中女僕呂嘉納墜入情網。呂嘉納其實是歐士華同父異母的姊妹，是他父親眾多風流帳的成果之一。因為一開始就身染絕症，歐士華·阿爾文本人就是活生生退化的化身。而他的母親，因為重外表多於實質，盡力維持傳統的道德規範而無視現實，最終被迫正視她所獻身的「責任」，會帶來怎樣的後果。

易卜生是故意冒犯觀眾的，因此他的戲劇激起大眾激烈的反應，完全在他意料之中。在某次接待他的場合中，感到不悅的瑞典國王當著他的面告訴他，這是一齣糟糕的戲。但易卜生完全不予理會。當該劇被翻譯後在國外上演時，《每日紀事報》的戲評宣稱該戲是「充滿令人不快的暗示與冒犯」，而當時它的對手《時代報》則認為這齣戲「集汙濁與淫穢於一體，根本不該被允許在英國戲院上演，讓英國舞台蒙羞」。而向來是中產階級鑑賞力標竿的《每日電訊報》也不落人後的批評：《群鬼》噁心的程度，像是露天的下水道、沒有包紮的傷口、在公開場合的猥褻行為……粗俗、令人厭惡而毫無教養……一如文學界的腐肉」。看起來，當用退化理論來解釋社會底層人物的病態與瘋癲時，它實在是個了不起的理論，但是當試著用它來看待正派體面的中產階級時，就不那麼適合了。

諷刺的是，儘管左拉贊同退化理論的概念，但是他卻成為諾爾道所批判的一系列文藝人士中的一員，諾爾道認為這些藝術家，全都是墮落（退化）的人。但是有些人反而以被貼上這種標籤為榮，不管是被稱為任性的、不潔的、不自然的，或是公然藐視傳統風俗的。像詩人波特萊爾、韓波、作家王爾德，抑或是羅特列克的作品，都重現了頹廢巴黎人的「半上流社會」，而許許多多的藝術家都是其中的一份子。波特萊爾跟他來自海地的情婦杜娃，兩人雙雙死於梅毒；莫泊桑與尼采也一樣，最後的時光都在發瘋中度過[39]。最後還有那個「紅髮瘋子」梵谷，我們剛剛已經看過他所畫的精神醫師、精神病人以及收容所。梵谷酗酒、癲癇、反反覆覆的受到性病感染、總是跟妓女還有妓院牽扯不清、瘋癲、曾被關在精神病院、有著自殘還有自殺的紀錄，這個人根本就是退化墮落的最佳例子。他的畫作只有在他早逝之後，才獲世人賞識。

到了二十世紀，現代藝術與藝術家仍被視為墮落的代表。希特勒特別痛恨表現主義的畫家及其後裔，曾經譴責他們是不純種族的產品，違背了「希臘與北歐傳統」。一九三七年，在希特勒的命令之下，所有的**墮落藝術**，包含繪畫與雕塑，都被集中起來送去慕尼黑。在那裡，聚集了大約有一萬五千九百九十七件作品，再從其中選出一百一十二位藝術家的作品展出，這就是「墮落藝術展」，這個展覽是用來展示那些不可信賴的布爾什維克黨人，以及猶太人的創作藝術。數千幅被沒收的作品，包括畢卡索、布拉克、康定斯基、高更、蒙德里安等人，以及許多其他藝術家的作品都被燒掉（當然也有不少被賣掉來獲利）。

## 處理墮落之人

對於瘋子來說，他們自從被認為是退化之人之後，命運就變得很清楚了。第一位救世軍大將卜維廉（一八二九年到一九一二年）曾經用世界末日般的語調這樣宣布：一旦他們被：

> 認為變瘋了、道德上失智、無法自理生活……就必須被宣判永遠與這個對他來說不再怎麼適合的世界隔離開來，若是讓這些徹頭徹尾墮落的人，繼續自由地在四處遊蕩，繼續感染其他同類，在社會上尋找獵物然後自我繁殖，那對我們這個種族來說簡直就是一種犯罪。[40]

興建如瘋子博物館般的收容所，當然早於退化理論出現，但是在這之後，收容所開始大量增加，遠遠超越過去的範圍。倫敦當局在凱特漢姆、利維斯登、達倫特、薩登、圖廳等地興建了可以收容超過兩千名病人的收容所，然後擴充了漢威爾、考尼哈奇、班斯台以及坎丘等地原來規模就已經相當龐大的收容所。當這些機構都不敷使用的時候，他們又在艾賽克斯郡的克雷貝瑞以及貝克斯利，興建了一群更巨大的建物作為收容所之用。但是後來這所有的地方也都漸漸爆滿而不敷使用，他們就在艾普森附近購買了數千英畝的地，興建了至少五棟收容所房舍，總共可以容納一萬兩千名病人。

這些龐然巨物般的收容所，都有著自給自足的自來水系統、警察、消防隊、發電機、墓園等設施，可以說能夠滿足病人從入院到死亡的一切需求。而這種機構絕對不是英國獨有。比如說在維也納，奧地利政府也在一九〇七年興建了一間新的史坦因霍夫收容所，廣大的地基上有六十個「分館」，一開始可以容納兩千兩百名病人，不過後來很快地就超過這個數字。在德國，收容所的規模又更大。比如說，北萊茵河西發里亞邦的畢勒佛，就有可以收容五千名病人（精確地說都是院民）的收容所。在美國，位於喬治亞州米利奇維爾的收容所，住了大約一萬四千名病人，這幾乎比一個小鎮還大了，但這個規模比起紐約長島的收容所群，算是小巫見大巫，在中艾斯利普、國王公園、皮格林一帶所建的收容所群（不過當地的主管者，比較喜歡人家稱其為精神病院），收容了超過三萬名紐約地區的精神病患。

從某些層面上來看，精神科醫師（psychiatrist，這個德文字我們現在用起來，已經不會再覺得不合時宜了）在他們自成一格的世界裡，可說是呼風喚雨的獨裁者。但是從其他地方來看卻可以發現，因為精神科醫師治療病人的成效實在不彰，配合他們所提倡的退化理論，再加上一般社會大眾，對於他們是否真有可信賴的技術，去分辨正常人與瘋子，多半抱持著相當懷疑的態度，精神科醫師的地位其實是岌岌可危的。主流醫學在發展出細菌學說、無菌手術技術，配合上實驗室分析之後，其威信與前景大幅改善，早已與昔日不可同日同語。而精神醫學呢，除了在十九世紀剛開始的時候，因為早年樂觀主義的影響，以及因為大幅增加的收容所主管職缺，確保了他們的工作機會，在那個時候管理精神疾病看起來，似乎是個相當有吸引力的職業。但是到了十九世紀七〇年代以後，情況正好相反。

精神科醫師其實在很多方面，都被監禁在自己的機構裡面，就像他們所照料的病人一樣。同時，他們也必須一同承受著社會大眾對於精神疾病所施加的汙名（而他們自己所堅持的，精神疾病對社會來說乃是一種具有生物基礎的威脅，這論調對於這種汙名化來說，絕對有著推波助瀾的效果）。在所有國家中，只有德國是唯一的例外，他們的精神醫學發展出另外一種獨特的模式（後述）；至於在其他國家，精神醫學這職業領域的封閉性，可以從許多地方看出來，像是缺乏與醫學院有任何實質的連結，或是沒有注入任何現代醫學科技活水的跡象。精神科醫師多半透過招募薪水微薄的助理醫師成為學徒來補充新血（而當收容所的規模愈變愈大時，他們就只是整個巨大統治階級裡面，眾多助手中的一名而已），而這往往讓他們後來全都變成遲鈍的專業行政人員。有趣的是，當時的批評者對於這種官僚系統的關心程度，或是對於大型收容所的汙水處理問題、精神病院的牧場管理，似乎要比研究或是治療精神疾病，來得關心的多。

套句紐約的神經學家史皮茲卡（一八五二年到一九一四年）在一八七八年說過的一句話：他曾嘲笑精神科醫師是「全方位的專才，除了不懂精神病的診斷、病理學與治療以外[41]」。而精神醫學中的幾位領導人物，也偶爾在不經意的情況下，有著類似的感嘆。約克避靜院的院長皮爾斯（一八六一年

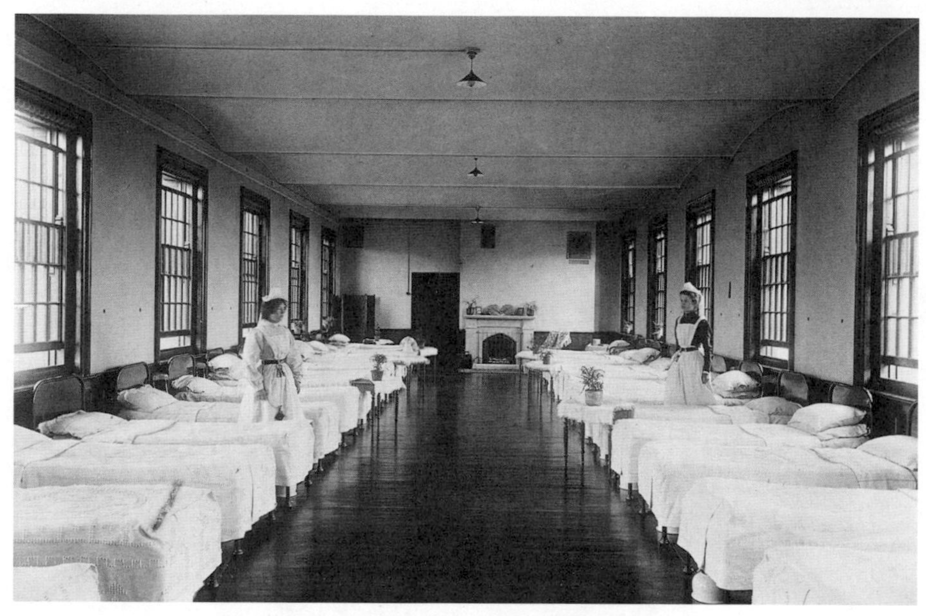

位於艾賽克斯的克雷貝瑞收容所，這是一間可以收容超過兩千名精神病病人以及數百名工作人員的大聚落。在這幀一八九五年的照片中，我們可以窺見典型的病房樣貌，病床排列在靠兩側的牆邊，衣著筆挺的護理人員全神貫注地站著，但是神奇的是病人卻都不在場。

到一九三二年）曾講過「屈辱的反思」，說他們「至今仍無法對精神失常做出科學性的分類[42]」。而維多利亞時期最優秀的大腦生理學學者之一的費里爾（一八四三年到一九二八年），早年曾經在約克夏郡的西賴丁收容所工作過好一段時光，也曾經沮喪地說過：

> 雖然我們記錄了各種不同型式的瘋癲，它們的症狀以及分類，但是其實我覺得我們對於這些疾病徵狀背後的生理基礎，完全一無所知……稱不上有任何實際的知識可言。[43]

十五年之後，美國精神科醫師集會的主席查理·希爾則說得更直白，他承認：「我們一切的治療，不過是一堆垃圾而已。[44]」

## 瘋癲的根源

只有德國人認真地試著為精神醫學這項專業另闢一條蹊徑，並且持續不懈地研究精神失常的病因。在十九世紀下半葉，德國的醫學已經領先世界各國，而德國的精神醫學界也開始採用類似的發展策略。這是因為德國要到一八七〇年左右才完成統一，在這之前的十九世紀中期，許多邦國爭相藉著投資大學研究，來增加自己的能見度與威望；科學上的進展為它的贊助者帶來無上的光彩。邦國的學術機關則藉政府慷慨之便，紛紛變成生產知識的工廠，這讓德國的科學跟醫學在國際上，遙遙領先其他國家。附屬於大學的臨床門診跟研究所，讓教學與研究都進入新的境界，也建立了新的學術文化，其結果就是在研究疾病成因上面出現革命性的進展，或是從此讓實驗室與顯微鏡成為新一代臨床研究的重心。

德國的精神醫學界也應用這整套系統。德國跟其他國家一樣，有許多大型收容所，但是自從一八六五年格里辛格（一八一七年到一八六八年）在柏林被任命為精神醫學教授之後，許多附屬於大學的小型門診，也開始可以做深入的醫學研究。雖然格里辛格在內科上面投注了絕大部分的心力，但是他也在一八四五年寫了一本影響力深遠的精神醫學教科書。這本書在一八六一年又出了修訂版，一方面是回應讀者對上一版的一致好評，一方面則是因為格里辛格堅持「那些所謂患有『精神疾病』的病人，其疾病根源於他們的神經跟大腦[45]」這樣的看法，必須成為下一代的精神醫學的指導原則。格里辛格後來死於盲腸破裂，年僅五十一歲，但是他領先時代的觀念，已經順利的傳播出去了。

在隨後數十年間，德國的精神醫學醫師，使用跟他們內科醫學同僚相同的手段，進行了許多研究。從某些層面上來看，他們的成果相當令人印象深刻，同時也讓其他地方的精神醫師，開始接受用德文詞彙作為專有名詞。他們對病人的大腦跟脊髓進行了非常詳細的解剖研究，也發展出適合顯微鏡觀察之用的組織固定法，以及細胞染色技術。這些研究成果最後顯示了，確實有一些被關在收容所裡面的病人，其疾病根源是來自於他們的大腦組織。比如說，德國醫師阿茲海默（一八六四年到一九一五年）就在一九〇六年發現了大腦裡面的神經纖維結纏跟斑塊，與某種形式的失智症有關，現在這種失智症就以他的名字命名為阿茲海默症。然後在一九一三年，在美國的野口英世（一八七六年到一九二八年）與J．W．摩爾也終於證明，眾人懷疑了二十幾年的麻痺性癡呆（GPI），其實是第三期梅毒感染的症狀。從這些麻痺性癡呆的癱瘓病人大腦裡面，分離出梅毒螺旋體之後，再也沒人懷疑這種病跟梅毒感染的關係了[46]。

找到這些精神疾病，與其背後組織病理學之間的關聯，確實大大地強化了生物研究有助於解開瘋癲的病因這樣的論點。不過大部分的精神疾病，我們卻始終找不到那些假設性的損傷。更糟的是，找到阿茲海默的病因，與找到麻痺性癡呆與梅毒之間的關聯，不但沒有減輕精神醫學界的失落感與悲觀看法，反而讓情況更為惡化。十九世紀早期的病理學家所進行的研究，讓當時巴黎醫院的醫學水準領先群倫，同時也終結了西方世界擁抱了好幾個世紀的體液醫學。就像這些醫界前輩一樣，德國的精神科醫師對於治療病人這種雜務，也是一點興趣也沒有。對於他們來說，收容所只不過是一個提供檢體

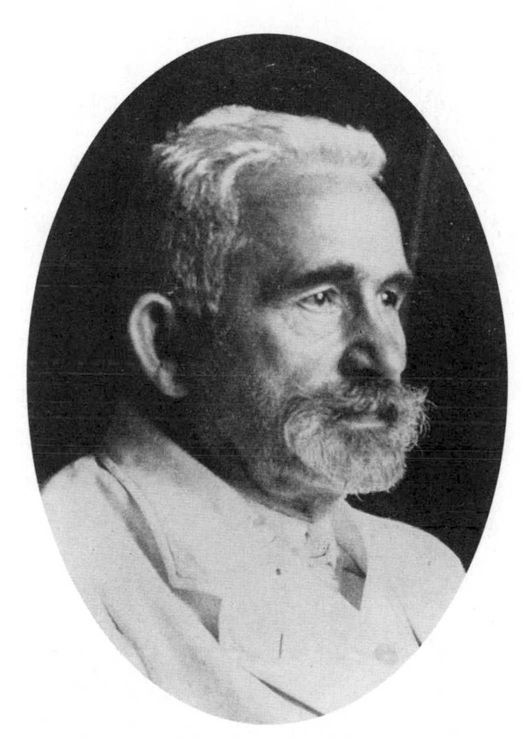

克雷佩林攝於一九二六年的相片：佛洛伊德曾經挖苦地說他是「精神醫學界的偉大教宗」。

的場所，讓他們可以從事解剖，以及在顯微鏡下面分析。活生生的病人引不起他們的興趣，這些病人基本上只能聽天由命。

不過在這樣的氛圍中，倒是有一個例外。跟其他大部分的德國精神科醫師不同，克雷佩林（一八五六年到一九二六年）因為眼睛不好，無法勝任實驗室裡面的工作。相反地，他以研究成千上萬被丟在德國收容所裡面病人的病情發展而著名；他像個博物學家一樣仔細觀察這些精神病人，試圖就不同的精神疾病，以歸納的方式建構出描述表或分類表，也就是所謂的疾病分類學。他所寫的教科書，在不斷的再版之後漸漸變得愈來愈有影響力。在書中，他從自己大量的病歷紀錄卡片中，所得到的結論是，瘋病大致可以被分成兩種：早發性癡呆，這種病是惡性的，而且可能是永久性的疾病，病情只會愈來愈壞，絕少有任何改善的可能；另一種則是躁鬱症，這是比較有希望的疾病，因為它只是有時候會復發。

十九世紀的精神醫學界的特色之一，就是複雜的疾病分類學。為了將自己這種近乎祕傳般的知識，與一般社會大眾長久以來一直使用的、用來判別瘋子與正常人的共識有所區隔，精神醫師發明了像是「單狂（偏執狂）」以及「道德失常」之類的概念。後者所講的情況，是說一個人雖然仍保有理智，但是「在天生的感覺、喜好、傾向、脾氣、習慣、道德觀念以及天生的衝動上，卻表現出病態的扭曲。[47]」但是這些學說與概念，不管在社會上還是在法庭上，都受到許多質疑，同時對於它被濫用的可能性，也總是讓人感到不安與焦慮，而且每隔一段時間就會浮現在社會上。因為這些概念對於瘋癲與正常人之間的界線定義，實在太過模糊，以至於總是讓人害怕，似乎只要稍微偏離社會傳統的道德標準，就會被認為是精神失常。此外對於臨床醫師來說，這種近乎文字遊戲的疾病分類，還有其他的問題，比如它們根本無法在執業時實際使用。言詞辛辣的英國精神科醫師莫茲利，就曾不假辭色地批評過：「這些為數眾多而內容繁複、洋洋灑灑的各種疾病分類，讓人永遠也記不住。除了被人正式提出以及悉心推廣，大家也同時心照不宣地認定它們根本一無是處……因為不過是發明了一大堆詞彙去描述一些極為簡單的事。[48]」

不過克雷佩林的疾病分類版本卻不一樣，或者該說本來是想要不一樣，因為這是他從臨床經驗歸納出來的結論，但是它也很快地就變得十分複雜。比如說早發性癡呆後來被分成青春型、僵直型以及妄想型等亞型。除了複雜以外，這些病在臨床表現上也非常不穩定。一個病情改善的病人，很可能會因此而被重新診斷為躁鬱症，而病情始終無法改善的病人，則可能又再度被診斷為早發性癡呆。在一九一〇年時，瑞士的精神科醫師布洛伊勒（一八五七年到一九三九年），則發明了一個新詞「思覺失調」來取代早發性癡呆。思覺失調症這個詞，就如同字面上的意思一般，意指「心智的分裂」（編注：此症舊譯精神分裂症，即是字面上的直譯）。這種精神失常所表現出來的症狀，就是一片混亂：語無倫次、躁動、完全無法與其他人互動，思緒混亂到甚至出現妄想與幻象，最後終致進入一個一片荒蕪的精神世界，這就是克雷佩林一開始賦予這個疾病名稱時所說的癡呆（dementia）之意。這種病，會令不管精神科醫師還是他的病人，都陷入無可救藥的陰霾中，再無任何光明可以照亮。

從許多用來談及這些受盡瘋病折磨病人的語言，都可以看出外界看他們的角度如何無情。一個英國的精神科醫師曾經感嘆，每年都有退化者誕生，「帶著會被丟在池塘（淹死）的血統。[49]」精神不正常的人，往往會被稱為「敗壞之人」、「痲瘋病人」、「道德垃圾」、「比最原始的野蠻人還要危險跟惡毒十倍，同時也比他們還要更不可能改善」，同時天生就帶有「特別惹人厭的性格」[50]，而這些評語竟然全都是來自於那些，自稱是專門照顧精神病患的專家。在社會上有股愈來愈強大的聲音，抱怨著隨著社會文明程度愈高，人類心腸也變得愈軟，結果阻撓了「法律所應該發揮的效果，無法掃除跟消滅這類不管從哪個層級來看，都不適合自然生活的病人[51]」。有人則講得更直白更恐怖，就是要「將活生生的毒素從種族的血液中淨化出來[52]」。

這種想法所造成的後果之一，就是優生學的興起，這個學說鼓吹要控制那些貧窮的、有缺陷的族群繁殖的傾向，然後要鼓勵比較優秀的族群繁殖。這個理論吸引了當時許許多多的學術界領導人物，像是統計學家高爾頓（達爾文的表弟）、作家蕭伯納、小說家威爾斯、經濟學家凱因斯，或是優秀的美國經濟學家費雪，更別提政治人物如英國首相邱吉爾或是美國總統威爾遜也都深受吸引。美國許多州都在那時候通過法律，禁止精神狀態有問題的婚姻，甚至在某些情況之下，可以不經當事人同意，就將他們絕育，以免生出更為退化的後代。一九二七年，反對這類絕育措施的官司，終於打到了最高法院，這就是有名的巴克訴貝爾案。在這場官司中，最高法院以壓倒性的八比一，清楚地表示對美國公民進行非自願絕育，並沒有違反人民的憲法權利。當時的法官小霍姆斯，被公認是美國歷史上最優秀的法官之一，擔任此次書寫判決意見的工作，而他在判決中很明確地支持州政府的立場：「比起將來要處理這些退化者後代所犯下的罪行，或是任由他們因為自己的愚蠢而挨餓受凍，」他這樣寫道，「社會可以事先阻止那些明顯就不適合的人，繼續延續自己的族群，而這樣做對全世界來說都是好事。強制接種疫苗的原則，也一樣可以用在切斷輸卵管的措施上……三代的低能兒已經夠了。」[53]隨後到一九四〇年為止，在美國四十八個州裡面，有四十個州都通過了強制絕育的法律，不過除了走在最前面的加州以外，其中只有少數幾州曾經真正嚴格執行過它們。

至於其他國家，有些因為宗教團體的反對，或是因為民主政治的平衡與監督機制，類似法律的制定與執行都被阻擋下來。不過，納粹德國則是一個例外。德國的精神科醫師從一九二〇年代開始，就是優生法最熱切的倡議者，而且很早就根據他們的信念，認定精神病人在生物上是無可救藥的劣化人種，因而早就得到了應有的結論。一九二〇年，德國精神科醫師霍賀（一八六三年到一九四三年）跟他的法學家同僚賓丁（一八四一年到一九二〇年）已經開始倡導要消滅那些「無生存價值的生命」。一九三三年七月，希特勒在掌權之後，幾乎立刻就通過了「遺傳病病患後代防止法」，而這套法律正

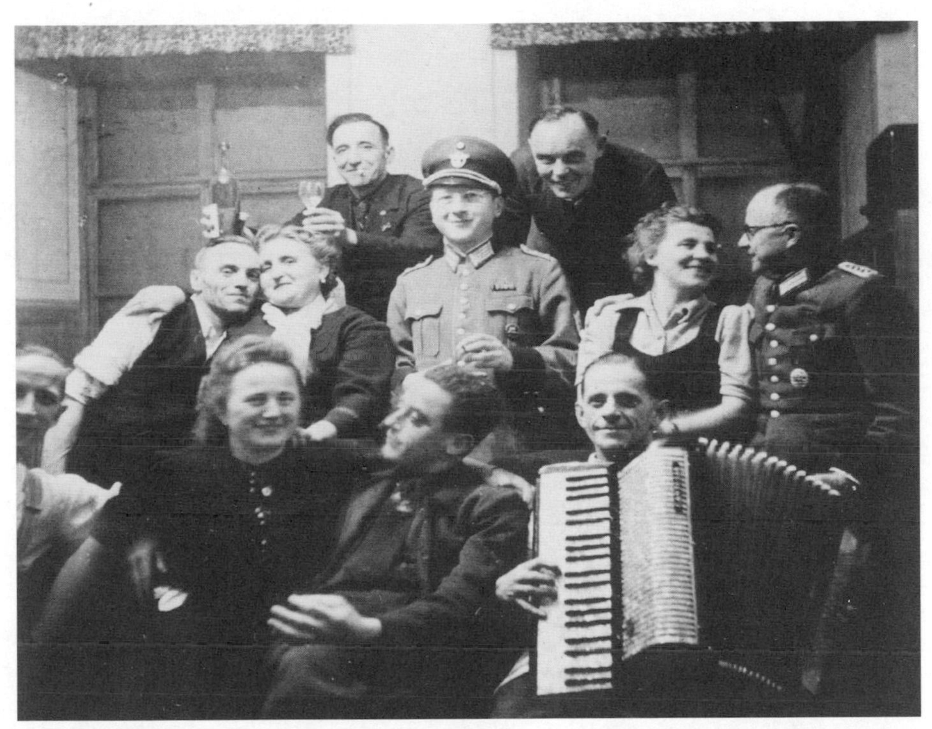

哈達馬醫院的工作人員，大約攝於一九四〇到一九四二年間。這是一間執行T-4行動的精神病院。這些工作人員正高興地在享受一天辛勤工作後的輕鬆時光，他們剛處理完那些納粹認為「無生存價值的生命」。

是參考先前美國加州跟維吉尼亞州的法律而制定的[54]。從一九三四年到一九三九年間，在當時許許多多頂尖的德國精神科醫師積極參與下，大約有三十到四十萬人被強制絕育[55]。然後在一九三九年十月，希特勒頒布新的法令，展開了所謂的T－4行動。精神科醫師同樣積極地參與和執行這項新政策：這些精神失常的人，或用納粹的詞彙來說就是「無用飯桶」，都被集中送去數家精神病院裡。他們在那裡被「消毒」，其實就是滅絕的意思。一開始是採用安樂死或是槍決的手段，後來德國政府發現這樣做實在是太慢太麻煩，就興建了毒氣室。所有的病人被成群地送去「淋浴間」，慘遭一氧化碳毒殺。在一年半的時間之內，就有超過七十萬人被屠殺，而到第二次世界大戰結束為止，有大約二十五萬名精神病患被殺死。即使在納粹政權垮台之後，在占領政權不知情的情況下，仍有一些精神科醫師持續地殺害這些被他們認定為是「敗壞之人」[56]。這才是不折不扣的「文明中的瘋癲」！

# 第九章　半瘋之人

## 避開收容所

早期以營利為目的的瘋人院，都是以有錢人跟中產階級為最主要的客戶。這道理很簡單，就像那句大家耳熟能詳的名言所說的：「因為那裡有錢呀」（據說這是美國的銀行搶匪威利・薩頓在回答記者時所說的）。不過這現象還是有著一些矛盾。在十九世紀末，儘管醫學已經進步到發明了無菌手術之類的技術，有錢人仍然視去醫院治療身體上的病痛，如同得了黑死病般可怕。窮人跟家道中落的人才會去綜合醫院尋求治療。有錢人都在家裡面看病的。

在治療精神疾病的時候，這種嫌惡醫療院所的現象也仍然存在。從維多利亞時期的信件、日記跟自傳等資料中經常可以見到，這些作者對於收容所這種機構的懼怕，以及對於自己親人在這些地方能受到什麼照顧，並不抱任何期望。如果有錢的話，他們還有其他的選項，而且也有足夠的動機採取。比如說，在貴族的私人產業上找個僻靜的地方，蓋一間小屋來監禁發瘋的親人，然後僱用必要的人力來照顧他；或者把這擾人的親戚送去一些單人住所（當時倫敦的聖約翰伍德區，就變成這種設施的首選之區，這裡有著地利之便，可以獲得一些名流醫師低調的協助。在柯林斯的小說《白衣女郎》中，對於這種非法監禁的行為，就有著詳細的描述）[1]。又或者，他們可以直接把病人送出國，送到那些喜歡探人隱私的群眾目光所不及之處，同時這些地方還提供了多重保護，可以減少流言蜚語、醜聞或是任何汙名的可能[2]。比如說，法國跟瑞士的收容所，就曾公開地在倫敦跟巴黎等地招攬這類客戶。

最能說明這種狀況的例子，或許是從一八五一年開始成為第七代沙夫茨伯里伯爵的艾希利庫柏了。沙夫茨伯里伯爵從精神疾病委員會於一八四五年成立，就開始擔任主席職位，直到他在一八八五年去世為止。在這段期間，他利用這個職位的影響力，讓收容所成為處理精神疾病的唯一出路。在一八五九年，當他在國會接受關於英格蘭的精神疾病法運作的質詢時，曾經作證說道，假如他的妻子或是女兒變成精神病人的話，他會毫不遲疑地安排她們去現代化的收容所，那裡是提供人道照顧跟治療的最佳場所。他或許是故意拿這兩位親屬來舉例，因為他的行為其實與他的公開發言不一致。當他的第三個兒子莫里斯，表現出了癲癇跟精神疾病問題的時候，他馬上祕密地把他送去關起來，儘管他本人一生大力疾呼並致力於反對這樣的做法。當後來這件事情有曝光之虞時，他就把這個兒子送到國外去，先是送去荷蘭，之後送去瑞士的洛桑。最後這個可憐的年輕人就在一八五五年病死在瑞士了，年僅二十歲。

比較富裕的家庭，經常都會先等待到不能再等了之後，才採取行動，將自己精神不正常的親人監禁起來。從當時英格蘭最專屬於權貴獨享的泰斯赫斯特收容所裡面，所記載的兩個案例，或許可以清楚地說明這件事[3]。第一位是法科爾夫人，本來被形容為一名上流淑女。她在一八四四年懷孕時曾經跌了一跤，後來就長期病弱，最後大概是在一八五四或是一八五五年時，變成完全臥病在床，無法起身。也是在這個時候，她開始對於從床上掉下來這件事，有著近乎病態的恐懼，事實上她躺著的床已經是「非常巨大」了。儘管如此，僕人們還是被吩咐著要在她床邊堆滿「桌子、沙發、椅子等物」，以預防任何可能發生的不測。不過這還不是她唯一的不尋常之處：

> 她躺在自己床上足足三年，不允許別人幫她清洗或是護理，衣物跟床具都數月未曾更換，雙手跟手臂因為沾滿了乾掉的排泄物而呈黑色，窗戶跟百葉窗必須緊閉，窗簾圍繞著她的床，即使在熱天屋子裡也要生起大火，天冷時則否；她身蓋著骯髒的披肩跟裙子，在白天大部分時間都是睡著，然後晚上整夜不睡；不管在晚上還是在白天隨時都必須進食，而且她吃起來比較像動物而不像人類，基本上就是咀嚼那些食物然後吐出來。

就這樣年復一年，「她都接受著當時全英格蘭最菁英醫生的訪視或照顧」，但是從來沒有任何一個人正式宣稱法科爾夫人發瘋了。這些名流醫師除了對法科爾夫人的精神狀態極度包容以外，對於她的生理健康也沒做過什麼處理。當她被送到泰斯赫斯特收容所的時候，全身汙穢不堪，長滿膿包，患有黃疸而且便祕[4]。即使是泰斯赫斯特的工作人員，平常早就習於處理大小便失禁的病人，也認為這位病人極為難以處理。把她從位於倫敦東南的布萊克西斯家中接來的工作人員，即使在第三天之後，仍然抱怨著因為當初進入過法科爾夫人的房間，一直到現在他們仍感到暈眩不已。

另外一個例子則是寶克樂，他曾就讀伊頓公學，是英王查理二世跟情婦格溫私生子的後裔。在二十幾歲的時候，寶克樂就開始出現被迫害妄想症，認為他的父母想要毒死他。一位精神科醫師宣告他

「精神失常」，他的父母就採用當時常見的手段，把他送往海外殖民地過活。不過在那裡，他積欠了大筆的賭債。後來他們又把他送去澳洲，並且在那裡幫他買了個軍官的職位，然後不知怎麼的，他們認為寶克樂的病情似乎有好轉的跡象，於是就運用關係把他送去印度服役，讓他做印度總督艾爾金伯爵的副官。這個錯誤的判斷其實相當令人詫異，寶克樂明顯的精神問題，差一點釀出醜聞，於是他的父母只好再急急忙忙地想辦法把他送回英格蘭。回國之後不久，他就因為企圖控告自己的父親——第十代聖奧班斯公爵，結果引來父母當初避之唯恐不及的大眾矚目。他的訴訟理由是：家人害他變成禿頭。後來他的怪癖變得愈來愈多，比如他完全不活動，每餐卻要吃掉四到五人份的食物，幸好，他大部分的時間都在睡覺。憑藉著家中的鉅富，他們可以把寶克樂與外世隔絕，留在家中。這種情況持續到公爵於一八九八年去世為止，寶克樂如今繼任為第十一代公爵，家人只好正式宣告他發瘋，然後將他送至泰斯赫斯特收容所。《德倍禮貴族》這本年鑑中小心翼翼地記載：他在那裡一直住到一九三四年去世為止，「無後」。

害怕病人的暴力、害怕發瘋的家屬耗盡財富、或是單純因為照顧極度難以處理（或是根本無法應付）的親屬而感到精疲力竭，又或是害怕這件事情會暴露家族的祕密；各種各樣的原因都會導致這些極為富有的家族，最終不得不將發瘋的親人送去收容所而不留在家中。既然精神疾病現在被精神醫師宣告成退化與生理缺陷的象徵，那要隱藏家中血脈帶有墮落的發瘋因子，就顯得萬分緊急，雖然到後來結果總是紙包不住火。有時候他們也會選擇其他跟收容所差不多的機構，比如說療養院、私人診所或是水療診療所、護理之家、酒癮收容所等等，任何一個聽起來避開精神病的機構都可以。比如英國作家吳爾芙（一八八二年到一九四一年），雖然她的精神狀況極度混亂，而且一度有自殺的傾向，她的精神科醫師薩維奇（一八四二年到一九二一年）卻沒有把她送去其他充滿汙名的收容所，而是將她送去位於倫敦南邊的特威克納姆的一間療養院，柏利之家，接受照護。儘管在家中，他們夫婦僱用了四名護士來照料她的厭食症、失眠症以及憂鬱症，但是每當她的精神狀況混亂到無法在家中處理時，她就會回去柏利之家。在十九世紀的歐洲，有非常多用這種方式處理精神病患的機構，特別是那些有著溫泉或冷泉的小鎮，像是法國的拉馬盧勒班或是德國的巴登巴登，據說在這些地方，「神經質」的病人可以在泉水中獲得緩解[5]。英國女王維多利亞、德國皇帝威廉一世、法國皇帝拿破崙三世、音樂家白遼士、布拉姆斯、作家杜斯妥也夫斯基、屠格涅夫等名人，不過是眾多曾造訪巴登巴登的名人中寥寥數例而已。

美國後來也成立了許多類似的機構，其中最大也最成功的，應該是位於密西根州的巴特克里克療養院（Battle Creek Sanitarium，他們故意把療養院拼成 sanitarium 而非 sanatorium，是一個經過精心策劃的行銷手段）。這個機構的前身，是懷特所創立的西部健康改革院。懷特是十九世紀美國如雨後春筍般成立的各種新宗教（或者該說新的基督教派）其中之一的創立者，也就是基督復臨安息日會。西部健康改革院的經營一直不是很成功，直到懷特的兩名信徒，威廉・家樂跟約翰・家樂兄弟兩人前來接手為止。原本的建築物在一九〇二年被燒毀，他們馬上蓋了另一棟更大更新的建物，並且重新命名（見彩圖36）。原本在一八六六年剛成立時只有一百零六名病人，到了一九〇六年時，已經激增到有七千零六名經常光顧的客戶了。這間療養院後來吸引了形形色色、各式各樣富有又神經質的病人，前來這裡藉著盡情享用淨化過的素食飲食，接受經常性的浣腸，接受水療或是按摩，還有透過精巧的靜電機器進行電療，以及在戶外從事各種體操活動，來為他們的生命重新充電。經常光顧這裡的名人，

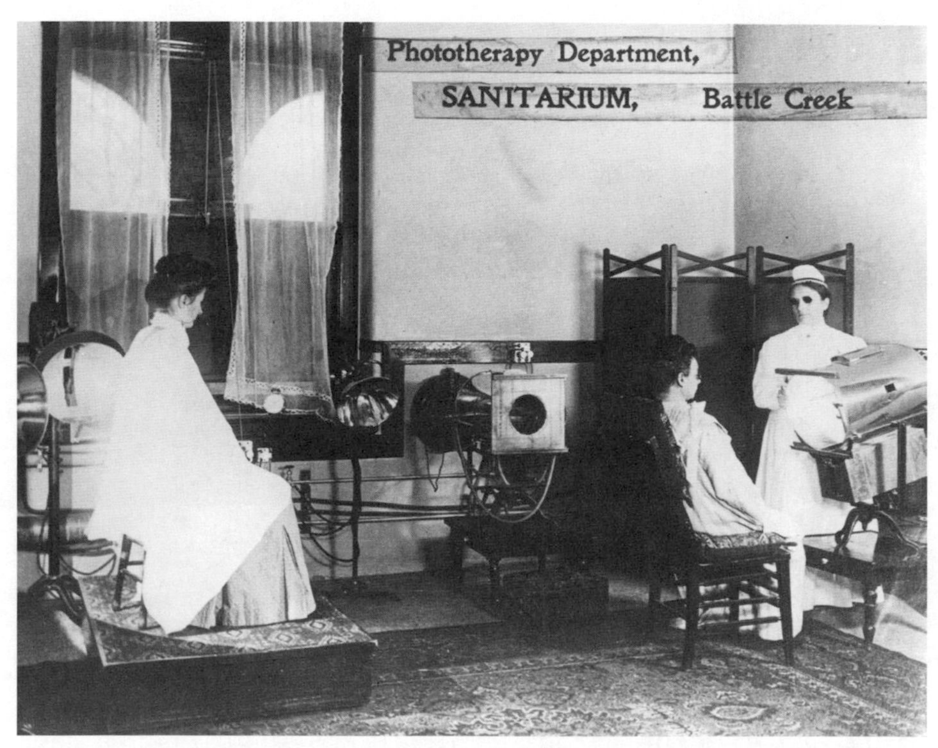


巴特克里克療養院的光療設施，圖中所示的是這裡所提供的眾多療法之一。

從林肯總統的遺孀林肯夫人到女飛行員埃爾哈特；實業家杜邦到洛克斐勒；美國總統哈定到美國二十世紀上半葉最重要的經濟學家費雪；汽車大王福特到演員懷斯謬勒（或者稱他泰山一般人比較熟知）等等都是這裡的座上賓，當然其他名氣較小的客人更是多如過江之鯽，他們全部都來這裡接受家樂兄弟的治療，以舒緩自己的神經。與此同時，家樂兄弟還創立了一個穀物早餐帝國，以便讓療養院客戶可以得到適當的「均衡」飲食；這項事業做得可以說是極為成功，甚至比療養院本身還要長久。療養院反而因為在一九二〇年代晚期做了錯誤的評估而貿然擴張，結果遇到隨後的經濟大蕭條，最後只好關門大吉。

## 瘋癲的邊緣

當然，那些極度躁動不安、有自殺傾向，看起來絲毫沒有殘留一丁點自我控制能力的病人，或是有暴力傾向的病人，是不適合送去巴特克里克療養院，或其他任何一所性質類似的機構的。不過還有其他許許多多的客戶，適合這些機構，此外急速成長的門診病患，也是一個廣大的市場。十九世紀精神疾病史的特色之一，就是病人的數量呈爆炸性的增加，塞滿了眾多收容所。這並不只是因為慢性病人在這些機構裡面慢慢累積下來的結果而已，事實上被送去這些機構的病人人數也大量增加，這現象一直深深地困擾著當代學界，也激起許多爭論。有些人認為，這些增加的病人確實反映了當時的瘋子族群大量增加，甚至可能是肇因於某種神祕的新病毒，在世界各地散布[6]。至於其他的學者包含我，則認為這些理論無異於空想猜測，沒有什麼事實根據，這現象其實是因為當時對精神疾病的判斷標準，慢慢地變得愈來愈寬鬆，因此很容易就可以把一個人診斷為「有精神病」；這種所謂「診斷潛變」的現象，我們之前已經見識過一次了，就是在當年英國醫師切恩告訴他那些完全健康的客戶說，他們正受「英國病」所苦的時候。同樣的現象，我們也可以在過去二十五年間觀察到，當新的官方精神疾病分類公布時，像是躁鬱症（雙極性情感精神病）或是自閉症這些疾病，就會流行開來，這是因為許多原本模稜兩可的病例，現在全部都加入這些疾病族群中了[7]。

法文有一個詞「demi-fou」，英語系的精神醫師把它譯成「half-mad」，專門用來指那些有點瘋瘋癲癲、遊走在瘋癲國度邊界上、住在瘋狂大陸上面的人[8]。這些「初期精神病患」或者又稱為「潛伏性大腦疾病」的帶原者，包含了一大群的病人，他們的疾病包羅萬象，從神經性疾病、歇斯底里、厭食症等，甚或是當時新興流行的「神經衰弱症」，都包含在其中。神經衰弱症是美國神經學家比爾德（一八三九年到一八八三年）所發明的疾病，字面上的意思就是神經比較虛弱。比爾德不只為人診斷這種疾病，甚至宣稱自己也是這種病的受害者。在這些病人的基礎上，一種新的精神醫學型態可以在其上發展，其中一部分，我們現在或許可以開始稱為**精神醫學創新**，它打破了過往那陰氣沉沉、與世隔絕，宛如「噩夢之夜」的瘋人院世界[9]，而創造出一種新的、以診療所為主的執業方式，可以從那些深受較輕微形式的精神疾病所苦，而眾多治療又效果不彰的病人身上，獲取高額的利潤，一如美國費城的婦產科醫師古德爾（一八二九年到一八九四年）所說：這些醫生「如禿鷹盤旋在分隔歇斯底里跟瘋癲的狹窄邊境上」[10]。

不過那些深受「神經破碎」所苦的人，並不是那些急於擴張版圖的醫師為了賺錢，而創造出來的。相反地，確實有一群客戶渴望尋求這些「Nervenarzten」（德國相關精神專科成員如此自稱）的診治。美國並沒有在這波潮流中缺席，甚至在某些方面，他們還是開路者。人類工業化以後最早的戰爭之一，就是美國內戰（一八六一年到一八六五年）。在這場戰爭中有超過五十萬名士兵陣亡，超過一百萬人受傷。在這種如屠殺般的傷亡紀錄中，有大量的病患是受到大腦或神經方面的傷害，這提供給那些診療他們的醫生大量的機會，可以從實作中學習。一本描述這種醫生所見，以及如何在醫學中應用的經典教科書，就是米契爾、摩爾豪斯以及基恩等人在一八六四年所出版的《槍傷及其他的神經損傷》。在戰爭結束之後，許多當初的軍醫開始在美國東岸各城市中落腳，以神經科醫師，也就是專門處理神經相關疾病專家的身分，開始執業，而前來尋求他們診治的病患人數之多，讓人應接不暇。在這些病人之中，除了因身體嚴重創傷而求醫者外，也有不少士兵抱怨的是比較模糊、比較神經質的症狀。除了軍人以外，米契爾或是哈蒙德等神經科醫師的金字招牌，也吸引了大量的平民病人，男女皆有，甚至女性可能還要更多一些。

不過米契爾跟他的同事都認為，這些病人並不好對付。米契爾曾經說過很多次，治療歇斯底里大概是神經科醫師「最不喜歡的收費項目」了。眾多前來看診的病人抱怨著林林總總五花八門的症狀，卻都沒有辦法確切說明問題，而米契爾跟同僚們也無法將這些問題，跟他們剛剛開始確立的神經系統連結起來。雖然許許多多神經質的病人，都被他診斷為歇斯底里，但是因為治療上的挫折感，米契爾曾說，歇斯底里（hysteria）其實應該正名為謎思底里（mysteria）才對。儘管如此，到頭來米契爾與同僚還是無法拒絕診治這些病人。這些病人實在是一門太好的生意，而且都非常堅持神經醫師必須根據他們模糊的症狀，確定他們在生理上確實有病。我們在第二章已經看過了，歇斯底里這個名稱，有著非常古老的源頭[11]，因此，美國的精神科醫師現在改用了一個新的病名，稱它為「神經衰弱症」。

一如之前的英國病一樣，「美國人焦慮」也被描繪成是美國先進文明的代價。因為現代生活的快速步調、現代化的電報系統、快速的鐵路、貪婪地追逐著物質享受，甚或是備受質疑、讓某些女性可以接受高等教育的決定，在在都對美國人的神經系統造成無比的壓力，特別是對商業人士與職業階級。這個疾病影響了大部分（而且多半也只局限於）富裕且高雅的階級。「這種疾病對一個人的神經系統帶來過重的負荷、耗盡他的能量、讓人精疲力竭、因為帳戶掏空而破壞一個人的精神平衡」，他們用這些隱喻來描述那些擠滿了診療等候室貴客的症狀，讓他們覺得自己罹患的確實是生理疾病，而感到心安；同時得到這個病不但不可恥，反而還像是個榮譽勳章似的值得驕傲。米契爾在他一八七一年出版的暢銷指南書裡，就用了簡短的幾個字，總結了這個疾病：造成神經衰弱症的原因就是《耗損》。而解決之道唾手可得。在這本書的續集，米契爾一樣用書名提醒讀者，他們必須增強自己的《脂肪與血》（一八七七年出版的另一本暢銷書），來補充消耗掉的神經耐力與能量。

美國醫生比爾德對神經衰弱的診斷，包含了疲倦、焦慮、頭痛、失眠、陽痿、神經痛，以及憂鬱，這些都是神經虛弱的病人訴說過的症狀。為了急欲建立這些症狀在醫學上的地位，同時也為了吸引潛在的客戶，比爾德堅持「焦慮是一種生理，而不是精神狀態的問題；這些症狀並非因為情緒過於激動或是過於興奮」[12]。不過，米契爾才是真正發展出實用性治療策略的人；或許該說，對於非常有錢的人來說，具有實用性。他所謂的**休息療法**，光從名稱上聽來，就可以知道對於需要工作的男女來說，不可能實用到哪裡去。但對於那些有辦法實行的病人來說，這個療法讓那些看起來有工作的生意人、專業人士，或是如他自己地位不凡的妻子，得以讓筋疲力竭的身體獲得修復。

在當時，這種療法隨著「神經衰弱症」這個名詞，很快地從美國傳到整個歐洲。吳爾芙就是接受米契爾療法的病人之一，不過不是米契爾親自治療，而是透過幾位英國內科醫師跟神經科醫師之手。在那個年代，這是個很不尋常的現象，因為當年的美國相較於歐洲來說，是醫學落後地區，而一般歐洲醫師也認為美國醫生的能力比較差，因而輕視他們[13]。吳爾芙曾用猛烈的諷刺文字描述過這種療法，雖然她的憤怒來自於自身的經驗，不過卻很精確地抓住了這種療法的原則：「你就要採取均衡術，命令他臥床休息，獨自休養，安靜加休息；不見朋友，不讀書，不通信息；休息六個月，直到進院時體重一百零五磅的人，出院時體重達到一百六十八磅為止」[14]。極度的「脂肪與血」：完全與社會隔離，絕對的獨處，為身體需要運動的地方按摩，強迫身體靜養，以及高熱量飲食。反對此療法者不只有吳爾芙[15]，但是其他的病人對於這種處置的反應似乎沒有那麼激烈[16]。對這些人的醫生來說，這種治療在當時必定非常流行，因為它有一個科學化而且以身體為本的治療方針，同時這種治療方針還帶有不少處罰跟紀律的顏色在其中[17]。

電，也是米契爾的治療元素之一。其實在當時，已經有不少精神科醫生使用跟電有關的發明來治療病人了。不過他們所用的電，並不是那種會讓人被電到痙攣的電力，這種東西要等到二十世紀才有人發明。當時他們所使用的，是相當低伏特的電或是靜電，透過一台會劈劈啪啪作響，偶爾還冒著火花的複雜機器產生，機器上則覆蓋著亮晶晶的鍍鉻層或是銅片。如果說，神經是靠著電力脈衝運作，那麼還有什麼治療模式要比使用電力更好呢？現代物理學的奇蹟讓這些神經質的病人感到安心，因為這些知識跟這些解釋代表了，這些疾病確實有其生理基礎，而不是病人在裝病。對於那些還在質疑神經衰弱症病人精神狀態的懷疑者，這種針對身體而非心理設計的治療法，無異是最明確地反駁了。

焦慮症自然不是美國人的專利，這可以解釋為何神經衰弱症跟休息療法，會像閃電般地快速穿過大西洋到達歐洲，成為那些專門治療神經問題的專家不可或缺的手段；不管是那些亟欲逃離瘋人院恐怖生活的精神科醫師，或是才剛起步，正企圖學習一些特別的專長，以建立自己處理神經問題與精神失常專業地位的新手醫師，都必須學會這種療法。那些專門照顧精神病人的收容所所長，對於來自新興的神經科醫師的競爭，可是從沒給過好臉色；而神經科醫師呢，則從一開始就瞧不起那些一直待在大型機構裡面的同儕，米契爾曾經一針見血地說過：「我們的做法跟你們的完全不同。」收容所裡的醫生，因為長期與外面其他的專業同僚隔離開來，早已失去與現代醫學的聯繫，追不上外界的進展

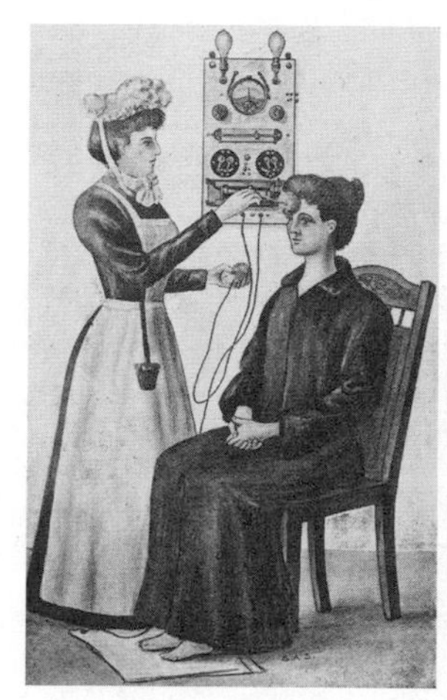 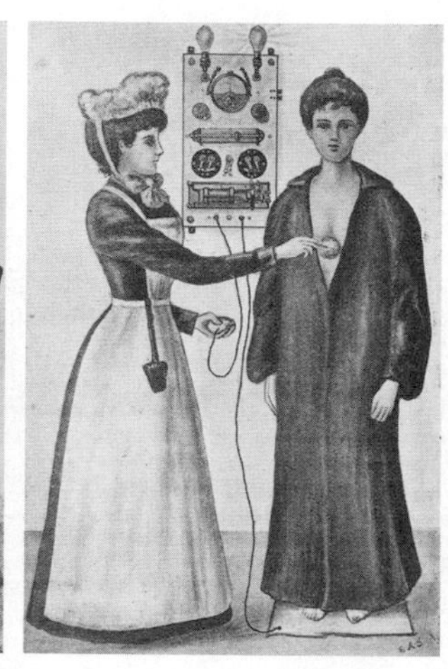 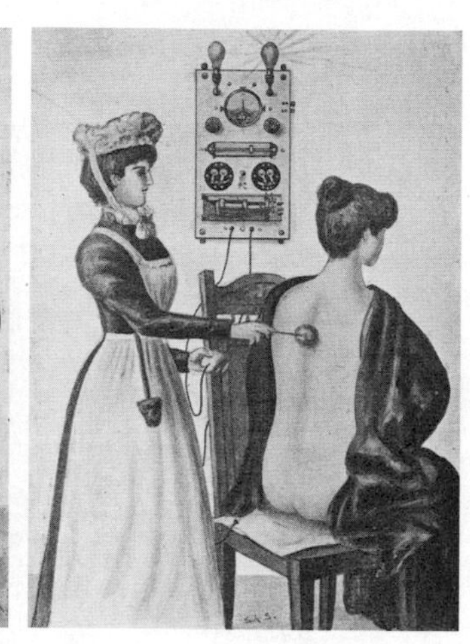

一九〇〇年所使用的電動按摩棒來治療：護士正用法拉第電流治療女病患。

了[18]。

這種在眾人面前公開爭執的行為，最後只是讓雙方的名聲都受到嚴重的傷害。不管怎樣，這兩派醫生後來算是達成了某種和解，兩種不同的執業型態於焉誕生。收容所仍扮演著治療嚴重精神病人機構的角色，長達半個世紀之久。而神經科的醫師則開始專精於治療所謂「功能型」精神失常。但是不久之後，那些厭倦於單調的機構治療工作的精神醫師，也開始進入這個領域；他們有許多人都是來自精神醫學界的菁英，急切地想從這些比較富有、症狀比較輕微、比較能夠治療的病人市場上分一杯羹[19]。

## 歇斯底里登上舞台

雖然神經衰弱症成為大西洋兩岸相當普遍的一種疾病診斷，但是在十九世紀末，歇斯底里才是歐洲最重要的精神疾病。這個病之所以有名，要歸功於法國神經科醫師夏爾科（一八二五年到一八九三年）。他曾在巴黎一個很特殊的舞台上，也就是薩爾佩特里耶醫院，他自己的週二講座中，做了很長一段時間的表演。夏爾科在薩爾佩特里耶醫院所負責的病房中，住著各式各樣有著各種不同的神經功能方面問題的病人。不過除了這裡的病房以外，夏爾科本人對於收容所系統的精神醫學，倒是沒什麼接觸。直到歇斯底里在維也納也變成一種更引人注目的疾病之後，他以前的一位學生，也就是佛洛伊德，才根據自己所診斷過一系列歇斯底里患者的經驗，建立了另一套病因學模型，來解釋各種精神方面的疾病，並且發展出一套純心理學的治療法（後述）。

夏爾科因為早年關於硬化症、運動失調症（第三期梅毒的併發症之一）、帕金森氏症，以及其他大腦跟脊髓方面問題的研究與治療，而成為著名的神經科專家[20]。他後來因為薩爾佩特里耶醫院內部組織改組的緣故，漸漸開始對歇斯底里產生興趣。薩爾佩特里耶醫院裡面，原本藏有大量窮苦病人的病理檢體可供研究，但是在改組後，夏爾科被派去負責照顧一部分的綜合病房。住在這些病房裡的多半是癲癇病人，或是患有當時稱為歇斯底里－癲癇的病人。因為這些人多半來自巴黎最窮苦的階級，不可能有辦法像當時的有錢人一樣，花上大把鈔票跑去美國接受精神科名醫的諮詢，只好來這裡接受夏爾科的診治（不過也別為夏爾科擔心，他本身還有私人門診，前來看診的富豪名人遍布全歐洲，包括馮里本男爵夫人，是當時最有錢的女人之一了，還有許多從俄國、德國跟西班牙前來看診的百萬富翁，甚至偶爾有遠從美國遠道而來的病人）。

從一開始，夏爾科就認為歇斯底里跟硬化症一樣，都是真正的神經學問題，有著當時還不知道的大腦或是神經系統的病灶，而且，直到他死前，這個想法都不曾改變，儘管他自己也在臨床觀察到，有些歇斯底里的癱瘓病人，是完全違反當時已知的神經解剖理論，同時也不合當時一些關於身體如何運作的理論。在他去世前三年，他仍堅持著：「我們的研究方法，雖然還無法找出這種病在解剖上的病灶，但是它所表現出來的特徵，對於一個細心的觀察者來說，所表現出來的典型症狀，跟其他的中樞神經系統損傷非常相似。」而他也曾清楚地表達過自己的信念：「終有一天，解剖跟臨床的研究將會成功地揭開這種病最根源的問題，找出解剖上的病因，知道為何我們現在會觀察到這麼多實質的症狀。[21]」

從剛開始接觸歇斯底里以來，夏爾科就運用在醫學界長久以來建立起的地位，大力推廣自己的理論，主張歇斯底里並不是病人在裝病，而是貨真價實的生理問題（雖然明顯有其心理成分）。這樣一來，歇斯底里又開始逐漸地受人歡迎。雖然一開始效果並不明顯，不過隨著夏爾科開始接受並支持催眠作為一種合法的醫療手段（他所採用的是蘇格蘭外科醫師布雷德〔一七九五年到一八六〇年〕的催眠術，布雷德將梅斯梅爾的催眠術重新包裝後曾示範過[22]），加上他在自己的**週二講座**公開展示歇斯底里病人，於是歇斯底里開始引起了大眾高度的關注。每個人都想來看一看這場歇斯底里的馬戲表演，夏爾科的名聲更是水漲船高。

雖然歇斯底里這種病，一般都跟女性連在一起（也正是這種病名稱的由來，見第四章），但是夏爾科卻認為，這種病跟神經衰弱症一樣，男女都會受影響。他有幾位病人正好可以作為這種主張的對照組，他們都不像小說家柯林斯在《白衣女郎》一書中所描寫的歇斯底里男性，具有娘娘腔的陰柔形象（在小說中的一位角色，費爾利先生纖細敏感的神經系統，正好跟他迷戀男童的癖好息息相關）。相反地，夏爾科的男性病人有鐵匠、做粗活的工人等。不過呢，這些男性病人並不是群眾前來觀賞夏

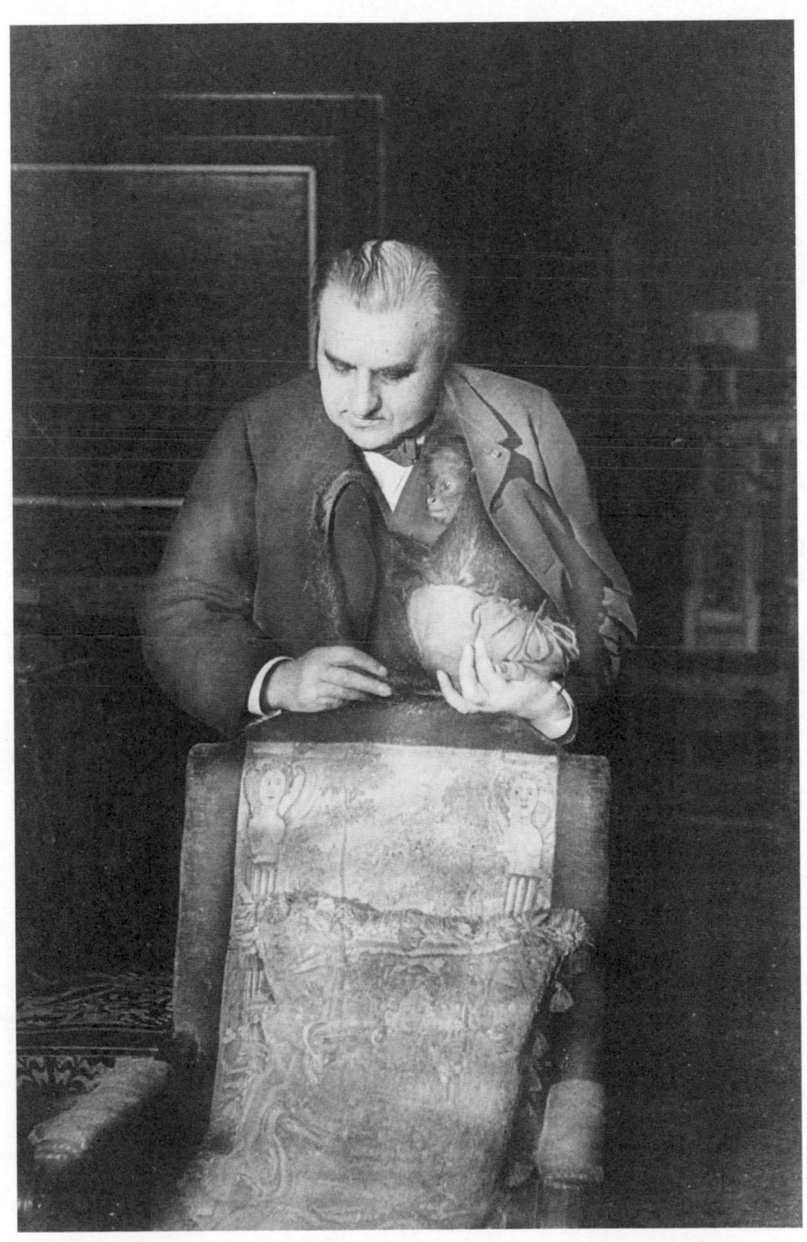

夏爾科的肖像，人稱「神經疾病界的拿破崙」，正抱著他的寵物猴子。

爾科臨床示範的原因，大家是來看那些性感的、衣不蔽體的女性病人，看她們在男性觀眾催眠般凝視的影響下，重複展現歇斯底里症的各個階段：其中當然有病人發作時，身體扭曲到近乎難以想像的地步，但是最讓人期待的，還是病人會表現出所謂的 *attitudes passionelles*，也就是各種激情的姿勢與表情、尖叫或是呻吟等，都帶有再明顯不過的性暗示。有一位記者曾經報導過，他受邀去觀賞一場私人表演，看夏爾科示範卵巢壓迫療法，病人是一位「帶有一頭濃密漂亮金髮、年輕貌美的女性」。隨後，在更多觀眾面前，這場表演開始在舞台上上演，「他們調整病人所躺的病床，外加聚光燈的幫助，以便從室內任何一個角落都可以看到她」，同時也讓「她的驚呼聲可以被（所有人）聽到」[23]。

當時有一些女性主義批評者抗議，這種表演根本就是「以研究某種他既不知道病因，也不知道療法的疾病之名，對女體進行活體解剖。[24]」夏爾科被批評為這種實驗的主謀：

> 在薩爾佩特里耶醫院那些得了瘋病跟歇斯底里症的病人身上，進行噁心的實驗。護士不顧這些可憐女人的尖叫跟抗拒，將她們拖到男人面前，強迫她們陷入僵直昏迷。他們玩弄這些病人，讓她們不知所措，神經系統緊繃，病情更為惡化；他們的做法好像這些病人跟機器一樣，可以隨時展示精神不正常的所有症狀，以及一切墮落的熱情。一位朋友曾告訴我，她跟P公爵夫人曾親眼目睹一位聲譽卓著的醫師，讓一個可憐的病人，從完美無瑕的美好狀態，突然之間，就墮入無恥的淫蕩狀態；同時這一切，竟然還是展現在知識份子、藝術家，甚至全世界的男人面前。[25]

一些男性知識份子，像是托爾斯泰以及莫泊桑等人，也都不約而同地表達他們對這種表演的輕蔑。但是一如預期的，這類的批評通常只會增加這種表演的票房而已。

醫生蒙地（一八五七年到一九四九年）在自己的自傳《聖米迦勒的故事》中，曾經生動地描寫過一幕他自己參與並觀察的場景：「巨大的圓形階梯教室被五顏六色的人群塞滿，座無虛席，觀眾來自全巴黎，有作者、記者、當紅的男女演員，還有時髦的貴婦名媛……」全部的人都擠來觀看這場表演。現在，表演者進場了，穿著灰色大衣，他就是嚴肅的夏爾科，是主持這場儀式的大師；接著是將會聽從他指示的女性們入場，這些人很明顯都受到催眠的影響而一片茫然：

> 有些人欣喜地聞著一瓶氨水，因為催眠者告訴她們那是玫瑰水；有些人則因為指示，把木炭當作巧克力吃著；還有一個人，當被告知她是一隻狗的時候，會用四肢趴在地上，同時憤怒地吠叫著；當被告知現在是一隻鴿子時，又會拍打雙臂試著飛翔；如果把手套丟到她的鞋子上，告訴她那是一條蛇時，她又會撩起裙子發出驚聲尖叫。還有一個人，用雙臂抱著大禮帽，來回搖擺同時還溫柔地親吻著它，因為催眠者跟她說，那是她的嬰兒[26]。

男性的宰制，以及在這場表演中，女性的愚蠢跟薄弱的意志，都被清楚地展現出來。

這些病人在失去控制，放縱著享樂時的景象，也被相機鏡頭記錄了下來。《圖像學》就是一套記錄這些雜耍表演者的照相集，被廣為傳閱，同時也將夏爾科學派眼中對歇斯底里的看法，傳播給那些無法親臨巴黎現場觀看的人。這些紀錄將歇斯底里症的影像，深深地刻印於大眾腦海裡，同時也暗示性地將一種據稱是中立的、自然主義的，關於神經疾病該有的記錄方式，廣傳了出去。這些照片使人誤信它是真實影像的紀錄（至少在可以用數位技術操弄以前），是未通過任何媒介的描寫，甚至可以說是一面自然的鏡子，呈現在相機鏡頭前的瞬間記錄。

但是因為現場的燈光有限，而且又受到早期火綿膠濕版攝影的技術限制，甚至到後來的溴化銀明膠塗層也一樣，都需要很長的曝光時間，每一張照片大約都要二十分鐘左右。因此，根據夏爾科死後的一些批評指出（等等我們會看到，這些批評中甚至包括了，或者其實應該說，特別是包括了他過去的合作者與學生），他這些臨床示範根本都是假造的；或許該持平地說，這些所謂「客觀的」病理紀錄必然都是安排好的、擺好姿勢的、刻意製造出來的，因此其真實程度跟它所標榜要記錄的「事實」一樣，其實都不太可靠[27]。

在夏爾科有生之年，對他的工作的批評多半來自國外，除了一個很重要的例外，那就是位於南錫的神經學家伯恩海姆（一八四〇年到一九一九年）。在法國國內沒有異議，那是因為夏爾科的個性完全禁不起批評，同時又位高權重；以他當時的影響力，可以輕易毀掉任何一個頂撞過他、勢力又不如他的人。他會得到「神經疾病界的拿破崙」這個稱號，可不是沒有原因的。不過當他在一八九三年過世之後，情況就完全不同了。即使是當年最親近的學生，現在都反過來攻擊他，否認那些自己曾經幫忙搬上舞台的演出有一絲一毫的真實性。夏爾科的週二講座變得一如蒙地所言，「是荒謬的滑稽劇，真實與謊言無可救藥地交織在一起」[28]。

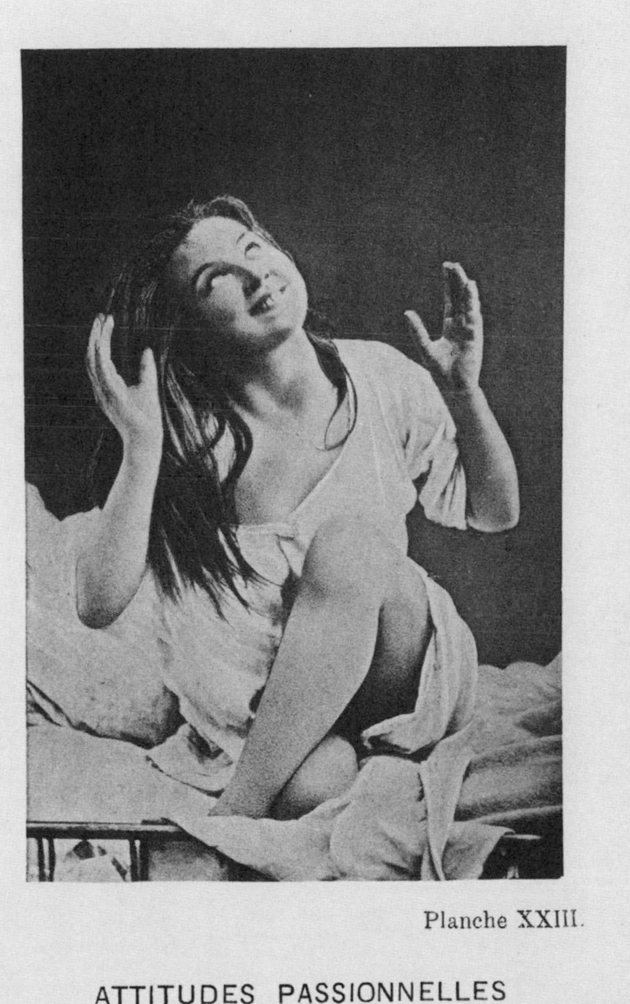


Attitudes passionelles：一八七八年所攝的〈狂喜〉。夏爾科在薩爾佩特里耶醫院裡面，為患歇斯底里症的病人所拍攝的照片中，沒有比這張照片所表現出的性暗示更明顯的了。

## 佛洛伊德與精神分析的誕生

不過當夏爾科的名聲如日中天時，在眾多前來尋求這位大師指點（或許還有贊助）的外國人中，也有一位事業剛剛遇到瓶頸的奧地利年輕醫生，前來他的門下工作了五個月。這位年輕人急切地希望可以藉此經驗，讓他在回去維也納之後，事業能夠順利一些。他就是佛洛伊德（一八五六年到一九三九年）。佛洛伊德一開始並沒有打算研究歇斯底里症，他受的是正統的神經解剖學與神經學訓練，因此本來希望能往這些方向發展。不過就像夏爾科的許多其他學生一樣，佛洛伊德後來也受到了歇斯底里症的吸引。回到維也納以後，很不情願地放棄原本冀望的學院工作，自行選擇開業。那時候他仍繼續治療一般的神經疾病，特別是腦性麻痺的病童。但是這樣的病人實在太少了，不足以支撐他剛組成的家庭，無法養活新婚的妻子以及接二連三誕生的小孩。因此，他的專長能夠吸引一些歇斯底里症病人前來問診，現在反而是一件好事。或許就像前面提及的那些美國醫生一樣，這並非他原本期望的，不過因為歇斯底里病人實在是非常重要的經濟來源，他才開始漸漸專注於治療這種疾病。

當佛洛伊德在巴黎求學時，可是想盡一切辦法確保自己在夏爾科身邊擁有一席之地，比如儘管他自承法文能力有限，卻自告奮勇將夏爾科的第三冊《神經系統疾病講座》翻譯成德文，這讓夏爾科非常欣賞他。他也一直謹記夏爾科的主張，認為歇斯底里有其生理上的病因基礎，同時可以用催眠來治療。第一點一直到一八九〇年晚期，都還是他的中心思想，直到後來他不得不放棄那偉大的《科學心理學大綱》撰寫計畫為止。原本佛洛伊德寫作之初的雄心壯志，是希望能將複雜的內在心理經驗，與基礎神經運作結合在一起。至於第二點的催眠，佛洛伊德放棄的更早。一來因為他的催眠技術一直都

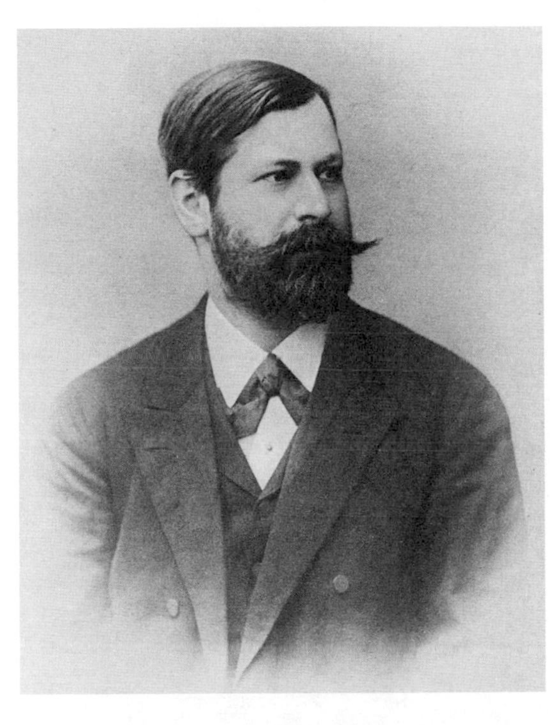

三十五歲的佛洛伊德，攝於一八九一年。

不好，二來其他的維也納醫生始終認為催眠只不過是給人「一點點」心理暗示而已，他們遵從當時重要的神經病理學家梅涅特（一八三三年到一八九二年）的看法，將催眠這種手段斥為騙術。

不過，夏爾科對此有不同的看法。他堅持，只有神經系統有缺陷的歇斯底里病人，才會陷入那種被催眠的恍神狀態。基於這樣的主張，讓他可以一邊使用被人認為是以心理暗示為基礎的心理學治療手法，一邊還能繼續主張歇斯底里是生理性疾病。英國有許多醫師崇拜夏爾科，也都接受這樣的論點。對他們而言，輕易地將精神疾病解釋為心理學現象，無異是為了騙人而背離醫學科學的教誨，是一種自我妄想，更是詐騙的行為。英國的神經醫師唐金（一八四五年到一九二七年）曾經清楚地說明這一點：「從過去的經驗，我們知道人類可被催眠的程度與他們神經的不穩定性成正比。29」

不過這一圓滑的論點，受到伯恩海姆研究的批評也最大。伯恩海姆的研究顯示，「心理正常」的人似乎也可以被催眠30。奧地利的醫師也不怎麼相信夏爾科的論點，因此，佛洛伊德後來會放棄催眠這種療法，也就不怎麼讓人意外。他曾在一八八八年將伯恩海姆的著作翻成德文，並在前面還加入了編者意見，表達了他本人並不贊成此一論點。不過幾個月以後，他就不再捍衛夏爾科的學說了。或許也是從那時候開始，他又重新開始考慮，如何建立心理過程與精神疾病之間的關聯了。

在佛洛伊德想要從事學術研究生涯的希望破滅後，他只好轉而以神經科醫師的身分開業工作，但此時他卻發現，這份工作收入微薄，幾乎無法讓他餬口。在一八九〇年代初期，他非常依賴當時維也納另外一位名聲顯赫的醫生布羅伊爾（一八四二年到一九四五年），幫他轉介病人，甚至是借錢給他。布羅伊爾比佛洛伊德年長了十幾歲，門診生意經營得非常成功，病人常常多到應接不暇。不過這樣的依賴關係也讓兩人後來出現衝突，當他們在一八九〇年代中期決裂後，佛洛伊德變得非常鄙視布羅伊爾。但是也正是透過布羅伊爾的轉介，佛洛伊德才有機會遇見歇斯底里病人，而兩人在一八九五年共同發表的著作《歇斯底里症研究》，後來也成為佛洛伊德心理治療事業的基礎，同時在很短的時間之內，也讓他創造了「精神分析」學說，這既是一種新的療法，可以用來治療精神疾病，同時也是一種病因學理論，可以用來解釋這些疾病。

佛洛伊德在精神分析史上，最有名病人大概就是一位化名為「安娜．歐」的女士了，她其實本來是布羅伊爾的病人而不是佛洛伊德的。安娜．歐的本名叫做貝塔．帕彭海姆（一八五九年到一九三六年），一如布羅伊爾其他的病人（同時也是佛洛伊德的病人），帕彭海姆也出身於富有的猶太家庭，

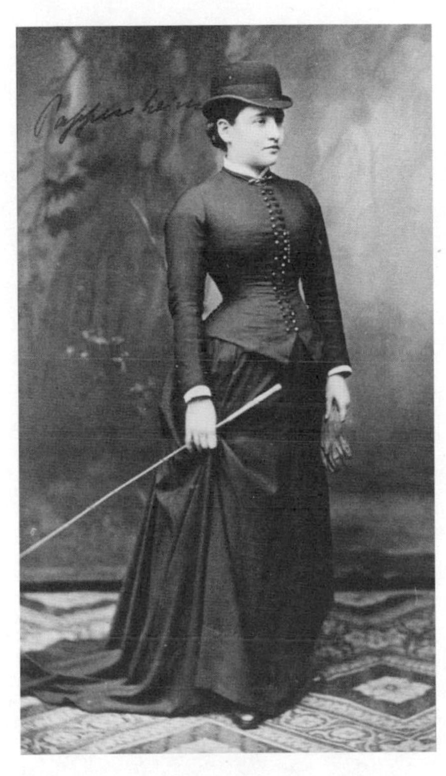

安娜·歐，本名為貝塔·帕彭海姆（攝於一八八二年），是精神分析史上最早的病人。這張照片攝於瑞士克羅伊茲林根的貝勒維療養院。她原本接受布羅伊爾的治療，據說非常成功，不過後來卻又以精神病人的身分，被送進這間療養院。

在維也納社會的中產階級中，屬於頗有名望且相當上層的一群。她在一八八〇年第一次來看布羅伊爾時，就引起了他的注意。安娜·歐在發病之前，照顧瀕死的父親長達數月的時間。父親的死亡讓她出現許多令人費解且難以治療的症狀，在當時，這些症狀都被診斷為歇斯底里。安娜·歐開始持續性地咳嗽、失眠、會發生像是痙攣般的僵直，後來她右半邊的手腳完全癱瘓，視力也漸漸變弱最終失明。同時，她也從一名原本行為端莊的淑女，性情失控變得暴躁易怒。她的德語能力退化，很快地變得只能理解英文。此外，還有一陣子她完全拒絕進食或是喝水。

布羅伊爾的治療手段，包括了持續性長時間的對話。慢慢地，安娜開始一點一滴地恢復了記憶，回想起過去跟她症狀有關的每一個創傷事件。布羅伊爾在報告中寫道，每一次回想起這些記憶，都有宣洩的效果。她那些誇張的症狀，開始一點一點地消失了。根據布羅伊爾的說法，是安娜先把他的治療方式稱作「談話治療」31。十年之後，布羅伊爾陸續轉介了許多女性病患給當時還是朋友的年輕門生佛洛伊德。而佛洛伊德也說發現了一樣的現象：

一開始，我們驚訝地發現：每一個歇斯底里症狀，在我們成功地喚起病人的記憶、讓他們想起導致這個症狀、造成影響的事件之後，這些症狀都會立刻且永遠的消失，特別是病人以最詳細的方式描述並將情感訴諸文字時效果最好。32

除了安娜・歐以外，還有N夫人、R小姐、露西・R小姐、卡莎麗娜以及M夫人等人。搜集了這麼多的病歷紀錄，讓佛洛伊德建議布羅伊爾，兩人應該合寫一本關於歇斯底里的書；他還同時建議了書本的格式：要寫成一系列心理學的插曲，讀起來像是短篇故事，或是像偵探小說之類的文體。《歇斯底里症研究》這本書最重要的訊息，在於**歇斯底里的症狀主要來自回憶**33，這些記憶縈繞在有意識的回憶之外，陰魂不散，最後毒化病人心智，讓病人產生出許多令群醫束手無策的難解症狀。醫生必須喚起這些半死不活的回憶，因為一旦它們被回想起來，致病的能力就會立刻消失，連帶地，病人歇斯底里的症狀，也會跟著消失。

根據布羅伊爾自己的說法，到了一八九〇年代初期，他對於持續治療歇斯底里病患這件事，已經感到興趣缺缺34。他的一般門診經營得非常成功，這已經為他帶來了可觀的財富。此外還有一個原因則是，他實在是太忙了，而宣洩療法又非常花時間。但佛洛伊德就不一樣，他很歡迎這些「魚貫而入到診間的精神病人」，這讓他的病人多了起來，並且幾乎立刻「放棄治療那些神經系統有器質性病變的病人」[35]。他不但放棄了催眠療法，也不再進行被他認為太過簡化問題的宣洩療法；差不多也在同一時候，他還切斷了跟布羅伊爾之間的社交與學術交流，並且逕自發展出一套以病人「自由聯想」為基礎的另類療法。此時，佛洛伊德不再試圖將心理事件化約成深層的神經病變，相反地，他開始用愈來愈複雜的心理動力理論，去解釋精神疾病的成因。

## 壓抑

佛洛伊德的這些舉動都非常冒險。但是，他幾乎在同一時候，又做出另一個更大膽的舉動：他提出了一個新的理論，來解釋病人的症狀來源。佛洛伊德認為，這些病人的諸多症狀都源自於「性」，或者精確地說，是性方面的傷害，比如童年時期受到的性騷擾，或是受到親人強暴，而這些記憶被壓抑下來，就會產生問題。他斷言，所有的歇斯底里背後，一定都可以找到類似的事件。這理論一提出，很快地就受到眾人的嘲笑，即使是當時維也納最有名的精神科醫師兼性學家克拉夫特艾賓（一八四〇年到一九〇二年）也不認同。他說，佛洛伊德的想法無異是「一個科學童話故事」[36]。

大約不到一年的時間，佛洛伊德就改變了說法，開始從另外一個角度切入。在新的理論中，「性」仍然是最重要的解釋，但是問題不在於曾經發生過的性創傷或是性攻擊，而在於童年時期的性幻想被壓抑，所造成的結果。在隨後的十多年間，他又改進了自己的理論模型，主張所謂的原欲

（libido，或譯力比多），也就是一種由無意識（unconscious，譯注：也有翻成潛意識）的性欲所驅動的能量，是一切複雜的心理疾病與心理衝突的根源。他認為人的精神生活，其實非常嚴謹地遵循著決定性的邏輯，因此可以被科學研究與分析，這跟生理現象可以在實驗室裡面研究，並無二致。透過鼓勵病人自由的聯想，爬梳他們的夢境或是脫口而出的事物，都可以揭露疾病背後的成因；這樣的過程，可以把無意識帶到意識之前，病人因此而自我療癒。

佛洛伊德認為，無意識是個令人害怕的所在。它的形成始於（通常也毀壞於）人生最早的階段，即數週到數月大嬰兒期間，在這過程中，嬰兒開始勾勒自己雙親的形象，而這形象會隨著嬰兒發展而漸漸變暗直到嬰兒期結束。家庭是幼兒無意識裡面各種危險的、可怕的心理情境劇上演的競技場，家庭會讓無意識被壓抑，也造成它的心理病變。兒童生活在一個充滿心理衝突的世界，他們必須強迫壓抑各種不被接受的欲望，否定自己的伊底帕斯幻想（擁有雙親中的異性，同時除掉雙親中的同性），或是把它們放逐到更深層的無意識裡面。佛洛伊德的理論，為文明進程與心理疾病之間，提供了一條新的連結。現代人掙扎於渴望與壓抑之間，必須將原本很可能不被社會所認可的事物或行為昇華，或是不斷地尋求讓人滿意的替代品。這些「文明的」倫理規範對人性所施加的扭曲束縛，如同一塊雷區，甚少有人能夠一路走來平安無事，毫髮無傷。

絕大多數與佛洛伊德同時代的精神科醫師，都把病人所表現出來各種錯亂的行為、失常的理解能力、不受控制的情緒，這些緊緊依附著病人而難以去除的症狀，視為一堆雜音；這些症狀唯一的重要性，就是代表了病人的大腦有問題，而它們本身則是完完全全的附帶現象，毫無值得注意之處。但是對佛洛伊德與其追隨者而言，卻不是如此。瘋癲根植於**意義**與**符號**之上，因此也必須要從意義上去處理。這些混亂的行為、認知與情緒，都具有非常重要的意義，對於醫生與病人來說，最大的挑戰莫過於如何從這些表徵中抽絲剝繭，挖掘出他們的心理上極力想要隱藏的線索。當然，這是個極為繁重而艱鉅的過程，根據佛洛伊德的理論，這需要經年累月的努力，不斷地嘗試，才能夠跨越內在的藩籬與抗拒，迫使無意識浮現到意識之上。

佛洛伊德這套複雜的理論最吸引人的一個地方，就是他所主張的心智模式，與他處理精神疾病的方法，可以互相交織在一起彼此印證。雖然這套理論一開始發展出來的時候，是用來診斷與治療那些深受精神官能症所苦的病人，他們的心智雖混亂、充滿苦痛，但尚能勉強運作；不過這套理論也有可能（而隨後幾年也確實如此）用來解釋其他的精神疾病。同時，它還標榜著可以解讀光譜的另一極端，也就是「正常人」的人格。根據克雷佩林（精神醫學界的偉大教宗，佛洛伊德曾這樣嘲諷地稱呼他）的理論，在那些生物上退化、生理上低下的，擠滿了收容所的精神病人，與大部分完全健康的人之間，有著一道不可跨越的鴻溝。但是佛洛伊德不作此想，他不認為瘋癲僅是他者的疾病。對他而言，瘋癲潛伏在每一個人身上，只是或多或少而已。讓一個人神智完全失常的力量，卻有可能讓另外一個人達成極為重要的文化成就。佛洛伊德認為，文明的成就與它的惡果，不可避免也不可挽回地伴隨著彼此，難分難捨。

# 第十章　令人失望的治療手段

## 總體戰的試煉

一九一四年七月二十八日那一天，全世界都發了瘋。或許該說，是歐洲發瘋了，然後很快地就強迫世界其他地方跟它共享瘋病。德國皇帝十分篤定地向大家保證，他新建的軍隊，可以在聖誕節的時候結束這場瘋狂，讓大家返鄉。他的預測是正確的，不過那已經是四個聖誕節以後的事了。事情是這樣的：六月二十八日，那位無能又不受歡迎的奧匈帝國王儲斐迪南大公，被塞爾維亞裔的波士尼亞人普林西普所刺殺，這事件很快地就將整個歐陸捲入戰火之中，最後讓衝突擴展到全世界。這場戰爭的規模相當驚人，或者該說，相當駭人，大量的工業技術並沒有用於讓世界現代化，反而被投入毀滅世界的任務中。交戰雙方的軍隊很快地就在比利時北方的法蘭德斯地區陷入膠著，而法國北方的領土大部分都化為焦土。雙方挖掘壕溝，立起阻擋敵人進攻的鐵絲網，戰爭於是開始進入消耗戰的階段。交戰雙方都宣稱自己是為了捍衛人類的文明而戰，使用坦克、大砲與機關槍進行血腥的殺戮，然後彷彿這樣還不夠似的，科學家還提供了毒氣，讓這些文明的捍衛者可以在戰場上散布恐懼。數百萬人在這

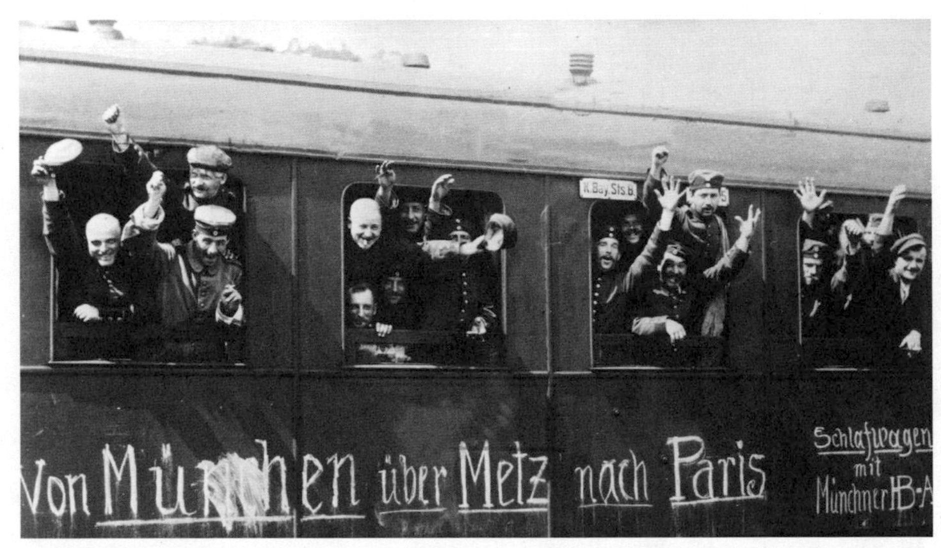


一九一四年德軍正意氣風發地遠赴戰場，火車上寫著「從慕尼黑經梅茲到巴黎」。德國皇帝向他們保證，這場戰爭就像去公園散步一樣，所有的戰鬥會在聖誕節前夕結束。

場戰爭中死亡，還有數百萬人身受無法挽回的嚴重傷害：失去四肢、失明、癱瘓、軀體變形等等。雙方的將軍像是完全喪盡天良般，將數百萬年輕軍官及士兵送入這個號稱血肉磨坊的戰場上，摧毀了一整個世代的年輕人（在生理上和心理上都是）。不管是暴動、俄國沙皇倒台、大規模的屠殺、毫無意義與成果的戰鬥，都無法動搖這些政客。為了讓人類的文明免於被毀滅的命運，這場瘋狂必須持續下去。而事實上，文明卻幾乎在瘋狂中被摧殘殆盡。

足足有四年的時光，士兵匍匐在戰壕中，死亡與毀滅不斷向他們襲來。他們進行了好幾次自殺式攻擊。機關槍不斷擊倒正在前進的士兵，就像田中成排的玉米被收割機斬倒似的。身受重傷的士兵倒在無人可及的地方，痛苦地嘶喊或是哀嚎著，那悲慘的聲音至死方休。因為士兵大量傷亡，一成不變的戰場上每隔數百碼才有一個工事守護著，直到在下一次敵人的攻擊中又被奪走。到處不是泥巴就是鮮血，然後還有毒氣，會讓身旁的同袍極為淒慘地死去。毒氣讓他們的肺因為充滿了血與水而窒息死亡，讓他們的內臟化為黏液，雙眼被燒出水泡，口吐白沫，在極度痛苦中緩慢死去。沒有人可以逃出這場夢魘，逃走的人會被抓回來，被當成懦夫然後射死。撐下去的人則要面對每天的創傷，要親眼目睹跟參與各種可怕的行動，要聽著瀕死的人或是殘廢的人，痛苦的呻吟著、悲鳴著、嗚咽著；還要看著被扯開來的死屍，放在那裡任由它腐爛、腫脹、發黑發臭。

大部分人都無法忍受這一切。一九一四年的聖誕節前，也就是戰爭原本預計該光榮結束的時候，軍中高層的那些戰略家們發現，他們必須處理一件緊急而當初沒有預見的問題。這問題其實並非不可預期，畢竟在剛進入二十世紀時，人類應該已經從美國的內戰跟英國在南非進行的波耳戰爭中，學到一些教訓了。不過當時所顯現過的徵兆，都被大家輕忽了，但是在世界大戰時出現在軍中的問題，卻大到難以忽視。以英國詩人歐文（一八九三年到一九一四年）所寫的詩〈精神病號〉為例，他寫了：

這些人的心智已被死神強奪。
記憶的手指在他們髮中撥弄著謀殺，
那些他們曾目睹過的形形色色的謀殺。
這些無助的遊蕩者在人肉泥沼中舉步維艱，
踩在那些曾經歡笑過的肺腑所噴出的鮮血上。

他們被迫要直視且聆聽這些，
槍砲重擊飛揚四散的肉屑，
一場無與倫比的大屠殺，揮霍著生命，
太過沉重，以至於他們再也無法掙脫。

因此，至今他們仍眼窩凹陷，眼中所見烙印在腦中，
深深折磨著他們，因為在他們的感官中，
陽光宛如抹勻的血跡，夜晚好似暗色的血液，
每日破曉則是再度湧出鮮血的傷口。
因此他們的腦中裝滿這些可笑的、可厭的。所以成了帶著虛偽笑容的行屍走肉。
他們的手一邊扯著彼此，一邊抓著降在他們身上的天罰繩鞭；
因此他們緊隨著我們，那曾經役使過他們還口稱「兄弟」的；
抓著我們，那帶給他們戰爭與瘋狂的我們。[1]

見識過這些「人死如牲畜[2]」情景的人，大部分的人都選擇保持沉默，少數士兵則試著用文字跟圖像將戰爭的可怕記錄了下來。他們的詩歌跟藝術作品，提醒了我們這場瘋狂的大屠殺，那場曾經吞噬過他們的同袍（甚至是他們自己）的戰爭。有些人沒有撐過去，比如歐文就在戰爭結束前，離十一月十一日終戰日僅一個禮拜就死去。其他人像是德國藝術家貝克曼（一八八四年到一九五〇年）則活

了下來。貝克曼曾經自願擔任醫務兵，但是自己後來卻也加入了精神病人的行列。一九一五年，他因為無法再執行任務，而住院接受治療。他的畫作〈夜〉，畫於一場軍隊暴行之後，有力地表達了這種毫無意義卻又駭人的暴力、強暴、謀殺與凌虐（見彩圖38）。畫家透過棕色與紅色這種「文明的」具象主義所會避免的陰影表達方式，讓整個畫面呈現出一種瘋狂而扭曲的現實，也呈現出一種破碎的、粗糙的、有稜有角的、如夢魘般的透視感，一幅精神錯亂，卻又無處可逃的地獄景象。這幅立體派的油畫，藉著破碎的、厚重的幾何形狀，外加「如野獸般」，自然而發狂似的 *Les Fauves* 線條（在法文中，Fauve 就是野獸的意思），讓貝克曼有許多新的藝術素材可以使用。這幅扁平又混亂的全景畫作，充滿了暴力卻毫無立體深度，讓人感覺這些角色好像是被人直接壓扁在畫布上，一如戰爭壓扁一切個人與文明，將他們全部壓在同一塊平面上[3]。這裡沒有任何出口、沒有任何可以逃出去的跡象。我們全都完了。

如果貝克曼所表現出的是一種隱喻，那與他同時代的另一位畫家奧托・迪克斯（一八九一年到一九六九年）則完全相反，將所謂「魔鬼的傑作」毫不加掩飾地呈現給我們看：蝨子、老鼠、鐵絲網、跳蚤、彈殼、炸彈、地底洞穴、死屍、鮮血、烈酒、小鼠、貓、毒氣、大砲、穢物、子彈、迫砲、火、鋼鐵等等，這些就是戰爭的樣貌！他曾在法國香檳地區的阿托瓦，還有在索姆河戰役中擔任機槍手，因此非常清楚那種「在我身旁的人忽然就倒地死亡，子彈直接打在他身上」的感覺[4]。這些記憶像鬼魅般，如影隨形的跟著他，在戰爭結束時多年後，他製作了一系列蝕刻版畫，題名就叫〈戰爭〉，以及著名的〈戰爭三聯畫〉（見彩圖39），前者是徹底的黑白畫，後者忽然進入生動的彩色，不過不管是哪種，我們大部分人都應該慶幸不需要親眼見識。德國軍服的皮帶扣上面所刻的紋章，寫

的是 *Gott mit uns*（上帝與我們同在），不過現實的情況卻比較接近「地獄與我們同在」，觸目所及的景觀都是「人血流如注、窒息而死，或是溺死……鮮血，在口中呼嚕呼嚕作響，從塌陷的肺裡大量湧出」[5]，然後他們的屍體將會鑽滿蛆蟲，吸引成群的蒼蠅，漸漸腐爛，露出裡面慘白的骨架與露齒而笑的骷髏頭。

在戰爭中士兵會死亡與變成殘廢，這些意外軍中高層的將軍們都預期到了。但是其他的問題呢？有的士兵忽然變成啞巴，有的會發抖到難以控制的地步，有人徹夜做著噩夢而數夜無法成眠；有人一夜之間說自己變成了瞎子，但是我們卻知道他們絕對沒瞎。有的士兵抱怨心悸，出現一種叫做「士兵之心」的症狀。有人說自己肢體癱瘓，但是之前並沒有發生過任何可能導致他們癱瘓的事情。有人的肢體扭曲，還有人只能用奇特而不自然的姿勢行走。更有人無止境地啜泣或吼叫，停不下來。也有人喪失了所有的記憶。軍方的領導人認為這些人的問題很簡單，他們就是裝病，是意志軟弱的關係。這些人是懦夫，從自己對國家該盡的責任上退縮下來。他們該受軍法處罰，立即槍決。他們確實也槍斃了一些人，理由是**殺一儆百**。

## 砲彈恐懼症

不過軍醫對此有不同看法。他們認為這些人患的是精神疾病，他們崩潰了，他們的神經受傷了，他們本來不應該這樣的。德國醫生認為這些人出現了一種叫做**恐懼官能症**（*Schreckneurose*）的疾病，英國醫師則稱這它為砲彈恐懼症（shell shock，又譯驚彈症、砲彈休克症）。這個名稱來自於早

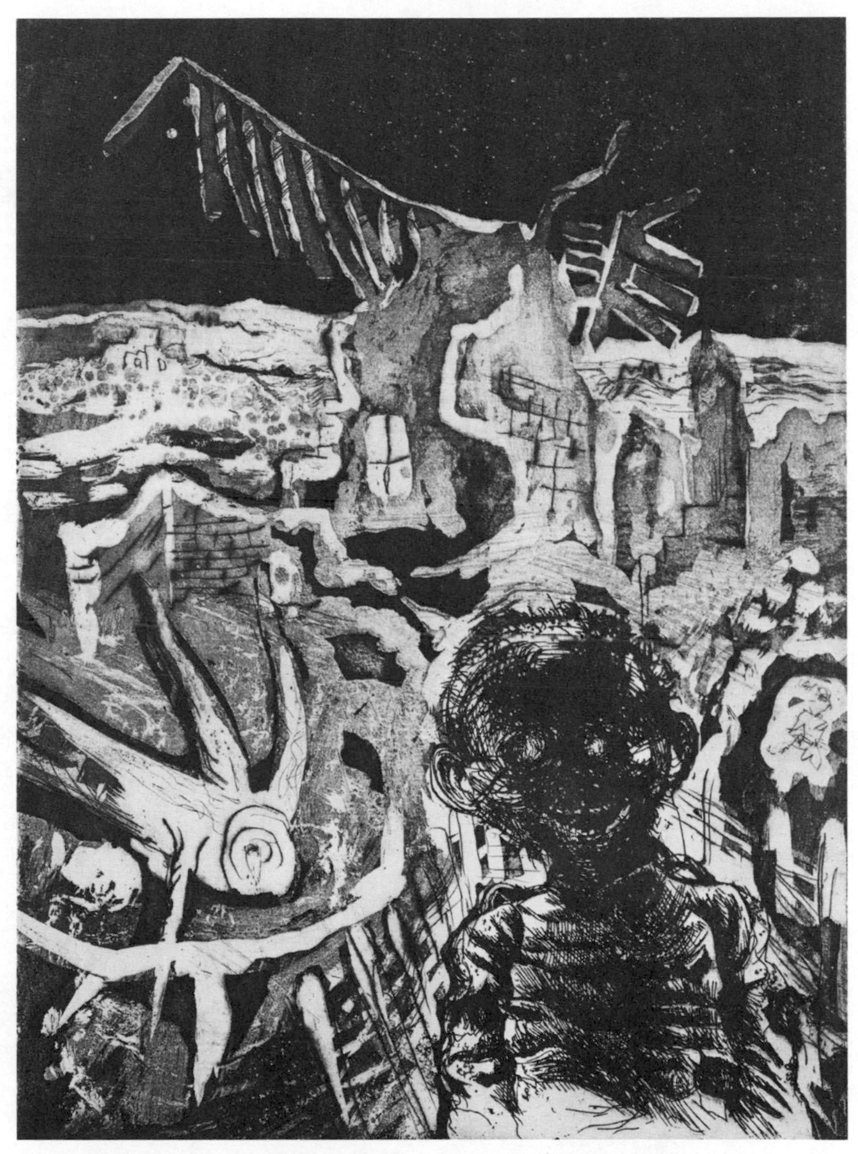

迪克斯曾經做了一系列描繪在戰爭時壕溝中的真實樣貌的作品，命名為「戰爭」。這些醜陋、如夢魘般的圖案，透過視覺提醒觀眾戰爭對人類的影響。這一幅作品的標題是〈遇見瘋子之夜〉。

期關於這種症狀的醫學理論，當時的人認為這些症狀源自高爆性炸藥的衝擊，雖然病人外表看起來好像沒什麼事，但是其實大腦跟神經系統都受了傷，留下看不見的傷口。雖然脊髓撕裂或是大腦輕微出血，無法診斷出來（至少在活人身上看不出來），但是醫生卻必須處理這些傷害所造成的影響。

不過並非所有人都同意這種看法。大部分的神經科醫師，一開始都傾向將這個問題歸因於他們的舊敵：退化理論。在戰爭開始之前，英國頂尖的精神科醫師梅西耶（一八一五年到一九一九年）就堅持認為，精神崩潰「不會發生在心智體質健全而結實的人身上。（精神失常）不像天花或是瘧疾等疾病一樣，會無差別地感染身體強健跟虛弱的人。它主要發生在精神體質本來就有缺陷的人身上，這些缺陷所表現出來的症狀，就是缺乏自我控制力，會讓人立即放棄自持並陷入自我放縱[6]」。法國的神經與精神科醫師，也因為深受夏爾科學派的影響，認為這些表現出精神病症狀的士兵，都是心智有缺陷而退化、軟弱、膽小且衰老的人。他們會精神崩潰其實早就有跡可循，跟戰爭的嚴苛環境並沒有什麼關係[7]。德國的精神科醫師大部分也都持類似的看法。

但是當我們見識到愈多的「砲彈恐懼症」病人之後，它原本的病因，也就是士兵的神經受到震盪的傷害，開始受到眾多挑戰。比如從來沒有上過前線的士兵，居然也出現了砲彈恐懼症，而患了其他生理疾病或是受了重傷的士兵，卻反而似乎對這種病免疫；此外，一旦戰俘遠離前線、被送到危險比較小的地方後，他們的病居然也就奇蹟似地好了。不需要冷血懷疑的個性，也不需要是位戰場上的軍官，也都會開始懷疑，最早關於砲彈恐懼症的病因假設是有問題的。

但是如果不是大腦跟中樞神經系統的問題，那又會是什麼問題呢？如果這些士兵的症狀只是單純的裝病，那為何當他們處於另一種極端的壓力之下，卻仍不肯放棄裝病？這未免太啟人疑竇。比如說，即使把燭火貼近那些自稱「眼盲」的士兵眼睛，他們也不曾眨眼。自稱「耳聾」的士兵，對於突然出現的嚇人聲響，依然完全沒有反應。用疼痛去刺激那些自稱「啞巴」的士兵，他們卻連哼都不哼一聲。很多人都認為，「砲彈恐懼症」很明顯地是歇斯底里症的一種。而戰鬥所帶來的精神壓力，正是讓原本可以自我節制的精神，開始崩潰的元兇。

對各國的精神科醫師來說，要結合歇斯底里的假設，跟當時多數醫生所信奉的主張，也就是生理上比較低等的人，才會罹患精神疾病這種說法，其實沒有什麼大問題。畢竟這種觀點，本來就是夏爾科學派的醫生，在巴黎所發展已久的看法，而德國跟奧地利的**精神科人員**（*Nervenarzten*）大部分也都深表認同。不過呢，這種論點也並不是完全沒有問題的。要說這些曾經為了祖國而奮戰的勇士是退化者，多少讓人感到不太舒服，而且這些出現砲彈恐懼症的人中，包含各種官階的軍官及士兵；此外，又要如何去解釋有些士兵在發病以前，曾經奮戰了好幾個月，並曾展露出無比的勇氣呢？於是愈來愈多的軍醫開始相信，當壓力夠大的時候，再堅強的意志也會崩潰。發瘋跟精神創傷兩者之間，似乎有著某種緊密的關係，而即使這種創傷並非佛洛伊德所強調的，是與過去性經驗有關，但是他關於無意識衝突，以及身體將精神創傷轉化成為生理疾病的看法，在某種程度上，仍然可以用來解釋這些戰時的病人。當一個人在面對極為恐怖的危險時裝病逃避，看起來比其他解釋要合理多了。成千上萬名原本「正常」的人，深受著充滿創傷的記憶所苦，試著壓抑自己所見與做過的慘事，這些景象成為他們每晚的夢魘，縈繞不去。心理的壓力與衝突，會以生理疾病的形式浮現到表面，這成千上萬的病人，就是最堅實的證據。

在這種情況之下，承認精神疾病有其心理學根源，也等於是贊同以心理學為基礎的治療手段。德國一位頗具個人魅力的精神科醫師諾內（一八六一年到一九五九年）曾用催眠術治療病人，並宣稱非常成功。英國劍橋的神經科醫師瑞佛斯（一八六四年到一九二二年），在奎葛洛卡的軍官醫院（這間醫院原本是一間愛丁堡附近的水療療養院）任職時，也用脫胎自佛洛伊德學派的心理治療技巧來治療他的病人，並且相當同情他們，這些病人也包括了戰爭詩人歐文跟薩松（一八八六年到一九六七年）[8]。薩松還暱稱這裡為瘋子村（見彩圖37）。

不過若是假設精神科醫師，因為比較認同心理因素在引起砲彈恐懼症上面的重要性，就必然對病人比較有同理心，那你可就大錯特錯了。如果一個病人的症狀來自於他的「暗示感受性」，也就是他心理的脆弱性，那麼精神科醫師也是很有可能會得到另一種結論。德國的精神科醫師邦赫費爾（一八六八年到一九四八年）就曾經很清楚地解釋過：

> （砲彈恐懼症）的歇斯底里反應，或多或少是來自於有意識地想要自我保護。德國士兵在火線上受傷然後被送到戰地醫院，跟法國戰俘兩者之間的行為與反應，可說是截然不同。在這些德國士兵中，有很高比率會出現各種我們熟悉的歇斯底里反應；但是這些法國戰俘，儘管也來自相同的前線環境，卻不曾出現任何歇斯底里症狀……反而經常可以從這些戰俘口中聽見「我的仗已結束了」。這也就是說，對他們而言，已經沒什麼理由需要發病了。[9]

這樣的觀念，跟另一種傳統的看法，認為這些所謂砲彈恐懼症的「受害者」，只不過是軍中不知羞恥的無賴、是一群不負責任的懦夫，需要的不是同情而是懲罰，兩者之間的界線其實非常模糊。儘管一般人認為精神科醫師應該具有同情心，但是他們所提出的治療手段，卻完全與軍中高層的看法一致。這些治療措施裡面，往往帶有非常明顯的凌虐與懲罰色彩。他們認為，不管是砲彈恐懼症病人的歇斯底里癱瘓，或是裝病裝出來的癱瘓，在神經學上都沒有實質的問題，而兩者都是意志軟弱的表現。此外，當時要將這些士兵儘速送回前線去作戰的壓力非常大，也沒什麼人關心這些砲灰們長期的心理衛生問題，因此，只要能夠暫時減輕這些人的症狀就足夠了。無怪有這麼多人對於這些訴諸專斷獨行，有時甚至野蠻的手段，都是睜一隻眼閉一隻眼，不僅如此，他們還試圖將這些手段合理化，宣稱這是一種治療。

很巧的是，德國、奧地利、法國跟英國的精神科醫師，都不約而同地訴諸用強力的電流來引起病人感到痛苦，希望藉此強迫他們**放棄其症狀**，讓啞巴開始說話，讓聾子可以聽見，讓癱瘓的人開始行走。在德國醫生中最有名的，莫過於考夫曼療法的發明人考夫曼（一八七五年到一九四一年）了。這種療法，是用強力而令人痛苦的電流，去刺激病人癱瘓的肢體；在治療時一次會刺激好幾個小時，同時大聲下達操練的口令。這樣做的目的，在於讓病人屈服，脫離自己的症狀，並且準備好可以重回殺戮戰場。至於在奧匈帝國，一位維也納大學傑出的精神醫學教授瓦格納姚萊格（一八五七年到一九四〇年），雖然不屑親手在軍中執行類似的治療，卻小心翼翼地指導手下的柯茲羅斯基醫生，用強力電流刺激病人的嘴巴跟睪丸。當一位病人在接受治療的同時，其他得了砲彈恐懼症的士兵則被強迫在旁邊觀看，同時等待自己的療程。

對英國人來說，奧匈帝國不過就是蠻夷之邦，因此會採用這種野蠻的治療手段，也就不足為奇了。不過諷刺的是，英國跟法國的神經及精神醫師，卻也對於類似的手段非常感興趣。在法國的杜爾，神經科醫師文森（一八七九年到一九四七年）也使用法拉第電流來對付病人，他稱這種療法為**魚雷攻擊**。他精心設計了可以放出嚇人的直流電的電極，然後將這些電極連接到病人身體上，貌似要鼓勵病人移動自己「麻痺的」肢體。這種療法還同時搭配了許多其他用來驚嚇病人的技巧，並且必須進行得極為迅速而且毫不手軟。在治療時，文森會果決地站在病人身旁，堅持除非病人放棄裝病，不然他們的痛苦將會持續下去。根據文森年輕而熱情的學生吉勒的描述：「這些聲音、手臂及雙腿的虛偽失能者，事實上，只不過是意志的失能者。醫師的任務就是要代替病患行使意志[10]。」後來有一次，也僅有這一次，這樣的「介入治療」讓文森被自己一位名叫德尚的病人攻擊。德尚因此受到軍事法庭的審判。

年輕的加拿大醫生耶蘭（一八八四年到一九五四年），曾在戰爭期間任職於英國一所專門治療神經疾病的醫院，該醫院位於倫敦的女王廣場附近。他跟後來拿到諾貝爾獎的同事艾德里安（一八八九年到一九七七年），也引用了這種霸道的治療方式。在治療的時候，醫生「不會問這些得了砲彈恐懼症的病人，能不能舉起自己麻痺的肢體，他們會直接命令病人舉起肢體，並告訴他如果他肯嘗試的話，一定會成功。多次重複以及權威的態度，是這段再教育過程中最重要的事情[11]」。不幸的是，這些做法並非每次都有效，因此他們還會加上其他的輔助手段。

他們曾將變啞的士兵帶進一間漆黑的房間中，把這位病人綁在一張椅子上，並在他口中放入一支壓舌板。病人被斬釘截鐵地告知：離開時，聲音將會恢復。病人沒有回答。他們接著將電極接到病人的舌頭上並且通電。強力的電流讓病人痛到弓起背來，力道之大把舌頭上的電極都扯掉了。此時病人

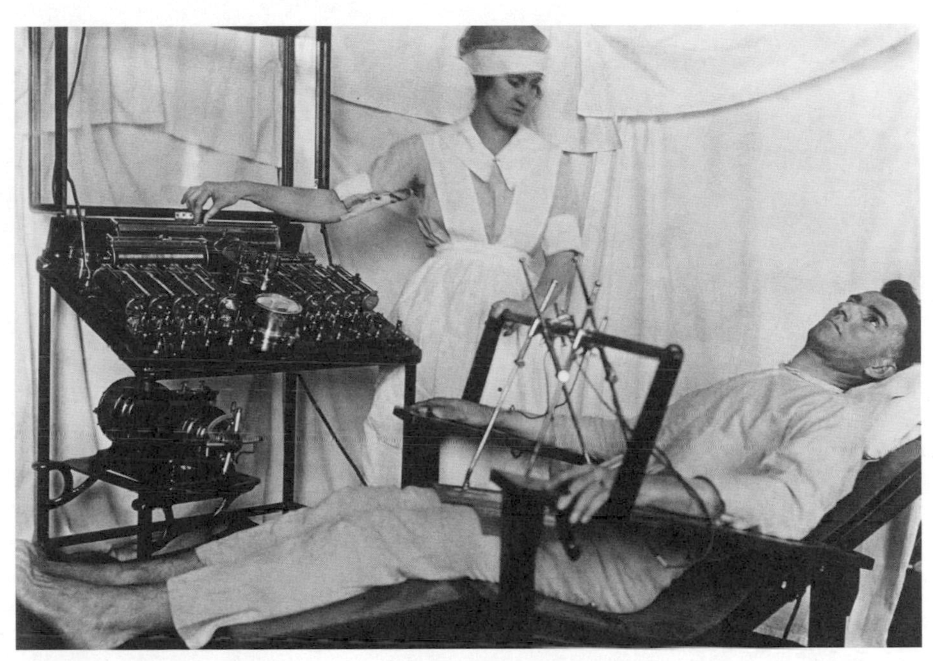

用電擊去治療砲彈恐懼症。圖中的病人的腰部接了電極，正要通電流來治療病人下肢的顫抖或是麻痺。

還是沒有說話，他並沒有服從說話的命令，因此醫生繼續重複相同的治療過程。一個小時之後，病人勉強地發出「啊」的聲音。因為病人心不甘情不願，耶蘭開始施加更大的壓力。數個小時過去了，病人開始結結巴巴的說話並且哭泣。耶蘭繼續施以更多的電擊。最後，病人終於可以說話了，但是他還必須對這些折磨他的治療師說出「謝謝你」，才可以獲准離開[12]。

當戰爭結束的時候，文森跟耶蘭都身處於戰勝國的一方。他們的病人大部分或許都對這段治療過程深惡痛絕，不過他們也做不了什麼。但是戰敗國就不一樣了，隨著奧匈帝國的瓦解，以及一切因為戰敗帶來的苦難，戰後的維也納變得一片混亂，瓦格納姚萊格也面臨了不同的命運。憤恨不平的退伍軍人控訴他在戰時所犯下的種種暴行，指責他對待病人冷血無情，以及採用各式折磨人的手段。瓦格納姚萊格百般辯解自己的動機純正。但是要說服人，他只能尋求其他人的幫忙。他最後請求佛洛伊德來為自己的療法作證，而佛洛伊德確實幫了他忙，作證說他的同事並沒有做錯事。因為專業人士都站在同一陣線，最後法官宣布瓦格納姚萊格無罪釋放。瓦格納姚萊格得以以勝利之姿回到自己的職位上[13]。

## 發燒

瓦格納姚萊格其實一直都有一個想法，認為提高發瘋病人的體溫，有可能治癒他們的疾病。從一八八〇年代晚期開始，他就不斷嘗試用各式各樣的方法，去引起病人的發燒症狀，甚至包括讓病人感染會引起丹毒的化膿性鏈球菌（在那個沒有抗生素的年代，這可是非常危險的手段）[14]。各種失敗的實驗結果並沒有讓他氣餒。一直到戰爭結束前數月，在一個偶然的機會下，他遇見了一名得了「間日瘧」的義大利戰俘，於是他馬上抓緊這個機會，展開新一輪的實驗。這次他選了麻痺性癡呆（GPI）的病人來做實驗。他首先從瘧疾病人身上抽血，接著把這些血液打入GPI患者身上，讓他們出現間斷的高燒症狀，瓦格納姚萊格認為這樣子具有治療的效果。

對於GPI的診斷，可以說是精神醫學在十九世紀極少數的重大成就之一。到了第一次世界大戰前數年，科學家終於證實了眾人長久以來的懷疑，確認這種駭人聽聞的疾病，確實是因為病人之前感染了梅毒所導致的後果（見三二〇頁）[15]。GPI並不僅僅只是診斷下的一次感染事件而已，它還是

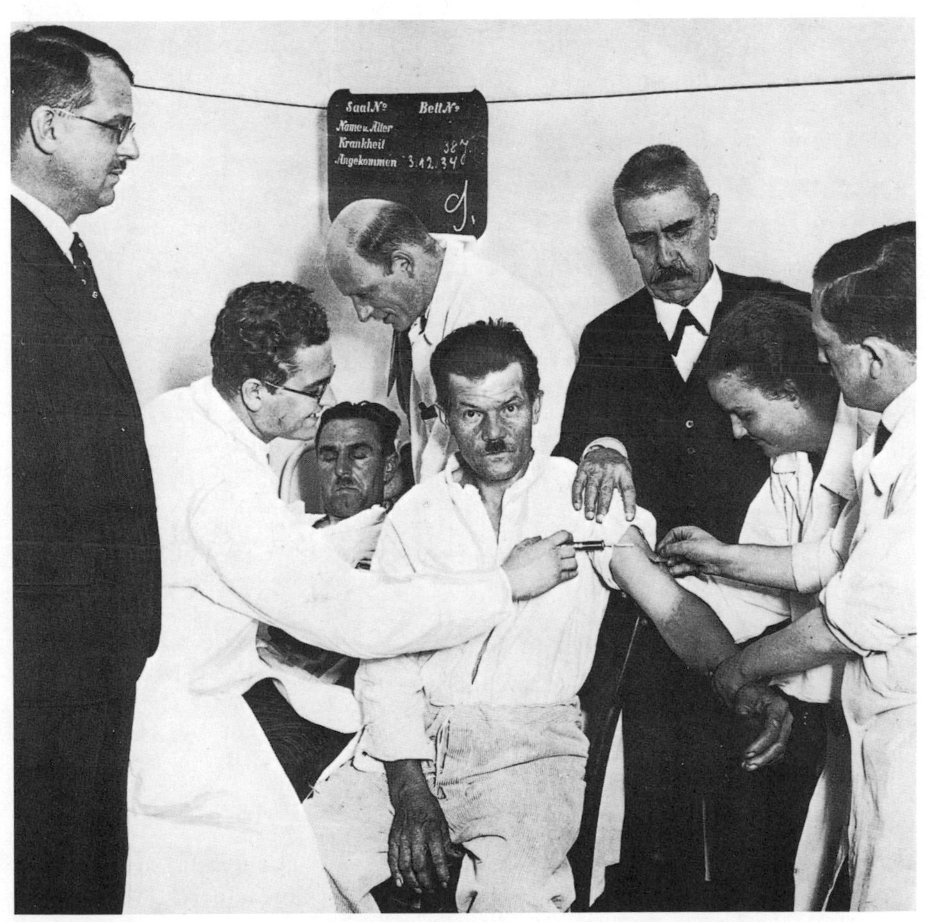


瓦格納姚萊格正在監督助手將感染了瘧原蟲的血液，注入另一名病人體內（一九三四年）。這些血液是從一名瘧疾病人（在後面）身上抽取出來，然後輸入另一名得了第三期梅毒（中坐者）的病人身上。站在這名GPI病人身後著黑色西裝者，就是瓦格納姚萊格。

一個非常嚴重的衛生問題，因為它占了當年精神病人族群裡非常高的比例。在二十世紀初期，大約有百分之十五到二十被關在收容所裡面的男性病人，都是GPI患者（女性患者則少得多）。不管是從象徵意義還是從實質意義上來說，要是有任何一種療法，可以阻止GPI患者的精神狀態繼續這樣一直退化到嚇人的程度，那必定會成為一項重大發明[16]。

這就是當瓦格納姚萊格宣稱，他的「瘧疾療法」可以治癒GPI時的時代背景。瓦格納姚萊格認為這種療法，可以突破那層擋住所有藥品進入大腦裡面的血腦障壁，如此一來像砷凡鈉明跟水銀等藥物，就有機會進入中樞神經系統（這兩種成分都被用來治療早期梅毒感染）。此外，因為梅毒螺旋體在試管中非常脆弱，很容易被熱殺死，因此感染瘧疾所出現的發燒現象，應該也可以殺死梅毒螺旋體[17]。雖然大家對這些論點一直都還爭論不休，但是在戰爭結束後短短幾年之內，瓦格納姚萊格的新發明就迅速地傳遍全世界。很快地，許多醫院開始使用帶有瘧疾的病人血液，當作感染來源，並把這些珍貴的液體放在保溫瓶裡，透過郵局寄來寄去[18]。在一九二六年所發表的一篇論文中，回顧了過去三十五件臨床試驗結果，指出大約有四分之一的病人（百分之二十七．五），症狀完全獲得緩解[19]，如此一來，大批的醫生跟他們的病人，都爭先恐後地要嘗試這種新「療法」。這些得了神經性梅毒的病人，原先被烙上了瘋子跟性病患者等雙重汙名，現在則自認為跟患了其他生理性疾病的病人無異，因此積極地尋求治療。而他們的醫師也立即回應這些期望，改用一種更有同情心，更積極的治療手段，對待這些原先被他們視為「無望」、「不道德」、「愚蠢」的退化族群[20]。瓦格納姚萊格靠著瘧疾療法，拿到了一九二七年的諾貝爾獎，這是第一個靠精神醫學界的新發明而獲獎的得主，也是唯二的例子之一。

但是不管從哪個角度來看，瘧疾療法都是個嚇人且非常野蠻的實驗。它所引起的間歇性高燒，曾讓很多病人幾乎瀕臨死亡（同時也並非所有的病人，都對用來控制瘧疾病情的藥物奎寧有反應）。不過恢復過來的病人以及他們的精神科醫師，卻都認為這種療法有效。實際上情況究竟如何，沒有人可以肯定。從來沒有人真正在病人身上，對瘧疾療法進行過嚴格的對照實驗；而且，ＧＰＩ這種疾病的進程很不穩定，也讓情況變得更複雜。這種疾病有些時候惡化速度會變得緩慢，甚至停滯下來，這會讓醫生跟病人認為瘧疾療法是有效的，但這些現象僅僅只是暗示瘧疾療法可能有效，卻不是決定性的證據[21]。不過這又如何？自數千年以來，放血、灌腸、催吐等手段不也都曾經是治療各種疾病最主流的療法？大約在十五年之後，科學家發現了盤尼西林抗生素，讓整個問題永遠沒機會解開了，因為新發明的抗生素在治療梅毒上，跟魔彈（magic bullet，編注：流行於二十世紀上半葉理論，強調傳播具有立即深刻的影響力）一樣有效。

不管我們接不接受瘧疾療法治療ＧＰＩ的療效其實「未經證實」，但是當談到二十世紀初精神醫學界的兩大發現，也就是ＧＰＩ的病因，以及瓦格納姚萊格所發明的新療法時，有兩項非常重要的影響，我們必須知道。首先，ＧＰＩ這種病在各收容所裡面，都占有極高的比例，現在可以透過實驗室的研究，找出它是由傳染病原引起的，這個發現大大地強化了精神疾病有其生理基礎這種觀念；更精確地說，正如我們漸漸開始了解，細菌是許多疾病最基本的病因，那麼或許許多瘋病也是由類似的病原所引起的。其次，瓦格納姚萊格發明了史上第一次的新療法，這暗示了既然瘋病可能是一種生理疾病，那麼或許也可能透過以生理為基礎的治療方式來治癒。

## 合法性危機

對大部分人來說，被關進精神病院裡面的病人，他們所表現出的症狀，看起來跟那些塞滿了神經醫師與精神分析師診所的病人，在本質上似乎非常不同。所謂「瘋人院醫院式的發瘋」，指的是那些被迫關進收容所的病人，他們在許多時候，不管是在行為、情感還是智力上，都會表現出嚴重的持續性失常，很明顯地，這些人已經失去了與我們熟悉的現實世界之間的連結。他們所緊抓著不放的，對我們來說不過是完完全全的妄想。他們會出現幻覺，會看見或聽見外界不存在的事物；他們會表現出極端的社會退縮行為，通常也伴隨著失去大部分的情緒反應，其中許多人最後會發展到癡呆的階段。

維多利亞時代的人稱這些人為瘋子或是狂人，不過到了二十世紀，這些稱呼開始顯得不合時宜。與此同時，當初那些自稱為瘋子醫師、精神醫師或是醫學心理醫師的醫生，漸漸開始喜歡被人稱為精神科醫師，同時也開始稱自己的病人為「精神失常者」。其中有些人，開始使用德國精神科醫師克雷佩林當初所使用的疾病命名系統（見三二一頁），稱這些疾病為「早發性癡呆」或是「躁鬱症」。直到一九四〇年左右甚至更晚，醫師最喜歡使用這些病名來描述這類疾病。不過自從瑞士的精神科醫師布洛伊勒，在一九〇八年創造了「思覺失調症」這個病名以後，也有愈來愈多的醫師開始用「思覺失調症」來取代「早發性癡呆」；這主要是因為，這個名稱聽起來不像「早發性癡呆」那麼讓人對病人的病情感到悲觀。不過漸漸地，愈來愈多讓人混淆不清的疾病，都開始被歸類到這兩大類疾病分類之下，而判斷這些疾病的鑑別診斷，所依據的往往是理論而非實際的經驗，因此情況開始變得愈來愈混亂。同時也並非所有人都同意，這兩大類疾病真的是完全不同形式的疾病；比如躁鬱症的病人，如果情況一直都沒有改善的話，往往會被重新歸類為思覺失調症。不過不管怎樣，創造這些新病名，看起來至少給原本一片混亂的情況帶來一些規則，同時也讓醫生可以有一些專業詞彙，來描述他們正在處理的疾病。

在治療這些精神失常病人的領域中，精神科醫師一直是最主要的一群人，他們為數眾多，且在政治層面也占有主導地位。幾十年以來，這一群人對於精神疾病的看法一直都相當悲觀，並且抱持著相當生物化約論的觀點。他們所學到的，是精神疾病乃是一種無可避免、也不可逆的病態缺陷。這樣的觀點讓他們自己得以免除「治不好這些疾病」的非難，同時也讓自己在社會功能上，顯得具有難以估量的價值：他們可以「隔絕」這一群「病態的品種或是退化的人類」，有時甚至需要用「相當的暴力來壓制他們」22。不過將自己的角色，重新定義為不治病人的隔離者，而非暫時偏離健康狀態病人的修復者，卻也讓這些身處於治療專業領域中的專家們，感到極度的不舒服。扮演一名裝飾華麗的寄宿公寓管理員，遠遠與他們對自己專業地位的期望不相稱。同時，隨著與其他醫療領域的差距愈來愈大，愈來愈令人感到不快，這種地位所帶來的問題也就愈來愈急迫。

醫學界在十九世紀最後幾十年間跟二十世紀初期開始轉型。雖然因為大部分醫師的保守主義，仍堅持死守著業已沿用了數百年的疾病模型不放，這場革命的速度並不快。不過隨著巴斯德（一八二二年到一八九五年）跟柯霍（一八四三年到一九一〇年）等科學家的新發現，最終即使是最反動的醫生，也不得不接納「細菌致病論」。在一開始的時候，實驗室的研究對大部分人來說，離臨床的世界實在太過遙遠，而且許多人對所謂的新知識，也抱著極度抗拒的態度23。舉一個十九世紀最可怕的傳染病霍亂為例好了，當柯霍從在加爾各答病死的病人的腸道與糞便檢體中，分離出細菌，並於一八八四年宣稱他找到了霍亂的病原菌時，德國學界普遍持懷疑的態度，而英國學界更是公開否定他的發現；在一個由十三位菁英醫師所組成的委員會裡面，其中一名成員直斥柯霍的發現為「不幸的慘敗」[24]。

不過當對抗這種惡疾的疫苗出現以後（後來又有狂犬病與白喉疫苗），加上新一代的醫師漸漸開始利用實驗室科學的權威，來鞏固自己的診斷，懷疑論者就不得不讓步了。英國醫師李斯特（一八二七年到一九一二年）就曾引用巴斯德的研究成果，來支持自己的主張，使用石炭酸（譯注：今日稱為酚）作為手術時的殺菌劑。不過李斯特在提出殺菌劑可以讓手術死亡率下降，以及細菌會造成手術傷口感染這些假設之後，卻也發現自己的論點，完全被同事嗤之以鼻。幸好在不久以後，無菌手術就被大家廣泛地接受，其結果就是各種技術上可行的手術大量出現，而且當時手術後的死亡率與發病率，也都大幅下降。在二十世紀早期，外科與一般醫學的地位都因此急速上升，一般人對於醫療人員的看法也完全改觀。當時大家都樂觀地期待著，醫學科學應該很快就會進展到更廣泛的疾病領域中。微生物學革命的威力看起來似乎是無遠弗屆。

在瓦格納姚萊格吹噓自己的瘧疾療法達成突破性的發展以前，精神醫學界卻沒什麼類似的勝利成果可以炫耀。當然他們可以將責任推給這些疾病都來自天生的缺陷，以至於本科的治療法一直都表現不出什麼效果。不過這種說法所換來的代價，則是自己的專業在職業領域中被邊緣化，以及原本野心勃勃的醫生，現在心中滿滿的失落感。無怪乎，許多精神科醫師一邊堅信著精神疾病有其生理基礎，一邊企圖從這個死胡同中尋找出路。許多人開始尋找其他可能造成的精神疾病因子，希望找出一個比較有希望的方向。

克雷佩林就提出了一個可能的病因來解釋精神疾病。在他持續編寫那套權威教科書的同時，他一直在思考著，會不會有朝一日，早發性癡呆跟躁鬱症這些疾病，都被證明是一種自體中毒的結果，是體內某些地方潛藏的慢性感染，毒害了病人的大腦呢[25]？隨著時間過去，他愈來愈相信自己的假設。許多其他醫學領域中的知名醫師，也提出了類似的理論，主張各式各樣的慢性疾病，像是關節炎、風濕病、心臟病或是腎臟病等，也有著相同的問題。在那個細菌學在醫學中展現了無所不能影響力的時代，大家都希望能將自己的疾病，納入細菌學的典範中。梅毒已經被證實為ＧＰＩ的致病因子，而對許多精神科醫師來說，一般精神疾病也可能有類似的病因。

## 造成瘋病的微生物

在眾多支持這項理論的醫師中，有一位很出色的年輕醫師，名叫柯頓（一八七六年到一九三三年）。他的學術履歷極為漂亮，那時候正在另外一位醫師邁爾（一八六六年到一九五〇年）的手下工作。邁爾本來是瑞士精神科醫師，在一八九二年移民到美國。一八九六年的時候，邁爾在麻州的伍斯特州立醫院建立了一個篩選相當嚴格的訓練計畫，目的是在訓練一批年輕的醫生，成為新式科學化的精神醫學生力軍，他們要能夠利用實驗室的技術與儀器，來對付頑固難解的精神疾病。在邁爾的支持之下，柯頓於一九〇六年前往德國，在當時精神醫學領域中公認最重要的幾位醫師手下直接受訓，其中一位就是阿茲海默（稍後阿茲海默症就是以他的名字命名的），另外一位則是克雷佩林本人。當柯頓回到美國之後，以年僅三十歲的年輕資歷，就穩坐精神醫學界最輝煌的位置上，成為紐澤西特倫頓州立醫院的院長。

一九〇七年，當柯頓當上院長之後，決定將這所傳統的收容所整修成一間現代化的醫院。不到十年，他就蓋好了新的手術室，改善了醫院的實驗室，同時在圖書館裡累積了大量的專業而現代化的醫學文獻。從他自己的觀點，加上來自克雷佩林所給的暗示，柯頓認為自己已經發現了瘋病的病因。他認為，所有的精神疾病，不管是最輕微的還是極度嚴重的精神疾病，其實在背後都是同一種疾病，只不過表現不同而已：「我不認為在各種功能性的官能症背後，有任何根本的不同。當我們研究愈多院內的病例，愈來愈不得不承認，所謂不同功能群的疾病，根本不存在。[26]」他認為，「精神疾病」這個名詞有誤導之嫌，所有的精神病人所罹患的病，跟其他的生理疾病並無二致，都是源自身體的問題。幸好，這病原並不像其他大部分精神科同僚所以為的，是遺傳缺陷的問題；它其實是一種由微生物所引起的疾病，而現代化的醫學科學已經證實了這些微生物與跟許許多多其他疾病有關。我們可以透過實驗室分析證實這些微生物的存在，而它們的毒性則可透過一種他稱為「外科細菌學」的治療方式排除。

柯頓認為這些慢性感染，隱藏在身體裡面許多看不到的地方，持續分泌毒素，透過血流傳播開來，最後讓大腦中毒。他原本認為，牙齒跟扁桃腺就是引起疾病最重要的地方，因而嘗試大規模地把它們從病人身上移除。不過後來發現這樣做並沒有效果，於是又開始尋找其他目標。他說「現代化的臨床診斷，比如使用X射線、細菌學或是血清學的檢驗，外加上詳細的病歷與徹底的身體檢查，在大部分的情況之下，都可以發掘出這些隱藏在身體裡，但平常病人卻幾乎完全忽略的感染[27]」。胃臟、脾臟、子宮頸，特別是大腸，都可能是感染來源，很可能都需要透過手術全部或者部分切除。有些人

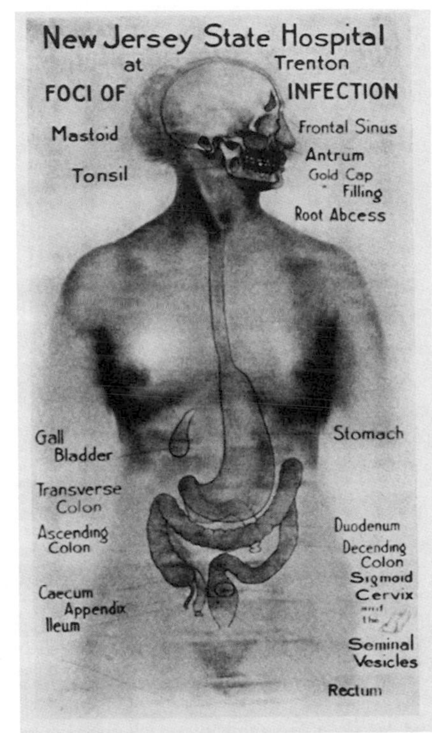


感染病灶：這幅圖畫柯頓經常使用，用來展示體內所有的縫隙與隱匿處，這些地方都可能會有隱藏起來感覺不到的局部敗血症，釋放出毒素毒害身體跟大腦。

或許會擔心這種計畫性的內臟切除術所帶來的影響，柯頓卻對此毫不猶豫：「胃臟不過就像是蓋大樓時所使用的水泥攪拌機一樣，並不是非常必要；大腸也一樣，是儲存東西的場所，我們可以丟掉它，就像丟掉胃臟一樣。[28]」透過這些極具侵略性的治療方式，他宣稱治癒了百分之八十五的瘋子。

柯頓並不是唯一一位認為清除慢性感染可以治療精神疾病的人。英格蘭有位醫師名叫葛瑞夫茲（一八八三年到一九六四年），也不約而同地得到類似的結論。葛瑞夫茲負責管理伯明罕周圍所有的精神醫院，雖然他沒有像柯頓一樣的資源可以執行腹腔手術，不過他還是非常積極地拔掉病人的牙齒跟切除他們的扁桃腺，打開病人的鼻竇來清理，或是透過長時間刺激病人的大腸來排出體內的糞便。柯頓在一九二〇年代曾經兩度造訪英國，當時這兩位醫師都備受讚譽，被視為引領英國醫學前進的明燈。柯頓第一次來英國是在一九二三年，一位皇家學會的成員，同時也是倫敦所有精神病院的病理學家，莫特爵士（一八五三年到一九二六年），曾極力讚賞他的工作；而倫敦最主要的精神醫師協會新上任的會長顧達爾（一八六三年到一九四四年），也一樣大力讚揚他[29]。四年之後，柯頓前來參與英國醫學協會與醫學心理學協會的聯合會議時，英國皇家外科醫學院的院長莫尼漢（一八六五年到一九三六年）將他譽為精神醫學界的李斯特，他說：「在未來，一間精神病院如果沒有X射線實驗室、熟練的細菌學家，以及可以執行手術的外科醫師，將不可能被認為是配備完善的醫院。[30]」

柯頓跟葛瑞夫茲等人的理論，吸引了一批非常有名的追隨者，在美國有約翰．家樂，也就是那有名的巴特克里克療養院的院長，同時也是早餐業巨頭（詳見第九章）；還有美國醫學協會的會長沃克（一八六〇年到一九四二年）；以及在二十世紀初期，美國最重要的精神醫學教科書的作者培頓（一八六五年到一九四二年）。不過，這些人當然也招致了一些批評。但是有趣的是，這些批評裡面，沒有任何一件是針對柯頓曾經自己承認過，他的腹腔手術死亡率高達約三分之一這件事[31]。精神科醫師的批評，主要是抱怨他們被病人家屬團團圍住，每個人都要求他們也達成如柯頓所宣稱的那種奇蹟般的療效；他們同時也對柯頓關於「手術及細菌學所能達成的效果過度樂觀[32]」以及做出太誇張的宣傳等事情，表達不安。但是幾乎沒有人對於他們的同事，在這些被關起來的病人身上做這麼大規模的實驗是否合法，或是對於這些實驗造成大批殘障甚至死亡等情事，表達過任何意見。美國當時最有影響力的精神科醫師邁爾，曾經在充滿倫理規範爭議的情況下，主持了一次關於他的愛徒柯頓這些實驗成果的調查（在這次調查中，他發現這些手術的死亡率將近百分之四十五），之後也僅僅只是封鎖了這些發現，目的是為了不要引起任何可能出現的醜聞，而不是為了保障病人的生命[33]。

## 休克療法

瓦格納姚萊格的瘧疾療法實驗，以及柯頓跟葛瑞夫茲一心一意致力找出體內慢性敗血症之源所做的實驗，帶來了一波精神醫學實驗熱潮，對象則是那些被關在精神病院無抵抗能力的病人。從一九二〇年代到三〇年代，橫跨北美跟整個歐洲，我們都可以看到這類令人印象深刻，各式各樣的人體治療實驗，嘗試要根治瘋癲，讓瘋子回復成正常人。治癒疾病的壓力來自各處：那些神智扭曲病人的家屬絕望的心情；那些精神科醫師職業上的企圖心，不甘再被視作瘋子博物館的管理員；還有來自承受著瘋癲這種慢性疾病所帶來沉重財政壓力的政府。當然，病人本身對這些事情沒有表達過什麼意見，他們不管在道德上、社會上還是實體上，早就被排除在「人類」這個階級以外。他們被關在那些外人目光難以觸及的大型機構裡面，不被認為有道德判斷能力，同時也假設他們的心智狀態，無法為自己做出什麼有根據的選擇。事實上他們也幾乎無法反抗那些控制他們的人，雖然，還是有少數人不肯服從。

大部分比較誇張的實驗，早已從人類的記憶中退去。誰還記得，醫生曾用過巴比妥酸鹽藥物，讓病人進入極為長期的深度睡眠，企圖藉此切斷那些精神疾病跟瘋狂想法之間的連結[34]？或者，將馬的血清注入病人的脊髓管內來引起腦膜炎，藉此讓病人發高燒，讓身體的免疫系統動員起來，讓「這些細胞發揮清道夫的功用，掃除中樞神經系統裡面的有害毒素，讓大腦重新恢復正常功能」[35]？或是像是哈佛的精神科醫師，在麥克林醫院（一間專門服務波士頓上流社會的私人療養院）所做的實驗，讓病人的體溫降至華氏八十五度（攝氏二十九度）甚至更低的程度，刻意低到不適合生存的程度（而有時病人確實就活不了了）[36]？或是幫病人注射番木鱉鹼、膠狀鈣，甚至是氰化物[37]？

這些治療方式或許既不普及，被使用的時間也不長。不過其他的治療像是腦葉切除術或是電痙攣療法，可就持續了很久，被使用的也更為廣泛，同時還大量改變了一般人對精神疾病與其治療手段的看法。之後我們會看到，在一九六〇年代以後，當一些「反叛的」精神科醫師開始投入「反精神醫學」陣營時，也為一般大眾與文化帶來一定程度的反思。在小說或是在好萊塢的電影裡面，精神科醫師經常被生動地描繪成，本來以治療病人為職業但後來卻發瘋了，然後狂亂地使用許多看起來像武器似的治療工具。不過事實上，當這些療法剛問世的時候，幾乎都獲得精神醫學界的一致盛讚，也被當時新誕生的科學記者界視作醫學科學進步的代表，認為我們終於有可以治療精神異常的療法了。

十九世紀末到二十世紀初，醫學實驗室的革命已經進展到超越了用細菌學去解釋疾病的地步。當時最石破天驚的一項研究成果，是一九二二年一項跟內分泌系統有關的研究。加拿大的科學家班廷（一八九一年到一九四一年）跟貝斯特（一八九九年到一九七八年），率先成功地分離出胰島素，並且用它救活了一整間病房昏迷瀕死的兒童。這種神奇的成分，還有什麼其他用途呢？

一九二〇年代時，有一位生於奧匈帝國納德沃爾納的醫生賽克爾（一九〇〇年到一九五七年。納德沃爾納在兩次世界大戰期間屬於波蘭，今日則在烏克蘭境內），當時正在柏林的利希特費爾德醫院工作。這是一間私立的精神病院，而賽克爾主要的工作，則是治療嗎啡跟海洛因成癮的病人。他想要減輕病人的戒斷症候群，同時還要刺激他們的食欲，於是開始嘗試新發現的荷爾蒙。他發現在使用胰島素的時候，有時病人會因低血糖而陷入昏迷。當他在一九三三年搬到維也納之後，被任命去照顧思覺失調症病房，他就在那裡展開所謂的胰島素休克療法臨床實驗。一九三三年十一月，他把首次實驗成果發表在《Verein für Neurologie und Psychiatrie（神經學與精神病學協會）》期刊上。在文中他宣稱疾病的緩解率高達百分之七十，同時根據他的觀察，還有許多病人的病情顯著改善。到了一九三七年瑞士精神醫學協會開會時[38]，已經有來自多達二十二個國家的報告，認可這種療法的效果。隨著奧地利反猶太浪潮愈來愈盛，賽克爾離開了維也納搬去美國，在紐約的哈林谷州立醫院任職。他後來就一直留在美國，直到一九五七年因為心臟病逝世。賽克爾在生前非常積極的宣傳自己的發現，他曾經寫道：

> 這種療法基本上就是每天使用大量的胰島素引起病人休克。這樣做有時候會引起癲癇，不過比較常發生的，則是引起嗜睡或是昏迷，伴隨著大量盜汗。不管是哪一種症狀，在臨床上都要提高警覺……不過我認為，當病人來尋求我們治療時，多半不是已經不知所措，就是患了非常嚴重的疾病。不管是哪一種情況，我認為都有很好的理由，去試試看這種雖然很危險，但是卻可能成功的療法。[39]

這種療法確實是既危險又戲劇化。病人因為命懸一線間，因此必須處於醫生與護士持續不間斷的照顧之下。不過儘管在最嚴密的照護下，還是有百分之二到五的病人會死於治療，其他的病人則會在注射葡萄糖溶液之後甦醒。這種療法在當時非常受歡迎[40]，一個病人通常會接受許多次療程，不過因為需要投入的醫療資源非常龐大，讓它注定只能被用在一小群病人身上。

賽克爾本人認為「癲癇的作用有如攻城衝撞車一樣，可以打破那些頑強病人的藩籬，這樣一來低血糖的『調節部隊』就可以長驅直入」[41]。但是後來加了對照組的實驗，證明胰島素休克療法並沒有效；這結果剛出來的時候，許多知名的精神科醫師都對此感到非常憤怒[42]，而某些地方則繼續進行這樣的治療，一直到一九六〇年代初期為止。比如說美國特倫頓州立醫院，仍在一九六一年幫普林斯頓大學的數學家奈許（一九九四年因為對賽局理論的貢獻而拿到諾貝爾獎），用胰島素休克療法來治療他的思覺失調症[43]。

醫療資源的局限性，或許限制了胰島素休克療法的普及化，不過在一九三〇年代所發展出來其他形式的休克療法，就沒有這種問題了。就在賽克爾宣布他的新療法一年之後，一位在匈牙利布達佩斯工作的精神科醫師邁都納（一八九六年到一九六四年），也開始在病人身上實驗如何引起痙攣。他有一套的單薄而脆弱的理論（而且是錯的），認為思覺失調症跟癲癇不會共存在病人身上。一開始他給病人注射樟腦油，但是因為病人受不了，引發癲癇的效果又很差，而且還會造成病人「極度焦慮跟痛苦，引起病人的攻擊與自殺行為」[44]。不過邁都納並不氣餒，他之後也嘗試了番木鱉鹼，但對結果還是不滿意。最後，他選擇了環四氮五甲烷（pentathylenetetrazol，後來在美國稱為 metrazol）作為首選藥物。

雖然環四氮五甲烷誘發癲癇的效果比較穩定，但是對病人來說，它的後果跟注射樟腦油一樣糟糕。邁都納曾說這種藥物的效果「蠻力十足，就像黃色炸藥一樣，目的在將疾病造成的影響全部炸得粉碎，讓病人回復正常功能……是一種極為暴力的打擊……因為到目前為止，沒有任何一種療法可以造成病人如此有效的休克，力量強到足以打斷造成思覺失調症的有害過程[45]」。當時有一位觀察過治療過程的人曾說：「在病人所表現出來諸多讓人印象深刻的反應之一，就是病人的臉部表情跟口語表達，都足以證明他們處於極大的驚嚇與凌虐之中，而且被瀕死的恐懼完全吞沒。[46]」不過這種極度的恐懼感倒還不是這種療法最嚴重的副作用，另外一位精神科醫師曾經報告過：「這種療法最嚴重的缺點，就是病人有時候會出現關節脫臼、骨折、心臟病、永久性腦傷，甚至死亡這類嚴重的併發症。因為病人對於這種療法都表現出極為害怕且擔心，而且會同時造成病人過強的痙攣跟嚴重的副作用，我們正在尋找更讓人滿意的替代物。[47]」

新療法很快就被找到了。那時候有兩位在義大利羅馬的醫生，色雷提（一八七七年到一九六三年）跟畢尼（一九〇八年到一九六四年）曾經在狗身上做過通電的實驗，以觀察電流對生理的影響。在這些實驗中，大部分的動物都死了。不過後來有一次他們去參觀屠宰場，見到屠宰場都會先讓電流通過豬隻的頭，把牠們電昏，然後才切斷牠們的喉管。這讓他們想到類似的技術如果可以用在人身上（當然應該要比屠宰場的裝備小），或許會有治療的效果。在一九三八年四月，他們就進行了第一次人體試驗，這種療法日後就被稱為電痙攣療法（ＥＣＴ）。一開始他們用的電流不足，不過在後續的實驗中，他們漸漸可以在病人身上引起激烈的癲癇反應。就這樣，ＥＣＴ成了比環四氮五甲烷要更便宜又更可靠的療法，它幾乎可以立即引起癲癇，病人不再需要經過一段可怕又不確定的等待時間。而且在恢復之後，色雷提說，病人也記不得剛剛發生過的事。因為這種療法又直接又便宜，很快地就在國際間流行了起來[48]。不過ＥＣＴ也很容易造成病人骨折，特別是會發生在髖關節跟脊椎部位，因此

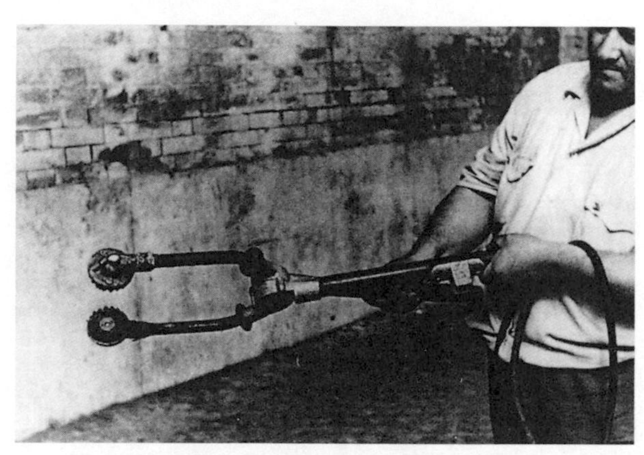

色雷提在看到羅馬的屠宰場會用圖中這種電擊來電昏豬隻之後，想到也可以將電休克用在人身上，來治療精神病人。

從一九四二年開始，ＥＣＴ都會跟肌肉鬆弛劑一起使用，來避免骨折的副作用。一開始他們使用的是箭毒素，後來則改用琥珀膽鹼，並且需要使用麻醉及供氧[49]。

關於這些新發明的休克療法的療效，是否是藉由傷害病人的大腦而達成，一直為學界爭論不休。哈佛大學的神經學家科布（一八八七年到一九六八年）做了一系列動物實驗，結論道：「胰島素跟環四氮五甲烷所展現的治療效果，很可能是因為大腦皮質中大量的神經細胞都被摧毀了。因為這種破壞是不可逆的……用這些手段來治療官能症或是精神病，而期望病人有可能會恢復，在我看來完全沒有道理。[50]」賽克爾則對此持完全不同的看法：雖然他勉為其難地承認，病人在胰島素休克療法進入昏迷階段時，因為切斷了大腦的氧氣供應，確實可能造成腦傷，不過他也猜測（毫無任何根據地）那些被殺死的細胞，都是會造成精神官能症的壞細胞[51]。至於ＥＣＴ的擁護者，則不接受這種論點，不認為

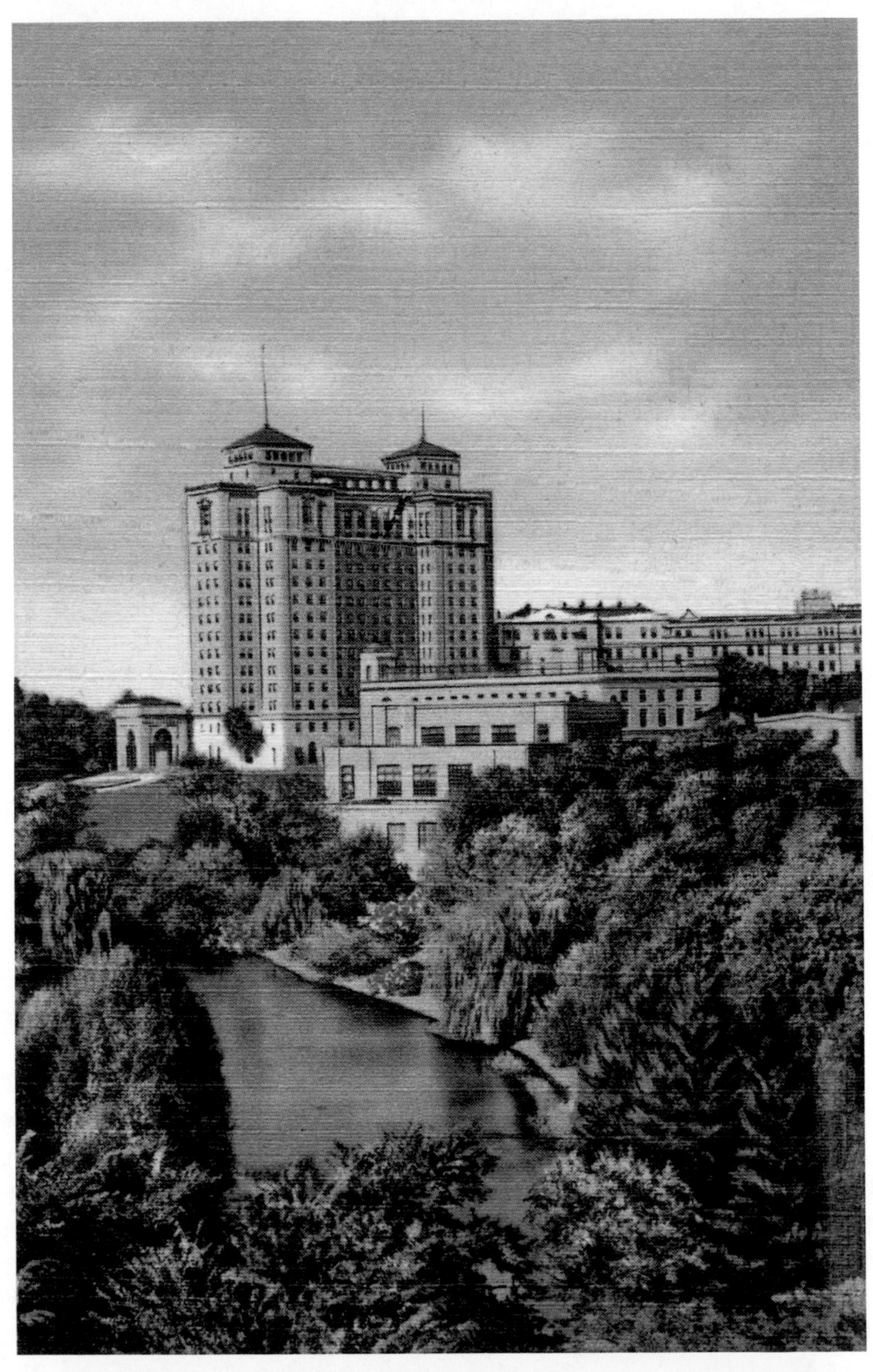

彩圖 36　位於美國密西根州的巴特克里克療養院，這是專為富有的神經質病人服務的療養院。一九三三年，它因為經濟大蕭條的緣故陷入破產託管的命運。

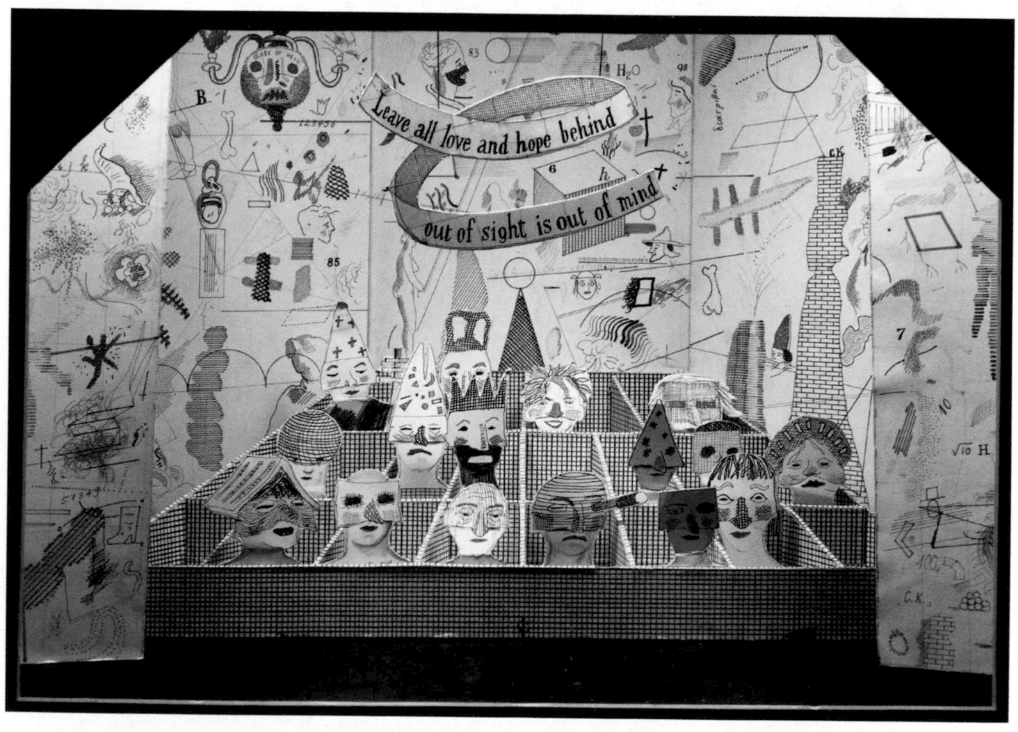


彩圖 41　左頁：這是佛洛伊德在英國倫敦北部漢普斯特區，梅爾斯菲爾德花園二十號的書房。當佛洛伊德在一九三八年，從奧地利為了躲避納粹的迫害而逃到倫敦時，他帶了他的躺椅以及私人用品，重建自己在維也納山街十九號的書房。這個房間今天是佛洛伊德博物館的一部分。

彩圖 40　上圖：這是霍克尼在一九七五年所製作的〈瘋人院醫院〉，這是他為史特拉汶斯基的歌劇《浪子歷程》最後一幕所製作的模型，在格萊德邦音樂節上演時使用。

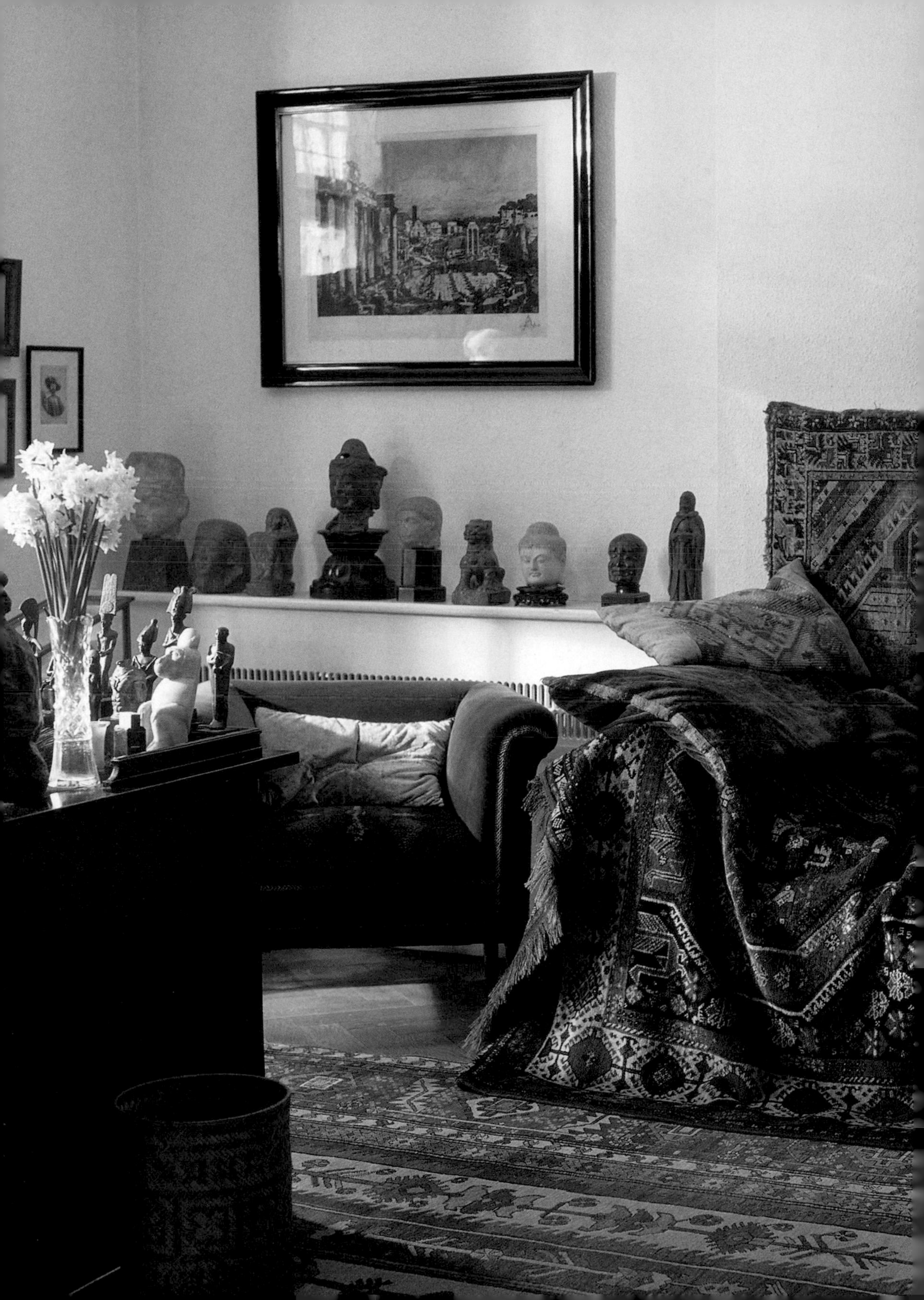

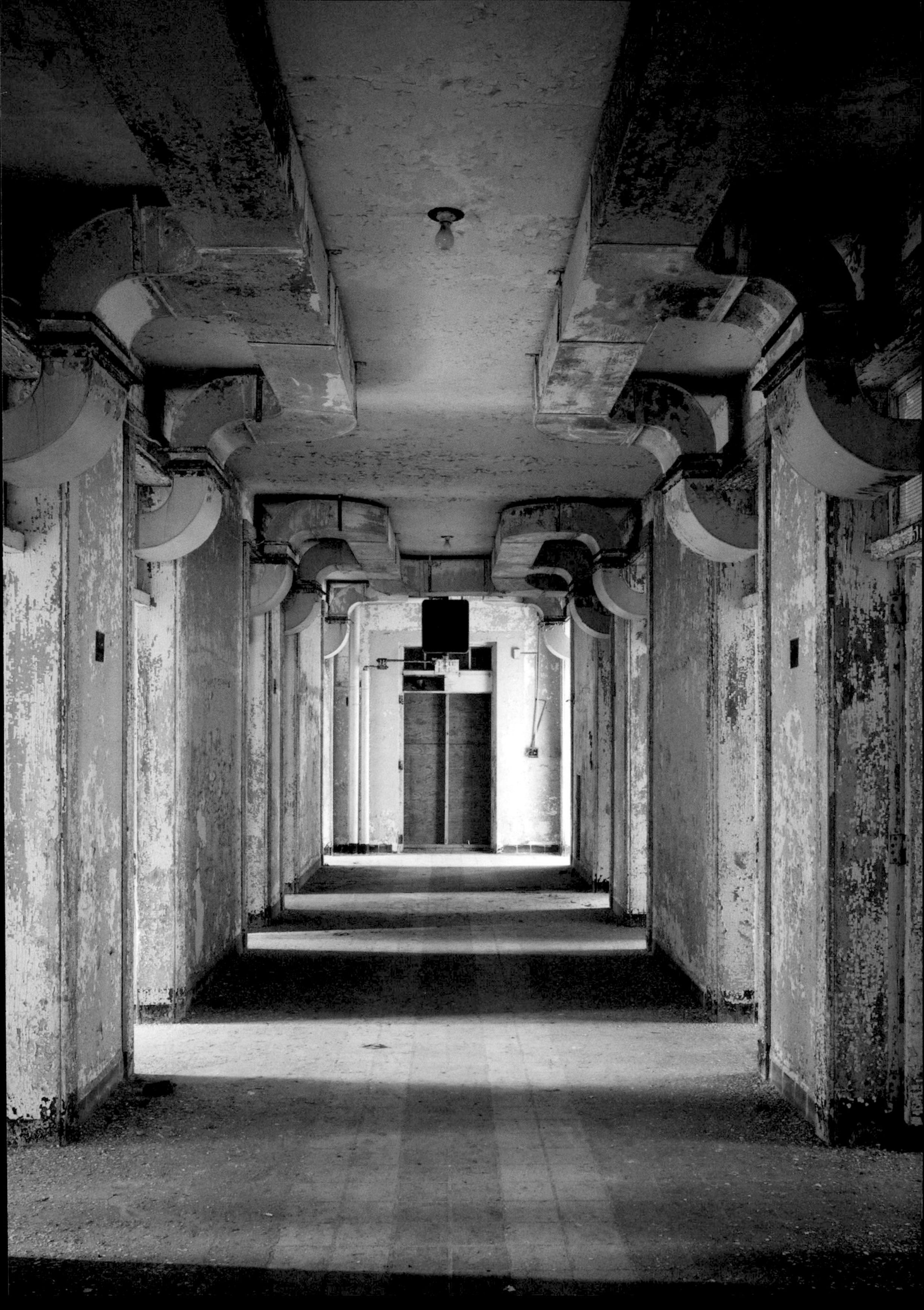

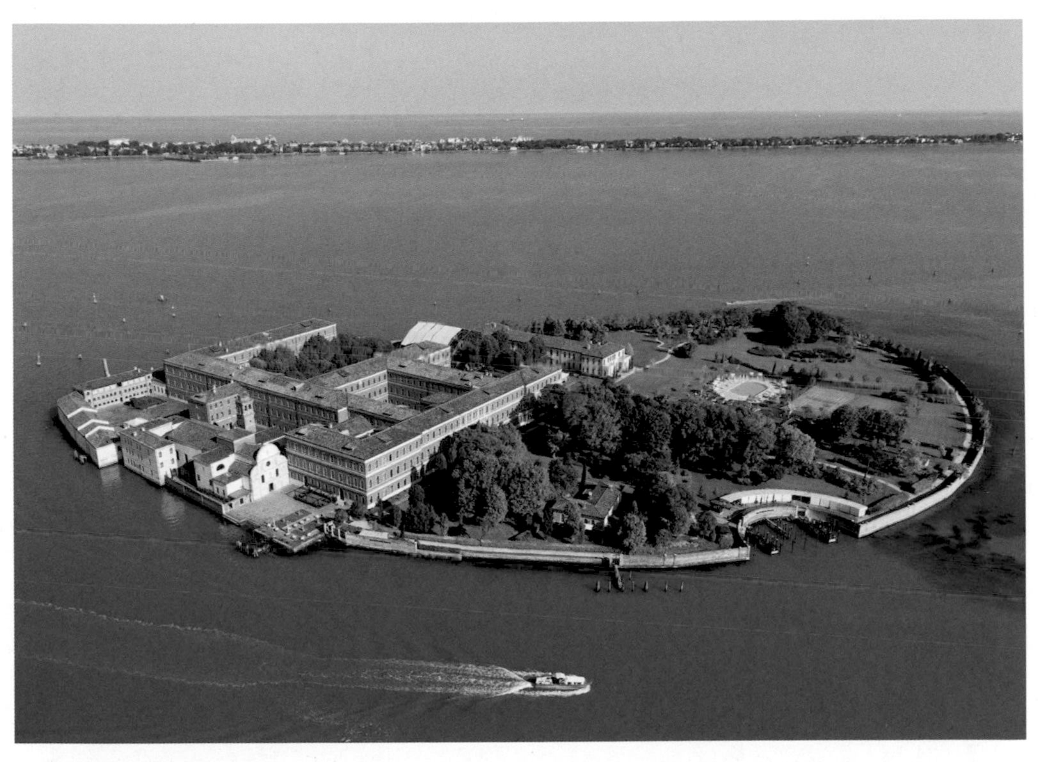

彩圖 43　上圖：從空中俯瞰威尼斯旁邊的聖克里蒙特島。這裡現在被改建成奢華的旅館，但是在過去，它從來就不是讓人想要造訪的場所。在一八四四年到一九九二年間，這裡是專門收容瘋女人的市立收容所。

彩圖 42　右頁：這是業已被廢棄的格拉夫頓州立醫院長廊的一景。格拉夫頓州立醫院位於美國麻州，一九七三年關閉。很多這樣的收容場所，過去曾經收容了上千名病人，如今則完全無人照料變成廢墟。

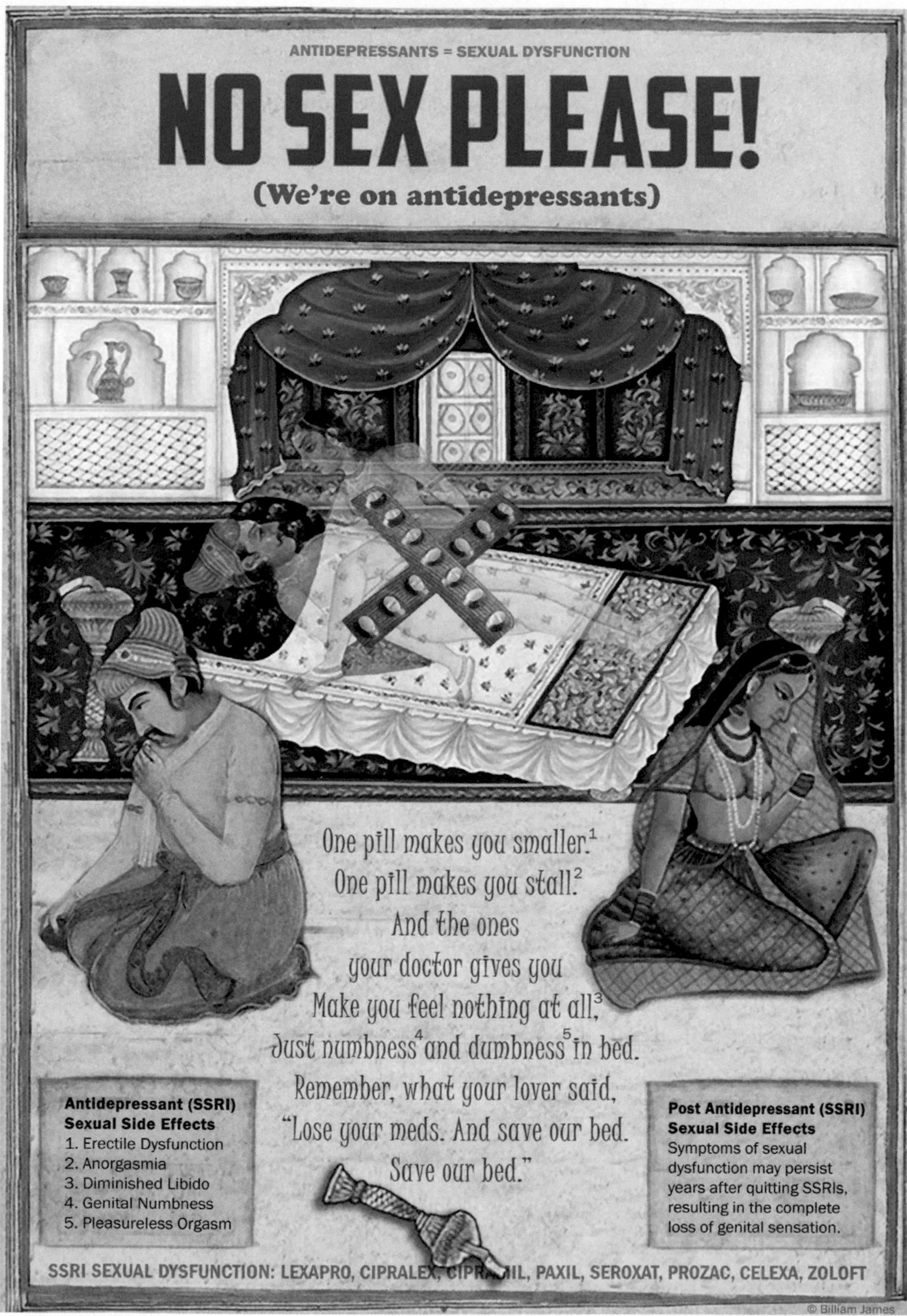


彩圖 44　二〇一四年一則非常滑稽的廣告，不過所傳達的卻是非常嚴肅的訊息。這是加拿大的藝術家、社會運動者，以及自稱「天生癲癇患者」的比廉．詹姆斯的作品。他的圖畫採用了十七世紀的印度《愛經》與拉迦瑪拉繪畫風格，文字則取材自搖滾樂團傑佛森飛船。

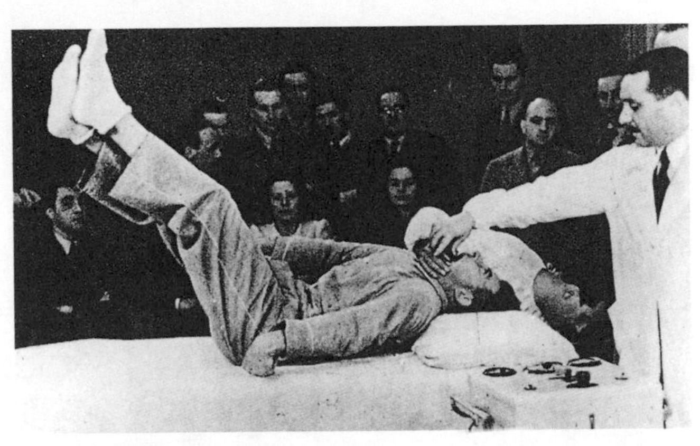

病人在接受為改良前的ECT治療後全身痙攣（一九四八年）：右邊身著白袍者就是畢尼，他正在檢查病人的護口器。

他們所使用的療法，效果可能來自病人大腦的傷害。儘管批評者持續不斷地批評，但是ECT的倡導者對這類觀點一概嗤之以鼻[52]。

## 直搗大腦

另外一種在一九三〇年代後半期所發展出來的主流治療方式，倒是沒有人爭辯它會不會造成病人的腦傷，因為這種治療法，正是靠著直接用手術摧毀病人的腦額葉來達成，這就是額葉白質切除術，或者美國的擁護者比較喜歡稱它為腦葉切除術，這是葡萄牙的神經學家莫尼茲（一八七四年到一九五五年）所發明的手術。一九三〇年代中期的葡萄牙，在右翼獨裁者薩拉查的統治之下，算是一個落後而貧窮的地區，按理說那裡所進行的小規模人體實驗，應該不會對學界產生什麼影響才對，但其實不然。莫尼茲本人的手，因為關節炎的關係而扭曲，無法靈巧地進行手術，所以都是依賴他的同事利馬（一九〇三年到一九八六年）動刀。他們剛開始做的幾個手術，是在病人的頭骨上鑽一個洞，然後將酒精注射進去以破壞大腦額葉的組織。實驗的結果相當令人振奮，至少莫尼茲本人是這樣認為的。隨後他們改良了手術，改用刀狀的器械切斷一部分額葉的白質組織。從一九三五年十一月到一九三六年二月，他們在二十個病人身上做了實驗手術，其中有些人甚至只「生病」了四個禮拜左右。不過雖然這些手術後的追蹤並不嚴謹，莫尼茲本人仍承認，這些病人常會表現出大小便失禁、退化，或是定向力障礙等等後遺症。不過他堅持這些後遺症將來都會消失，而百分之三十五的病人在接受治療之後，病情顯著地改善，另外百分之三十五也比以前好。但是這些結果，受到另外一位葡萄牙醫師席德（一八七七年到一九四一年）的質疑。席德就是一開始提供病人給莫尼茲的醫生，他說那些動過手術的病人，病情不但沒有好轉，反而更加嚴重惡化，從此他再也不願意轉介任何病人給莫尼茲，讓他操弄他們的命運。

不過莫尼茲卻很快地在巴黎發表了他的研究成果，宣稱經過他的手術後，百分之七十思覺失調症病人的症狀，都很穩定地改善了[53]。這個研究結果，讓來自美國華盛頓哥倫比亞特區的神經科醫師富利曼（一八九五年到一九七七年）印象非常深刻。一九三六年九月，富利曼就跟他的同事瓦特（一九〇四年到一九九四年）進行了美國第一例手術。隔年，他們兩人又改進了手術步驟：他們先在病人頭上鑽洞，然後伸進一把像是奶油刀一樣的器械，擺動破壞腦組織連結。根據他們的說法，手術的成果非常令人滿意。他們甚至稱這種新的手術為標準或「精準」腦葉切除術，雖然實際上這種隨機破壞病人大腦的方式，實在沒有什麼精準可言。

對富利曼跟瓦特來說，唯一的問題只有，到底要破壞病人的大腦到哪種程度？破壞得太少，病人

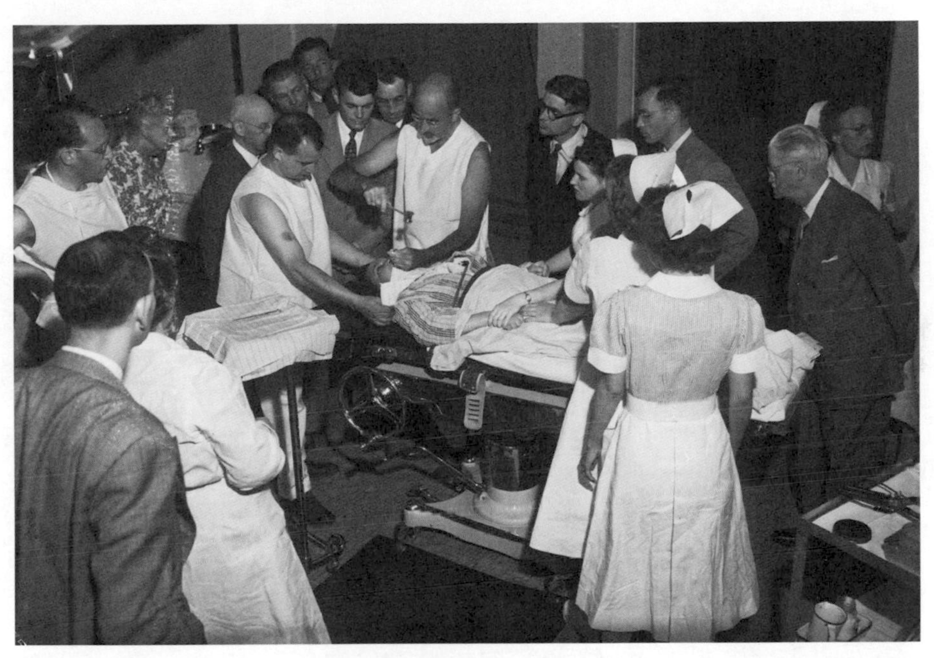

一九四八年七月八日，富利曼在美國華盛頓州的斯泰拉庫姆堡醫院示範眼眶額葉切除術。他正把一根冰鑽從眼窩上方插入病人的額葉中。

還是瘋子；破壞得太多，後果輕則變成植物人，重則直接喪命於手術台。他們最後決定，答案是要切到病人出現定向力障礙為止。這也就是說，手術必須在局部麻醉的情況下進行。所以後來變成瓦特動刀，而富利曼詢問病人一連串問題，並且持續記錄病人的回答。這些打字紀錄讓人不忍卒睹，就像富利曼跟病人之間的一段對話一樣。富利曼問一位躺在手術台上的病人：你現在腦中想到什麼？在經過一段沉默之後，病人回答：「一把刀」。

這樣的手術，這幾位外科醫生認為非常成功，拯救了無數患了終生疾病、被關在精神病院大病房裡面的病人。但是很多醫生同行卻不表認同。當富利曼在巴爾的摩南方醫學協會所舉辦的一場會議中，發表自己的手術成果時，群眾的反應卻是「尖銳的批評跟驚嚇的呼聲……就像是一場充滿敵意的集體交叉詰問一樣」，直到最後美國知名的精神醫學教授邁爾，當時正在鄰近的約翰霍普金斯大學任教，介入發言鼓勵群眾，讓富利曼繼續進行實驗[54]。於是富利曼的實驗得以繼續進行下去。

富利曼堅稱他的手術如奇蹟般的有效，而他的堅持漸漸產生了效果，美國的精神病院慢慢地開始採用這種治療方式[55]。英國有一位精神科醫師薩剛（一九〇七年到一九八八年）也有著跟富利曼一樣的宗教狂熱，同時也認為瘋病的根源在大腦。他那時候拿到洛克斐勒基金會的獎學金，在哈佛大學做研究員，正好利用這個機會南下來觀察富利曼的實驗成果。他在回去英國之後，自己也做了許多腦葉切除術，並且鼓勵同事跟進[56]。隨著第二次世界大戰爆發，腦葉切除術的進展慢了下來，但另一個主要的原因是，那個時候神經外科醫師的人手不夠，同時所謂的「精準」手術非常耗時，一般要兩個小時左右才能完成。

為了加快手術的速度，同時也為了能夠大量降低美國精神病院裡面的病人人數（那時候有近五十萬名精神病患被關在美國的醫院裡面），富利曼四處尋找新的技術。他偶爾看到一篇義大利的醫學文獻，裡面提到可以用一種非常簡單的方式進入人類的大腦額葉[57]，簡單到富利曼後來自誇說，手術在二十分鐘之內就能結束，他可以教會任何笨蛋來執行這種腦葉切除術，連精神科醫師也行（神經科訓練出身的富利曼，其實非常看不起精神科的專業）。富利曼後來稱自己的新手術為「眼眶額葉切除術」，並且首度在門診病人身上嘗試。他首先對病人施以兩到三次快速的電擊，讓病人昏迷，接著他用一根冰鑽插入病人眼皮下方，然後用木槌敲打讓冰鑽貫穿眼窩，進入大腦額葉。接著他將冰鑽左右

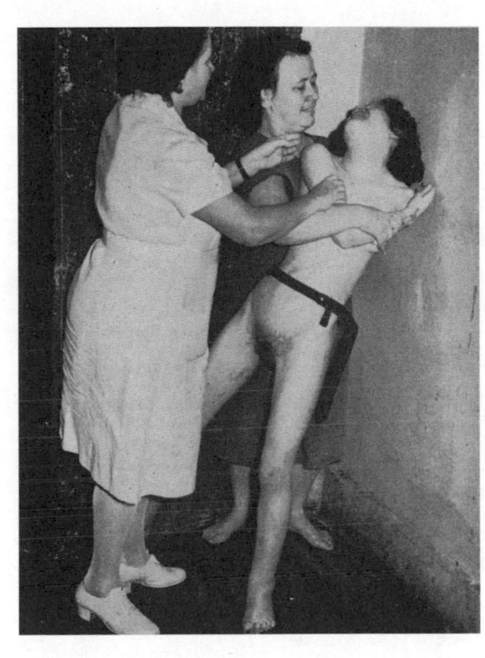

一位病人徒勞無功地反抗著，拒絕被帶去做腦葉切除術。富利曼毫不掩飾他為拒絕接受心理手術（其實就是腦葉切除術）的病人，強迫進行腦葉切除術。對他來說，這些病人是瘋子，他們的喜好可以直接無視。這張照片正是引自他跟瓦特所合著的《心理手術》第二版。

擺動來攪毀大腦組織，手術結束後再給病人一副太陽眼鏡來遮掩手術造成的黑眼圈。根據富利曼的說法，病人在清醒過來後，可以在驚人的短時間之內就恢復正常活動。

眼眶額葉切除術很快就引起了爭議。富利曼的長期合作夥伴瓦特，對這種手術感到非常驚訝與不滿，兩人從此分道揚鑣。瓦特在耶魯大學醫學院的導師佛頓（一八九九年到一九六〇年）也公然表達他的憤怒，甚至曾經寫信給富利曼警告他別靠近紐哈芬（譯注：耶魯大學的所在地），不然將會對他不利。但是富利曼並不為所動，他仍然堅持自己新發明的手術，比以前神經科醫師的手術要更有效率、對大腦的傷害更少。他甚至開始巡迴全美示範眼眶額葉切除術有多麼簡單。傳統的「精準」腦葉切除術需要耗時兩到四個小時，而富利曼則示範他能做的遠勝於此，在一個下午就可以幫十幾個病人動手術[58]。他跟瓦特兩人，過去從一九三六年到一九四八年間，完成了六百二十五例手術。但是到了一九五七年，他一個人就做了兩千四百台眼眶額葉切除術。全國的州立醫院在一九四〇年代末期，也都接受了這項手術[59]。

採用這些物理性治療，不管對於精神科醫師、對精神病院管理人員，甚或是對於政治人物來說，都是一件值得大書特書的驕傲。這些治療手段標誌著精神醫學不再像以前一樣無能，不再被跟其他醫學領域隔離開來；它們象徵著精神醫學又重新與醫學科學建立起連結。紐約州立精神病院（一共有十八所）的聯合期刊，將它譽為進步的象徵：

> 這些物理性治療法，凸顯了生理與心理的一體性。精神疾病在某些程度上，可以透過這些措施（或者也可以被簡單理解為「治療」）而改善，有其更深刻的意義，這讓我們確立了這些疾病確實跟其他疾病一模一樣，而不是什麼神祕難解的反應；精神病人將不再需要與其他人區隔開來，通用的疾病與治療概念，也一樣適用在精神病人身上。[60]

在更廣泛的文化中，這些針對精神疾病所採取的物理性治療，也博得一致的好評。《時代》雜誌曾經盛讚賽克爾為「一位年輕的維也納精神科醫師……使用胰島素治癒了意識混亂的精神病」[61]，數年之後《紐約時報》的科學記者勞倫斯，甚至將他譽為「精神醫學界的巴斯德」[62]。在戰後，當好萊塢電影界企圖演繹美國精神病院的景況時，電療法的描述受到絕大多數觀眾的認同，如同在電影《毒龍潭》裡面，電療法是讓女主角肯寧漢夫人（由德哈維蘭飾演）快速復原的重要原因。當然，她那位英俊的「基克醫生」所實行的談話治療，才是最終治好她的原因，但是電療法在這裡仍扮演了一個不可或缺的角色：要靠著電療，才能讓她進步到可以被分析的地步。身為一九四八年票房最高的電影，當《毒龍潭》在英國上演的時候，電影審查委員會只堅持提供了一份聲明，提醒英國觀眾這部電影是美國電影，所以精神病院裡面的情況落後到嚇人的地步，而英國自己的精神病院則棒極了。

腦葉切除術跟它的提倡者富利曼醫師的形象，則又比這更好了。稍早的時候《華盛頓明星晚報》這樣告訴它的讀者：腦葉切除術「恐怕是這一代最偉人的外科發明了……這種難以控制的惡疾，竟然只需要用一根鑽子跟刀片，就可以讓病人回復到正常狀態，實在是令人難以置信」[63]。後來科學記者肯普佛特在《星期六晚郵報》上面，也寫了一篇像是聖徒行傳似的文章，還附上富利曼跟瓦特正在動手術的照片；這篇文章的簡明版後來被收錄在《讀者文摘》中，因而又觸及到更廣大的讀者，傳遍了全世界[64]。美聯社也報導了一樣正面的故事，稱腦葉切除術為一種「個人回春術」，可以切斷「憂愁的神經」，並且幾乎沒有危險，文章中說「只比拔掉一顆發炎的牙齒要危險一點點而已」[65]。不久之後，莫尼茲獲頒一九四九年的諾貝爾生理暨醫學獎，這無疑是給腦葉切除術帶來了最堅實可信的科學背書[66]。莫尼茲的獲獎，讓腦葉切除術的數量呈爆炸性增加。光是在美國，一九四九年九月到十二月，腦葉切除術的數量就是一月到八月的兩倍。到了一九五三年，全美國又多了兩萬名接受腦葉切除術的病人[67]，這還不包括全世界其他地方新增的數千名病人。

## 反撲

不過一般大眾跟醫生對於這種孤注一擲的治療方式的熱情，並沒有持續太久。僅僅到了一九五〇年代就漸漸消退。到了一九六〇年代，胰島素昏迷、休克療法，或是心理手術等治療方式，已經被人攻擊為「精神治療壓迫」。不認同這些療法的精神科醫師，很快地就聯合起來，形成一股「反精神醫師」陣營，其中包括了在政治上彼此對立的薩茲（一九二〇年到二〇一二年）跟連恩（一九二七年到一九七九年）等人，他們舉了一些例子，從專業的角度（雖然大多數不是）持反對意見，至少在這些論點上面，許多同行都同意他們的意見。不過更多的指責，卻是來自於文學界以及大眾文化界的批評。

作家海明威（一八九九年到一九六一年）因為日益嚴重的憂鬱症，而於一九六〇年十二月被送進梅約診所，他在那裡接受了一系列的ＥＣＴ治療。一九六一年一月出院之後，他的精神狀況始終不佳，最後在四月又被送回醫院去，然後接受了更多的休克療法。他在六月三十日出院，兩天後就在家中自盡，用獵槍把自己的頭轟掉。他在身後留下了文字，譴責他所接受的治療：

> 這些執行休克療法的醫師，不懂作家……也不知道自己對作家做了些什麼……他們不知道摧毀我的大腦、消除我的記憶，代表了什麼意義，不知道這些是我的資產，失去這些會讓我完全停產？這是個了不起的治療，但我們也失去了這個病人。68

充滿男子氣概的海明威，用寫作控訴休克療法的暴行，是來自男性的譴責，而女性主義偶像女詩人普拉絲，所表達的控訴，則又是另外一種了。她那本不假掩飾的影射小說《瓶中美人》，非常生動地描寫了自己接受ＥＣＴ的經驗（還外加胰島素休克療法）。這些都是為了治療她的憂鬱症以及數次自殺未遂：

我想微笑，皮膚可已經發僵了，像羊皮紙似的。郭頓大夫在我頭部兩側各安上一片金屬板，用皮帶扣住，束緊了我的前額，又給我一根電線，讓我咬著。

我閉上眼睛。寂靜片刻，就像倒抽一口氣。

然後有個東西俯下身來，抓住我，搖得我像是世界末日到了。唉唷——唉唷——唉唷，尖叫聲穿過藍光嗶啪作響的空氣，每一閃，就帶來一陣巨震，對我當頭痛擊，我覺得全身骨頭快要斷了，像植物被劈開，樹汁汩汩流失殆盡。

我到底犯了什麼大罪[69]？（譯文採用鄭至慧譯本）

普拉絲在這本小說（也是她一生中唯一的一本）出版一個月後旋即自殺。乍看之下，這跟她十年前所接受的治療，似乎沒有什麼太大的關聯。一般人很容易就會將她的死，歸咎於她的丈夫，也就是詩人休斯。不過若是我們只單純考量到她的處境，一位絕望的家庭主婦跟年輕的媽媽，被一位不了解她的天分又負心的丈夫所背叛，就很容易可以看出她早年所受的那些精神治療，也是受到父權社會所壓迫的一個例子。

ＥＣＴ的擁護者（時至今日，仍有一些精神科醫師跟病人是死忠的支持者，不過也同樣有一批人對其極為唾棄）會說，海明威跟普拉絲的例子不過就只是一些趣聞軼事罷了，對於評論ＥＣＴ的臨床價值這件事，並沒有太大的意義。不過他們的死，在社會文化對精神醫學的態度徹底改觀上，確實有著推波助瀾的影響，特別是曾被上一代視為見證科學進步的物理性療法，看法從此完全不同。在一九二〇跟三〇年代所發展出眾多療法中，除了少數主張像是局部的敗血症毒化了大腦而致病（見三七六頁），其他大多數療法背後，幾乎都沒什麼可信的邏輯可言；沒有人可以解釋它們為何有效，但它們就是有效。然後突然間，它們又全被證實其實沒效。當社會對於胰島素休克療法失去信心，對電療引起的痙攣療法失去信心，對於這些用造成大腦永久不可回復的傷害，來當作一種「治療」精神疾病的手段，全都失去信心後，這股反撲的力道是非常猛烈的。

凱西的《飛越杜鵑窩》（一九六二年）跟法蘭姆的《水中顏》（一九六一年）等小說，無異是為精神醫學界帶來了致命的一擊。凱西曾在美國加州門洛公園的精神病院擔任過看護，他清楚地描寫了一間機構如何隨意使用電療來規範病人的行為，甚至鎮壓病人。在他的小說中，當這樣的手段已經無法限制書中那位桀驁不馴的主人翁麥克墨菲之後，醫院所祭出的最終武器，就是腦葉切除術。而紐西蘭小說家法蘭姆，也曾經跟這種以生理為本的精神治療法擦肩而過，而且是非常非常靠近。法蘭姆從一九四〇年代中期開始，就陸陸續續在許多非人道的精神病院接受治療，總共長達七年。期間她經歷過了胰島素休克治療，還接受了超過兩百次以上的電擊，最後甚至差一點被送去做腦葉切除術。幸好在手術預定日之前僅僅數天，她得到了賀伯丘奇紀念獎，這是紐西蘭當時最重要的文學獎之一，得獎的消息傳到醫院，才讓醫師終止治療。隨後幾年，法蘭姆漸漸成為國際知名作家，影響力日增，最後出版了衝擊性極強的自傳三部曲，她在小說中綴以自己的經驗，敘述落在無能而帶有虐待癖的精神科醫師手中，所受到各種殘酷的對待。這個故事後來也被紐西蘭的導演珍康萍，在一九九〇年改編成為電影《伏案天使》。

珍康萍的電影頗具批判性，並且贏得許多電影大獎。這當然是一部成功的藝術電影，而米洛斯福曼早十五年前所改編的《飛越杜鵑窩》（一九七五年），則可算是一部成就非凡的大眾電影了。它囊括了五座奧斯卡獎，而且直到上映後四十年的今日，仍被視為電影史上的經典，觀賞率極高。它不像其他好萊塢電影，只著重描繪由冷漠無情又近似虐待狂的精神科醫生，所執行殘忍而不道德的腦葉切除手術。澳洲導演格雷姆．克利福在一九八二年所導的電影《法蘭西絲》中，就是對此嚴厲批評的一個例子。在《法蘭西絲》裡面，美國演員潔西卡蘭芝飾演好萊塢的新人法蘭西絲．法默。她在戲裡面受盡折磨，除了被迫接受胰島素休克治療、不斷被電療以外，在被綁在病床上時，還不斷被強暴，最後甚至被人隨意地切除腦葉。而戲中動手術的醫師，裝扮像極了美國醫師富利曼，這點恐怕絕非偶然。不過潔西卡蘭芝的表演縱然強而有力，但是與傑克尼克遜所詮釋的麥克墨菲相比之下，卻顯得黯淡無光。麥克墨菲因為犯了法定強姦罪被判入獄，於是他想盡辦法讓自己被送進精神病院，因為他認為「瘋人院」這種地方，應該是個讓他可以快樂地度過最後刑期的好地方，最後他終於如願以償，卻為精神病院帶來一陣大騷動。調皮搗蛋、桀驁不馴的麥克墨菲，不但不遵守院內規矩，還鼓勵自己的病友一同加入反抗陣營，來對抗院方的制度，一開始雖徒勞無功，因為這些人的精神早已崩毀了，但他卻毫不氣餒。不過這樣做卻招致院方警告，告訴他自己的出院日期，其實掌握在監禁者的手中。儘

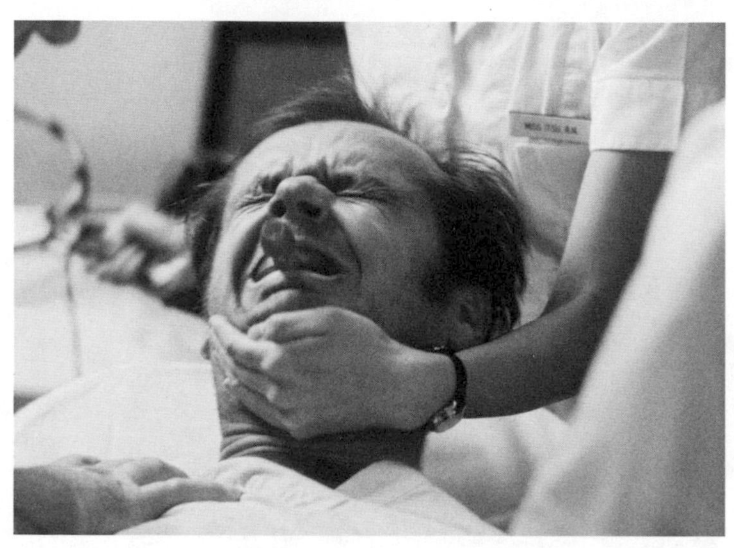

一九七五年上映的《飛越杜鵑窩》中，傑克尼克遜（飾演麥克墨菲）正在接受ECT的處罰，因為他打破了病房裡面的秩序，必須強迫讓他守規矩才行。當ECT失敗，腦葉切除術就是最終手段。

管如此，麥克墨菲卻仍拒絕配合電影中所呈現的那種，名為管理實則是純然的精神壓迫的制度，最後醫院只好將他送去進行電擊治療。電療雖名為治療，但是它的目的很明確，就是要處罰病人。但是電療失敗了，沒有達成預期的效果，麥克墨菲依然調皮故我。現在，只有藉著腦葉切除術，這種可以將一個人類變成毫無反應的植物人的手術，才能壓制他那活躍的靈魂，這就是他最後的命運。

這些影像，從此永遠改變社會大眾對於精神醫學中這些從生理著手的治療方式的觀感，同時也嚴重地破壞了精神醫學這種專業的名聲。在這些電影上映之時，除了ECT以外，所有的治療方式都已經被停止使用了；精神科醫師開始使用精神藥物來治療思覺失調症跟憂鬱症等疾病，或是其他各種林林總總比較輕微的精神疾病

（詳見第十二章）。主流的精神科醫師或許還會主張電休克療法，在治療對化學藥物毫無反應的嚴重精神疾病，比如像惡性憂鬱症等，仍值得占有一席之地；但是對普羅大眾來說，他們早已將ＥＣＴ視為一種危險且不人道的治療方式，只會烤焦病人的大腦，摧毀他們的記憶而已。至於腦葉切除術，最近有些歷史學家正試圖為它翻案，或至少稍微洗刷它的惡名。不過他們的努力終究還是徒勞無功，不只是山達基教徒（對山達基教徒而言，有這些人真是如獲至寶，可供他們宣傳利用），一般大眾的看法也一樣：腦葉切除術根本無異於犯罪，而它的鼓吹者富利曼醫師，不過是個毫無道德感的怪物罷了。

# 第十一章 意義深遠的插曲

## 尋找意義

以機構為主的精神醫學，以及瘋狂地尋找以身體為導向的治療策略，大概就涵蓋了二十世紀前半葉，精神病人會受到的最主要待遇。在這幾年之中，精神病院與其主事者所偏愛的治療方式，非常迅速地在全世界各地傳播開來。法國跟英國都視它們為西方文明的象徵，迫不及待地將它們帶往他們的殖民地上，儘管許多當地的住民，明顯都不歡迎這些所謂進步與現代化的象徵。在印度跟非洲[1]，還有那些當地原住民早已被屠殺殆盡或被邊緣化的國家如澳洲、紐西蘭、阿根廷等地[2]，精神病院都如雨後春筍般增加，伴隨而來的還有胰島素休克療法、電休克療法、環四氮五甲烷，以及腦葉切除術；這些就是當時所謂科學的、現代化的精神醫學所有的看家本領。就算如中國這種並未完全被西方列強殖民、正在為其半殖民地的處境而掙扎，也可以見到數間西式精神病院成立。不過這類機構，與原本中國傳統醫學裡面對於瘋癲根深柢固的看法格格不入，因此僅能在非常困難的情況下勉強共存[3]。

不過與此同時，還有另外一種非常不一樣的精神醫學，也開始漸漸展現出影響力。在兩次世界大

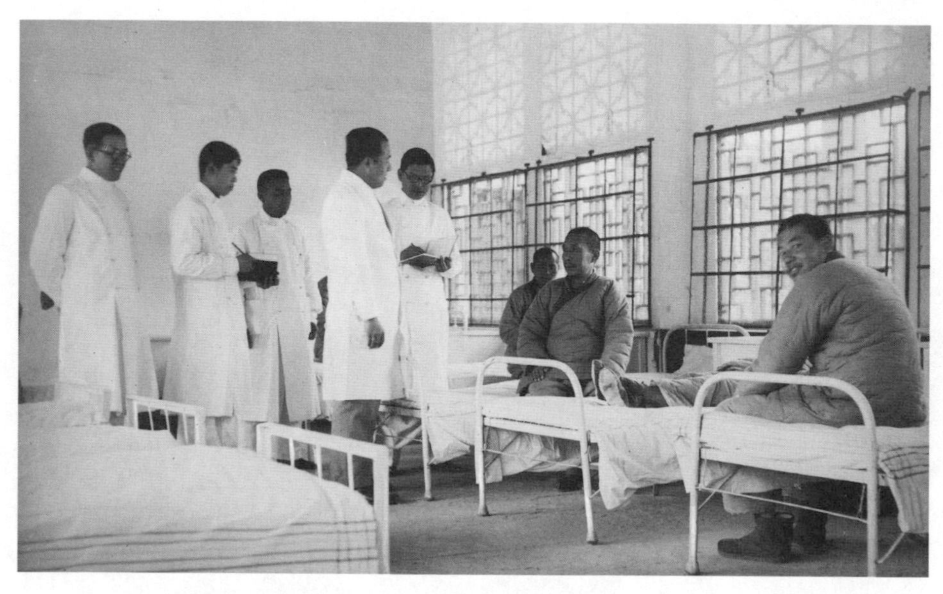

一九三〇年代北京收容所裡面的醫生與病人。這是透過洛克斐勒基金會所提供的資金，將西方模式的收容所帶到中國。

戰之間，佛洛伊德對於精神疾病的理論，以及他提倡的治療方式，開始受到愈來愈多人的歡迎，雖然他的理論至此一直都還是局限在小眾之間。從許多方面來說，在人類經歷過了一次世界大戰的壕溝戰，看到戰爭如何造成人類精神的分崩離析之後，這樣的經驗似乎證實了，創傷跟瘋癲之間確實可能有著非常密切的關聯。另外，過去那些喜歡光顧溫泉小鎮，或是有能力遵守神經科醫師開立的休息療法、能夠利用靜電機器療法的富裕病人，到了二十世紀初期，變得比較喜歡嘗試精神治療。而在組織上，雖然精神分析學派有其內部的爭論以及派系分裂，但它也有其獨特的力量跟感染力，可以幫助這個學派生存與壯大。因此在進一步探索精神分析學派後來的命運之前，我們有必要稍微了解一下它在整個二十世紀的發展軌跡。

湧向精神分析師躺椅上接受治療的病人，似乎都有著讓人痛不欲生的精神問題。但對於旁觀者而言，這其中大部分人不過就是受到太多的眷顧（或者該說詛咒），享有過多的金錢與時間的自戀者而已；他們過著一種毫無目的的生活，結果傾向發展出極度的自我中心，累積到後來變成比較嚴重的憂鬱症[4]。不過這其中還是有些病人，確實會變得完全失能。這些病人被一種鋪天蓋地的絕望所淹沒，受盡自己也不知道從何而來的折磨；有些人甚至會表現出已經忍耐到極限，無法再繼續下去的樣子。在這每個病例之中，到底哪個病人屬於哪一類，一直是眾人爭論的焦點。但是有一件事很明顯：大多時候，這些病人的問題不必然會影響他們的思考能力，或干擾他們的行為，儘管有些時候病人顯得如此沒有理性。若有一定的經濟條件，他們將可以成為心理學不同模式的治療法中相當好的病人基礎。

自一戰停戰協定簽署以來，二十年間精神分析學派在許多方面都開始蓬勃發展，特別是在歐洲的德語區國家。這段時間也正是這些國家經濟最壞的時間。因為戰敗的關係，軸心國的權力大幅衰退，以懲罰為目的的巨額賠償金，壓得它們喘不過氣來。以奧地利為例，帝國過去的榮光已成泡影，它現在的領土大幅萎縮，變成許多新興國家。維也納雖然依舊雄偉，但是城市卻像個萎縮衰退的偉人。一九二九年的經濟大蕭條更帶來了毀滅性的通膨。但是在這段期間，佛洛伊德的知識事業卻愈發蓬勃發展。過去佛洛伊德學說的影響力，往往局限於少數社會階級（某種程度上來說，也局限於特定種族）：不管是病人或是醫師，一直都以猶太人居多；在一戰以前就出現的派系鬥爭跟分裂，也限制了佛洛伊德學說的傳播，其中最嚴重的打擊，就是佛洛伊德與他所欽定的繼任者榮格（一八七五年到一九六一年）之間的決裂。在隨後數十年間，佛洛伊德學派仍要不斷面對學派分裂的問題。

雖然精神分析療法甚少被用來治療砲彈恐懼症，不過對很多人來說，精神分析所強調的心理衝突、精神創傷以及壓抑乃是精神疾病之源這種說法，才最有可能解釋砲彈恐懼症這種大規模的心智崩潰，因為這完全就是心理衝突時所會表現出來的症狀。在戰後，砲彈恐懼症的病人並沒有消失，相反地他們受到社會的輕視，被人遺忘。除了美國以外，其他國家原本保證過的補償金，後來都被廢止了。美國因為加入戰爭比較晚，所需照顧的傷員比較少；而且過去內戰的經驗，也讓他們發展出一套社會救濟制度來照顧退伍軍人。不過一般來說，儘管這些人身上的傷痕比他們的同袍，更能明顯地昭告他們過去經歷過的事件有多可怕，但是對於社會來說，他們現在卻是恥辱及負擔。他們的勇氣在那場戰爭中被利用殆盡，生命跟健康已然毀壞，現在他們所剩無幾，只能自求多福。

佛洛伊德很強調象徵、心理衝突、壓抑、隱藏的意義以及當代文化的複雜性，這讓許許多多的藝術家、作家、劇作家跟電影人紛紛從各方面去利用他的理論。多虧了佛洛伊德的外甥伯內斯（一八九一年到一九九五年）的推廣，他的理論也滲入了廣告業。伯內斯在紐約創立了現代公共關係理論，並且說服企業，讓它們相信針對下意識所做的廣告，將有助於銷售。精神分析學同時也深深影響了現代主義運動以及大眾文化，更不用說它也深遠地改變了我們教養小孩的方式（至少曾經一度如此），並且滲入我們的語言跟日常對話中。即使到了現在，在許多媒體卡通中，我們仍隨處可見病人躺在沙發上接受諮詢的畫面，表示大眾對精神醫學的印象，仍常跟談話治療，以及精神分析這門「科學」的祭司們，緊緊連結在一起。關於佛洛伊德還有精神分析學的著作，一本接著一本出版，數量驚人，雖然內容大多數都了無新意，但是想必是獲利頗豐。

這一切都令人好奇，好奇之處在於，從二十世紀開始到二十一世紀為止，大部分的精神病人，其實從來不曾接受過精神分析的治療。同樣令人好奇的則是，除了在某些地區的某些短暫時間中，佛洛伊德的學說曾經受到歡迎，比如在希特勒掌權以前的中歐德語區國家，或是在二戰結束後的美國曾興盛了約二十五年，然後在阿根廷則又稍微更久一點，但在大部分的時間跟其他地方，主流的精神醫學界對於佛洛伊德的工作，若不是完全不加理會，就是充滿敵意或鄙視。學院派的心理學也從不願意花時間在佛洛伊德的學說上，在現代這些我們稱為「大學」的知識工廠中，佛洛伊德的學說幾乎都被框限在文學領域、人類學領域，偶爾屬於哲學領域。除了一小撮真正相信精神分析的人以外（彷彿負責精算現代醫療體系經費的會計師，會願意支付這種治療），幾乎沒什麼人藉著精神分析，來試圖重建他們的生活。不過這套複雜的知識體系，還是持續吸引著一群知識份子聽眾，他們相信精神分析可以揭露人類心理背後的運作方式，同時又不斷編織出一些關於我們無意識自我以及內在生命的美好故事。在英國跟法國，還有少數美國主要城市中，一直都有一小群人願意光顧精神分析師的躺椅。但是在世界上其他地方，精神分析已經漸漸退出治療的領域了。

## 精神分析運動

從二十世紀初開始到一九三五年左右，精神分析學曾經吸引了一批追隨者，主要都是分布在歐洲的德語系國家，像是奧匈帝國、蘇黎世跟一部分的瑞士，還有在一戰以後的威瑪共和德國，特別是在柏林。簡言之，在二十世紀初期，佛洛伊德甚至吸引到了布洛伊勒的注意跟認同。布洛伊勒當時是蘇黎世伯格赫茲利醫院的院長，也是創造了「思覺失調症」這個詞彙的人（請見三二三頁）。一如其他同時代的精神科醫師，布洛伊勒也堅信所有的精神疾病，都有其生理上面的源頭；不過比起其他醫生來說，布洛伊勒比較願意接受心理層面在引起精神疾病上，可能也占有一席之地這種說法。在讀過佛洛伊德跟布羅伊爾合著的《歇斯底里症研究》之後，他鼓勵自己的同事，包括了當時尚年輕的榮格，去探索精神分析方面的文獻。即使布洛伊勒本人後來刻意疏遠了精神分析學，但這其中有不少人，後來卻都採用了佛洛伊德的治療法。對布洛伊勒來說，精神分析學實在是太過武斷了。他在一九一一年辭去了國際精神分析協會的職位，並且直言不諱地告訴佛洛伊德，精神分析學有著愈來愈像宗教的趨勢：「這種『信則全有，不信全無』對於宗教社團來說是必要的，對於政黨來說也非常有用……但是對科學來說，我認為它是有害的。[5]」

布洛伊勒的退出，並沒有挫退他的門生。亞伯拉罕（一八七七年到一九二五年）、艾丁根（一八八一年到一九四三年）跟榮格等人，仍持續鼓吹精神分析學的優點。榮格早年使用一種叫做「字詞聯想」的研究方法，來揭露複雜的無意識情結。在榮格之前，精神分析學一直都僅限於大量的臨床病例研究，直到榮格導入實驗室的研究，同時運用量化的技術，才為精神分析稍微注入一點科學的氣息，並且將精神分析跟實證心理學連結起來。榮格因此吸引了許多精神分析學派以外的人的注意；他的聲望漸增，同時跟處理重症病患的伯格赫茲利精神病院之間的聯繫，對佛洛伊德來說，無疑都是非常珍貴的資產，並讓許多精神科醫師因此願意去了解精神分析。若是沒有榮格，他們恐怕根本對此不屑一顧。許多前來伯格赫茲利醫院學習的精神科醫師，因此也同時吸收了佛洛伊德的理論。不過儘管如此，精神分析所能吸引到的人終究還是少數。以克雷佩林為首的德奧主流精神醫學，要麼不是非常瞧不起精神分析學的理論，不然就是抱持著極度懷疑的態度。

至於法國的精神醫學界，更是完全不想跟佛洛伊德沾上邊，這種情況一直到一九六〇年代左右都沒有什麼改變。關於法國最初為何拒絕接受精神分析學，民族主義很可能扮演了最主要的因素。一八七〇年到一八七一年的普法戰爭，以及後來可怕的一次世界大戰，讓法國全國上下都充滿了反對德國的情緒。在一九三〇年代所發生的種種事情，更讓佛洛伊德正好陷入這股反德運動中。法國人認為，所有佛洛伊德曾提出過的精采論述，法國人之前都已經提過了，包括像心理學家賈內（一八五九年到一九四七年），他也曾在夏爾科的門下學習過，也提出過類似的理論。但是事實上，佛洛伊德的理論跟治療方式比賈內的理論，要發展得更為成熟與複雜。而賈內非常堅持病人若是對精神療法有反應，就是生理上退化的明證。這種看法讓他在吸引富有的客戶上，遠不如佛洛伊德。但是儘管如此，佛洛伊德的學說在當時，還是難以打入法國圈子。

至於在英國，二十世紀初期最重要的佛洛伊德學派成員，大概就是瓊斯（一八七九年到一九五八年）了；後來他成了佛洛伊德的傳記作家及最親密的夥伴。不過當他跟另外一位醫師艾德（一八六五年到一九三六年），在一九一一年企圖將精神分析介紹到英國醫學協會時，連他們的論文還沒能開始討論以前，就招致所有聽眾紛紛離席的冷淡對待。更糟糕的是，後來瓊斯還因為被指控對自己的病人有不當的性騷擾，而不得不逃離英國[6]。當時大部分的英國精神科醫師，都認同克萊頓布朗爵士對佛洛伊德（有人甚至故意用佛洛伊德名字的諧音，稱他為騙子〔Fraud〕）的看法。他曾抱怨過：「佛洛伊德的工作，是建立在故意去挖掘病人過去有害的記憶上，最好還是被禁止的好[7]。」其他愛德華時期（譯注：指一九〇一年到一九一〇年左右的英國），在神經疾病上最有影響力的醫師如阿爾巴特（一八三六年到一九二五年）跟梅西耶，更是大力批評精神分析學的治療方式：「鼓勵所有的病人不論男女，在那些糾纏他們的悲慘記憶中打滾。這種療法要麼是挖掘出原本最好該埋葬掉的記憶，要麼是讓醫生可以藉著強而有力的暗示，創造出不存在的記憶；而它們對病人的折磨，遠勝於病人自己真正的記憶所帶來的痛苦。[8]」

基本上，在二十世紀之初，大部分英國的精神科醫師都認為，精神分析是在鼓勵對病人原本應該噤聲不語時，進行有害的探查[9]；因此全英國的精神醫學領袖都站在一起，團結一致的抵制精神分析，並將其斥為德國猶太人的無稽之談。甚至當醫生克萊頓米勒（一八七七年到一九五九年）在一九二〇年，成立了一間以英國精神分析師為主的塔維斯托克診所時，倫敦國王學院精神醫學研究所的所長馬波瑟（一八八一年到一九四〇年），還曾窮盡其影響力，來確保塔維斯托克診所不會跟任何學術機構扯上關聯、不會跟倫敦大學有關，同時也無法獲得任何政府的經費[10]。而因為塔維斯托克診所的治療手段實在太過兼容並蓄了，也不合正統精神分析師的胃口，因此連他們也對這個機構保持距離。

## 佛洛伊德在美國

精神分析學在新世界，又是另外一種景況了。在第一次世界大戰爆發前五年，佛洛伊德受到美國麻州克拉克大學的邀請，前往慶祝克拉克大學成立二十週年紀念，他是這場會議中二十九位受邀的演講者之一。佛洛伊德看不起美國人，因此一開始婉拒了這項邀請。不過後來因為那時候跟他還很親密的學生榮格勸他接受，同時克拉克大學願意支付更高的酬勞，再加上研討會的時間改期，變得可以配合他的行事曆，他就改變了主意。他在這次旅途中接受的法學博士學位，是他一生中唯一一次獲得學界的認可；而此次旅途，也讓精神分析學在北美建立了一個小而重要的據點。

不過，對佛洛伊德本人來說，這是場苦樂參半的旅途。在這次會議中，佛洛伊德並不算是什麼特別重要的受邀者。跟他同時受到邀請的講者中，包括了兩位諾貝爾物理獎得主，還有一些學院的心理學家跟精神科醫師，資歷都比他的漂亮[11]。雖然他受到美國人的認同，但是這趟美國之旅對他來說，如同他稍後所下的評論：「美國很大，是個很大的錯誤[12]。」他在寫給作家褚威格（一八八七年到一九六八年）的信中提醒他：美國，這個國家是個「看似天堂但其實恰恰相反的地方」，到處都是毫無任何知性文化的「野蠻人」跟騙子；根據他們所膜拜的神祇來說，這個國家或許該正名為「金錢帝國」才對。在他去美國之前，也曾經對榮格吐露：「我……曾經想過一旦他們發現我們心理學理論的核心是性欲，就會對我們置之不理。[13]」隨著時間過去，他對美國的厭惡並未減少。在一九二四年他還曾經鬥性十足地問瓊斯：「美國人除了給我們錢以外，還有什麼用呢？他們什麼事都做不好。」不過這也是歷史上最諷刺的事之一，美國碰巧是精神分析學發展得最為成功國家，只不過這在佛洛伊德有生之年無緣見到。

佛洛伊德訪問美國的時機其實相當恰好。這是一個充滿了新事物的國家，而在眾多美國人所發明的新事物中，也包括了新的宗教，或者該說，是舊宗教的新種變形，比如說像是摩門教，或是他們的教徒則比較喜歡自稱為「耶穌基督後期聖徒教會」；還有「基督復臨安息日會」（由巴特克里克療養院的主事者所創立）；或是像耶和華見證人等等族繁不及備載的宗教。這些新的宗教（或是新教分出來的各種新教派）之中，有一些也宣稱自己能夠治療身體與心靈上面的疾病；不過沒有一個教派像是艾迪女士在一八七九年所創立的基督科學教徒教會那樣堅持這一點。反對艾迪女士的人說，基督科學

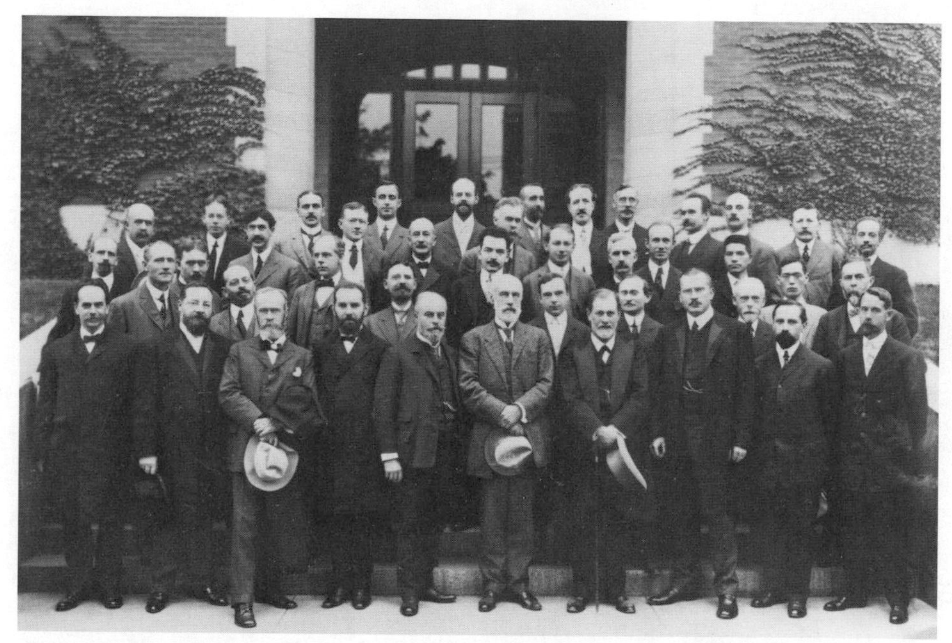

一九〇九年九月十日在克拉克大學所舉辦的研討會。佛洛伊德（前排右四）與所有的參加者合影。在他右手邊的是美國心理學家霍爾，左手邊則是榮格。美國心理學家詹姆斯則站在前排左三。

教徒教會屬於靈療文化的一種，但是不少人還是湧入她的門下，其中有許多是精神疾病的患者。或許是為了回應這種趨勢，其他的基督教新教教派也紛紛加入戰局，比如由牧師伍斯特（一八六二年到一九四〇年）所領導的波士頓以馬內利堂，一個階級限定的教會，就試著結合宗教的慰藉與精神分析學，並將它們包裝在醫學的外衣下。伍斯特一開始還成功地找到哈佛大學的心理學教授詹姆斯跟神經學家普特南（詳見後述）前來幫助，不過他們兩人在稍後驚覺自己正在幫忙製造一個四不像的怪物理論之後，就馬上退出了。曾經有一度，心理治療似乎要漸漸從醫學的領域轉移到宗教王國中，但是佛洛伊德絕不允許這種情況出現。他在克拉克大學所開設的講座中，曾嚴正斥責這是對「科學與理性」的嚴重侮辱，而前來聆聽演講的醫生們也都深表認同。他也試圖將這樣的訊息，傳給更廣泛的普羅大眾；在一次接受《波士頓晚報》記者阿貝希特的訪問中，他曾嚴肅地說到：「靈魂這項樂器不好彈奏，而我的技術更是需要相當程度的毅力跟耐心才能學會。任何半吊子的業餘人士使用，都有可能招致不可收拾的後果[14]。」

佛洛伊德在美國訪問期間，說服了哈佛大學的神經學教授普特南（一八四六年到一九一八年），接受精神分析。普特南除了是哈佛的教授以外，也是從美國革命之前就相當傑出的波士頓菁英階級的成員之一。他的加入對於精神分析的傳播，具有決定性的影響力。普特南幫忙消弭了一般人對於精神分析與性欲之間關聯的疑慮，也幫忙招來了一批富有的病人。此外，他還在一九一四年成立了波士頓精神分析學會。至於普特南的同事詹姆斯（一八四二年到一九一〇年），對精神分析則沒那麼熱中。詹姆斯是美國小說家亨利．詹姆斯的哥哥，他只參加過一場佛洛伊德的講座。不過，詹姆斯仍跟佛洛伊德進行過一次散步長談，可惜的是，這次交流因為詹姆斯的心絞痛發作而打斷。不久之後，他就死於心臟病了。詹姆斯曾清楚的表示，他並沒有被佛洛伊德說服，他認為佛洛伊德是「一個固執己見的人。我完全沒有辦法將我自己的病例，融入他那夢幻的理論；而他那明顯的『象徵主義』更是最危險的事情。」在後來給友人的信中，他批評得更嚴厲：「我強烈懷疑佛洛伊德……有慣常妄想的毛病[15]。」

在佛洛伊德的美國之旅結束後，其實並沒有立刻吸引到大批的人皈依到他的門下。他在克拉克大學的演講，被翻成英文出版後（佛洛伊德自己則在德國出版），確實讓英語系的聽眾，得以第一次認識他的基本思想，接著在一九〇五年，他的《性學三論》問世，這本書對於在美國傳播他的理論，恐

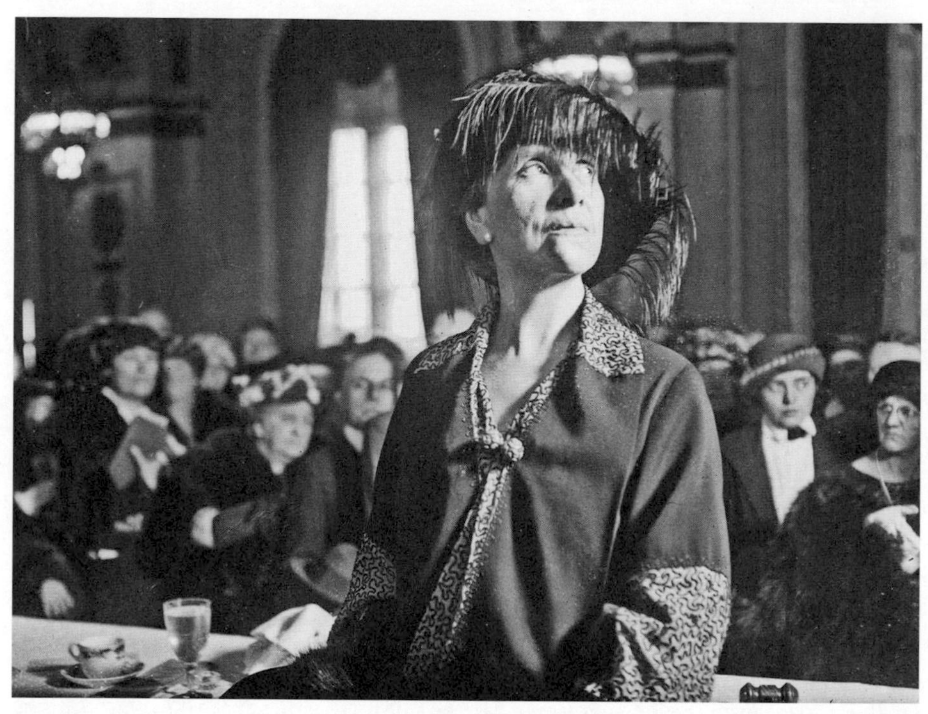

麥考密克夫人，是實業家洛克斐勒專斷而揮霍的女兒，也是榮格的首位「有錢乾媽」（阿姨）。

怕有著更為長久而深遠的影響。砲彈恐懼症的流行，也讓一些美國人開始相信（一如在其他地方），心理層面的問題確實有可能造成精神疾病。不過美國主流的精神科醫師，仍對他的理論存疑，他們認為談話治療跟精神疾病並沒有什麼關係，有時甚至可能是有害的，特別是對於那些明顯是身體上面的問題所導致的精神疾病。

相反地，一些喜愛串門子的有錢人階級，倒是相當受到佛洛伊德理論的吸引，並且願意尋求精神分析治療。但是相當令佛洛伊德失望的一件事情是，這些人當中最有錢的兩位：麥考密克夫人（一八七二年到一九三二年）

跟梅隆夫人（死於一九四六年），卻深受他那位叛徒學生榮格的吸引，並且投資了大筆金錢，企圖宣揚榮格的理論（雖然大多數時候都徒勞無功）[16]。從美國回來之後，佛洛伊德跟榮格兩人就開始漸漸交惡，等到了一九一二年時，兩人之間的衝突更是白熾化；一九一三年一月，這兩人切斷了所有的聯繫，隨著時間過去，這樣的決裂開始變得難以挽回。這位精神分析王國的王儲，自此切斷了所有跟佛洛伊德運動的關聯，並開始發展自己的分析心理學。從那時候開始，榮格跟榮格學派的人，就成了佛洛伊德學派最厭惡的一群叛徒；而榮格學派的人對此也以牙還牙，以眼還眼[17]。

佛洛伊德自己其實也找到了一些有錢的美國客戶來維也納[18]，不過這些人都比不上麥考密克夫人或是梅隆夫人，擁有那樣龐大的財富。這樣一比較下來，因為自己無法像榮格一樣，成功地吸引到這麼多有錢乾爹（其實比較多是有錢乾媽），讓佛洛伊德對於這位逐出師門的徒弟，恨意更是火上加油。或許，這也是為何他也如此痛恨美國的原因之一。

不過很諷刺的是，精神分析學那時候在美國，已經開始有些成果了。許多精神科醫師，已經不想再繼續待在那令人窒息的收容所裡面，想要成立自己的獨立診所，而許多神經專科醫師，則面臨雖然在診斷梅毒上面有相當的準確性，但是在治療上面卻一籌莫展的困境，他們都紛紛投入心理治療的領域。對於這些初生之犢而言，確實有不少新的領域可以拓展，像是在一次世界大戰後冒出來的婚姻諮詢，或是兒童教育指導所。從暢銷雜誌上面大量談論無意識的篇幅來看，一般大眾對於用精神分析，來解釋他們的無意識，似乎也愈來愈感到興趣。不過主流醫學界對於精神分析學，還是抱持著相當存疑的態度，很多人甚至對這種治療方式充滿敵意，視其為江湖術士的騙局。當然還有的問題就是，精神分析的意義到底是什麼？

美國人從來就沒有特別喜歡佛洛伊德理論中的陰暗面。佛洛伊德在一九二〇年代左右，開始認為文明與個體之間存有一種根本的緊張關係，並且對此感到愈來愈悲觀；他認為人類所受到的壓抑，跟持續不斷地感到不滿，或許正是一種文明化的代價，而心理會尋求另一條比較沒有那麼難受的出路。他在早年出版的《幻象的未來》（一九二七年出版）中曾經說過，宗教是一種精神官能症，而上帝則是如同孩童對父親的渴望，所創造出來的形象。但是這些論點在像美國這種充滿了基督教信徒的社會，讓佛洛伊德變得沒那麼討喜。不過一開始的時候這倒也沒有造成什麼太大的問題，因為美國那些宣稱自己是佛洛伊德學派的人，往往會毫不猶豫地將學說中不討喜的部分切割開來。

在美國，既然沒有人來規範學說的正統性，精神分析的理論就漸漸被稀釋、變形、甚至被重塑成一種極度兼容並蓄的樣貌，對於在治療精神疾病上的態度，也變得更為正面與樂觀。樂觀主義是那個時代的風氣，其中一個代表性例子，就是維也納來的難民哈特曼（一八九四年到一九七〇年，他也是佛洛伊德最喜愛的學生之一），開始發展出一種他稱之為「自我心理學」的理論。在他的理論中，心理衝突跟本能的角色變得比較沒有那麼重要，反之他強調的則是自我（ego），以及它如何去適應外界的現實環境。這種觀點對於美國人來說，要比佛洛伊德那種極為悲觀的看法，更合美國人的脾胃。廣義上來說，美國版的精神分析學，保證病人可以擺脫焦慮跟精神問題，這種保證吸引了大量富有而飽受精神疾病所苦的病人，因為這些病人是完全不可能光顧精神病院這種地方的。

當電影工業在美國西岸的好萊塢開枝散葉發展時，佛洛伊德的概念也滲透到其中（這點我們在本章稍後會談到），不論是幕前的演員還是幕後的製作，都深受其影響。他們對於精神分析的迷戀，可以從一九四五年以後許多極為成功的電影裡面中看出痕跡[19]。在東岸，精神分析也一樣受歡迎，特別是在東北部規模不小的猶太社區之中，精神分析找到了許多飢渴的客戶。當然這些人和那些日漸壅塞的州立精神病院裡面，成千上萬的嚴重精神病患比起來，是一個小多了的市場，不過這些人卻是受過教育、有著顯著的社會地位，而且擁有可觀的社會與文化資本。更別提精神分析治療，要求病人每次躺在分析師的躺椅上數小時，一週數次，經年累月的什麼事也不做，也只有這些病人的財富，才足以支持這種療程。這些人行動自由，生活無虞，能言善道，卻抱怨著身受強烈的焦慮感與官能症折磨，無法透過簡單而快速的治療處理，需要冗長而耗時的療程；這些病人比起那日益敗破的市立精神病院裡面，所塞滿的又窮教育程度又差的社會邊緣人來說，真是要有吸引力多了。後者往往都是些患了妄想症，滿腦子幻象的病人，有些是嚴重憂鬱症，不然就是瘋子，他們全部都是受盡社會排斥的人。

不過這種偏離正統、純度不足的精神分析學，雖然讓它在美國大獲成功，贏得許多病人，卻也讓正統佛洛伊德學派的門徒完全無法接受，但同時他們卻又無力制止。早在一九二一年，美國醫師柯里亞特（一八七五年到一九四三年）來克拉克大學聽完佛洛伊德的演講後，曾經半開玩笑地說著，他早就吟誦過「沒有所謂的精神治療，只有精神分析，而佛洛伊德正是那位先知」，可惜他這段禱文，完全被人當作耳邊風[20]。相反的，眾人愈發強調心理成長以及可能性，並蔚為風潮，不論是美國本土的精神分析師像是梅寧格兄弟（他們在堪薩斯州的托皮卡，經營一家提供心理治療的家族企業），或是住在東岸的外國精神分析師，也都順應這樣的潮流。不過後者往往自認高人一等，瞧不起那些美國土生土長的精神分析師，認為他們是一群拜金的叛教徒，一點都不了解佛洛伊德的宏偉理論。

## 流亡

就在這時，希特勒出現了。納粹上台以後，很快地就為德國的精神分析學派畫下了句點。大批的難民逃往海外，一些人去了倫敦，大部分人則選擇前往美國東岸，像是紐約等城市。柏林精神分析學院因為大部分醫生都是猶太人，首先遭到整肅，所長早在一九三〇年左右就逃往美國。大約十年之後，奧地利跟匈牙利的醫師也都過來了[21]。他們可說是把維也納搬到了曼哈頓，這些移民者很快地就反客為主，成了紐約精神分析學會的多數會員[22]。

一九三八年三月十二日，德國併吞奧地利，那時的佛洛伊德已經與口腔癌奮戰了十五年左右，正值重病之際。有一次，蓋世太保抓了他的女兒安娜（一八九五年到一九八二年）去拷問，這次恐怖的經歷，讓他驚覺自己的家人也一樣身陷險境。靠著瓊斯的幫助，還有他長期以來的贊助者波拿巴公主（一八八二年到一九六二年）所給的一筆資金，他付清了納粹所要求的稅金，終於順利帶著他太太瑪塔，女兒安娜，一名女僕還有一名醫師，成功抵達倫敦。

在倫敦漢普斯特的流亡期間，佛洛伊德的家人為他在梅爾斯菲爾德花園二十號重建了維也納的診所，讓他可以繼續看診（見彩圖41）。但是他的健康情形日益惡化，疼痛也到了難以忍受的地步。他的癌症侵蝕了整張臉，腐肉臭到連自己的狗都對他避而遠之。此時，他提醒自己長年的醫師好友舒爾（一八九七年到一九六九年）過去做過的承諾，幫他進行安樂死。佛洛伊德說：「現在除了折磨以外，什麼都不是，這已經沒有任何意義。」一九三九年九月二十一日，舒爾幫他注射第一劑嗎啡。九月二十二日，舒爾再次幫他注射嗎啡。隔天，佛洛伊德逝世。

佛洛伊德死時，二次世界大戰開打了還不到一個月。許多精神分析師都紛紛逃離歐陸，那些沒有逃出來的人，大部分都在納粹統治下的大屠殺中凋零殆盡。大量逃往美國的人，很自然地助長了正在拓展中的精神分析市場，卻也升高了派系之間的對立。從中歐來的精神分析師，一直都很瞧不起美國同行，連那些嚴格遵守佛洛伊德理論，相當貼近正統的美國同行，他們也看不上眼。他們認為自己在知識跟文化上面都優於美國人，因此也用同樣不屑的態度對待他們。因為對立的情緒愈來愈高漲，這樣的門戶之爭在精神分析學派裡面愈來愈嚴重，終至到了完全無法消弭的地步。各派系之間的衝突迭有所聞，不過這當然是只有少數圈內人才會關心的話題。諷刺的是，世界大戰雖然摧毀了以歐洲為中心的精神分析學樂土，卻也讓它在美國大鳴大放，即使眾多精神分析機構之間的混戰持續不斷。

佛洛伊德自己在生前，對於精神分析學派的派系分裂也貢獻良多。他對於後輩難以包容的態度，以及他那無邊無際的恨意，也幾乎成為一種傳奇。不認同他的人，都被逐出學派的核心，放逐到遙遠的外圍去[23]。對圈外人來說，這些爭執老實說對整個情勢的發展影響相當有限。佛洛伊德死時，世界再次被一場數年的大混戰所吞噬，這場戰爭的最後，以在一群毫無戒備的平民百姓之中釋放出駭人的原子彈能量告終。納粹在掃除了德國所有的精神病人之後，現在開始將人力跟設備，送往為滅絕猶太人而建的集中營裡，因為他們認為猶太人是一種「低等的種族」。除了猶太人以外，政敵也會被一起送進去。文明的虛飾被漸漸剝除殆盡，黑暗的毀滅力量則再次浮現，而現代的醫療科技則被扭曲，用來創造一個人造地獄，或者該說，多重的地獄。

## 總體戰與其後果

即使是悲觀主義者如佛洛伊德，若有機會見識到現世的野蠻與殘忍，恐怕也不免倒抽一口氣。不過也是這場野蠻的戰爭，幫助推廣精神分析學說的病因解釋，到前所未見的地步。在英國影響比較有限，在美國則影響深遠，並且持續了很長一段時間。在美國，佛洛伊德學說中的某些看法，主宰了整個精神醫學界長達四分之一個世紀，而精神分析的概念跟學說，更是瀰漫在大眾文化中。瘋癲被賦予意義，找到這個意義，也就解釋了瘋癲從何而來，同時也為瘋癲的治療，指引出一個方向，這些對當代許多人來說，都是如此不證自明的。

如果還需要證據的話，那麼新出現的衝突，除了吞噬了我們這個所謂「文明的」社會，也馬上就提供了所需的證據：工業化、機械化的戰爭，與軍隊心理狀態的穩定度，往往無法匹配。在後來的韓戰、越戰，以及名不符實的冷戰時期（雖然稱為「冷戰」，但卻分明充斥著一系列軍事衝突）以及其後，再加上兩次波灣戰爭，我們都一次又一次的學到慘痛的教訓。越戰之後，在眾多退伍軍人的政治力影響之下，他們創造了一個新的疾病分類，就是創傷後壓力症候群，這種疾病後來很快地也被應用在其他形式的暴力後遺症上，特別是跟性有關的暴力。不過在第二次世界大戰時，軍隊所面臨的精神問題，可等不到二十世紀後期精神醫學的政治化，這是二戰期間無可逃避的現實。

納粹的軍隊對於這個問題的解答很簡單，就像他們曾經毫不猶豫地殺光所有的精神病人一樣，他們在面對士兵精神崩潰的時候，也絕不採取姑息的態度。德國的士兵發瘋的話，就算不被處以死刑，也會受到相當的懲罰[24]。德國的精神科醫師當時有個共識，就是一次世界大戰時患了砲彈恐懼症的士

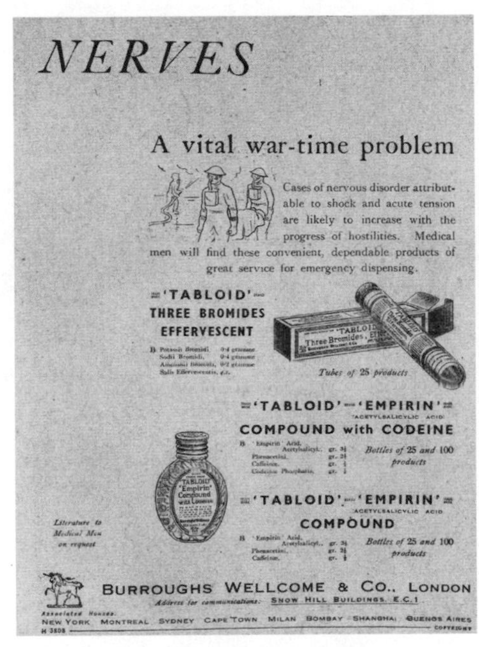


戰爭時期的精神病。因為預期戰爭的壓力將會造成大量的神經疾病，寶威藥廠（譯注：現為葛蘭素史克藥廠）很快地推出了化學藥物來因應。

兵，其實都是詐病的懦夫，他們不會再犯把這些人當作病人處理的錯誤。在當時，德國的指揮高層也相當支持這樣的想法。德國士兵當然還是會精神崩潰，特別是在東線，但是官方並不承認，這些士兵只會被粗暴地對待，隨興之所至被射擊隊處決，或是被立刻丟回前線投入戰鬥中。

英國的軍隊雖然沒那麼熱中槍決自己的士兵，但是一樣決定不要重蹈過去砲彈恐懼症大流行的覆轍。由當時頂尖的英國精神科醫師所制訂出來的官方政策，是「（對那些表現出精神症狀的士兵）打消他們對任何報酬的期望：沒有人會因為精神疾病的理由退出軍隊，也無法藉此獲得任何撫恤金。[25]」他們也不會進行太過複雜的治療，因為這樣做只會鼓勵士兵認為自己真的是個病人；相反地，生病的士兵最好離前線愈近愈好，然後盡可能儘快送他回戰場。

然而隨著戰爭持續進行，精神病患也愈積愈多。平均來說，每一場戰爭中，百分之五到百分之三十被後送的傷員，就是精神病患。官方的統計報告對這個問題的嚴重性，往往非常低調，其實在戰事愈激烈的地區，士兵精神崩潰的頻率也愈高。根據官方的紀錄，在敦克爾克大撤退時因傷被後送治療的病人中，大約只有百分之十是精神病患[26]，然而真實的數字很可能被嚴重低估，因為許多撤退回英國的人最後還是被送入軍醫院的精神病房[27]。在整個戰爭期間，因為不再適任後續的戰鬥任務而退伍的英國士兵中，有百分之四十是因為精神疾病的緣故[28]。

一九四四年在義大利，加拿大一支部隊連續遭遇了兩場激烈的戰鬥。這支師級部隊的九個單位中，各有不同比例罹患精神創傷的官兵。在第一次戰鬥後分別從百分之十七．四到百分之三十．五不等，在第二次戰鬥後則從百分之十四．六到百分之三十左右。儘管如此，在第二次行動以前，他們的指揮官還是接到命令，要求他們對於這些精神創傷的病患，必須抱持嚴厲的態度，要相信這些人的疾病來自於軟弱跟懶散。但是這樣一來，在這兩次行動中，整個師的官兵精神創傷比例，其實是增加的，第一次平均為百分之二十二．一，第二次則增加到百分之二十三．二。在諾曼地登陸期間，英國部隊也有跟加拿大部隊差不多的精神疾病比例，而且最後只有一小部分接受過治療的人（不到百分之二十）能被送回戰場[29]。後來成為知名的英國喜劇演員米利根（一九一八年到二〇〇二年）就是這些病人中的一個。在義大利卡西諾山的一次激烈戰鬥，造成他第一次精神崩潰。他被送到火線後方接受了三天的治療，隨即歸建原單位，繼續投入戰鬥。但是他哭喊了整整一個禮拜，說話變得結結巴巴，聽到戰爭的聲音就變得怯懦，最後他的指揮官實在是受不了了，只好把他後送到遠遠的大後方基地處，在精神病院服役（誰說軍方沒有幽默感的？）。至此對他來說，戰爭已經結束了，但是他（許多其他精神病患也都一樣）卻「從來不曾忘掉那種（恥辱）感覺」，被後送的那一天，「是我一生中最難過的一天[30]。」

在美國，精神疾病問題的情況又不一樣了。美國人參戰得比較晚，一直到一九四一年十二月七日，日本人轟炸珍珠港之後，他們才被迫出手。不過在此之前，除了眼光最狹隘的孤立主義者以外，所有人都預見了戰爭即將到來，因此美國的精神科醫師很積極地建議軍方，為了避免出現跟第一次世界大戰時一樣的問題，最好的方法，就是在徵兵的時候針對那些合乎兵役條件的人，事先篩選掉心理狀態可能會有問題的人。這樣一來，戰時大量精神病患造成軍方嚴重後勤以及道德問題的情況，將不復見。這個做法在當時被認為是個絕佳的點子，根據這項新措施，他們汰除了大約一百七十五萬名役齡青年，這真是一個嚇人的龐大數字。但是至少這樣一來，軍方就不必再為士兵在前線崩潰的問題繼續苦惱了。

但是結果卻出人意料，這個篩檢一點效果也沒有。一九四二年美國參戰不過數月後，各部隊就紛紛傳出受到精神創傷的士兵，彷彿他們從未經過篩檢一樣。戰場上的恐怖經歷（有時甚至僅只是預期而已），造成了大量的精神病患；同時為了因應這些病人對軍隊的士氣與效率可能造成的威脅，軍方對心理學家與精神醫師的需求也大增。現在我們不稱這種病為「砲彈恐懼症」了，這名字已經過時。這些疾病現在稱為「戰爭精神官能症」或是「戰鬥衰竭」[31]。在戰爭期間，有超過一百萬人因為精神與心理方面的問題，被送回美國的醫院中接受治療。在一九四四年的歐洲戰場，戰鬥部隊裡面被後送的比例，更是高達百分之二十五，這個比例實在不可謂不高[32]。比如說在一九四三年的西西里島戰役中，許多美國精神病患被送回北美接受治療，但最後只有百分之三的傷員，可以被送返戰場[33]。而

「美國在太平洋的主要戰場，在一九四二年夏季與秋季的瓜達卡納島戰役中，嚴重到需要被後送的傷員裡面，精神病患的比例高達百分之四十[34]」。心理障礙人數暴增的現象，並沒有在戰後立即降低。在一九四五年時，有五萬零六百六十二名出現精神或心理障礙的傷員，住在軍醫院裡面。別忘了，到了一九四七年，還要再加上有四十七萬五千三百九十七名出院的病患，因為精神障礙而領取退伍軍人事務署的撫恤金[35]。

有趣的是，雖然在戰前，精神分析學在精神醫學界所占的地位相當邊緣，但是英美兩地的軍隊，卻都將戰時軍中精神醫學的指揮大任，交給親精神分析學的醫師負責：在英國，是塔維斯托克診所的黎斯（一八九〇年到一九六九年），在美國則是堪薩斯州托皮卡梅寧格診所的梅寧格（一八九九年到一九六六年）本人。或許這是他們從第一次世界大戰中所學到的經驗，認為精神創傷來自於精神上的壓力。不管怎樣，因為軍方在精神醫學方面的人力極度短缺（在一九四〇年，美國精神醫學會有兩千兩百九十五位成員，不過大部分都在精神病院工作。軍方自己要到一九四五年才招募到相等數量的精神科軍醫），他們必須快速地訓練現有的軍醫，然後快速地將他們投入前線。這個訓練的工作是由梅寧格主導，而他的專長是心理治療而非生理治療。同時有鑑於軍中的精神病人人數太多，不可能一一進行個別治療，團體治療因此開始成為最重要的治療方式。

## 精神分析，美國風

在戰後，兼容並蓄的英國精神醫學界根據戰時的經驗，想出了治療性社區這樣的主意，並且希望將普通的精神病院朝這個方向進行改革。他們的重點在社會跟心理層面，同時要組織病人跟醫生，來構成一個適合治療的環境。許多英國的精神分析醫師對於這種治療手段的發展，都有卓越的貢獻，像是比昂（一八九七年到一九七九年）、瑞克曼（一八九一年到一九五一年）、布里傑（一九〇九年到二〇〇五年）以及S・H・福克斯（一八九八年到一九七七年）等人。不過這種類型的治療，還是以團體療法而非個人化的精神分析為主。其中一個原因是，這種治療性社區裡面的「民主風氣」，比較合乎英國在戰後社會上瀰漫的平等主義，所以這類社區往往標榜著消弭（或減少）軍階及地位的差異（當然，這只是理想，而非實際情況）。更重要的一點則是，團體治療要遠比個別精神分析來得便宜多了[36]。

不過整體上來說，這場戰爭讓許多英國的精神科醫師，都感到灰頭土臉。塔維斯托克診所的官方歷史這樣承認：「在戰爭期間，我們對於治療創傷性官能症，幾乎沒有什麼重要的貢獻[37]。」這是個很犀利的評論，戰爭期間軍方的長官也都深表認同。在戰後時，英國的軍方指揮階級很快就解散了這一群「特技演員」（他們當時就是用這種貶損的態度稱呼精神科醫師），並認為他們「天真、沒有經驗、無視於軍中的現實情況，又太過官僚[38]」。一旦沒有戰鬥需求，不再需要精神醫學之後，軍方長久以來對這門專業的輕視，馬上又浮現出來了。

不過，他們的美國同業就不一樣了。或許是因為美國人比較善於對輕信的群眾，行銷自己的成就；同時美國市場也比較富裕、比較適合發展，他們很快就高掛起了個別心理治療的招牌。早在一九四七年時，大約有一半的美國精神科醫師，已經選擇在私人診所執業，或是只看門診病人，這跟戰前的情況非常不一樣。到了一九五八年，更只剩下百分之十六左右的醫生，還留在傳統的州立精神病院

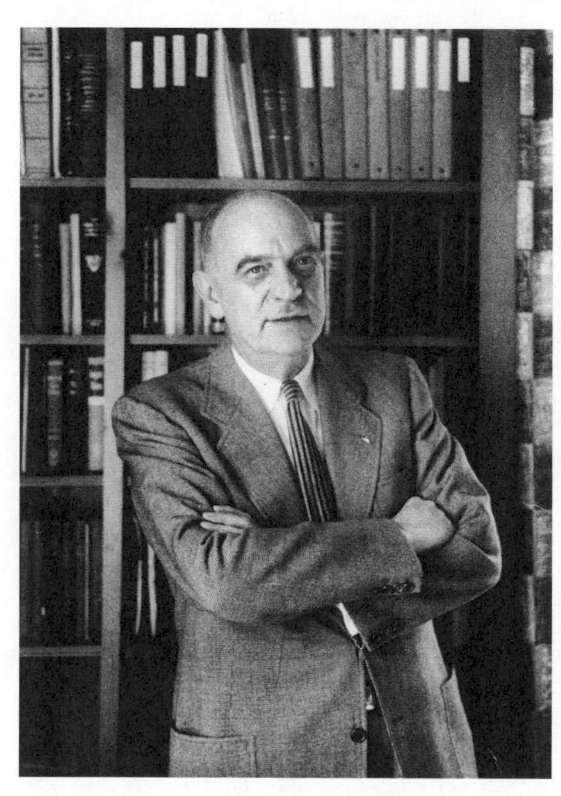

梅寧格攝於德州托皮卡梅寧格診所的辦公室內。

工作。除了職業場所的改變幅度驚人以外，精神醫學這門專業仍不斷地在快速膨脹。在一九四八年時，美國精神醫學會大約只有五千名左右的會員，到了一九七六年已增加到超過兩萬七千名會員[39]。一九四八年時，梅寧格准將（此時他已晉升到這個軍階）被選為精神醫學會的主席，是眾多精神分析師中，第一位擔任這個職位的；《時代》雜誌為了慶祝這件事，將他放在雜誌封面，在他旁邊還放了一個帶著鑰匙孔跟鑰匙的人類大腦解剖圖。解開瘋癲之謎，似乎是件可以預期的事情了。

到了一九六〇年代，美國大部分大學精神科主任都是由精神分析師擔任，不管是科班出身或是半路出家的[40]；學生所選用的教科書，也非常強調精神分析學的觀點[41]。同一時間的歐洲，卻完全沒有類似的趨勢。在美國，精神醫學部門收到了愈來愈多的實習跟住院醫師申請，其中最優秀的人在大學期間，除了本科課程以外，還會額外去頗負盛名的精神分析研究所接受教導分析訓練。在美國，這些研究所不只遠離醫學院，也獨立於醫學院體系之外。那時候的精神分析訓練，就算不完全是功成名就不可或缺的必要條件，卻絕對是一張在臨床事業跟學術圈飛黃騰達的門票。大部分功成名就的執業醫師，幾乎都是在私人診所開業的心理治療師。對於嚴重的慢性精神疾病，這些專業菁英是不會看在眼裡的，他們比較喜歡接待那些富裕的門診客戶。

標準的精神分析治療很花錢，所費不貲。不過有一度，許多美國上層的中產階級都認為這筆錢花得非常值得。從紐約、波士頓、芝加哥、洛杉磯到舊金山，大批的有錢人湧向精神分析診所的躺椅，為精神分析師帶來大筆的經濟挹注。過了一陣子之後，大家認為精神分析療法也可能可以治療精神病，至少理論上來說可行；一些豪華的私人診所，像是梅寧格診所、栗色小屋精神病院、奧斯丁瑞格中心、麥克林醫院等等，甚至開始嘗試用談話療法來治療思覺失調症病人[42]。

這是美國精神分析學的黃金時代。因為精神分析師有高尚的社會地位，他們變得瞧不起那些還留在州立精神病院裡，還在「處理以生理為主、用指令治療病人」的同行，而這其中許多都是不得不從國外招募而來的醫師。在一九五四年，州立精神病院的醫師年薪約莫才九千美元，類似背景的精神分析師卻能賺得比他們多兩倍有餘，年薪高達兩萬二。不過高薪並不是唯一吸引人的地方。除了少數小型機構會接待富有病人以外，大部分機構裡的精神科醫師，都被困在另一種環境中，他們在位置偏僻的精神病院裡工作，每天所面對的是數量龐大、社會地位低下的慢性精神病患，環境則因老舊破敗而顯得相當惡劣。而精神分析師同業所面對的，卻是優雅、受過高等教育、跟他們有類似文化背景的富裕病人；他們還可以相當自豪地說，自己在全美最活躍、最有吸引力的都會區工作。

## 致病的母親

精神分析學也在其他大眾文化領域中，受到一定程度的重視。戰後因為人口的地域性流動，大批新手媽媽殷切期盼著有新的兒童養育指南出現。第一位受過精神分析訓練的小兒科醫師斯波克（一九〇三年到一九九八年）的出現，正好填補了這個真空。他的《全方位育兒教養聖經》於一九四六年甫出版，半年內就銷售了五十萬本。到了斯波克醫師在一九九八年逝世以前，這本書在全球被翻譯超過三十種語言，銷售超過五千萬冊，是美國在戰後僅次於聖經的暢銷書籍。他對於孩童成長跟教養方式的詮釋，大量採用佛洛伊德學說的觀點，用親切易懂的方式呈現出來，讓這些觀點很快就能被理解，成為大眾文化的一部分[43]。

英國人對於斯波克的書倒是沒有那麼熱中，不過有兩位影響力深遠的傑出心理學家，鮑比（一九〇七年到一九九〇年）跟溫尼考特（一八九六年到一九七一年），也將精神分析的理論帶進兒童教養領域內，並造成了深遠的影響，甚至被用來解釋青少年犯罪問題的根源。在戰時，為了躲避德國的轟炸，許多孩童從倫敦被撤離到周圍的城市；也有許多孩童被送去共同教養院，以便讓他們的母親可以專心投入後方的工作，為戰爭盡一份力；當然後來還有許多逃離納粹大屠殺的猶太孩童。鮑比的研究，主要就是針對母親與小孩之間的依附關係，以及在幼兒時這種母愛被剝奪之後，可能會造成的問題[44]。

溫尼考特曾與這些難民兒童相處過一段時間，他的理論著重在玩樂與情感對於塑造健康童年的重要性。傳統佛洛伊德理論認為父母與小孩之間的關係，是全然的衝突，充滿了無意識裡面那些未經壓抑的、對性欲的渴望與情感。但是溫尼考特的理論則讓人安心許多：他認為母親（以及一般的雙親形象）只需要能夠滿足「正常的奉獻」跟「夠好」的程度即可，不需要試圖成為那不可能的完美母親。溫尼考特強調，這樣的父母就足以讓小孩長成健康獨立的成人。他所給的建議：「年輕的母親……相信她們天生的本能可以支持她們[45]」，非常受到大眾的歡迎。

不過在另一方面，因為他淡化了佛洛伊德理論中，情欲跟其他比較刺眼的部分，他的理論在傳統的精神分析師之間，也比較沒那麼受重視。整體而言，在英國，成人的精神分析學就一直停留在精神醫學的邊緣，而改良的（或者我該用馴化過的）兒童精神分析學卻產生極大的影響力，並且獲得國家健保局的同意，願意承保為孩童所做的精神分析相關治療[46]。或許，這些著作所造成的持續性影響可以解釋為何在英國，許多受過教育的人士仍接受精神分析學的理論。

並非所有的精神分析理論，都將家庭的形象描寫得如此無害。佛洛伊德的理論曾將家庭視為心理疾病的根源，而美國的精神分析師到後來，更是將許許多多族繁不及備載的疾病歸咎於家庭，特別是母親這個角色，甚至說情況嚴重到會威脅國家安全。

精神分析學者不甘於只是負責處理精神異常者，還希望能將他們的專業應用在治療其他更廣泛的問題上，比如歷史悠久的歇斯底里症，或是近代的砲彈恐懼症與戰爭精神官能症，這些失常都被認為跟精神上的壓力轉換成生理上的症狀有關。早在一九三〇年代，從德國柏林移居到美國芝加哥的醫生亞歷山大（一八九一年到一九六四年），就開始在談論身心症了。當時的想法是，身體跟心理在某些地方有共通之處，會以某種方式互相滲透，讓其中一方對另一方產生極大的影響力；而當時洛克斐勒基金會剛好也在一九三〇年代初期，決定將精神醫學作為醫學類的慈善重點。因此，亞歷山大曾短暫收到該基金會大筆的補助資金。洛克斐勒基金會後來發現他們大部分的資金，都進了「亞歷山大博士教授」自己的口袋，讓他在德國能過著貴族般的生活之後，他們就中斷資助了。不過他所成立的芝加哥精神分析研究所，還是留了下來；第二次世界大戰後，亞歷山大所提倡的身心症漸漸變成了熱門話題。後來，身心症所包含的症狀愈來愈多，精神分析學家也發展出愈來愈複雜的理論，來解釋心理的問題如何浮現成為生理上面的症狀。比如，亞歷山大曾說：「胃腸神經症候群跟情緒問題所引起腹瀉或便祕，就非常不同；而情緒所引起的心臟疾病跟氣喘，也不一樣[47]。」

或許它們真的不一樣，但是它們全都有一個共同病因，就是「母親」。在這些症狀的背後，都可以見到「母親」所造成的不良影響。以氣喘為例，精神分析學家認為，病人的背後有一個「引發氣喘病的母親」，她是一個愛恨交織、充滿內疚感、充滿敵意且凡事否定的母親，但同時本人卻又不自覺地拒絕這些無意識中的感覺，而將它們轉化成為一種保護性（但其實是病態的過度保護）母親的形象[48]。雙親合在一起會讓情況更糟，特別是母親的角色在引發許多精神疾病上都極為重要，像是那些遊走於神經質與精神病邊緣的「邊緣型」病人，那些人格分裂症的病人，或是自閉症的病童（約翰霍普金斯大學的兒童心理學家肯納（一八九六年到一九八一年），首次在一九四三年觀察到這種異常）等等[49]。

在當時，所有這些疾病都被認為是根源自病人背後乖張的母親，或者是不良的父母組合，比如一位霸道、否定、具攻擊性的母親，配上一位精神貧乏、被動跟退縮的男性伴侶。一九四九年，肯納提出一個理論，認為自閉症病童陷在病態的家庭關係網絡中，「從一開始，就處於冷淡、偏執、如機器人般只注重物質需求的父母照顧下……他們就像被整齊地放在冰箱中，從不曾被解凍過[50]」。十年後，當他在一場受到矚目的專訪中，又再度重申類似的隱喻，說自閉症的小孩是情感上冷冰冰的父母的產物，這對父母「很不幸地剛好解凍了一段夠長的時間，長到足以製造一個小孩[51]」。這個論點受到移居美國的維也納精神分析學家貝特罕（一九〇三年到一九九〇年）的大力鼓吹，並且立刻在他所任教的芝加哥大學裡的發展矯正學校中實踐。與此同時，遠在馬里蘭州的栗色小屋精神病院，也正在嘗試治療思覺失調症患者，一樣也將這種病人視為**冰箱母親**的產物。貝特罕更進一步，將正在治療的病童與他們父母完全隔離開來，他稱這手段為父母隔離療法。在他的眾多暢銷書，包括一九六七年出版的《空洞城堡》中，他甚至稱這些病童的父母親，建構了一個跟集中營毫無二致的居家環境[52]。

耶魯大學專精啟蒙運動的歷史學家蓋伊（生於一九二三年），同時也是一位佛洛伊德的崇拜者，曾在《紐約客》雜誌上為文，盛讚貝特罕跟他的同僚是「英雄」。他用權威的口吻說，「貝特罕關於幼兒自閉症的理論，遠遠勝過其他對手[53]」。然而不過數年之後，因為共同發現雙螺旋DNA而獲得諾貝爾生醫獎的遺傳學家華生（生於一九二八年），同時也是一名思覺失調症患者的父親，曾用堅定的語氣表達出許多病童父母親的共同心聲，稱貝特罕是「二十世紀繼希特勒以後，最邪惡的人[54]」。不過在貝特罕的時代，因為他代表了精神分析科學的權威，同時也正是他學說的高峰，因此沒什麼人曾這樣赤裸地表達過憤怒。這些病童的父母一來因為家有精神病童，二來因為被指責要為這些兒童的疾病負責，在這種雙重汙名化的情況下，大多數都選擇與羞恥共存，沉默以對。

## 佛洛伊德霸權

佛洛伊德那位不可或缺的學生瓊斯，終其一生都扮演著一位忠實的禁衛軍，盡力維護佛洛伊德的名聲。他從一九五三年到一九五七年，利用自己可以接觸到佛洛伊德的信件跟論文這無人能及的優勢，為這位老師出版了三冊傳記。在這三冊如使徒行傳般的傳記中，瓊斯好好地清算了那些佛洛伊德學派所認定的「叛徒」們，一個接著一個被認為是心理學異端，並被逐出師門；而與此相反，他在書裡則將佛洛伊德描寫成一位孤獨的智者，一位心理科學上的巨人，一位如同哥白尼、伽利略或是達爾文一般的偉人，這形象相當符合與瓊斯同時代大眾對佛洛伊德的印象。對這本佛洛伊德的生平傳記，《紐約客》雜誌則盛讚說：「這是當代最偉大的名人傳記了55」；雖有哄抬這本傳記的濃厚意味，卻也相當程度地反映了當時知識份子圈的觀點。

在佛洛伊德去世的時候，詩人奧登（一九〇三年到一九七三年）曾寫詩紀念：對我們而言，他不只是凡人，而是一股輿論，人據此方式生活56。這正是佛洛伊德在許多文學與藝術界中的形象。在精神分析學最早的文本，由佛洛伊德跟布羅伊爾所合寫的《歇斯底里症研究》中，佛洛伊德自承在書中由他所提供的許多研究案例，是一系列心理學的插曲，讀起來「像許多短篇故事」。對於書中這種表現形式，他曾後悔地說，這些故事缺少了「嚴肅科學的特徵57」。這個想法始終讓他耿耿於懷，為了減輕這種不快，他也很快地就斷言道：「這個主題的本質要為此負最大的責任，而非我本人的偏好。」這種說法雖深刻，卻也讓他覺得很不舒服。不過很多人之所以會接觸到佛洛伊德的理論，可能也是受了這本書的影響，特別是那些職業的本質就是在說故事的人，不管是透過散文、詩詞或是繪畫等方式。除此之外，吸引人的還有對於語言、象徵、回憶、夢境、畸形、性等等的著迷，以及佛洛伊德不斷強調的，會在精神生活中留下影響的放縱與壓抑，以及這些事件所代表的意義，如何影響人類的行為、思想跟情感；而長久以來，其他醫生只視這些元素為毫無意義的雜音而已。

在第二次世界大戰之後，奧登開始深受佛洛伊德這些故事的吸引，那時候俄國的作曲家史特拉汶斯基（一八八二年到一九七一年）剛被放逐，前來拜訪奧登，請他寫一齣跟瘋癲與放縱有關的劇本。一九四七年史特拉汶斯基來芝加哥參觀了霍加斯的作品〈浪子歷程〉。這一系列版畫與二十世紀中期好萊塢電影劇情的相似度之高，令這位作曲家驚訝不已，因此他認為可以作為電影大綱的參考。史特拉汶斯基想要把拉克威爾的故事改寫成一齣歌劇。這是他唯一的一部三幕歌劇作品，在一九五一年首演，並成為戰後少數大受歡迎而經常演出的歌劇作品，或許主要是因為它的新古典主義形式樂譜，跟十八世紀的故事完美搭配到驚人的地步[58]。

當然這齣歌劇受歡迎的原因，也要歸功於史特拉汶斯基選對了人來幫忙寫劇本：他選了被譽為二十世紀最偉大作家之一的奧登[59]（而奧登則跟他那位背信忘義的情人卡爾曼合寫）；至於另一個原因（不過要二十五年以後才成立），則跟藝術界另外一位重要人物有關，那就是藝術家霍克尼（生於一九三七年）在一九七五年英國的格萊德邦音樂節，為《浪子歷程》所做的舞台設計，也幾乎達到了另外一個經典地位，直逼霍加斯的原作（見彩圖40）。霍克尼特意選擇霍加斯的線刻版畫而非繪畫版的作品，作為描寫拉克威爾墮落的靈感素材，他使用了大量的格紋跟其他技巧，同時還巧妙地融入霍加斯其他的作品，來設計舞台跟服裝。這些設計在結尾時的瘋人院醫院場景中，更是明顯，他將霍加斯作品中的瘋子原型變化成為許多頭像，從各自的包廂或是小房間中，向外凝視著觀眾，而在他們右上方則畫著霍加斯的地獄地圖的改編版本，這是霍加斯在晚期諷刺宗教狂熱跟瘋癲之間的關係時，放進畫作中的（請見二一八頁插圖）[60]。跟史特拉汶斯基的樂譜，還有奧登的劇本一樣，霍克尼也利用線性元素巧妙地表現出他的畫面，呈現出一個明顯現代風格，卻又明顯是啟發自十八世紀的藝術風格的作品。

史特拉汶斯基的作品，並非戰後唯一一部探討遊走在理性邊緣這種主題的歌劇。英國作曲家布列頓（一九一三年到一九七六年）也在戰爭期間寫過一齣歌劇《彼得．格林》。一九四五年六月七日這齣歌劇在倫敦進行首演，出人意料地大獲成功，那時剛好是在歐洲戰事結束之後與日本投降之前。布列頓是名和平主義者，也是眾所周知的同性戀，這兩種身分不管是哪一種，在那個年代都極易引起大眾的道德譴責並受到法律壓迫。儘管在這種氛圍下，《彼得．格林》在當時仍被推崇為大師的傑作，在隨後三年，這齣作品開始在布達佩斯、漢堡、斯德哥爾摩、米蘭、紐約、柏林，以及全世界至少八個其他城市中上演。

這齣歌劇裡面探討的主題，正是佛洛伊德學派所講的壓抑，以及其中所暗示的性虐待、戀童癖，同時也對當時普遍的恐同症赤裸裸地譴責。布列頓成長於英國蘇福克郡愛爾堡的海邊，當他跟他的伴侶佩爾斯居住在美國加州埃斯康迪多時，在對故鄉英格蘭的鄉愁中，完成了《彼得．格林》這齣歌劇。故事中講到一位蘇福克的漁夫，一開始就遭遇一些不順，導致後來漸漸變得瘋狂，最後在同村村民的敵意之中死去（在歌劇最後，群眾一邊唱著：「我們要摧毀那個瞧不起我們的人」，一邊找到漁夫並攻擊他）；這情境毫無疑問，是移植自布列頓自身所感受到的「他者性」跟「邊緣性」，他深刻感受到自己最私密的性向，隨時都可以讓那些現在盛讚他藝術天分的群眾，轉而迫害他、起訴他、孤立他。

到了晚年，布列頓的心臟狀況變差，此時他又參與了另一個跟同性戀渴望、迷戀、執著以及死亡等主題有關的作品，那就是將德國作家湯瑪斯．曼一九一二年的半自傳小說《魂斷威尼斯》，改編成他最後一齣歌劇作品，並且在一九七三年首演。在那個時候，英國已經藉著在一九六七年通過的「性犯罪法案」，部分解除了法律上對於同性戀行為長久以來的威脅，但是社會大眾對於同性戀的譴責跟批評，卻從未曾消滅，甚至日漸高熾；如同許多當時的精神科醫師所主張的（特別是佛洛伊德學派的醫師）：**根據事實**，同性戀是一種精神疾病。《魂斷威尼斯》歌劇裡面的音樂充滿了象徵性，交織著誘惑的衝動跟壓抑的情緒，這些情緒都連結到主角因害怕被羞辱而感到焦慮、想要隱瞞時，所要付出的代價，對於美麗少年強烈的渴望，最終卻不可避免地要面臨失望與死亡。有心的觀眾應該可以看出，歌劇裡面明顯回響著布列頓自己對青少年男孩的渴望，但這願望似乎從未實現。透過音樂裡面輪流交替出現的抒情、焦慮、悲痛、乖戾以及陰沉等情緒，充滿了張力與自我撕裂等元素，愈發明顯地把這樣的渴望表達出來[61]。在這部作品中，瘋癲的表現或許沒有像在《彼得．格林》裡面那樣明顯，或是相較於布列頓另外一齣跟威尼斯有關的作品《碧盧冤孽》（受威尼斯雙年展所邀，於一九五四年在威尼斯首演），也比較溫和，但是它仍然潛伏在那裡，躲在因為不可得的愛情，所帶來的悲傷與苦痛的陰影之中。在整齣歌劇中，熱情與非理性不斷地與理性跟知性角力，而下場則是死亡。死亡，或許是在無意識中反映著早期的歌劇傳統，也就是華格納關於**愛與死**（*Liebestod*）的概念[62]，或是佛洛伊德晚年一直強調的愛欲（eros）跟死亡驅力（Todestrieb 或是 Thanatos）[63]。

在其他的藝術領域，精神分析同樣也提供了一個概念上的寶庫，讓它們可以去表現生命之謎。在視覺藝術跟文學上，佛洛伊德的理論發揮了相當大的影響力。超現實主義者開始涉足夢境，他們在自己的畫作中加入對性跟無意識的種種暗示64；「自動」畫法跟「自動」書寫等實驗性質的作品大量出現，顛覆了原本居於主流的秩序與現實等概念，也模糊了夢境與現實的界線。小說家跟劇作家也變得更加強調心理學的內省部分、更直白與明顯地使用跟性有關的主題。不過當然，並非所有的發展都是受到佛洛伊德的影響。像是那位將性的主題推至極限，超過了英國審查者可以忍受程度的勞倫斯（一八八五年到一九三〇年），對精神分析學不只不屑一顧，更曾明白地表示感到厭惡65。至於其他小說家所受到的影響，就算有時候可以明顯看出佛洛伊德影響的痕跡，但也不能失之武斷。畢竟，並不是每個人都像喬伊斯（一八八二年到一九四一年）一樣明白地在作品中稱自己的主人翁為「夢的指揮家」，稱近親相姦是一種「可怕的佛洛伊德式錯誤」（freudful mistake，譯注：freudful 來自 dreadful 跟佛洛伊德名字的諧音），稱書中的人物是「太年輕且被取悅的」（yung and freudened，譯注：yung 是 young 跟榮格名字的諧音，freudened 是佛洛伊德名字的諧音，佛洛伊德名字的德文原意是愉悅）66。

美國劇作家田納西．威廉斯（一九一一年到一九八三年）在一九四〇跟五〇年間最優秀的作品，幾乎都如自傳般反映了自己童年時代所受到的創傷：被父親遺棄、神經質又歇斯底里的母親、精神衰弱的而被診斷為思覺失調症的姊姊（最後接受了失敗的腦葉切除術而以悲劇告終）。而他個人的同性戀傾向，在那個保守年代，自然只會讓情況變得更糟。此外，他還有反覆發作的憂鬱症，以及愈來愈依賴藥物與酒精的問題，這些也全部都表現在他的作品裡面。這些情緒上的騷亂、讓人難以忍受的母親、家庭中的壓抑情緒、真實跟象徵的暴力、異於常人的情欲暗流、強暴事件等等，都構成了他劇作的主題，從他在一九四四年發表的《玻璃動物園》，一九四七年的《欲望街車》，一九五一年的《玫

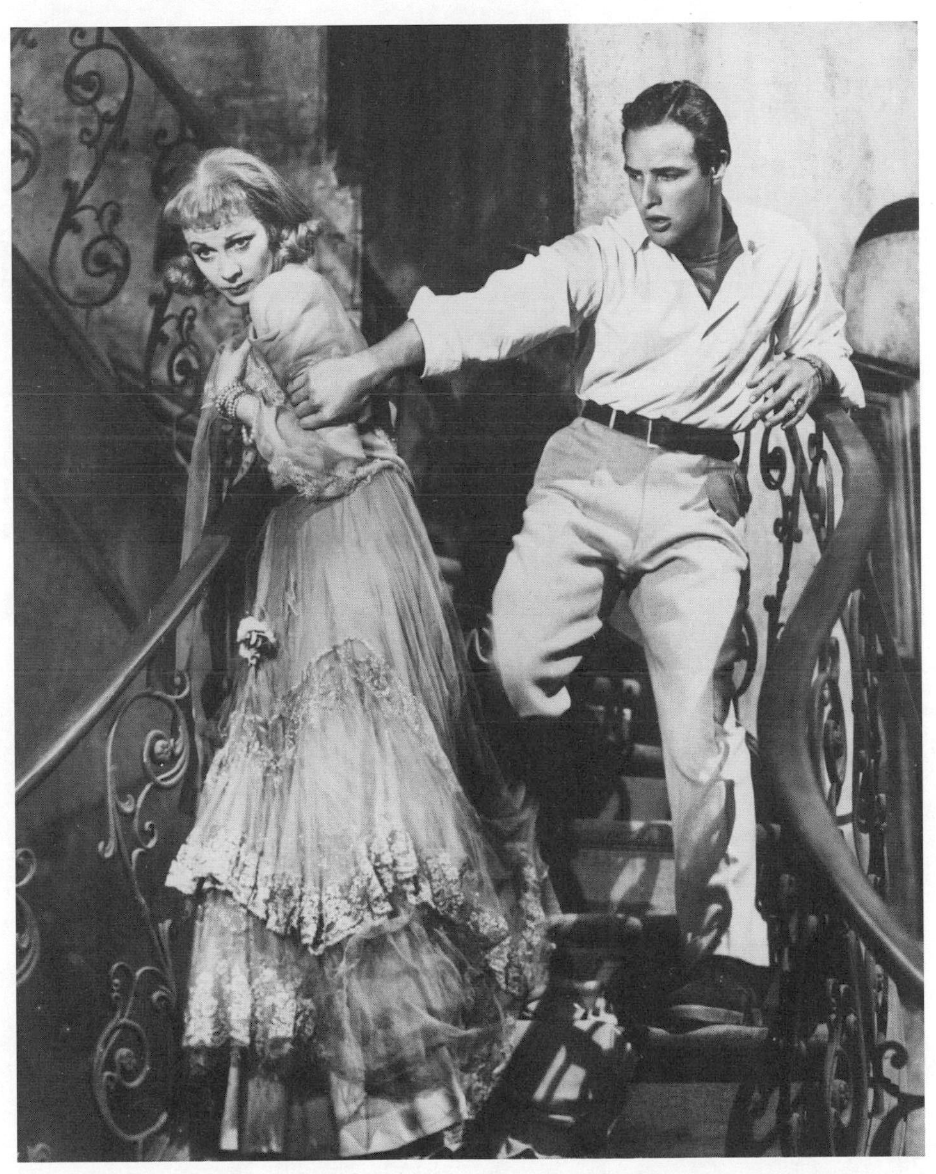

在一九五一年的電影版《欲望街車》中，費雯麗飾演白蘭琪，馬龍白蘭度飾演史丹利。電影評論者寶琳·凱爾曾這樣評論：這是費雯麗的表演中，少數真正可以讓人感覺到既可憐又可怕的。

瑰刺青》，到一九五五年的《朱門巧婦》，都是如此。比如說，《欲望街車》裡面那位讓人印象深刻的白蘭琪，剛出場時，好好地在大家面前示範了一番上流社會該有的派頭以及性別規範，嘲笑著自己的妹婿史丹利，說他野蠻如原始猿人；但是實際上，她跑來投靠妹妹一家人，是為了逃避自己的醜聞：她親眼目睹了丈夫跟另一個男人上床，結果導致他羞愧自殺。而她自己也陷入了一連串毫無意義的緋聞中，讓醜聞愈滾愈大，鄰居們紛紛批評她是個「水性楊花的女人」。她後來悲慘的命運一樣讓人難忘：當妹妹在幕後待產時，她被喝醉了的史丹利強暴；最後甚至被強押送去收容所，一開始她還會反抗，但是等到完全失去了現實感時，她喃喃自語說著：「我總是依賴著陌生人的仁慈。」

不過，當田納西．威廉斯一九五七年的作品《奧菲的沉淪》出師不利，而他本人的人氣也隨之下滑時[67]，他決定接受個人的精神分析治療。但是這次治療並不成功。其中最主要的原因，是因為別人介紹給他的精神分析師庫比（一八九六年到一九七三年），雖然是紐約知名的精神分析師，曾從演藝圈的客戶那裡賺進了大把的鈔票，但是他同時也將同性戀視為一種需要被精神分析治療的疾病。庫比曾經介紹過他的兩位客戶互相認識，就是音樂家懷爾跟劇作家哈特，他們兩人後來合寫了一齣音樂劇《嫦娥幻夢》，幾乎是一部專門介紹佛洛伊德的百老匯劇了。而田納西．威廉斯在接受精神治療的過程中，也寫了一齣舞台劇《夏日癡魂》（一九五八年），劇中描寫了一位令人生畏的紐奧良貴婦溫納保太太，因為怕年輕的姪女凱德蓮，揭露她家庭中不為人知的陰暗面，因而計畫替這個年輕女孩執行腦葉切除術。溫納保太太曾經跟自己死去的兒子賽巴頓，維持著一種近乎亂倫的親密關係；而賽巴頓生前則曾經利用凱德蓮這位年輕女孩的美色為誘餌，幫賽巴頓吸引他看上的年輕男子。溫納保太太希望藉著動手術，「把這些駭人聽聞的故事從她腦中切除」。這橋段固然毫無疑問反映了田納西．威廉斯，對自己親姊姊羅絲腦葉切除術的記憶，不過在整齣劇中，卻也不斷地出現精神分析學的弦外之音。連那位可能會為凱德蓮消除記憶的精神科醫師的名字，也充滿了暗示：古魯維醫師（Cukrowicz），根據他在劇中告訴聽眾的說法，這個姓在波蘭語中是「糖」的意思。糖醫師就是庫比醫師，田納西．威廉斯在開一個玩笑，他的精神分析治療是個笑話。

除了作家們不斷地在作品中利用佛洛伊德的理論以外，文學研究者對此更不落人後。學院派的研究者本來不斷的在尋找各種「學說」，來證明自己對於文學的理解更為高人一等，這次更是抓緊了佛洛伊德的理論。佛洛伊德早在文學研究者之前，就曾討論過《哈姆雷特》跟《李爾王》，更不用說在他晚期的理論中，講到人類的心理與性欲發展時，更引用了索福克里斯那篇母子亂倫劇作中的主角伊底帕斯，來為自己這套理論中最重要的心理情結命名。重要的文學評論家像是呂嘉慈（一八九三年到一九七九年）、柏克（一八九七年到一九九三年）、威爾生（一八九五年到一九七二年）等人，全都利用了精神分析的學說，而一九五〇年代紐約文學圈的核心人物像是崔靈（一九〇五年到一九七五年）跟馬庫斯等人，也都迫不及待地擁抱佛洛伊德的思想。崔靈非常著迷於佛洛伊德在一九二九年出版的《文明及其不滿》，晚年時則擁抱佛洛伊德的「死亡驅力」理論。馬庫斯則大量使用佛洛伊德式的看法，來詮釋狄更斯的作品[68]，並且受到精神分析學的啟發，大量研究維多利亞時代的色情文學[69]。從他們兩人願意合作，擔任瓊斯所寫的佛洛伊德傳記的編輯，可以看出這兩人受到精神分析影響之深。至於在美國西岸，傑出的評論家克魯斯（生於一九三三年）也曾說：「精神分析學，是唯一真正地影響了我們文學閱讀方式的心理學理論……文學來自動機，也書寫動機，而精神分析則是唯一一套解釋人類動機的完整理論[70]。」不過後來他後悔了，並且稱佛洛伊德為「假先知」，斥責精神分析學是一種「偽科學」[71]。

除了文學界以外，一九五〇跟六〇年代學術圈中的各領域，也都非常歡迎精神分析學。美國的歷史學家布朗（一九一三年到二〇〇二年），嘗試著用精神分析的角度去詮釋歷史，並且吸引了一大批學生到他任教的地方，加州大學聖塔克魯茲分校。他在一九五九年出版的暢銷書《生與死的對抗》中指出，整個人類跟社會都被禁錮在佛洛伊德所謂的「壓抑」，唯有肯定生命，才能逃出這牢籠重獲自由。他在一九六六年出版了續集《愛的本體》，則把焦點放在情欲與社會間的衝突。布朗與來自蘇格蘭的反精神醫學者連恩兩人看法一致，都認為思覺失調症患者搞不好比正常人還要健康。這論調很受一九六〇年代時的「反文化圈」歡迎[72]。

保守右翼的社會學家瑞夫（一九二二年到二〇〇六）談及所謂「心理人」的誕生以及「治療的勝利」[73]。極端左翼的思想家馬庫色（一八九八年到一九七九年）也表達了他個人結合佛洛伊德跟馬克思理論的獨到見解[74]。而受佛洛伊德影響最廣恐怕當屬人類學領域了，重要的學者如米德（一九〇一年到一九七八年）、潘乃德（一八八七年到一九四八年）、克羅孔（一九〇五年到一九六〇年）一直到史拜羅（一九二〇年到二〇一四年）等人，全都將精神分析的概念當作他們研究中最重要的一環。在那個時候，任教於倫敦政經學院的知名哲學家波普（一九〇二年到一九九四年）的大力疾呼，主張精神分析學是一門無法被「證偽」的學說，是一種「總能自圓其說，但其實什麼都沒解釋的偽科學」，除了受到科學哲學領域同儕的認同以外，並沒有獲得太多人的青睞。

## 瘋癲與電影

精神分析的理論，在戰後的美國精神醫學界所占的分量愈來愈重，影響所及，不只大量深入高雅文化與藝術領域中，還有另外一個領域，對於將精神分析的學說（當然很可能是修訂版的）介紹給普羅大眾來說，更是功不可沒。二十世紀大眾文化中最重要的一項發明，莫過於電影了。而瘋子更像是量身定做般的適合成為電影中一名角色。早在一次世界大戰之後，德國導演維奈就在一九二〇年導了一部圍繞著精神疾病這個主題的經典默片，《卡里加利醫生的小屋》。這部片的題材相當驚悚：一位瘋狂的收容所醫師，透過催眠「製造」了一名夢遊病人，讓他在鎮上四處遊走，並在醫師的指示下殺人。在片中，導演利用各種角度尖銳的布置與扭曲的視角，製造出一個噩夢般的世界，讓觀眾完全失去方向感；而在這個世界流竄著暴力跟瘋狂。扭曲的道德跟扭曲的肢體，以超現實的方式互相呼應，在視覺上層層堆疊出威脅、詭異跟奇幻的效果，彷彿讓我們也能感覺到片中主角愈來愈熱血賁張的精神狀態。但是要直到最後一刻，劇情忽然急轉直下，觀眾才會發現，這整個故事，關於這個野蠻而毫無良知的瘋狂醫師的故事，其實全都是來自收容所裡面的一位病人，腦中的幻影跟想像。

美國電影工業，大約從一九一〇年開始往南加州集中，到了一九二〇年代，好萊塢電影工業的獲利，已經遠遠超過其他地方。隨後幾年，美國電影工業就算藝術成就還算不上稱霸，但是論商業成就，絕對是全世界的霸主了。從一開始，這些靠娛樂大眾而賺進大把鈔票的影業巨頭，他們所僱用的員工（並透過片場體制，控制他們長達數十年），都深受佛洛伊德學說的影響，所製作出來的片子自然也不例外。早在一九二四年秋，電影大亨高德溫（一八七九年到一九七四年）就曾帶著支票簿，坐

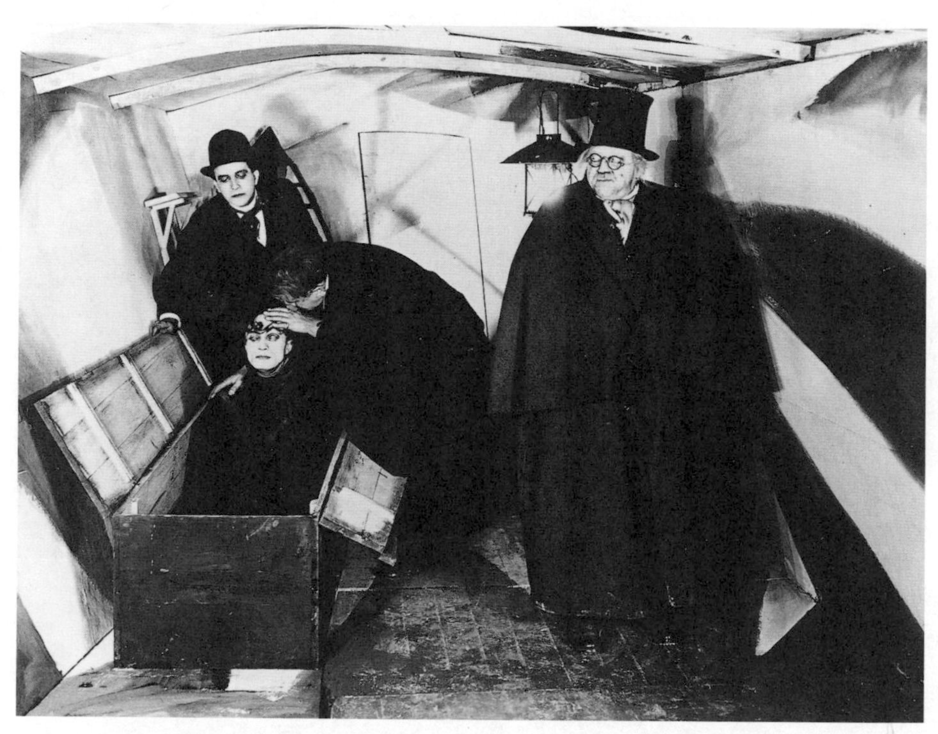

《卡里加利醫生的小屋》（一九二〇年）：片中的人物凱薩在被催眠了之後，被醫師放回去那如棺材般的小屋，靜待下一次謀殺指令。

船到大西洋彼岸的維也納。他原本計畫付給佛洛伊德十萬美金，說服他前來好萊塢「將他的研究商業化，幫電影寫個故事」。還有誰比佛洛伊德更適合來「寫一個真正的愛情故事」呢？結果佛洛伊德嚴峻而憤怒地拒絕接見高德溫[75]。

好萊塢的電影大亨，都是一群粗魯而視財如命之人。不過，他們在人前卻是正經八百（但在私底下，關於那些新人女演員靠肉體爭取選角的流言蜚語，卻常是根據極為嚴重的剝削事實），而且深知只要能將色情跟暴力控制在得宜的範圍內，這些元素就是票房的保證。此外，他們還有許多有天賦的新人可供利用，但是他們的使用期限端視票房而定，只要票房一失利，他們就會被當作垃圾一樣隨手丟棄，隨時有人可以取而代之。演員跟導演的工作，都有著高度的自戀性質跟不確定性，這讓精神官能症跟各種成癮問題，在這裡像是植物在溫室裡面一樣快速滋生，形成一種特殊的文化。不久之後，這座繁華城的成員包括製作人、導演、編劇和演員等人，因開始面臨裁員的問題而備感壓力，這也正好是精神分析師大發利市，建立一個獨特的國中之國的大好時機。這些專門負責照料媒體大亨們貪婪欲望，以及每一個電影創作人受傷心靈的精神分析師們，有時候收入甚至超過那些曾在紐約社交界中，靠著結交**貴婦名媛**來賺取財富之人的收入總和呢。

在好萊塢，似乎每個人都該有個精神分析師，即使那些自己多半不會去光顧的大亨們，也會將自己那些從來不曾管教過的小孩，或是紅杏出牆的妻子送去諮詢，讓他們那些外表看似光鮮亮麗，內裡實則千瘡百孔的生活，稍稍獲得些許安慰[76]。大筆大筆的鈔票湧進電影工業，其中又有很大一部分，雖然未必會流進佛洛伊德本人的口袋中，但卻會流進佛洛伊德學派的精神分析師口袋裡。不過好萊塢名人生活中的這一面，大部分都不為外人所知，只有當那些精通小道消息的專欄作家，偶爾被片場激怒了，才會將這些八卦洩漏出來，讓一般大眾稍微一窺祕辛。

比如知名編劇兼製片塞茲尼克（一九〇二年到一九六五年），本身是個安非他命成癮者、一個賭鬼、一名花花公子，還是個控制欲極強的人。他曾經短暫地接受過隆姆醫師的精神分析治療，那時候他已經製作完當時票房最成功的電影《亂世佳人》（一九三九年），但是卻陷入了嚴重的憂鬱症而一蹶不振。塞茲尼克的太太艾琳．梅耶（一九〇七年到一九九〇年），是知名電影大亨路易．梅耶（一八八四年到一九五七年）的女兒。比起塞茲尼克，梅耶要有權勢多了，這兩人在翻臉之前曾經是合夥人。塞茲尼克自己在接受治療不久之後，堅持叫艾琳也必須進行她自己的精神分析療程，而且也交由隆姆醫師負責。但是塞茲尼克很快地就厭倦了治療過程而退出，但他太太卻沒有。或許正是因此，艾琳開始認清自己的處境，離開了丈夫，並且展開自己的新事業，成為一名劇院經理。而塞茲尼克呢，則娶了自己最新的婚外情對象，也就是剛讓自己丈夫戴了綠帽，然後離了婚的女演員珍妮佛瓊斯。有趣的是不久之後，珍妮佛瓊斯也坐上了隆姆醫師的躺椅接受治療。這故事到此還沒結束。後來塞茲尼克的前岳父，也就是艾琳的父親梅耶，也前來接受隆姆醫師的治療，因為那時候他的妻子瑪格麗特，正處於精神崩潰的邊緣。瑪格麗特不久之後就被送去精神病院，也跟梅耶離了婚。因為有這麼多名人的加持，隆姆醫師儼然成為專門照料好萊塢上流名人的專屬醫師，他的客戶後來更包括了許多票房明星如艾娃嘉德納、瓊克勞馥、勞勃泰勒以及愛德華羅賓遜等人。

隆姆的競爭對手們手上當然也有一長串名單，許多好萊塢名人也都排隊等著治療他們那受創的心靈。威廉．梅寧格的哥哥卡爾．梅寧格（一八九三年到一九九〇年）偶爾會從奧瑪哈飛來好萊塢，跟這些巨星們談天說地一番。前面提過的紐約醫師庫比，也慣常有一票「具有創造力的藝術家」造訪他的診所。至於在加州本地也有許多知名醫師，像是辛梅爾（一八八二年到一九四七年）、格羅蒂揚（一九〇四年到一九九〇年）、馬爾默（一九一〇年到二〇〇三年）、葛林森（一九一一年到一九七九年）等人，以及一位有著狄更斯小說人物名字的哈克（一九一四年到一九八九年），他們在當時也都從好萊塢的名流身上賺取了大筆的財富，控制他們如同推銷產品的小販般，操弄著手上的玩偶。

在這種情況下，各種心理學語彙很快地就大量躍上大銀幕，也就不足為奇了。佛洛伊德所宣傳的「福音」（或者該說，其實是好萊塢自己的版本），也隨著好萊塢電影工業的全球化，進入全美，甚至是所有好萊塢電影所能觸及的觀眾的集體潛意識中。從一九四〇年代到一九五〇甚至是六〇年代，精神分析學的形象以及這門專業的威力，漸漸受到大眾的歡迎。佛洛伊德的學說以及在臨床上的應用，經常為了好萊塢故事的需求而簡化出現在銀幕上，不過它的形象完全不同於治療病人生理面向的精神科醫師。後者往往是以邪惡、專斷、駭人的形象出現，只會傷害跟控制病人以達到自己的目的。而精神分析師則給人一種正面的印象。

哈特在一九四一年所導的百老匯熱門音樂劇《嫦娥幻夢》（哈特寫書，蓋希文填詞，懷爾譜曲）在一九四四年被改編成電影上演，並且是第一部以精神分析為主題貫穿全劇的電影。多才多藝的電影人孟威茲（一九〇九年到一九九三年），也算是用盡了全力去實現自己對卡爾．梅寧格所做出的「自我應驗預言」。孟威茲說：「心理學在下個世代將會變得更為普遍，特別是精神分析學，將會成為文學、戲劇、電影等等的素材[77]」。除了他本人以外，很多人也都在幫他實現這個預言。一九四一年雷電華電影公司的商業片《危險的月光》，講的就是主角因為戰時受重傷而失憶的故事。當時還有其他一系列的電影，像是《絕路》、《揚帆》、《金石盟》、《忠義之家》等等，精神分析師也都在裡面扮演了舉足輕重的角色。美國演員兼舞者亞斯坦甚至也在一九三八年的音樂電影《自由自在》裡面，扮演一名跳踢踏舞的心理醫師[78]。塞茲尼克在一九四四年所製作的電影《重逢有日》的劇情裡面，也有一名多愁善感、因為戰爭而造成心理創傷的退伍軍人摩根。在製作完這部電影之後，塞茲尼克簽下了導演希區考克，隔年便製作了一部可能是到那時為止，想將佛洛伊德的學說介紹給大眾，企圖心最明顯的一部電影了。

這部電影就是《意亂情迷》，卡司陣容包括了英格麗褒曼、葛雷哥萊畢克等人。英格麗褒曼在戲中飾演在綠園精神病院工作的彼得森醫師，是一位對愛情冷感的精神分析師。後來醫院新來了一位愛德華醫師，不過他們卻被發現這位新醫師本名叫做巴倫泰，其實是患有失憶症的退伍軍人，同時還可能是個殺人犯。電影在片頭的部分告訴觀眾，他們即將在本片中見識到精神分析學的威力，這是一門「現代科學」，最終將會「打開過去上了鎖的心靈之門」。電影將示範給觀眾看「一旦病人那受擾的情結被揭露、被解讀之後，他的疾病跟困惑都將一掃而空……非理性的惡魔將被逐出人類的靈魂」。

在音樂湧現之後，電影的劇情於焉展開。為了要能表現出現代科學的感覺，塞茲尼克還僱用了自己的精神分析師隆姆醫師作為顧問。然後為了要讓劇中充滿他所認為的高尚藝術，塞茲尼克請超現實藝術家達利幫忙製作劇中主角夢境的背景。達利所製作的畫中充滿了精神分析的象徵元素，像是剪刀、眼睛、窗簾、撲克牌、翅膀以及輪子等等符號，不過還是有許多其他元素沒有被放進去，比如說一把放大的鉗子代表了「閹割」，而當塞茲尼克理解了鉗子的象徵意義後，就把它拿掉了。在電影中，當葛雷哥萊畢克想起他被壓抑著的兒時創傷記憶，以及戰爭造成他的心理疾病後，真相就大白了。精神分析學搜尋著隱藏在事物背後的意義，其手法跟偵探電影裡面尋找被掩蓋的犯罪事實如出一轍，這也是一九四〇到五〇年代，好萊塢黑色電影的特色[79]；此外電影中也有一些附加的個性象徵，比如當英格麗褒曼飾演的彼得森醫師在脫下眼鏡時，她性感熱情的一面也隨之浮現（當然是在當時的製作規範允許的尺度內），一位全新耀眼的英格麗褒曼，一反之前冷冰冰的形象，開始擁抱她的情人。

有趣的是，當時有些精神分析師，包括了聲譽卓著的卡爾．梅寧格，卻對這部片子相當不滿意。他們不喜歡這部片子描寫他們職業的方式，對於它過於簡化的手法感到憤怒，更不高興劇中的彼得森

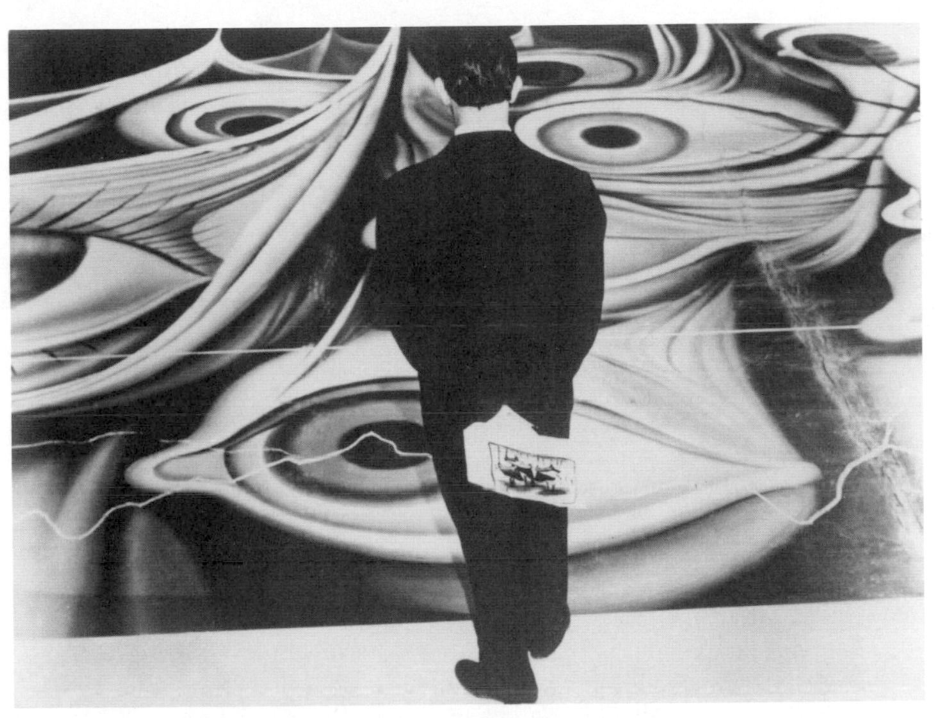

達利正在看他為電影《意亂情迷》設計的布景（一九四五年）。

醫師在持續不懈的調查後，發現真正犯了謀殺罪的壞人，竟然是另外一位精神分析師。這種過度反應其實相當愚蠢，因為當時《意亂情迷》的票房可說極為成功，也等於成功地幫了精神分析學做宣傳，這門知識擁有解開瘋癲祕密的鑰匙，以及治療它的能力。本片可以說是開了一系列類似電影的先河，首次以贊同的角度來拍攝精神分析學說跟精神分析醫師。其後向佛洛伊德致敬的代表作，大概要算是美國導演休士頓的傳記電影《佛洛伊德》了。休士頓在一九四六年導過一部紀錄片《希望之光》，講述關於砲彈恐懼症士兵治療的過程。儘管片中給人一種印象，認為砲彈恐懼症可被奇蹟似地完全治癒（可惜這是錯誤的），但是戰爭部的官員卻認為這部片子的內容，對於徵兵有相當不利的影響，因而將其封鎖了三十五年之久。

休士頓想要向佛洛伊德致敬[80]，而唯有大師才能彰顯大師，他甚至請法國存在主義哲學家沙特來撰寫劇本，並且計劃讓瑪麗蓮夢露來扮演佛洛伊德的病人M夫人。不過沙特後來寫出的劇本長達一千五百頁，根本無法拍攝，同時佛洛伊德的女兒安娜．佛洛伊德也反對讓好萊塢電影玷汙了她父親的名聲，決定從中阻撓。於是她透過關係找上瑪麗蓮夢露的精神分析師葛林森，說服瑪麗蓮夢露不要出演這個角色。儘管遇到這些困難，休士頓後來還是把電影拍完了，但是當該片在一九六二年上演時，不管口碑還是票房的表現都相當糟糕。儘管如此，好萊塢對於佛洛伊德的崇拜並未稍歇，一直到一九七七年的電影《未曾許諾的玫瑰園》，以及影星勞勃瑞福在一九八〇年首次執導的處女作《凡夫俗子》，熱潮都還一直持續著。

《未曾許諾的玫瑰園》是根據喬安．格琳柏在一九六四年所寫的真人真事小說所改編。劇中所影射的醫院，正是美國馬里蘭州的栗色小屋精神病院。這所精神病院專門收容有錢的病人，並且用精神分析療法治療他們。在劇中，凱瑟琳昆蘭飾演一名會自殺、自殘、具有幻覺跟妄想的青少女病人，在極富同情心的弗雷醫師的照料下，漸漸回復正常。弗雷醫師由高眺的瑞典演員比比安德森飾演，所影射的其實是菲達．弗雷契曼醫師。雖然在這部電影裡面，仍然可以見到某些院方虐待病人的畫面讓人心驚，不過基本上它讓觀眾見識到弗雷醫師如何持續不斷地使用談話治療，技巧性地發掘出病人內心深處創傷的根源，一點一點地將她治癒。至於《凡夫俗子》所講的，則是在一個看似平凡的中產階級家庭中，因為一場意外而造成家中長子死亡。這場意外讓次子的精神崩潰，母親則因為偏愛死去的長子，而變得冷酷無情，並且不斷悲嘆著為何不是次子死去。這部電影裡面一樣借助了精神分析師，來解開劇中人物內心壓抑的情緒，找出心理疾病的根源，幫助弟弟漸漸恢復正常。可惜儘管如此，他的媽媽冷淡依舊，最後甚至因為受不了自己那無能的丈夫，以及內心一直拒絕接受小兒子，決定離開這個家。

這幾部電影以及過往的電影，裡面的精神醫師，比起一九七五年的《飛越杜鵑窩》或是一九八二年的《法蘭西斯》裡面所描寫的精神病院裡面的醫師，其形象可說是有著天壤之別。在後面兩部電影裡面，導演所描述那些以治療病人生理為主的精神科醫師，如前面章節所述，其形象可說是非常駭人。但是，不久之後，生理層面的治療將在精神醫學界大放光彩。精神分析學主宰了美國的精神醫學界，甚至美國文化，將近三十五年。在這段期間裡，醫生根據各種象徵意義決定瘋癲的定義與治療方式，現在，這個時代即將接近尾聲，佛洛伊德的傳奇終將謝幕。

# 第十二章　精神醫學的革命？

## 收容所帝國的末日

去威尼斯觀光時，富有的旅客多了一個選項，可以避開其他擁擠觀光客。他們可以搭二十分鐘的船，橫跨漂亮的潟湖，前去聖克里蒙特島（見彩圖43）。在這座島上，有一座華麗的五星級旅館，有著大理石裝飾的長廊跟階梯，以及一切一間豪華旅館該有的設備。旅館的宣傳說，這裡原本是一間修道院，一直到十九世紀初拿破崙到來，下令關閉這裡以及其他地方的宗教機構為止。聖克里蒙特宮的老闆自誇說，這裡「有著古典的氣息，漂亮的濕壁畫，以及文藝復興時期令人讚嘆的牆面」，並且向遊客保證「這島上過往所有的歷史軌跡，都被細細保存下來……形成了一個迷人又寧靜的綠洲，眺望著威尼斯」。

就像所有的行銷宣傳一樣，這套讚詞也並沒有說出旅館的全貌。從一八四四年到一九九二年間，聖克里蒙特宮對於威尼斯人來說，曾經是個非常不一樣的地方。這段過往，也正是現在的老闆極力想要掩蓋，希望它能從歷史中煙消雲散的一部分。聖克里蒙特宮是這小島上唯二的建物（此外還有一座小禮拜堂），不過從它那些帶給旅館迷人魅力的華麗建材中，你完全看不出來，過去它曾經是一間專門收容發瘋女人的威尼斯收容所。與它相對應的則是聖塞沃羅島，專門收容男性瘋子，詩人雪萊跟拜倫曾經來參觀過：

我這樣說著，僕人們稟告船已備好。
我們迎著驟雨怒濤，
駛到瘋人院所在的小島。
登了岸，只聽見瘋人們拍著傷殘的手，
呼喊，尖叫，或者低聲詛咒，
或者發出比罵人還難聽的怪笑，
呻吟，哭泣，瀆神的禱告。
我們爬上泥濘的石級，進到
一個古舊的庭院。1（譯文採用江楓譯本）

女性的收容所也有著類似嚇人的名聲。當威尼斯人說「去聖克里蒙特」時，就是說一個人發瘋的意思。當義大利獨裁者墨索里尼受夠了他的情婦達爾塞時，他就把這個可憐的女人囚禁在聖克里蒙特島，跟所有其他的瘋子關在一起。達爾塞的餘生，就在這樣的隔離與噤聲中度過2。這間收容所在一九九二年被關閉，之後曾經短暫地成為威尼斯的流浪貓之家，後來投資者看上此處，把它買了下來裝

FRENOCOMIO

FEMMINILE CENTRALE
VENETO

ISOLA S. CLEMENTE
VENEZIA

N.° d' ordine

Anno

N.° progressivo generale

TABELLA NOSOLOGICA

*Diagnosi della frenopatia desunta dai documenti accompagnatori*

*di*

*Entrata il*

*N.° e data del documento accompagnatorio*

Paternità, maternità, e condizione dei genitori

Età

Religione

Luogo di nascita / residenza / provenienza

Occupazione o mestiere

Stato civile

Denominazione e occupazione del marito

Figliuolanza

Stato economico

Spettanza della retta

Data d' uscita

Giornate di permanenza

Costituzione fisica

Stato della nutrizione

**Diagnosi frenopatica**

Cause

Epoca dell' invasione

Recidività

Indole del delirio

Epifenomeni

Nevropatie e processi morbosi concomitan

Successioni morbose

Esito

威尼斯的聖克里蒙特收容所在一八八〇年所發出的住院證明。這間華麗的建物現在是一間旅館。

潢成豪華旅館，以便跟對手，也就是一海之遙的朱德卡島上的西普里亞尼旅館打對台。最近，在第一任老闆破產後，土耳其投資者將此處買了下來重新裝潢，讓其富麗堂皇的程度更勝以往。看起來，要想完全揮去本地過往那段不幸的歷史，也不是那麼容易的事。

二〇一〇年時，在倫敦北部也新開放了一處豪華的住所「王妃公園莊園」（為了紀念黛安娜王妃而命名），讓那些想要尋找一間豪華永久居所的有錢人，多了一個新選擇。這裡的開發商對購買者保證，他們將會住在「一棟維多利亞時代的傑作中，好幾代以來，一直都有精緻建築藝術的愛好者，從其中獲得滿足跟啟發……這是一群極為優雅的住宅……在其歷史中，一直以擁有義式奢華為其引以為傲的榮耀」。這座莊園的宣傳非常成功，當時除了吸引了許許多多有錢的海外買家，前來倫敦大排長龍，希望能夠在這裡占有一席之地以外，英國本地的偶像團體「一世代」的團員，以及許多出手闊綽的足球超級聯賽球星，也都住在這裡。

這裡的開發商宣傳說，這群豪華莊園是由十九世紀中期，倫敦最頂尖的三十幾位建築師競圖之後的優勝者所創作的，現今的購買者將有這樣的榮幸可以擁有這處傑作。不過關於當初比賽的目的為何，他們卻支吾其詞。其實王妃公園莊園當初是英國密德薩斯郡所建的第二所郡立精神病收容所，當時叫做考尼哈奇精神病收容所。一八五一年開幕時，阿爾伯特親王還親自主持了盛大的開幕儀式；隨後，它更成為首都附近數萬名精神病患的家園。在當時，這裡可是被視為全世界最先進的現代化收容所。前來參加一八五一年第一屆世界博覽會的各國旅客，無不將其視為英國現代工業化之後的成就之一；他們不但會受邀前去參觀，還有專門導覽為他們介紹這座新式收容所的驚人之處。這裡的建築物，更被視為跟舉辦世界博覽會的倫敦水晶宮是同等級的偉大建築。但是考尼哈奇收容所的名聲很快

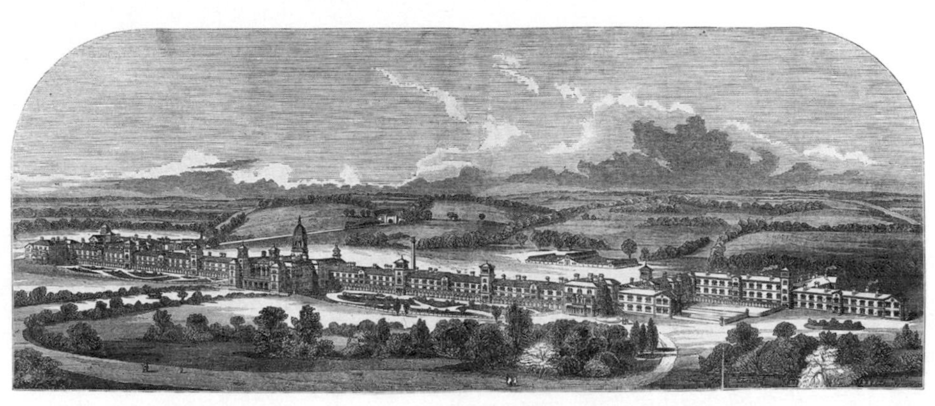

占地廣大的考尼哈奇收容所，也是密德薩斯郡的第二所郡立收容所。

地就敗壞了。它那總長六英里（將近十公里）的走廊，連接了無數擁擠不堪的病房，裡面住滿了大批無望離開的病人；「去哈奇」在當地儼然成為「發瘋」的同義詞。這段過往歷史當然全部被人刻意忽略，因為這對於開發商將這莊園賣給倫敦「新貴」來說，顯然毫無助益。

不過像聖克里蒙特島或是王妃公園莊園這樣的地方，其實是特例而非常態，跟維多利亞時代其他地方大部分收容所比起來，命運截然不同。其他大部分的收容所，如今都已經傾圮倒塌宛如鬼城，遍布在整個歐洲跟北美的土地上，甚至遠在西方世界曾經殖民過的遙遠地球角落裡，都還可以發現。它們那巨大笨重的殘骸散布在遼闊的土地上，彷彿見證著上個世代對收容所的狂熱信仰。除了少數回不到現實世界的靈魂，仍會稱這些地方為「家」以外，大部分這些維多利亞時代的「瘋狂博物館」，早已漸漸淡出我們的世界了。

「你本是塵土，仍要歸於塵土」，《聖經》中的《創世記》早已這樣告訴過我們。從上個世紀開始，社會上曾經投入了無限的資源（不管是智慧還是金錢都是），建立起一個看似應該會無止境擴張下去的收容所帝國，不過卻在過去五十年間，漸漸地被世人遺忘。一旦大自然、昆蟲，還有野生動物，盡完牠們毀壞人造建築物的任務之後，這些曾具有特殊道德意義的精神病院，將完全不復存在（見彩圖42）。

美國喬治亞州米利奇維爾的中央州立醫院，直到一九六〇年代，都還住著一萬兩千名病人，是當時世界上最大的精神病院[3]。在這廣達兩千英畝（約八平方公里）的土地上，散落著的兩百多棟建物，如今大部分早已破舊傾圮。從此不會再有任何人有機會體驗到當年走在這些長廊中的人，所聽見的聲音或是看見的景象。過去那些收容所給一般大眾的印象，像是令人難忘的腐敗的身體跟靈魂所發出的氣味，長久堆滿了人體排泄物的病房所發出來的氣味，數代以來一直作為病人主食的流質食物，混雜著各種怪味，濺灑出來後緊緊黏在建物上未曾移除所發出的氣味，又或是在收容所外面疏於照顧的土地上，四散著數千個半掩蔽的墳頭，掛著曾經被關在這裡多年的病人，刻著屬於他們的數字的金屬牌，象徵著這些病人最後的命運。

在此地北方數百英里之遙的紐澤西州，則矗立著舊時的特倫頓州立醫院，這裡也是當年盛行拔牙手術跟器官切除術的地方，之前提過的柯頓醫師，就曾在此粗暴地執行這些手術，四處尋找他認為造成瘋病的局部菌血症。這間醫院現在也幾乎都荒廢清空了，只剩少數殘留的器具被堆放在建物內。過去那些用來裝飾庭院的漂亮大樹，現在枝葉茂盛，因為疏於照顧而過度生長，枝葉糾結扭曲。它們的陰影遮蓋了廢棄的建築物，為病房帶來一股陰冷幽暗的氣氛。黴菌青苔在這裡四處侵蝕，窗戶上生鏽的鐵窗，把下方的石頭跟磚塊都染成褐色。空曠的感覺跟詭異的寂靜，充斥著四處。破爛的金屬板上面覆蓋著厚厚一層硬掉的灰塵與穢物，半遮著下面破掉的玻璃窗。透過這些窗戶，擅入者可以窺見如今空蕩蕩了無生氣的舊病房。過去職司阻止外人進入的警衛室，如今也空無一人。再也無人看守過去我們所堅持的，在瘋子與正常人之間的那道神聖的界線。這樣的景象，在我們這個自詡為「文明世界」的今日，隨處可見。

在一九五〇年代的英格蘭跟威爾斯兩地，隨時都有大約十五萬名病患被鎖在精神病院裡面，同時代的美國則更鎖了高達六十萬名病人之多。大約從十九世紀中葉開始，將精神病人大規模禁閉起來，成為整個歐洲對待精神病人的標準處理方式。不只如此，歐洲人更將這套制度帶往全世界任何一個它們出現的地方。而收容所帝國的消退，也是循著一樣的軌跡進行。首先從英國跟北美開始，在幾十年之間其他的歐洲國家也隨之跟進。

其中唯一的例外就是日本，或者該說他們還沒走上這一條路。日本在一九四五年的時候，精神病患的住院率非常低，但是在隨後的五十年間，這數字開始呈直線攀升。在一九四五年時，每一萬名人口中只有大約兩名精神病患住院，但是到了一九九五年，這數字已經增為超過十倍之多。從一九九五到二〇〇五年這十年之中，數字也不過稍稍從萬分之二十九降低到萬分之二十七人而已[4]。在一九八九年時，日本病人平均會在精神病院裡面住四百九十六天，這大概是美國精神病人平均住院時間的四十倍之多。二十多年之後，日本病人的平均住院時間仍然超過一年。二〇一一年時，日本政府宣布了一些頗具爭議的計畫，希望能在未來十年間，降低至少七萬名住院病人。不過因為精神病患在日本社會中，仍有著嚴重的汙名，許多人可能還是贊成監禁式管理。在日本文化中，一方面由於社會秩序優於個人權利，另一方面則是精神病患的存在，可能會成為其他家族親屬婚姻上的障礙，同時也代表了深刻的恥辱並讓家族蒙羞；因此許多家庭還是想把病人監禁起來，以便隱藏這個祕密。但是日本政府則擔憂，住院人數增加後高額的支出，特別是愈來愈多的老人住在精神病院中，人數達到前所未見的

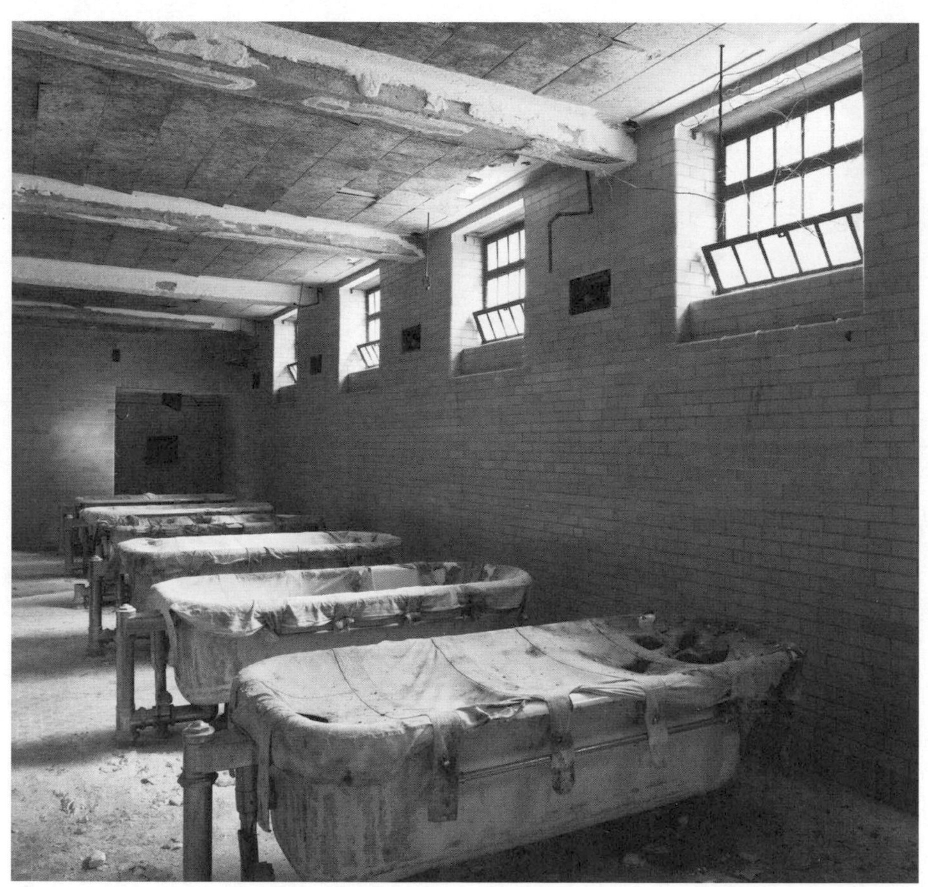

位於美國麻州格拉夫頓，業已廢棄的州立精神病院。圖中所示的是水療病房。水池上所覆蓋的笨重帆布，原本是用來讓那些頑強的病人可以安全地泡在水中，只有他們的頭可以從這堅固的布面上伸出來。

程度[5]。這些衝突未來會如何解決，我們尚未可知，不過從目前的跡象看來，日本比歐美要晚了一百年引進收容所系統，現在，在歐美的收容所消退的五十年之後，也開始嘗試降低收容所的數量[6]。

根據英國和美國的精神病院調查，從一九五〇年代中期開始，精神病院的數量開始以難以察覺的趨勢慢慢降低。不過這個速度從一九六〇年代中期之後就開始加快了，與此同時，這兩國的精神病患住院人數，則下降到幾乎消失的地步。如果美國在二〇一三年仍有著跟一九五五年一樣的住院比例的話，那他們將會有一百一十萬名精神病患被關在醫院裡面。但是事實上，美國現在只有大約五萬名精神病患還住在醫院裡面而已。

不論從哪個角度來看，這種發展都可以稱得上是大逆轉。從十九世紀開始，收容所系統一度在群眾的支持下躍上歷史舞台，漸漸地被關在裡面的人數一年比一年多，這樣無情增加的趨勢，偶爾在戰爭發生的時候會稍微逆轉。比如說在第一次世界大戰期間，英格蘭許多精神病院的職員人數銳減，本來就不多的預算又更為刪減。結果當然是病人必須承受這些苦果，挨餓受凍。根據白金漢郡的調查數字顯示，精神病院的死亡率隨著戰爭愈拖愈久而升高，到一九一八年為止，醫院裡的病人死了大約三分之一。當時經營醫院的人不得不「將病人的飲食配給量降至生存需求以下，以節省預算……一旦飲食在一九一九年改善之後（但是花費了相當可觀的代價），死亡率也隨之降低[7]」。

第二次世界大戰時，在法國占領區內，據估計大約有四萬五千名精神病患死於飢餓跟傳染病；精神病院在戰爭期間的死亡率增為三倍，有些人甚至因此稱這過程為「軟性滅絕」[8]。在很短的時間之內，住院病人一下子就從十一萬五千人銳減到六萬五千人。而納粹則採取更為直接的手段，他們直接處死那些他們稱為「無用飯桶」之人。

不過除了這些例外的情況，二十世紀中葉的精神醫學領域中，住院病人人數無情地持續增加，是個毋庸置疑的趨勢。尤有甚者，在二次世界大戰結束時，各種跡象顯示，世界各地延續戰前的趨勢，對精神病的態度有所改變。戰爭一結束後，美國大部分的州就將「瘋狂」（insane）改稱為「精神疾病」（mentally ill）；而英國早在一九三〇年就立法規定將「愚癡」（lunatic）置換為較拗口的「神智不清之人」（person of unsound mind）。一九四八年法國的公共衛生部則全面禁止使用從一八三八年就出現在正式公文上的「aliénés」這個詞，取而代之的則是「malades mentaux」；義大利政府也用「infirmi di mente」來代替「alienati di menti」這個詞。「收容所」、「瘋人院」、「établissments d'aliénés」等機構現在一律稱為精神病院[9]。不過儘管我們在詞彙上美化了不少，這些心智失常的人必須被持續集中監禁在醫療機構中，則是大家不變的共識。

在戰後，英國政府很快就認為「（心理衛生）服務部門所面臨的最大問題之一，就是要在精神病院中新增更多的病房設備」[10]。美國許多州的政府也有相同的顧慮。那時有許多在戰時因為良心問題而拒絕參戰的人，曾被送去精神病院服務，以懲罰他們這種拒絕參戰的行為。在戰後，這些人加上許多被稱為「扒糞者」的記者，紛紛相繼出面揭發現有精神健康設施的種種缺點[11]。這些批評者中最有名的當屬美國記者德伊琦（一九〇五年到一九六一年）。他曾經寫過第一本美國的精神疾病治療史，也曾因為專業上受到肯定，而獲選為美國精神醫學會的榮譽會員。他關於美國當時精神病院現況的雜記，配合上生動的照片，原本刊載在紐約當時一份批判性極強的報紙《ＰＭ》上面，後來集結成冊，在一九四八年以《國恥》為名出書。

許多造訪過德國死亡集中營的人，也寫了許多文章；像是作家奧蘭斯基就在他的文章〈美國死亡集中營〉裡面，直白地將美國收容所裡面種種落後的景況，跟德國的達豪、貝爾森、布亨瓦爾德等等集中營做比較。德伊琦則將費城巴百瑞州立醫院裡面，男性失禁病房中的景象，描述為「宛如但丁所描述的地獄。三百個赤身露體的男人或站或臥，或蜷曲著身體，全都擠在這一間大房間中；充斥著尖叫聲、咕噥聲，或是令人毛骨悚然的笑聲……有些人就直接躺在地上自己的排泄物中。穢物滿布在逐漸腐爛的牆壁上。[12]」

不過儘管當下各州立精神病院的現況是如此駭人，這一代的改革者卻未曾想過要廢止這些機構。根據他們的觀察，他們認為問題主要來自於群眾的冷漠以及政客的吝嗇。這些第一手報導的目的，在於透過揭露這些可怕景象喚醒沉睡的公民，因為正是他們的冷漠，一手促成了這些悲劇。同時他們希望選民能要求政府給予精神病院足夠的經費，以便讓精神病人可以得到適當的照顧。如同科學記者梅賽爾（一九〇九年到一九七八年）在《生活》雜誌上所言：把事實攤在陽光下的目的，是為了讓政府感到羞愧而給予足夠的經費。這樣可以「終結那些以躲在醫院名義之下的集中營，也才能達成治療病人的目的，而非將他們羈押起來[13]」。

至於在戰後歐洲，用收容所來解決精神病人問題的企圖，似乎一直都未曾稍減。大部分當年參與過希特勒T－4滅絕計畫的精神科醫師們，後來都保有原來的工作；而新一代的精神病人，則漸漸填滿各處收容所。到了一九六〇年代，西德各邦有六十八間精神病院，平均每間醫院有一千兩百個病床。法國的精神病院則規模更大，有些甚至大到有四千個病床。而在義大利，一直到一九八二年為止，還擁有二十間超過一千床的精神病院。法國政府在一九五〇到六〇年代左右，曾急切地想要興建更多的精神病院，來舒緩業已過分擁擠的現有機構。之後他們更預計要新增兩萬張精神病床。至於西

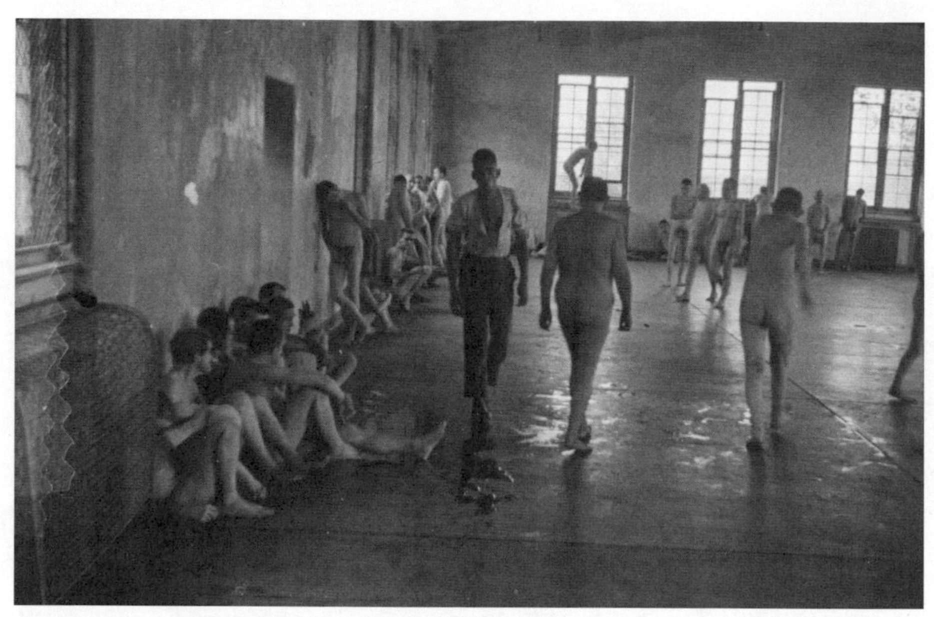

美國賓州費城的巴百瑞州立醫院裡面的男性失禁病房。這幀照片，還有許多其他的照片，是貴格會教徒羅德在一九四四年所偷偷拍攝的。他因為良知的理由拒服兵役，因而被分派到這裡成為院務人員。這間病房隔壁則是專門給有暴力傾向的病人使用，羅德跟他的同事暱稱那裡為「死亡室」。

班牙，從佛朗哥將軍的法西斯政權開始，一直到他於一九七五年死後的數年間，西班牙政府仍持續擴展精神醫學部門。他們的收容機構數量從一九五〇年的五十四間，到一九八一年變成一〇九間，整整增加了一倍有餘；而精神病人的人數則從原來的兩萬四千五百八十六人，增加到六萬一千四百七十四人。至於在北歐的瑞典跟丹麥，雖然是在社會主義以及民主政黨的統治下，精神病院數量在一九七〇年代也呈現了增加的趨勢。雖然這些國家以及許多還沒有提到的國家，最終還是走向去機構化這條路，不過這段敘述也很清楚地表明了一件事實：如果從比較的角度來看，收容所的消失，在許多國家其實是一個漫長的、比較晚近的事件，而非如一些人所認為，像是在英語系國家中所出現的那樣，是一個早而快速的過程。

## 科技帶來的解答？

在英美兩地，精神病院住院人數的消退始於一九五〇年代中期，這個時間點很巧合地，也正好是人類史上第一次嘗試用現代化的藥物來治療精神疾病。氯丙嗪這個藥物在美國用「托拉靈」為商標名上市，在歐洲跟其他地方的商標名則是 Largactil（取其英文諧音 large action，大動作之意）。美國食品藥物管理局在一九五四年核准讓它上市（詳見本章後述），十三個月之後，光是在美國，它就被開給兩百萬人服用。大部分精神科醫師對此藥的問世，都感到歡欣鼓舞，認為這才是他們所稱的突破性治療。他們終於不用再依賴那些粗糙的經驗療法，像是各式各樣的休克療法，或是更為粗魯的外科療法，像是腦葉切除術，來治療疾病。身為專業醫師，他們終於也可以開處方給病人，讓他們服用**藥物**這種最能代表現代內科醫學的象徵物。

對英美兩地的觀察者來說，托拉靈的問世跟精神病院住院人數上升趨勢的逆轉，兩者在時間點上如此巧合，就很清楚地說明了科技的出現，乃是收容所時代終結最直接的原因。一九六一年，美國心理疾病與健康聯席會（由美國國會於一九五六年成立）在一份報告中指出：「鎮靜藥物的出現，為美國精神病院的精神病人管理，帶來了革命性的影響；它們很可能是讓州立精神病院住院人數下降的最大功臣[14]」。二十年之後，英國首相柴契爾夫人第一任內閣中的社會服務大臣約瑟夫爵士，對這個觀點的態度又更為肯定。他在一九七一年所出的白皮書《精神疾病的醫院服務》中明言：「藥物革命整個改寫了精神病、精神官能症以及思覺失調症的治療方式。精神病人現在可以在醫院被治癒了[15]」。但是，如果事情真的這麼簡單，如果藥物就等於去機構化，那麼法國（事實上，氯丙嗪還是法國人發明的）、德國、義大利、荷蘭、西班牙、瑞典跟芬蘭政府，應該也會馬上跟隨英美的腳步才對。但是歐陸各國卻晚了整整四分之一個世紀以上，才開始清空他們的精神病院。看來，光靠藥物，還無法達成去機構化這種現象。

統計數據是很吸引人的，特別是當它看起來，似乎能夠鞏固我們想要解釋的事情時。每個初學統計的人都曾被警告過：統計上有相關，不代表真的有因果關係，可千萬別把兩者搞混了。但我們還是常常會掉進這個陷阱裡。托拉靈以及其後一系列隨之而出的精神藥物，絕不是什麼精神醫學上的盤尼西林，這些現代化的精神藥物學，對於精神醫學演進的影響其實是被誇大了。但是從精神科醫師可以開處方開始，藥物的發明確實顛覆了精神醫學的醫療行為，同時也愈來愈廣泛而深入地影響了大眾文化對於精神疾病的理解。現在全世界每天有數百萬人使用精神藥物，而藥廠從其中獲得巨大的利益，它們鋪天蓋地地宣傳這些藥物的效果，並且信誓旦旦地宣稱它們已經「證明」了這些精神疾病的生理基礎。無怪在英美等地，一般人對於精神藥物促使大量精神病人出院這樣的論點，深信不疑。

其實就算沒有其他國家的反例，我們只要再更小心地審視一下英國跟美國本地的例子，也會發現藥物革命對於精神病人出院潮的影響，真的是被誇大其詞了。雖然從全國的統計數據上來看，精神病院的住院總人數，確實從一九五〇年代中期才開始下降，但是許多地方其實遠早從新藥物出現以前，大概自一九四七跟一九四八年開始，就可以看到人數下降了。如同英國的精神科醫師路易斯（一九〇〇年到一九七五年）說的，光看全國的精神病院住院總數，可能會讓我們嚴重誤判去機構化真正開始的時間點[16]。它們會遮蔽早期的地區性數字，因此當全國住院總人數開始出現下降時，其實只是在繼續開始已久的走勢，而非新的趨向。同時，新藥物的出現並無法解釋，為何在十年之後，美國的老年住院病人，忽然一下子就大量減少了；它也無法解釋，為何在五年之後，這下降趨勢也忽然出現在年輕的住院族群中。精神藥物並沒有在它們誕生了的十年或十五年之後，變得更有效；而一九六〇年代晚期新發明的藥物，也沒有對老年病人特別有效，或是一九七〇年代的新藥物，也沒有對年輕人更有效。

新藥物出現的十年間，許多醫院開始大量使用它們，而其他的醫院則比較謹慎。不同年齡、性別、以及不同診斷結果的病人，受到的治療似乎也不一樣。儘管一般咸認紐約的精神科醫師布列爾（一九〇六年到一九九〇年）跟巴頓（一九二一年到二〇〇七年）的研究，確認了精神藥物跟住院病人下降之間的關聯，他們本人卻在一九五七年坦承「不管是從特定醫院或是從特定疾病分類來看，服藥病人的比例跟出院人數的改善之間，都看不出任何量化上的相關[17]」。五年之後，加州州立醫院也做了一項回溯性研究。他們原本依病人狀況的不同，而開給不同分量的吩噻嗪類藥物（氯丙嗪就是第一個問世的吩噻嗪類藥物）。在比較了有吃藥跟沒吃藥的病人之後，他們發現那些使用藥物的病人，住院時間反而更長；同時他們還發現，在所有第一批對思覺失調症病人使用托拉靈的精神病院中，用藥愈多的醫院，病人出院率反而愈低[18]。後來，因為吩噻嗪類藥物已成為例行性用藥，就很難再進行類似的比較性研究了；不過許多學者在系統性地審視了現存的所有資料後，也都得到類似的結論：新藥對於去機構化的影響很有限，或者充其量不過是間接的影響。社會政策有意識地改變，才是造成精神病院淨空最重要的原因[19]。

## 氣數已盡的機構

英國麥克米倫內閣時期的衛生大臣鮑威爾，於一九六一年在國家心理衛生委員會演講時，率直地表達了他的看法。他說，精神病院都是「氣數已盡的機構」，政府正計劃將它們關閉。要達到這個目的，他認為「寧可採取冷酷無情的手段」。傳統的收容所已經再無用處，而他很樂意「為其火葬儀式點燃柴薪」[20]。接著，一道命令隨即由衛生大臣發給各地區醫院理事會，要他們「確保沒有任何經費，被用於翻新或改建精神病院，因為再過十年至十五年，它們就毫無用處了……對那些巨大、偏僻，而且功能與服務無法滿足需求的建物，關閉就是最佳解決方案[21]」。在修繕經費縮減的情況下，愈來愈多的精神病院再也「無法滿足需求」，當然也就需要被關閉。

在美國，照顧精神病人的權責傳統上屬於各州而非聯邦政府，因此各州在關閉精神病院的速度跟程度，都有非常大的差異。此外，美國的政治結構也深深地影響了各州去機構化的樣貌。在去機構化的過程中，那些建於十九世紀的大營舍式精神病院往往首當其衝，處於最岌岌可危的地位。經濟大蕭條讓更多的人住進精神病院，但戰爭的需求又抽走了這些機構原本就不多的合格醫療人員，像是醫生跟護士一類的專業人士，他們必須離開醫院投入戰爭後勤[22]。

比較「進步」的州像是紐約州、麻州、伊利諾州和加州，原本就投資了最多的資源在收容所機構上，若是要改進這些醫院的話，它們勢必會面臨最嚴峻的財政問題[23]。同時戰後短缺的勞力，以及各州勞工相繼組成工會（以北方的州居多），讓勞工從原本每週的六十五到七十工時（一九三〇年代的典型工作時數），降低到每週四十五工時甚至更少，更是讓維持精神病機構的成本大為增加。在這樣的情況下，愈來愈多的人認為，要繼續提供這些機構日常運作所需的龐大經費，將會非常困難，而這些機構所面臨的嚴峻情況，恐怕也將持續下去而難以改善，主管機關勢須另尋出路。在一九六七年到一九七二年間，時任美國麻州心理衛生局長的精神科醫師格林布拉特（一九一四年到一九九四年），曾很直白地說出他跟其他同事所面臨的**不得不然的選擇**，他說：就某方面來說，我們已經被逼得毫無退路，一定要在**破產**以前把它們**逐間淘汰掉**[24]。

還有一點也很重要，那就是聯邦政府在社會政策上的改變，也在無形之中為各州政府提供了新的誘因，鼓勵它們朝著淨空精神病院的方向前進。一九六〇年代，正是詹森總統推動他的大社會計畫之時，其中一部分的內容，就是要擴大公共援助計畫，包括推動聯邦醫療保險以及聯邦醫療補助，這讓一部分出院的精神病人，首次有了固定的收入保障。但是住院病人因為仍在耗用各州的預算，所以無法享有這筆聯邦補助。一旦各州政府發現，它們可以藉著將病人送出院，來把支出轉移到聯邦政府身上時，當然會馬上開始行動。這個政策產生的誘因，大致可以解釋為何在一九六〇晚期開始的醫院普查，結果會顯示住院病人人數出現了大幅下降；它同時也可以解釋為何這波出院潮，首先發生在老年病人身上，因為這些病人在離開州立醫院後，會被轉送至由聯邦政府支付的私人護理之家，由聯邦政府負擔膳食與居住費用。精神病人的第二波出院潮發生於一九七〇年代中期，主要對象為較年輕的病患，那時候尼克森政府正在改革社會安全計畫，他提出了社會安全生活補助金，將聯邦政府的補助金補助對象，擴大到傷殘人士，其中也包含了精神障礙者[25]。

許多人都認為由「精神病收容所」轉變為「社區醫學」，可以算是向前邁出了革命性的一大步，是好的「改革」。這些支持者中不乏大批對於傳統精神病院批評最力的學者；其中大部分都是社會科學家，不過也有一些是精神醫學的「叛教者」，像是美國的精神科醫師薩茲，以及蘇格蘭的精神科醫師連恩（請見後述）。他們的研究調性普遍來說較為悲觀。

貝爾納普（一九一四年到一九八四年）在研究了德州一所經費極度短缺的州立醫院後，認為精神病院「可能本身就是發展有效的精神疾病療法上的阻礙」，同時他也主張「從長遠來看，廢止州立精神病院這種機構，可能是在人道主義的改革，以及在撙節經費上面所能達到的最大成就了[26]」。另外兩位社會學家鄧漢（一九〇六年到一九八五年）還有溫伯格（一九一二年到二〇〇一年）在研究過俄亥俄州的克里夫蘭州立醫院之後，也得到類似的負面結論[27]。他們認為這裡的「環境……讓任何正常人都將難以適應……（這個機構）裡面不管是在結構上，或是員工跟病人的人際關係上，都充滿了各種衝突，以致就醫療目的而言，輕則造成疏忽，重則甚至會造成破壞性的效果[28]」。不管官方的宣傳怎麼說，在精神病院這種地方，「病人所表現出來的任何行為，不管是理性的還是不理性的、激動的或是冷漠的、偏向正面的或是偏向負面的，都會被當作精神失常的證據」；同時醫院會「不計任何代價來控制病人的行為，即使到了會阻止病人病情改善的程度也在所不惜[29]」。

在這些對於精神病院批評最力的社會學著作中，最有名而且最被廣為流傳的，當屬芝加哥大學出身的社會學家高夫曼（一九二二年到一九八二年）的著作。在一九六一年出版的《精神病院：論精神病患與其他被收容者的社會處境》一書，可以算是他在美國國家心理衛生研究院的社會環境研究實驗室，進行了三年的研究後的部分研究成果，其中還包括了由研究所支付，讓他在華盛頓特區的聖伊莉莎白醫院所進行為期一年的田野調查。聖伊莉莎白醫院在當時，被視為全國最優秀的精神病院，同時也是唯一直接由聯邦政府主管的精神病院。《精神病院》一書不管從哪個角度來看，都可以算是一本相當獨特的書。這本書裡面所引用的文獻來源相當多樣，甚至包括了小說跟自傳這類文本；同時高夫曼更是儘量避免讓人感覺這是對單一一間醫院進行的民族學研究。如果不是在書本序言的致謝中提及，大概很少有人會知道，他只有在聖伊莉莎白醫院進行過田野調查，同時這也是本書裡面關於精神病院生活的唯一第一手資料。在這本書中，高夫曼想要從其他社會學家過於密集的敘述中另闢蹊徑，而自成一格將精神病院描述成他所謂的「全控機構」的一種。所謂全控機構，就是所有的工作、睡眠、遊戲等等活動，都發生在同一個受到管束的環境中。他認為，在這種環境下生活，對於被關在裡面的人來說，只有百害而無一利。因為在精神病院這種極度扭曲的環境中生活，所有在外界看起來病態的舉止，都會變成可被理解的行為。長時間住在這種地方，將不可避免地傷害病人並且讓他們喪失人性；更進一步細看，將會發現病人因為受不了這種「自我疏離的精神束縛」而「被壓垮」[30]。雖然扒糞新聞雜誌（Muck-raking journals，編注：在十九世紀末到二十世紀初，美國媒體界一股新聞浪潮，致力於揭發社會陰暗面）認為，若是可以花更多的預算，那麼精神病院應該還是有救的；對於這種看法，高夫曼則輕蔑地視為不過是某種浪漫幻想而已。這種收容所的缺陷來自於不可避免的結構性。

十年之後，高夫曼仍持相同的看法，沒有改變。他認為精神病院是：

> 毫無希望的倉庫，整整齊齊存放著如同廢紙般的精神醫學文件。精神病院原本的目的，是用來幫助將病人帶離他那些病態的行為……不過現在這功能不再由醫師來執行，而被

> 重重柵欄取代。為了享有這裡的服務，病人需付出的代價包括完全脫離文明的生活、離開他所愛，卻也是安排他住進醫院裡的親人、要受到醫院嚴格監視與控制，以及伴隨而來的種種羞辱，還有出院後的各種汙名。這不只是個錯誤的決定，更是荒謬無比的決定。[31]

匈牙利裔的美國精神分析學家薩茲，同時也是位於雪城的紐約州立大學的精神醫學教授，曾在一九六一年發表了相當知名的宣言，聲稱所謂的精神疾病，其實是一種「迷思」[32]。薩茲認為真正的疾病有其身體上的源頭，應該可以藉由實驗室的分析檢測，或是透過驗屍台上的解剖而被揭露。相反地，所謂的精神疾病，充其量不過是被比喻成「疾病」而已，真正的目的則是讓國家跟其代理人（也就是精神科醫師），可以在某些麻煩份子身上貼上貶抑的標籤，把他們以治療之名監禁起來，這樣做的好處在於不需要麻煩法庭，也無需透過那些保護嫌犯的起訴機制。在薩茲的眼中，機構精神醫學不過就是一種壓迫的工具。雖然裡面的員工或許不認同這種看法，但實際上他們的角色無異於獄卒，而精神病院就是偽裝過的監獄而已。薩茲極力鼓吹禁止這種非自願性的管束措施，並且主張廢止精神病院等機構。為達到這些目的，他甚至在一九六九年結合了山達基教會的力量，一起創立了「公民人權委員會」，宣稱精神醫學是「一種死亡工業」。

若說薩茲代表右派的自由主義，揭竿起義對抗國家暴力，那麼出身蘇格蘭的精神科醫師連恩（或一般人所熟知的 R. D. Laing），則可算是自稱為馬克思主義者的左派代表。不過，政治立場並非這兩人之間唯一的巨大差異。連恩認為精神疾病確實存在，不過「發瘋」卻是社會的產物，特別是家庭關係的產物。精神病人那些看似怪異的舉止以及混亂的言語，雖然在很多人眼中毫無意義可言，但是連恩卻認為，這些表現其實都具有相當深刻的內涵，代表了病人過往的苦痛經驗，以及環境強加在他們身上的「雙重束縛」。比如說，父母就是一種雙重束縛的壓力來源，他們一邊堅持要跟小孩之間維持情感上的親密，一邊卻又不自覺地排斥這種親密感，並拒絕承認這種行為。不過連恩跟薩茲一樣，都對精神病院反感至極，他也認為這是個具有破壞性影響的場所。對他來說，在這個他認為瘋狂的世界中，思覺失調症其實才是極度健全的表現[33]。他認為病人應該被留置在社區中，透過勸導來完成治療[34]，而非拘留在機構中，透過藥物強迫他們順服。

薩茲跟連恩兩人在當時，都受盡同僚的排擠，被視作「反精神醫學」者而被歸類成同一類的空想家。不過他們極具批判性的眼光，再加上像高夫曼一樣的知名學者，在深入研究精神病院對於病人所造成的影響之後，還是在主流的精神醫師中引起了注意，並且獲得一定程度的認同。曾任英國肯特郡塞維羅精神病院院長的醫師羅素．巴頓（一九二四年到二〇〇二年，他後來成為美國羅徹斯特精神醫學中心的主任），曾經提出了「機構精神官能症」這個詞，來描述長期監禁對於精神病人所造成的影響；而倫敦的精神醫學研究所的兩位醫師約翰．文（一九二三到二〇一〇）跟喬治．布朗（生於一九三〇年），也曾就此主題合寫過一本頗受歡迎的著作《機構主義與思覺失調症》[35]。在北美，許多精神科醫師也開始加入這一陣營。耶魯大學的精神醫學部主任雷德利希（一九一〇年到二〇〇四年）問了大家一個問題：「是病人如此幼稚……還是因為我們讓他們幼稚的？」[36]加州的精神科醫師孟德爾則更直接地說：「作為治療重度精神病人的選擇之一，精神病院總是所費不貲而效果有限，有時甚至有反效果，它從來就不該是最好的治療方式。[37]」

後來，這股反機構的情緒，也開始在歐陸的精神醫學界傳開來。比如說義大利忽然在一九七八年通過了第一百八十號法案，禁止未來再送任何病人進傳統的精神病院，同時也將不再興建任何類似的新機構。這條法律也就是一般人稱的「巴薩格利亞法案」，因為這法案的內容，主要都是由當時極具個人魅力的左翼義大利精神科醫師巴薩格利亞（一九二四年到一九八〇年）所草擬。巴薩格利亞曾公開聲稱他受到高夫曼以及其他美國學者，對於「全控機構」批評的影響[38]。義大利的改變在當時吸引了相當多的注意，一來是因為巴薩格利亞在當時歐洲的知識份子圈中，具有相當的威望；二來則是因為這條法律所採取的手段，太過簡單而直接。在這條法律通過後僅僅兩年，巴薩格利亞就過世了，但是這條法律卻在爭議不斷中仍持續實行下去。早在一九七八年以前，義大利精神病人的住院人數就已經稍許下降了，在禁止新病人住院的法律通過之後，一如立法者所預期的，住院人數更是開始大幅下降，從一九七八年的七萬八千五百三十八人，掉到一九九六年的一萬一千八百零三人。再四年之後，所有僅存的精神病院都關了門[39]。此時義大利也加入其他西方世界的腳步，將瘋子移出收容機構，送回他們原來的社區。

## 慢性精神病患的命運

不過，也跟所有其他的國家一樣，義大利雖然決定關閉精神病院，卻沒有花太多時間去思考替代的組織，來處理重度精神病患可能帶來的問題。許多病人的負擔其實是直接移轉到病人的家庭中，這讓他們在社會上面臨了許多嚴重的問題[40]。有些病人則只是被從公立精神病院轉到其他的私人療養機構，政府則宣稱他們對此幾乎不知情[41]。還有一些病人最後進了監獄，或是流落街頭。

其實早在義大利開始去機構化以前，類似的問題就已經浮現在英美兩地了。在替換掉精神病院的喜悅，以及眾人一片盛讚社區醫療的好處聲中，似乎沒什麼人注意到，這個新計畫其實只是當初推廣者腦中的空想而已。許多人更是花了好長一段時間才發現，儘管在大西洋兩岸的國家都說得天花亂墜，說要「給精神障礙者一些更好的服務」（這確實是大約二十五年以前，英國一項政策說帖的正式標題[42]），實際上政府卻緊縮，甚至刪除給重度或慢性精神病人的援助計畫經費。所謂的社區照顧其實只是個杯子戲法，而這杯子中甚至連豆子都沒有[43]。

當然，有些從精神病院出來的人，確實受惠於這種社會政策。許多早期在「過度住院」時期被送進精神病院的受害者，出院後在找工作跟房子上面，都沒遇到太大的問題，同時也能保持跟外界社會的聯繫。他們可以毫不被察覺地融入一般人群中，沒什麼困難。但是，我們絕對不能用這些人來代表一般病人的遭遇。

比較嚴重的病人，其症狀仍會引起一般人的注意。對他們而言，被送回家跟家人同住，相較之下其處境算是最好的。但是若認為這個「去機構化」的過程相當平和順利，所有病人都受惠，那可就大錯特錯了[44]。有許多悲慘與痛苦的過程，其實都被掩蓋住，因為大部分家庭很自然地對這類事情都會三緘其口；這是天性，但是也助長了對社區治療的錯誤樂觀看法[45]。此外，這些尚有家可回的病人所遇到的問題，跟那些占大多數無家可歸（或是完全被家人拒絕接受）的病人，所遇到的悲慘經驗比起來，更顯得不值一提。路邊那些無依無靠、被完全拋棄的瘋子流浪漢，從此就變成了都市的景觀之一[46]。他們大多聚集在城市中最糟糕的區域中，因為這些地區的居民本來就極度貧窮、也沒有政治勢

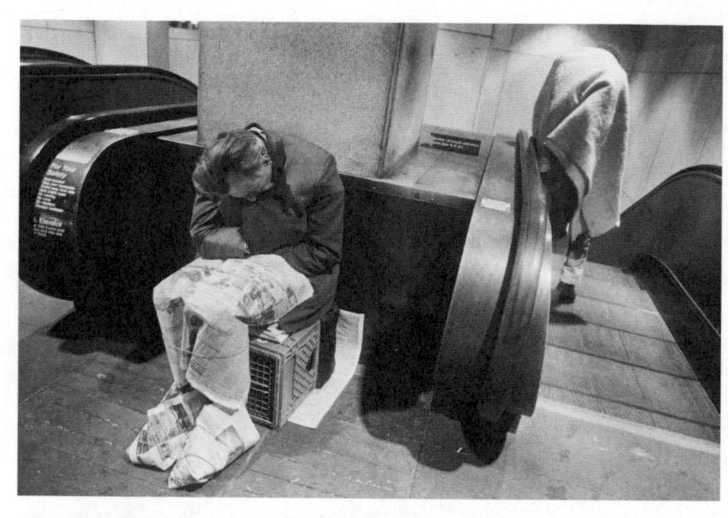

一位流浪漢精神病患。在「去機構化」之後，許多無家可歸的精神病患被迫流落街頭。

力，以至於根本無力阻擋或反對。他們跟其他邊緣人住在一起，像是罪犯、毒癮者、酒鬼、窮人等等，勉強在此苟延殘喘著。如前所述，在美國從一九六〇年代晚期開始，首先是一波老年病患，然後是年輕的重症精神病患開始離開醫院，而短缺的福利預算則讓護理之家、安養中心之類的機構大量出現，而大批出院的病患後來都被關進這些機構中。一種新興的企業於焉成形，它們靠著瘋癲這種形式的人間悲劇而獲利，並且幾乎不受到任何政府機構的管理。

根據國家對這些安養機構所做的調查顯示，有百分之五十的病人所住的機構，規模超過一百人，而超過百分之十五的病人則住在規模超過兩百人的機構中。以紐約為例，根據媒體披露，大批出院後的病人都住在極為骯髒的廢棄旅館，或是在長島業已關門的皮格林以及中央艾斯利普等大型精神病院周圍，把那裡當作自己的「家」。而那些失去自己靈魂的病人或許沒有察覺到，這些賺錢的機構，經常都是由舊收容所的前員工在經營。各州政府或者無視這種情況，或者其實支持這行業的發展。以夏威夷州為例，當州政府決定加速精神病人出院的速度時，馬上就面臨了嚴重的病床短缺問題。解決之道就是公開鼓勵這些無照機構成立。而內布拉斯加州一開始並沒有打算採取放任的方式，還是認為某種程度的政府管制有其必要。因此，他們從舊日那種視發瘋的病人如畜牲的對待方式中獲得啟發，把發照跟監督這些精神疾病照護中心的權責，劃分給州政府的農業部門。然而當這醜聞爆發出來後，政府立即撤銷了州內三百二十間照護中心的執照（不過倒是沒有同時遷出病人），放任中心裡面的病人自生自滅。還有一些州像是馬里蘭州跟俄勒岡州，採取了或許是最保險的做法：根本不去追蹤被釋放出來的病人，如此一來，政府樂得輕鬆，完全不需要去知道這些病人的下場如何。在大部分的情況下，這些精神病患只能任由那些經營照護中心的投機份子擺布；這些人會將收容所的花費盡可能地降低，因為花在每個病人身上的成本愈低，他們的利潤自然就愈高。

這種由隨隨便便的機構所構成的照護網，用極盡省錢之能事的方式來取代原本的精神病院，加上在流浪漢群中漸漸出現愈來愈多的精神障礙者，在在都像是在控訴著當時美國的心理衛生政策。他們形成了後來所謂的新主流做法裡面，可能是最極端的一個例子，而這所謂的主流做法，簡直就是「徹底放棄提供跟確保人道服務的任務，完全停止對精神病人提供持續性的照顧，但偏偏這些病人所需要的，絕不只是急性發病時的短期治療而已[47]」。在經濟上被劃分出去孤立開來之後，就可以任由這一群社會中我們最不想見到，也最無用的族群，在旁邊安安靜靜地自生自滅，完全不會進到我們的視線中，除了偶爾一兩次登上媒體版面以外。

英國的社區醫療，也曾有過相當糟糕且讓人失望的經驗。舉例來說，從一九七三到一九七四年間，英國政府花了大約三億英鎊在精神病院住院病人的治療上面，但是只用了六百五十萬英鎊在「回歸社區」病人的居住跟日間看護上面。十五年之後，官方在調查了心理衛生服務的現況後，發現情況幾乎沒有改變：「社區醫療業務仍是個三不管地帶，它像是所有人的遠親，卻不是任何人的至親[48]。」

不過在某方面，英國政府倒是做的相當認真。跟美國政府一樣，英國政府也刻意避免資助任何對於現況的系統性調查。甚至可以說，他們是用盡全力去阻止這類調查，在很多時候都刻意隱藏任何基本的統計資料。在一九八一年的雷納稽核報告裡面，有一條相當引人注意的建議，可以證明這種策略確實存在：「搜集資訊的首要目的不應該是為了公開……（而是）政府因為自己的事務需要它們[49]。」顯然，英國政府認為他們不需要知道（或者寧願不知道），這些政策在該領域中所造成實際的影響為何？那些離開精神病院的人，之後發生了什麼事？政府提供的服務，為何無法達成最基本的需求？又是從何時開始的……等等諸如此類的事情。在沒有系統性資料的情況下，任何個別醜聞都可以被斥為僅是「奇聞軼事」；若是地方政府開始抱怨，說它們已經承接了過多的責任，卻又沒有撥給額外的資源來因應，也可以因此搪塞過去，或者可以建議它們如何避開根據一九七〇年的「慢性疾病與身心障礙法」所明確規定的應盡責任[50]。

但是有些精神病人的行為，已經嚴重到對其他人的日常生活造成難以忍受的騷擾了。他們這種無視於社會禮儀規範，表現出（或有可能表現出）嚴重的暴力行為，所帶來的損害跟混亂，常常超越了社會所能容忍的界線。既然現在沒有收容所可以將他們隔離開來，為了避免他們四處閒逛，那就一定要找到一些替代方案才行。監獄，往往就是最佳替代方案。以美國為例，加州洛杉磯郡立監獄是全國嚴重精神病患最集中的地方。根據二〇〇六年的全國調查顯示，「百分之十五的州立監獄受刑人，以及百分之二十四的地方監獄受刑人，都符合精神失常的標準」[51]。在法國，根據估計，全國六萬三千名受刑人中，有超過一萬兩千名是精神病患[52]。在英國情況也差不多，獄政署長曾經抱怨過：「監獄內有精神疾病特徵的受刑人比例，（從一九八〇年晚期到二〇〇二年間）增加了六倍之多。這問題嚴重到讓人難以忍受[53]。」將瘋子關在監獄裡面的做法，在十九世紀時，曾讓那些有良知的改革者大吃一驚，因而助長了收容所的盛行。而如今，我們再次將這些十九世紀的機構關閉，看起來繞了一大圈，我們又回到原點了。

## 藥物革命

雖然新的精神科藥物並非促成「去機構化」最重要的原因，它們的出現還是大大的改變了精神醫學，以及一般大眾對於瘋癲的看法。一九五四年所發明的托拉靈，當然不是人類史上第一次想用藥物去治療精神疾病，或是減輕病人的痛苦。十九世紀有些精神科醫師，曾經試著用大麻來治療自己的病人，不過他們很快就放棄這種療法了。鴉片也曾經被用來讓躁症病人安靜下來。後來也有醫生愛用水合氯醛或是溴化物之類的藥物，這些東西一直被用到二十世紀為止。

但是過量的溴化物也會造成精神疾病，在當時，很多其他場合也都會使用溴化物，結果其毒性反應反而讓大批的病人被診斷為發瘋，被送進精神病院去；至於水合氯醛雖然有鎮靜劑的效果，卻會讓人成癮，而且長期使用會讓病人出現幻覺，以及出現類似震顫性譫妄的症狀。英國作家沃爾在一九五七年的小說《吉爾伯特．平福德的磨難》裡面，就約略描述了出現幻象以及精神異常是怎樣的情況，又會造成什麼結果。沃爾不只對酒精跟苯巴比妥類藥物成癮，他也毫無節制地使用溴化物跟水合氯醛等藥物。他承認，小說中那位信奉天主教的中年作家，從瀕臨發瘋邊緣到完全崩潰的樣子，其實反映了他在「瘋病晚期」時候所感受到的感覺。

鋰鹽似乎也有讓躁動的精神病人安靜下來的效果，因此有些水療中心會用鋰鹽來治療患了精神疾病的客戶。但是鋰鹽是有毒的，可能會引起厭食症、憂鬱症甚或是心血管疾病，甚至死亡。在二次世界大戰後，澳洲的精神科醫師凱德（一九一二年到一九八〇年）曾大力推廣它的療效，在北美跟歐洲國家，後來也仍一直持續利用它在躁症病人身上所發揮的鎮靜效果。

一九二〇年代就有人開始用巴比妥類藥物在病人身上做實驗了，這些實驗甚至包括了企圖用這種化學藥劑讓病人短暫地失去生命跡象，希望藉此達到治療的效果（一如三七九頁所講的）。但是巴比妥類藥物也有其副作用：它具有成癮性，劑量過高時非常容易致命，而戒斷的症狀也很嚴重，甚至會造成病人的生命危險。此外，一如早期精神科醫師所開的許多藥一樣，巴比妥類藥物會造成病人心智混亂、判斷力降低、注意力不集中，以及許許多多生理上面的問題。

但是新的抗精神病藥物不一樣（至少支持者是這樣說的），所以一推出馬上就成為現代精神醫學的新寵。在美國，精神分析學派的精神治療法，主宰了二十世紀中葉的美國精神醫學界，但是在其他地方，另外一種兼容並蓄地融合了社會、心理跟生理因素的多元觀點，卻成為精神醫學的主流療法。半個世紀以後，大部分的精神科醫師，已不再有那種閒功夫進行精神分析治療，而他們的金主，不管是政府或是私人保險公司，似乎也都不太情願給付這類治療。

有一些比較新型態的談話療法，像是介入時間比較短的認知行為治療，開始成為一種女性專業參與（同時也比較便宜）的臨床精神醫學，也是一種社會工作。因為只有精神科醫師有開藥的權利，他們的形象跟以往大為不同。這些藥丸也很快地取代了過往的談話療法，成為精神科醫師在對付各種認知、情緒或是行為問題時，最重要的手段。而且不管是病人還是家屬，現在也都希冀著醫師可以用這些化學合成的神奇藥物，帶給他們一個更好的生活。但是這些藥物都還有待時間去證明，它們確實可以帶來長久而穩定的效果；如今，大家所依賴的與其說是科學，不如說是信心多一點。當然，很有可能它們後來都會被證明其實無效，成為漫長的精神病治療故事中的一小部分而已。果真如此的話，那麼精神疾病在社會跟心理學上的含義，很可能也會隨之消滅。

到頭來瘋癲還是很可能有其根源上的意義，或許不是佛洛伊德式的意義，而是別的意義。畢竟，瘋癲一直都還是一個相當神祕而難以理解的疾病，但是，這不是當下精神醫學的主流觀點。生物學上的化約論主宰了一切。在這種情勢下，毫不令人意外的，製藥業也變得愈來愈發達。

第一個造成精神醫學治療革命的吩噻嗪類藥物，也就是氯丙嗪，首先在一九五〇年十二月十一日，由一間小型法國製藥公司羅納．普朗克合成出來。它在精神醫學上面的神奇效果，其實是一次無心插柳的意外。羅納．普朗克原本製造氯丙嗪的目的，是為了要減少外科手術時所使用的麻醉藥劑量，同時它還有止吐劑，以及治療皮膚騷癢的效果。在那個年代，對於藥品的取得以及新藥物實驗的管制上，可說相當鬆散。當時法國海軍軍醫樂伯璽（一九一四年到一九九五年）就拿到少量的藥品，將它用在自己的精神病人身上，結果他非常驚訝於藥品的效果。在用藥之後，這些病人對周遭的事物似乎失去了興趣，不過他們各式各樣的症狀也大為減輕，同時也沒有嗜睡的症狀。另外兩位在巴黎聖安醫院工作的精神科醫師丹尼克（一九一七年到一九九八年）跟德雷（一九〇七年到一九八七年）聽

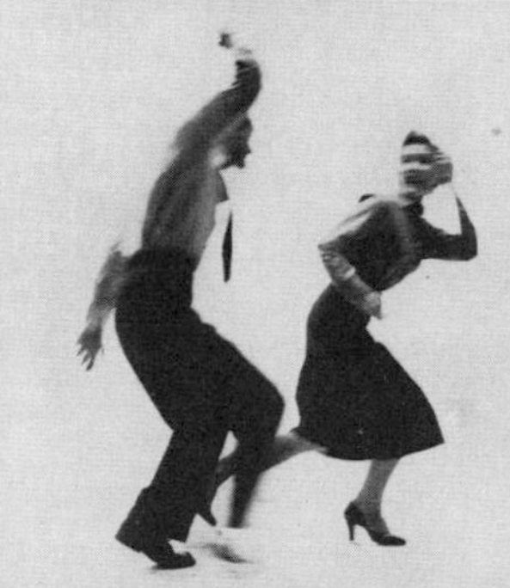


早期宣傳托拉靈療效的廣告，賣點在於服用這種藥可以控制過於激動的丈夫，防止他毆打自己的妻子。這種強調藥物的效果在於「讓病人可以安靜下來，以便接受精神治療」的宣傳，顯然企圖吸引精神分析師的注意力，因為彼時他們正主宰著美國的精神醫學界，同時他們也是非常不願意對病人用藥的一群人。

到了消息，也開始將藥物開給自己的病人使用。幾個月之後，這個藥就開始以 Largactil 的名稱進入法國市場。

不過當時美國的醫學界，對於歐洲的醫學研究成果都非常懷疑，因此羅納．普朗克藥廠只好將此藥的行銷權，賣給美國的史密斯克蘭藥廠。史密斯克蘭藥廠將 Largactil 重新包裝成托拉靈，然後取得美國食品藥物管理局的核准，於一九五四年上市。相較於初期只投資了三十五萬美元的研發費用，托拉靈可說為公司帶來了巨大的獲利。才上市僅僅一年，托拉靈就讓史密斯克蘭藥廠的銷售量成長了三分之一。在往後的日子裡，史密斯克蘭藥廠的銷售淨額從一九五三年的五千三

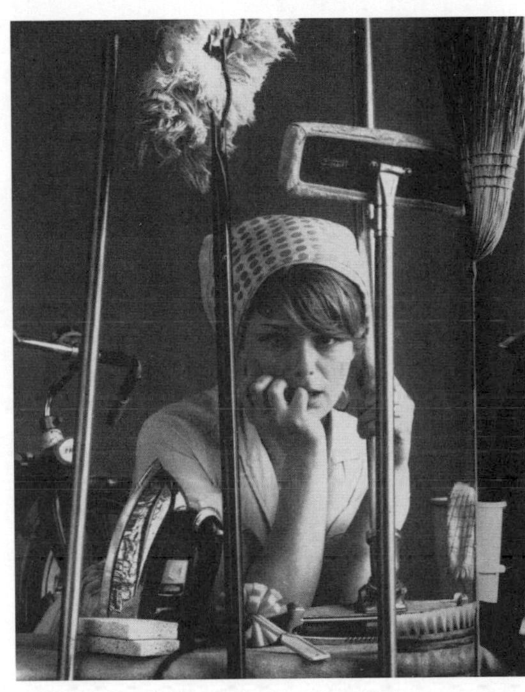


「焦慮嗎？我們有解決辦法！」這是一則主打「媽媽的小幫手」的廣告，賣的是一顆可以拯救陷在家務牢獄中主婦的藥丸。

百萬美元，成長到一九七〇年的三億四千七百萬美元，其中很大一部分，都可以直接或間接歸功於托拉靈這隻金雞母。

這樣的成績絕非偶然。它其實反映了由製藥公司這一方所推動的巨大、穩定而昂貴的銷售模式。在七年之間，不管是各州的立法者或是各醫院的主管，都受到各式各樣精心設計過的行銷資料的疲勞轟炸，這些資料的目的，就是要說服他們這些精神藥物的好處，要讓他們相信藥物才是既便宜又有效的治療方案，最適合用在精神病院裡面大批病患的身上。托拉靈是最早的一批所謂的暢銷藥之一，其他藥廠也想要從這筆巨大的利益中分一杯羹，他們針對原版藥物做出稍許更動，然後紛紛推出自己的商品並且申請自己的專利。精神藥物的革命時代於焉展開。

托拉靈及其衍生物，讓精神醫學首次有了一種很容易就可以實行的治療方式，同時它也比較符合已經漸漸深植於大眾心中，醫學權威該有的治療疾病的方式。精神藥物跟腦葉切除術或是休克療法的差異非常明顯，史密斯克蘭藥廠可以說是在第一時間就利用這點大作宣傳，宣稱藥物最大的好處之一就是「托拉靈可以減少休克療法的需求」54。不過，儘管藥物在眾人一片讚揚聲中問世，它至多也只能減輕病人的症狀。雖然這也很吸引人，但這藥畢竟不能治癒精神病。

很快地，各藥廠又推出了新的精神藥物。首先是被稱為輕型鎮靜劑的藥物上市，比如說像眠爾通跟 Equanil 等藥（兩者其實都是美普巴邁），但是副作用則是讓病人昏昏欲睡。隨後上市的煩寧跟利彼鎮等藥（兩者都是苯二氮平類藥物，ＢＺＤ）則據說沒有這種副作用。在這些藥物發明之後，生活中的大小麻煩事，似乎也可以輕易地被定義成精神疾病的一種。不管你是生活無趣的家庭主婦、因為手忙腳亂不勝負荷而感到憂愁的母親，或是人生走下坡的中年男女，這些藥都可以提供你一條解決之道。根據統計，早在一九五六年，平均每個月都有百分之五的美國人服用鎮靜劑。不管是焦慮、緊張還是不愉快，都可以透過這些藥物撫平他們的情緒。但是當然，這些好處並不是沒有代價的。許多服用鎮靜劑的人，後來對藥物開始產生生理依賴性，變得難以（甚至是無法）停止用藥，否則在生理上所出現的各種症狀，以及心理上承受的痛苦，都將遠大於當初服藥時的不適感，讓他們難以忍受。滾石合唱團就曾在那首不祥的歌「媽媽的小幫手」裡面，提到過「黃色小藥丸」，可以「在家庭主婦忙得要死的每一天中給予幫助」。不過儘管如此，大批消費者不管是興奮還是憂鬱，還是伸手渴求著這些藥丸；很快地，這些處方藥的對象就不再只限於已婚者或是中年人。不管是搖滾巨星還是年輕人，也都開始服用。

到了一九五〇年晚期，更多可以改變人類情緒的藥物紛紛出現。首先，是一種稱作 iproniazid 的單胺類分解酶抑制劑在一九五七年問世，接著是一些被稱為三環類抗憂鬱劑的藥品，像是妥富腦跟安米替林（商品名 Elavil），分別在一九五八年跟一九六一年問世[55]。或許是因為大部分憂鬱症的病人都很沉默，以至於一般大眾都認為憂鬱症是相對少數的疾病。但是百憂解在一九九〇年代的大成功，則完全改變了大家的印象，憂鬱症似乎瞬間變成一種流行病了。就像詩人奧登對佛洛伊德所寫下的著名注解（見四二八頁），美國的精神科醫師克拉馬（生於一九四八年）也曾這樣評論：「到時候，我們多半會發現現代的精神藥學界，已經變成像是當年的佛洛伊德，成為一股輿論，人們據此方式生活[56]。」而現況確實就是如此。

## 重建精神醫學

前一章我們已經提過，在二次世界大戰以前，美國以及其他地方的精神科醫師，幾乎都在精神病院裡面執業。儘管進入二十世紀之後，已經開始有一些醫師在自己的診所診治病情比較輕微的病患，但是直到一九四〇年為止，精神醫學都還是一門無足輕重、不受重視的專業，然後大部分的醫師仍在由厚牆圍起來，以監管為主的收容所裡面工作。

不過從戰爭開打之後，形勢很快地出現了變化。在一九四七年時，美國已經有將近一半的精神科醫師，在私人診所或是門診看病了；到了一九五八年，大概只剩下百分之十六的醫師還在州立精神病院裡面工作。尤有甚者，這種執業場所重心快速轉移的現象，還同時伴隨了精神科醫師的數量大量增加[57]。這些醫師大部分都是精神分析師，所採取的可能是正統或是改良過的治療法。

那時候精神科醫師大致可以分成兩類，也就是所謂的動力精神科醫師，以及被這些新興的精神科菁英所瞧不起的「指示／器質性精神科醫師」（也就是那些會叫病人振作起來，同時用休克療法或是其他的物理性治療，來輔佐這些指示的精神科醫師）。這種粗略的分類，雖然並不完全代表了前者都在診所內工作，而後者都在機構內工作，不過實際情況其實也相去不遠。而前者除了比較有錢以外，那些可以在他們的門診治療的病人，自然也都是症狀輕微得多了的病人。那麼這些佛洛伊德學派的醫師，又是怎麼看待新興的精神科藥物呢？

大部分的精神分析師一開始，對精神藥物療法都置若罔聞。他們認為這些藥物只能治標卻不能治本，只是針對精神疾病的症狀，卻無法觸及病人真正核心的心理動力問題。它們就像是ＯＫ繃一樣，完全稱不上是治療。不過隨著藥物的種類及數量愈來愈多之後，他們已經不能再無視情勢的發展。許多醫師開始持另外一種態度，去面對製藥產業的挑戰。他們承認藥物確實有點幫助，至少可以幫助那些精神混亂、滿腦子妄想跟幻象的病人冷靜下來，這樣才比較容易接受心理治療，而後者才是真正能處理問題的治療。至於製藥公司為了能將產品賣出去，也就順應客戶的喜好跟偏見，改變自己的行銷策略。因此，在當年常常可以看到，強調精神科藥物作為一種心理治療輔助工具的廣告。

一九六〇年代是美國精神分析師的黃金年代，他們稱霸了整個美國精神醫學界，地位看起來相當穩固。那時他們的門診病人都是最有錢、讓所有其他醫生都欽羨的富裕病人，因此收入遠遠超過那些還在精神病院裡面工作的無知同僚。事實上，他們不只賺的比其他精神科醫師要多，也超過當時許多其他科的醫生。他們的理論充斥在大眾文化的每個角落，不管是作家、藝術家或是知識份子，都熱切地擁抱精神分析理論。而佛洛伊德自詡為人類思想的巨人，為人類的知識帶來革命性的進步，這樣的形象也深獲時人認同。精神分析理論中人道主義與充滿智慧的那部分，吸引了許多聰明人前仆後繼地投入精神醫學，而大學醫學院裡的精神醫學部門，也大多偏向精神分析學派。在這種情勢之下，應該沒有什麼東西能夠挑戰精神分析學派的地位，如此堅實的一門產業，應該不可能衰退的吧？但是，它卻凋零了。

精神分析學的野心，是要成為一種研討人類心智的科學，但有趣的是，這也成了它的弱點。其他各派精神醫學都採取一種單一的絕對角度去思考精神疾病，認為常人與瘋子的世界互為對立，非黑即白；但是精神分析學卻採取一種多面向的方式去看這件事。它並不認為瘋子跟我們這些正常人之間的關係是一刀兩斷的；相反的，我們全部的人都或多或少有些病態，有些缺陷，而精神障礙的根源，就深植在我們每個人的心理層面。早期對精神醫學的批評在於把它視為一種社會控制的機制，主要是針對精神病院而來；這些機構很容易被視為某種變形的監獄或是集中營。但是現在精神分析學派傾向用醫學來處理人跟人之間的差異，同時擴大精神疾病的邊界，比如說認為犯罪其實是一種疾病而非壞事，或是人格上的瑕疵其實是一種精神疾病等等；諸如此類的主張，也讓一般人對精神科醫師的角色開始感到疑慮。如果說差異跟怪癖都被重新定義為醫學上的問題，而應當接受治療的話，這樣不會侵犯到人類的自由嗎？

精神分析學家從來沒有認真看待過精神疾病的診斷分類，不管是克雷佩林或是其他人的系統。對他們來說，不管是青春型（或稱混亂型）思覺失調症、妄想型思覺失調症、躁鬱症或是其他種種分類，都太過粗糙而毫無幫助。對於精神分析師來說，真正重要的是他們所診治的每個病人獨特的心理創傷，而不是幫他們貼上那些抽象武斷的標籤。但是其他人則認為，諸如思覺失調症或是躁鬱症這些標籤，代表的是真正的疾病。如果精神科醫師彼此都無法同意這些診斷，那麼當這樣的問題浮上檯面後，對於這門專業的正統性來說，無疑是一種相當尷尬的局面，隨後所帶來的傷害也會非常嚴重。

在一九六〇年代晚期跟一九七〇年代所做的一系列研究顯示，精神醫學的診斷可靠性居然出乎意料的低[58]。即使是在面對最嚴重的精神疾病時，不同的精神科醫師之間也只有百分之五十做出一致的診斷。這些研究有不少都還是精神科醫師自己做的，像是英國的精神科醫師約翰·庫柏跟同事，就曾經針對跨國性的鑑別診斷，做過一項非常重要的研究[59]。他們發現英國精神科醫師診斷為躁鬱症的疾病，美國的精神科醫師卻傾向診斷為思覺失調症，反之亦然。

不過真正引起社會大眾注意，同時在公眾面前，打擊精神醫學形象最嚴重的事件，則是美國史丹福大學的社會心理學家羅森漢（一九二九到二〇一二年），利用假病人所做的研究。這項研究的成果以標題「精神病房裡的正常人」為題，刊登在一九七三年的《科學》期刊上，這是全球最被廣泛閱讀的兩本科學期刊之一[60]。羅森漢找了一些人假裝病人，去地區精神病院看病，並告訴醫生自己出現了幻聽。當這些人都被收治入院後，他們又馬上回復正常舉止。大部分的病人都被診斷為「思覺失調症」，爾後，醫生都是透過充滿偏見的眼鏡來看待他們隨後的任何行為。比如說，一名假病人相當詳細地記錄了病房中的狀況，而他的醫生則在病歷上寫下了：「病人從事寫作活動」。有趣的是，同院的其他病友都可以看出這些人是在裝病，但是精神科醫師卻看不出來。最後，當病人出院時，許多人的診斷上寫著：「思覺失調症減緩」。

當羅森漢的論文一發表，馬上引來精神科醫師群起攻之，指責他的研究有道德上的問題，研究方法也有瑕疵。他們的攻擊有些誠然有理，但是這篇〈精神病房裡的正常人〉卻從此成為精神醫學的另外一個汙點。法律學者也開始公然嘲諷精神醫學的鑑定跟他們的臨床能力。有一篇重要的法學論文曾說，精神醫學專家的證詞，基本上無異於「在法庭上拋銅板」，而這篇論文還引用了一大堆文獻來佐證這個論點[61]。

到了一九七〇年代早期，診斷不精確的問題，又為精神醫學界帶來了其他麻煩，而且可能是更大的麻煩。那時候藥廠發現了發展精神疾病的新療法，具有極大的潛在商業利益。但是要發展新藥，以及要讓主管機關核發許可准許新藥上市，他們需要一群同質性很高的病人來進行研究。為了要能證明某種新的療法，在統計上比另外一種療法更有效，藥廠需要足夠數量的病人，能夠被分配給實驗組與對照組，以便進行雙盲實驗[62]。但是如果醫生對這些病人無法做出一致的診斷，那麼這兩組病人將無從比較，實驗也將無法進行。此外，假設發現新藥對於某群病人有效，卻對另一群病人無效，那麼疾病診斷的精確性也將成為一個迫切的問題，因為藥廠必須要知道有效的是哪些疾病，沒效的又是哪些疾病，才能把他們區分開來，進而證明新藥的效果。

到底該如何決定誰是正常人，誰不正常了？這是一個非常迫切的問題。沒有X射線、沒有核磁共振造影掃描、沒有血液檢驗，也沒有任何實驗室化驗可以幫助我們做決定，有些人因此相信薩茲的論點，認為在沒有這些最基本的生物性診斷標準可供判斷以前，所謂的精神疾病只是我們虛構出來，用來貼在那些麻煩鬼身上的標籤而已。但是大部分的人卻很清楚，有些人真的就是完全不正常，不管是妄想、神智不清、憂鬱、強迫症等等，這些人一望即知，他們彷彿處在另一個平行世界似的，實在很難不說他們是瘋了（或用比較禮貌的說法，患有精神疾病）。不過，除了那些嚴重的精神病患，我們還會質疑那些跟大家有點不一樣的人的精神狀態。對於那些沒那麼明顯的例子來說，又該如何判斷他們是不是精神不正常呢？當我們讀到十九世紀初期最有名（或是最惡名昭彰）的「瘋子醫師」哈斯蘭在法庭上的證詞時，或許會感到好笑。他說：「我從未見過哪個人有健康完好的心智。」事實上，除了那些顯而易見的精神疾病以及容易辨識的病態行為以外，在精神病患與正常人之間還有非常廣大的灰色中間地帶。一旦畫出界線，我們就陷入選邊的窘境。是瘋了還是只是怪異？這可是很嚴重的問題。

面對外界對於精神醫學診斷能力持續不斷的質疑，美國精神醫學學會最後終於決定將診斷標準化。他們成立了一個特別工作小組，被授權建立一套更可靠的疾病分類標準。對此，精神分析學派的人卻表現出一副興趣缺缺的態度。完全不予理會。這個工作小組由哥倫比亞大學的精神病學家史匹哲（生於一九三二年）領軍，他找了許多跟他想法相近的人組成委員會，其中成員大多來自密蘇里州聖路易的華盛頓大學63。這個工作小組嚴重偏好那些據有生物模式的精神疾病，並且稱自己是「數據導向人員」（DOPs）；不過話雖這樣說，他們真正在做的與其說是科學，倒不如說是從事討價還價的利益交換更為恰當64。他們支持藥物治療更勝於談話治療，並且想用建立一套具有鑑別力的全新診斷程序作為決定性的利器，徹底改變精神醫學的方向。

因為無法找出任何一種主要精神疾病的因果關係，史匹哲的工作小組乾脆完全放棄這樣做。相反地，他們把重心放在充分利用所謂的「施測者間信度」上面，也就是說，他們的重點在於確保不同的精神科醫師，在診斷同一名病人時，至少可以彼此同意哪裡有問題。他們的做法是，先將一長串可以區別不同精神疾病的症狀，列成一份清單，然後當精神科醫師診斷病患時，會一一勾選確認病人有或沒有清單所列的症狀。一旦這些症狀加總起來，超過了疾病的閾值，他們就可以宣稱這名病人得了某種病；同時他們也利用「合併症」（co-morbidity）來解釋，為何一個病人可以被診斷出超過一種「疾病」。工作小組用投票的方式，決定哪些症狀應該記載在手冊中，同時也用人為的方式決定臨界點該設在哪裡：當病人表現出這份清單上超過一定的症狀後，我們就可以宣布他患了某種精神病。至於這種診斷的有效性，也就是說這種新的分類方式所區分出來的疾病，在病因學上面有沒有意義，他們完全擱置不論。對他們來說只要這套診斷系統能夠好操作，具有可預測性，前後一致，就足夠了。而長期以來，對於精神分析學派的醫師來說，精神疾病只是問題表面，是內心深處的心理動力失調時所表現出的症狀；但是現在這些症狀，卻被當成科學性標記，成為用來定義精神疾病的重要元素。尤有甚者，控制這些症狀（特別是透過化學藥物的方式），現在儼然成為精神醫學的聖杯。

在他們的工作完成後，新版的《精神疾病診斷與統計手冊》（DSM）被送入美國精神醫學學會，由會員投票決定。而一直到這個時候，精神分析學派的醫生才驚覺，當初對這整個過程不理不睬的做法，是犯了一個極為嚴重的錯誤。新版的DSM對精神病的定義改變甚多，而精神分析師絕大多數的病人所患的疾病種類，也就是精神官能症，在新版的疾病分類中幾乎消失殆盡，不消說，這對於他們未來的生計將會造成極為嚴重的影響。精神分析師雖然曾經試圖想確保自己在精神醫學界的地位，但是所有的嘗試卻都被史匹哲巧妙地刻意封死了：他用看似妥協的方式，允許在某些疾病診斷後面加上括弧，插入了「精神官能症式反應」這樣的字眼。美國精神醫學學會投票的結果，相當肯定這本手冊，於是在一九八〇年，第三版《精神疾病診斷與統計手冊》（*DSM III*）問世了（其實從影響力的範圍跟重要性來說，這是第一版）。這版*DSM III*不管是對未來的精神醫學，或是對精神疾病在大眾文化中的樣貌，都造成了非常重大的影響[65]。不過在北美以外的地方，許多精神科醫師則比較偏好另外一套分類系統，也就是由世界衛生組織所公布的《國際疾病分類標準》（*International Classification of Diseases*，ICD），其中關於精神疾病的部分。不過，這情勢很快因跨國大藥廠開始介入而改變。跨國藥廠開始使用DSM的診斷作為精神疾病新藥的治療依據後，很快就讓DSM的影響力變得無遠弗屆，全世界各地的精神科醫師都不得不臣服在它的權威下。慢慢的，ICD跟DSM兩套系統也開始互相融合，在下一版，也就是第十一版的ICD中，我們將可以看到這兩套分類有多相近。

第三版DSM出版沒多久，修訂版就在一九八七年問世了。在這個版本中，史匹哲當初給精神分析學派的最後一點餘地也消失不見了，這是他當初做出讓步時就已經計劃好的[66]。DSM第四版於一九九四年出版，這個版本厚度超過九百頁，內容包含了近三百種精神疾病，並且以一本八十五美元的價錢賣了數十萬冊。此時它已經成為美國所有從事精神疾病治療工作者，書架上的必備聖經，同時也是幫助美國的新精神醫學稱霸世界的攻城槌。從此，我們用來描述精神疾病的語言，對精神疾病的分類，甚至精神病人自身的生命體驗，都開始由這本手冊來定義。

第三版DSM的成功，象徵了一套新的疾病分類系統的到來，透過這套分類系統，特定的診斷漸漸地跟特定的藥物連結一起。這套分類系統也在醫生跟一般大眾心中烙印下一種印象：精神疾病是一群特殊並且可被辨認的疾病，每一種都可以透過不同的藥物來治療。更重要的一點則是，連保險業也開始要求以DSM的診斷，作為他們給付病人療程的依據（他們療程的選擇跟時間長度，最好要符合手冊中的特定診斷）。DSM從此變成無人能忽視，也不能不認可的一份文件。如果精神科醫師想要收到保險給付的話（因為大部分的醫生，很明顯地都無法自外於保險體制，靠自己開業存活），除了接受這本手冊以外，別無他法。

在隨後幾年，特別是抗憂鬱劑興起的一九九〇年代，不管是一般人還是專業人士，在談起精神疾病時，無不滿口生物學語言。時任美國精神醫學學會主席的夏夫史坦醫師（生於一九四二年）曾說，這種趨勢所造成的結果，就是大家在談起（精神疾病）時，從「生物－社會－心理模式，從此變成……生物－生物－生物模式」。與此同時，精神分析學派的醫師也發現，自己的病人不但大量流失，他們在精神醫學這個領域中的地位，也從原本支配者的角色被趕下了神壇。

無巧不巧，精神分析學派早年所做的另外一項決定，關於他們在美國訓練下一代精神科醫師的制度，現在也成了加速自身滅亡的重要原因。因為精神分析學派亟欲完全掌控對於下一代精神分析師的訓練，想要完全決定誰可以進入這門職業，於是決定完全獨立於大學系統之外，成立了自己的研究所。但是，當研究型大學興起之後，大學儼然成為純科學薈萃的場所，也是生產與散播知識的工廠，相較之下，沒有這種學術合法性，就成了那些自外於大學系統的研究所致命的弱點。那些早年自願甚至是極力促成的決定，本來看起來好像無傷大雅，現在反而將精神分析學派完全排除在學術殿堂以外，讓它看起來更像一門宗教，而不像科學。

很弔詭地，精神分析學曾經在美國締造了空前的成功，但是卻也在專業領域消失得最徹底。一旦精神分析學失去美國精神醫學界的主導地位，新興的生物精神醫學裡，已不再有佛洛伊德學派的容身之處。若說美國哪裡還有精神分析學的蹤影的話，很可能只有去文學及人類學系裡面尋找了，或許還有些古怪的哲學家會投身其中研究。至於精神分析治療的市場，也萎縮到只集中在猶太人中，以及少數大城市中心。除此之外，這門行業很快就變得如瀕臨絕種的生物般罕見了[67]。

不過精神分析學在其他國家的命運，倒是沒有這麼悲慘。在英法兩地，精神分析學在專業領域從來就不曾是主流，之後也一直維持著原本就有的小眾客群，在知識份子圈內持續受到歡迎不曾稍歇。一直到現在，法國的精神分析師都還常出現在諷刺畫中。而巴黎的精神分析學則常被視為傳承了法國醫師拉岡（一九〇一到一九八一年）獨特的學術研究。拉岡的理論在一九六〇年代開始受到重視，直到他於一九八一年逝世前，都一直受到一部分人的極力推崇[68]。但是拉岡的精神分析學實在太過獨特，以至於他完全不被正統的佛洛伊德心理分析學派承認。比如說，拉岡所謂的「分析時間」，有時候可以短至數分鐘而已（或更短）。任何傳到候診室病人耳中的「話語」，都被他算在療程中，如此這般，他可以在短短一小時之內同時看多達十個病人（當然這也都要收費）[69]。但是，拉岡受歡迎的程度，確實也引起法國知識份子對佛洛伊德本人的興趣，並且在拉岡的神話破滅之後，這股熱情仍一直持續著。至於隔了一個海峽的英國，雖然從二次世界大戰以來，國內各門派之爭從未間斷過（同時也分裂成為正統佛洛伊德學派，由佛洛伊德的女兒安娜帶領；以及叛教者克萊恩所帶領的另外一派），但是精神分析學在社會上的能見度一直都不低。同時，或許因為英國的精神分析學派，在國內從未達到像在美國精神醫學界那般呼風喚雨的地位，所以也從未讓人明顯感受到這門學問的凋零。

從治療的角度來看，精神分析學的式微也不能說全無好處，特別是從治療重症精神疾病的角度來說。不過，一些美國的精神分析師像是蘇利文（一八九二到一九四九年）、菲達・弗雷契曼（一八八九到一九五七年），或是義大利的醫師阿瑞亞提（一九一四到一九八一年），仍宣稱他們成功地治療了一些精神疾病[70]。而在歐洲其他國家，克萊恩跟拉岡的學生也都說自己的精神分析技術，可以用在那些嚴重的精神病人身上。但是這些宣傳不管是在那時還是在現在，精神分析圈以外的人卻都不怎麼相信[71]。

精神分析學派雖然式微，但是他們認為瘋癲有其意義的主張，還是喚起了精神醫學界對個人的重視，鼓勵了精神科醫師去聆聽那些病患，去挖掘他們精神失常症狀之下，所隱含的心理意義；同時也維持了精神醫學的一項價值，也就是在執業中，保持對病人的詳細觀察。在這個DSM診斷系統盛行的年代，以及整個精神醫學界幾乎都改用藥物來治療病人的風氣下，精神病理學裡面的現象學研究，幾乎被排擠到完全讓人視而不見的邊緣地帶，而這絕對是精神醫學界重大而荒謬的損失。這種風氣之盛行讓傑出的神經學家安德瑞森（生於一九三八年），同時也是《美國精神醫學期刊》的長期編輯，忍不住發出警告，指出：「在現代的醫學教育中，有一種愈來愈不重視對病人個人問題與其社會脈絡，進行詳細評估的傾向……學生只要熟記DSM診斷分類，而輕忽眼前精神疾病背後的複雜性。」她感嘆地說，那本診斷手冊「對於整個精神醫學來說，有著去人性化的影響[72]」。而她沒有明說，但是其實更嚴重的應該是，這樣的發展讓病人在精神科醫師的眼中，也變得去人性化了。

為了能夠建立一套一體適用而且客觀的疾病分類系統，也為了要讓每個精神病人的精神病理症狀，都可以被迫塞入（同時也必須被塞入）這套系統中，DSM分類系統的中心目標，就是盡可能地排除臨床醫師的個人判斷，或者說要排除人類的主觀看法，因為這些變化多端差異甚大的想法，正是導致每個醫生都有不同意見的主因。於是DSM系統要求精神科醫師要儘量做出快速、例行而且有重現性的診斷。一般來說，一個病人的病情可以在半小時以內被診斷完畢，這可是個了不起的成就呢！

雖然想到病人的命運可能就在這樣的情況下，有了決定性的改變，一定會有人感覺到這種所謂的成就似乎有點可疑。DSM分類系統的策略，就是刻意不讓醫師關注精神疾病的複雜性和每個病例的獨特性。這既是它的優點，讓精神醫學的診斷能力能維持在一定的穩定程度以內，但那粗糙且機械化的觀點也成了它的缺陷，以至於在面對差異甚大的人群中各式各樣的精神疾病時，其有效性不免受人質疑。

## 生物學的反噬

十九世紀晚期，全世界的精神科醫師都相信精神疾病乃是某種大腦跟身體失常的疾病。精神病患是比較低劣的人種，他們的疾病是身體正在退化的最佳例證：情緒遲鈍、思想跟言語混亂、缺少動機；或者有太多想法，對自己的行為完全無法控制，或是妄想，或是看見幻覺，或是滔滔不絕地說個不停，或是情緒低落憂鬱得不可自拔。時至二十世紀，精神醫學又再次擁抱精神疾病的生物面向，而漸漸忽略了其他面向。一九九一年美國總統老布希代表國家心理衛生研究院所發出的總統公告裡，宣稱一九九〇年代將是「大腦的十年」，但這公告只不過是某種形式的核可了早已流行在精神醫學界的趨勢，而這趨勢並非只限於美國。

專家會告訴病人跟家屬，精神疾病的病因來自於大腦生化機制的問題，像是缺乏多巴胺或是血清素等等[73]。但是這其實只是用賣弄生物學術語來取代賣弄心理學術語，兩者誤導跟不科學的程度不分軒輊。其實，我們對大部分的精神疾病病因，仍然一無所知，但是賣弄這些生物學術語對於行銷藥物來說，倒是相當好用[74]。同時，精神醫學界正受到鉅額研究經費的誘惑跟收買。在過去，精神科醫師身處於醫學中最不受重視與尊敬的幽暗角落裡，他們所謂的談話治療，以及對於兒童時期性欲的執著，只會招致主流醫學界更多的訕笑與輕視。但是現在他們卻成了醫學院的寵兒，可以獲得數以百萬美元計的研究經費，還有各種間接回扣，都助長了自二戰以來，業已蓬勃發展的醫學－產業複合體更形壯大。

大部分的經費都來自製藥業，這產業在二十世紀發展了四分之三個世紀，早已成為一個成熟的產業。大藥廠的興起，可以算是比較晚近的現象。它們都具有強大無比的行銷能力，勢力橫跨全球，可以跨越任何國界搜尋所有可能獲利的新化合物，不過卻常常退到比較邊陲的國家去進行新藥研究，因為這些地方的倫理規範比較鬆散，比較容易規避，從各醫學中心所搜集來的臨床試驗資料，也比較容易納入公司的掌控之下[75]。這些藥廠的獲利相當驚人，遠遠超過其他的經濟活動。它們大部分都從這種利益龐大又毫無節制的醫學大混戰中，獲得了巨大的利益，其中又以美國為最大的市場，也因此讓美國精神醫學界在全球占有支配性地位[76]。

精神藥物是大藥廠能夠擴張跟獲利的主要原因之一。但這並不是因為發明了什麼像當年的盤尼西林一樣的靈藥。相反地，所有精神藥物學所吹捧的藥丸或是配方，全都只能治標而不能治癒疾病，甚至有時候，它們連減輕症狀也做不到。不過很諷刺的一件事是，正是因為這些藥物相對薄弱的治療效果，讓它們如此有價值，很容易就可以躋身成為業界口中的暢銷藥，為藥廠帶來數十億美元的利潤。能夠治病的藥物當然相當了不起，不過這是對病人而言確實如此，對藥廠來說就不一定了。比如說抗生素，在還沒有被濫用到變得無效以前，可以輕易地治癒許多細菌感染的疾病。在一個世紀以前還嚴重到會致命的疾病，現在只要吃個藥治療就可以了。但是一旦那讓人興奮的療效出現過後，藥的銷量跟獲利就大幅萎縮，藥廠無法從這些藥獲得太多的利益。所以，可以透過藥物控制而非治癒的疾病，才是藥廠的目標，像是第一型跟第二型糖尿病、高血壓、那些會在血流中愈積愈多，塞住血管的膽固醇，或者像是關節炎、氣喘、胃食道逆流、人類免疫不全病毒（ＨＩＶ）感染等等，這些疾病會持續好幾年，它們才是藥廠巨大利益的來源。當然，一旦專利過期，這些藥的獲利自然也會隨之降低，但是藥廠總有辦法調整劑型，重新申請另一項專利，甚至讓藥變成另一種新的處方藥。記住，病得愈久，利益愈大。

至於在精神醫學領域，因為精神疾病往往捉摸不定，有時候互相矛盾。造成它們的原因至今仍神祕難解，而大部分的疾病卻又頑固、嚴重且讓人痛苦。我們無法對它們視而不見，但是對它們卻一無所知又束手無策。一旦有一種新藥冒出來，說可以減輕這些疾病的症狀（或至少宣稱可以如此），它的市場潛在價值之龐大，不言可喻。

因此，抗精神病藥物與抗憂鬱劑往往就是這地球上所有藥物中獲利最豐厚的幾種，排在其後的則是眾多鎮靜劑。舉例來說，必治妥施貴寶公司所生產的安立復，每年的銷售額是六十億美元。禮來公司所生產的抗焦慮藥物千憂解，則在全世界有五十二億美元的銷售額。樂復得、速悅、金普薩跟理思必妥等用來治療憂鬱症或是思覺失調症的藥物，二〇〇五年的銷售額都在二十三億到三十一億美元之間，長期的獲利則更為可觀。抗精神病藥跟抗憂鬱劑，經常占據美國藥品銷售排行榜的前五名[77]。根據二〇一〇年的統計，抗精神病藥物在全球的銷售額是兩百二十二億美元；抗憂鬱劑是兩百億美元；抗焦慮藥物是一百一十億美元；興奮劑是五十五億美元；治療失智症的藥物也是五十五億美元；而這些都還不包括許多開給躁鬱症病人的情緒穩定劑呢[78]。

但正如那句名言所說：「天下沒有白吃的午餐」（一般認為這是經濟學家傅利曼說的，其實不然），所有醫學治療也都有其副作用，就連那些療效最好的也一樣（見彩圖44）。當我們在評估近代的精神藥理革命，以及它對於精神醫學所造成的影響時，一定要謹記這一件事。激烈反對精神藥物者自然會嘲諷或否認相關的發展。然而在此同時，在精神醫學的戰場上，藥物所帶來的問題常常是相當多元且影響深遠的。這頓午餐不但不便宜，而且還相當貴，對許多消費它的人來說，所付出的代價其實相當不值得。

藥物治療對精神疾病來說，很不幸地，並不總是特別有效；而且很多時候精神科醫師口中，以及發表於科學期刊上的論文所謂的療效，其實都被誇大了。另一方面，病人若想要享有這些藥物所帶來的好處，所必須付出的代價，往往不是被低估，就是被刻意掩飾。造成這些問題的原因，主要是因為早年的精神藥理學研究，充斥著一堆設計不良的臨床實驗，經常讓實驗結果往正面的方向偏差。後來，當製藥業發展得愈來愈龐大，變得愈來愈有勢力，加上它們追求利潤的積極程度，讓許多熟知內情的人開始擔心，現在所謂的「實證精神醫學」稱之為「操弄證據的精神醫學」，或許更為貼切。

精神醫學界足足花了二十年，才終於肯承認這件事實[79]。第一代的抗精神病藥物像是吩噻嗪，經常具有嚴重的有害副作用。有些病人會出現類似帕金森氏症的症狀，有些病人則出現持續性地坐立不安，連一分鐘都坐不住；還有一些病人則恰恰相反，會有很長一段時間一動也不想動。其中最嚴重的一種副作用，是所謂的遲發性運動不能。這種症狀在病人服藥期間往往看不見，但是病人隨後嘴唇會不自主地做出吹吸，或是咬唇的動作，四肢也會無法控制地拍打跟亂動。好笑的是，不知情的人看到他們，反而還認為這就是精神疾病的症狀。遲發性運動不能常見於長期服藥的病人身上（比例不一而足，從百分之十五到六十的病人都可能會出現），而大部分的病人一旦出現這種「醫原性」症狀（所謂醫原性，就是由醫療所造成的），幾乎就無法回復。

對許多病人來說，第一代藥物吩噻嗪確實能有效減輕他們許多症狀，不止對自己的生活改善不少，對周遭的親朋好友來說，也變得比較能忍受。但是對其他為數眾多的病人來說，第一代藥物卻一點效果也沒有。對前者來說，選擇服藥是兩害相權取其輕，是值得的。但是對那些沒有效果的病人來說，就完全不是這麼一回事了。然而不管是哪一群病人，都必須承受藥物帶來嚴重的副作用，讓他們變得更虛弱，更被汙名化，而且不可逆轉。

隨著精神醫學界漸漸開始承認這些藥物帶來的副作用，有些人因此稱其為「毒害人的精神醫學」[80]，而山達基教會更是在好萊塢蓋了一座博物館，稱為「精神醫學：死亡工業博物館」（一方面也同時推銷自己那些詭異的治療法）。有些人因此就相信了這些過激的觀點。這當然也不對。若說藥物治療只有百害而無一益，也很荒謬，那等於是在否認許多業已明確的證據，只是另一種極端主義而已。但這也不是說，我們對於製藥工業，以及精神醫學界裡親製藥業的觀點，都要完全照單全收。

第一代精神藥物所建立的暢銷模式，讓隨後問世的各種精神藥物也蒙受其利。這些藥包括了眾多抗憂鬱劑，一問世就像星火燎原一樣，讓被診斷為憂鬱症的病人大幅增加，變得像是精神醫學界裡的流行感冒一樣；然後還有所謂的「非典型抗精神病藥物」，大概在二十年前問世，這些藥物包含了形形色色不同的化學成分，據說沒有吩噻嗪那樣令人困擾的副作用。百憂解號稱可以讓病人「比好還要更好」，但是後來發現其實並非如此；至於其他同類的抗憂鬱劑，亦即一般所稱的「選擇性血清素再吸收抑制劑」（ＳＳＲＩ）也都不是什麼萬靈丹。這些藥物就算有其正面的效果，卻往往伴隨著更嚴重的副作用[81]，特別是許多研究指出，用在嚴重的憂鬱症病人身上時，它們的效果比安慰劑好不到哪裡去[82]。哈佛大學的精神醫學家海曼如此結論道：我們的處境仍然相當黯淡，雖然「自一九五〇年以來，發明了許許多多的抗憂鬱劑……但其療效並未比第一代更好，因此對許多病人來說好處有限，甚至根本沒有好處[83]」。

當SSRI被用來治療兒童時，它會大幅增加病人想自殺的念頭以及自殺比例（這項副作用長期以來一直被藥廠否認跟隱匿）；揭露這件事情的，並不是精神科醫師本身，而是在英國廣播公司（BBC）的調查記者[84]。英國政府專門負責審查新療法臨床價值的機構，國家健康與照顧卓越研究院，原本打算核准讓SSRI用在兒童身上，但是在最後一刻打消了念頭。二〇〇四年他們的意見改成反對給兒童使用。隨著愈來愈多負面的臨床實驗結果被公開，美國食品藥物管理局終於要求在這些藥品仿單上，加上最嚴重的「黑盒警語」來註明藥物的危險性，最後甚至讓這些藥物撤出市場。美國食品藥物管理局同時也拒絕核准將克憂果跟樂復得之類的精神藥物，用在年輕人身上。後來又有其他調查指出，雖然在公開發表的研究結果中指出，SSRI類藥物能有效治療兒童跟青少年的憂鬱症，但是這些研究「其實都受到某些操弄，以至於負面結果都被用正面的方式呈現出來，而沒有療效的部分以及藥物的副作用，則都被隱匿[85]」。更糟糕的則是，還有更多對SSRI類藥物不利的負面研究結果，被壓住沒有發表。若不是來自外在的壓力，這些研究結果恐將永無被攤在陽光下的一天[86]。

「非典型抗精神病藥物」，一般俗稱為「第二代抗精神病藥物」。但是這個名稱其實有誤導之嫌，因為這些藥物中號稱最有效的一種，可致律，根本不是什麼新藥。可致律最早是在一九五八年由一間名叫「溫德」的德國公司所合成出來的（譯注：溫德早期曾製造阿華田，後來被諾華藥廠購併）。它在一九六〇年代通過了一系列臨床試驗之後，於一九七一年上市。但是，後來發現它偶爾會導致一種危險（有時甚至是致命）的血液疾病：無顆粒白血球症（血液中某種白血球數量減少），結果在上市僅僅四年後，就被製造商下架[87]。一九八九年，可致律又慢慢開始回到市場上，被用來治療那些對其他藥物沒有反應的思覺失調症病人。在嚴格的安全預防措施下使用，這種藥成了這些病人的最後一線希望。但也因此藥品價格就變得非常昂貴，山德士對此藥一年份的定價是九千美元，比較起來，一年份的氯丙嗪（托拉靈）只要一百美元。儘管如此，可致律的銷量還是大幅成長。其中一個原因是因為藥廠宣稱，此藥的副作用很少；像是遲發性運動不能之類的副作用，比起其他的抗精神病藥物來說，都要少很多。

不久之後，許許多多其他的「非典型」藥丸也一個一個冒出來了，像是理思必妥、金普薩、思樂康等等，都各自有其專利。但是這些藥品的化學成分其實差異甚大，所以全部自稱為「第二代抗精神病藥物」，只是一種高明的行銷策略，為的是貼上這個標籤就可以用「更好且更少副作用」為賣點來銷售，果不其然，每種藥的獲利都相當可觀。雖然售價很高，但是還是受到全世界精神科醫師的歡迎。沒過多久，這些藥品也被用來治療躁鬱症病人。但是十年之後，《刺胳針》期刊卻稱這些新藥為「假發明」：「這些第二代藥物跟那些典型藥物，或是第一代抗精神病藥物相比，其實都沒有什麼非典型的特性。這一群藥物既沒有比較有效，也無法改善特定症狀，跟第一代抗精神藥物比起來，副作用沒有什麼不同，成本效益也沒有比較好[88]。」比方說，在所有這些藥品中，只有可致律沒有被指出會引起遲發性運動不能，但是創造出一個「非典型抗精神病藥物」的分類，可以讓藥廠把所有其他藥品都歸類到這個假分類之下，以掩蓋它們並沒有和可致律相同特性的問題。

## 後記

身為文明人，我們總喜歡想像自己是不斷在進步中來安慰自己，雖然這種想法很多時候都被證明只是一種幻覺而已。或許在文學跟藝術的世界，並沒有出現太多進步（當然，一定有人不同意這種看法），但是科學確實是不斷在進步中，醫學也是（只要醫學仍躋身於科學而非藝術領域）。至少在已開發國家中，我們享有比較長的壽命，文化生活或許未必比較富足，但是物質生活確實比以往豐富許多。除非是瘋了，那這一切就沒什麼意義。儘管我們有現代化的精神醫學和藥方，但是二十一世紀罹患嚴重精神病的患者仍要面對一些苦澀的事實，那就是他們的平均壽命不但比其他人短（壽命大概短了二十五年），同時近幾十年來，他們罹患重大疾病的發生率與死亡率也在升高[89]。從這幾點基本指數來看，我們似乎正在退步。

精神醫學似乎也有一些問題。當第三版ＤＳＭ使用了新克雷佩林學派的分類法，在一九八〇年出版之後，一開始一切似乎運作得相當順利。精神醫學診斷的可靠性跟可重複性從此不斷提高，也不再有過往那種讓人尷尬的爭辯，彼此不同意病人到底生了什麼病。佛洛伊德學派在這場醫學內訌中，可說輸得一敗塗地，而精神科醫師則再次接受以生物學為基礎的精神疾病理論，至少對其他醫學同儕來說，表面上看起來相當合理，雖然實際上這仍只是相當概略的理論而已。新的精神疾病分類法也引起了藥廠的注意，而促使它們大筆贊助精神醫學研究；隨著時間過去，藥廠變得愈來愈有影響力，甚至可以影響討論精神疾病時所使用的詞彙，以及現行的精神疾病分類。

ＤＳＭ這套手冊的每一版，不管是一九八七年的第三版修訂版（DSM III R），一九九四年出版的第四版（DSM IV），或是二〇〇〇年的第四版「文本修訂版」（DSM IV TR），都遵循著一九八〇年的精神疾病分類原則，只不過新的「病」愈來愈多，精神病理學理論也不斷微調，然後手冊愈來愈厚。但是隨著「疾病」不斷增加，而特定症狀對應給特定疾病的標準卻漸漸變得寬鬆，導致當初創造這套系統時所想要解決的問題，又再次浮現出來，精神醫學地位的合理性，也再次受到挑戰。

因為診斷的標準變得寬鬆，結果被診斷為「有精神疾病」的人數大為增加。這其中最明顯的（但並不限於）就是年輕族群的病人人數變多。比如說，患有「青少年躁鬱症」的人，在僅僅十年內（一九九四年到二〇〇四年）就多了四十倍。自閉症也如流行病一樣爆發開來，在同樣的十年之中，從原本每五百名兒童中有一名自閉症病童，變成十年後每九十名兒童中就有一名病童。過動症（現在則稱為注意力缺失／過動症，ＡＤＨＤ）也一樣，在美國，現在每十個男童中就有一名必須吃藥來治療他的「疾病」。至於在成人中，根據二〇〇七年的統計，每七十六個美國人中就有一人因為精神障礙，而符合社會福利給付的標準。

一九七〇年代的精神科醫師，因為每個人的診斷不同，彼此無法達成共識，以至於成為眾人的笑柄，讓他們的專業地位受到威脅；但是現在這種將各種日常舉止貼上精神疾病標籤的行為，恐怕也會帶來一樣的威脅。因此，美國精神科醫師在二十一世紀初，著手進行另一次ＤＳＭ手冊改版，並預計這一版將會跟前幾版有很大的不同（ＤＳＭ第五版，DSM5，他們甚至不再使用過去的羅馬字母而改採阿拉伯數字，目的是希望這一版可以持續更新，像電腦軟體一樣變成5.1版、5.2版等等）。參與這次改版的醫生宣稱，前兩版的ＤＳＭ在邏輯上確實有些瑕疵，而他們將會改正這些問題。有鑑於神經科學跟遺傳學不斷在進步，他們將放棄以症狀為基礎的診斷分類系統（他們承認這確實有所不足），重新編輯一本手冊，裡面的疾病將可以與大腦功能連接起來。他們也將考慮到，精神疾病是一種多面向而無法非常明確區分的狀態，也就是說，只有比較正常或比較不正常，而不是一個非黑即白，一刀兩斷切成健康人／精神病人的世界。他們的企圖心當然非常偉大，唯一的問題是，這是個無法達成的願望。他們曾非常努力地嘗試融合這些考量，但是參與計劃的醫師最終不得不承認計畫失敗，於是從二○○九年開始，終於還是決定回頭，重新考慮以描述性症狀為基礎的分類法。

在第五版編輯時，他們將社交焦慮症、對立性反抗症、學校恐懼症、自戀型人格障礙、邊緣型人格障礙，還有病態性賭博、狂食症、性欲異常亢進、情緒失調症、混合性焦慮憂鬱症、輕度神經認知障礙、輕度精神病症候群等等，全部都納入手冊中。然而到目前為止，我們連對精神疾病中最主要的幾種，病因都還不清楚，更別提對剛剛提到的這些充滿矛盾的診斷，又有多少了解了。甚至很多人可能根本就不同意，這些「疾病」應該屬於醫學範疇。然而，新增的這些疾病，倒是為精神藥物開拓了一個更豐饒的市場，這不禁引起許多人質疑，商業考量是否正悄悄地以非法的方式，讓新版ＤＳＭ裡面的精神疾病種類急速膨脹呢？這些質疑者毫不客氣地指出，大部分ＤＳＭ工作小組的成員，都曾經受惠於這些製藥公司。

因為第五版完全依賴症狀與行為去建構所謂的疾病，同時靠著法令，規定專業人士與大眾一定要使用這份經由談判產生的疾病分類，在精神醫學界內馬上就掀起了一股反對的聲浪。第三版ＤＳＭ的主要催生者史匹哲，以及第四版ＤＳＭ的主編艾倫・法蘭西斯（生於一九四二年），在第五版付梓數年之前，就開始大力抨擊這版ＤＳＭ在科學上面的可信度[90]。他們說新版的分類法，將許多本該是正常人類每天的特徵都疾病化，並說這版的ＤＳＭ將會造成新一波的精神疾病大流行。這些批評可不像山達基教會的那些批評一樣，可以等閒視之[91]。事實上，他們確實兩次成功地阻止了DSM5出版。

二〇一三年五月，第五版DSM終於問世了，但是過程相當不順利。就在出版前夕，兩位具有重要影響力的精神科醫師發表了他們的意見。美國國家心理衛生研究院的前任院長海曼，指責整個分類系統都有問題。他說「這個錯誤是（手冊的編輯者）難以想像的，他們做出了一本百分之百的科學噩夢。許多人原本可以得到一個診斷結果，現在會變成五個診斷結果，但是他們可沒有得到五種疾病呀！他們所有的，只是一個潛藏在症狀後面的問題而已。」至於國家心理衛生研究院的現任院長英塞爾（生於一九五一年。譯注：英塞爾博士已於二〇一五年卸任）也認為，這本手冊在科學上「尚未被驗證……然而如果研究人員將DSM視為一本聖經，那我們將永遠無法進步。大家認為每件事情都應該合乎DSM的標準才對，但是你知道嗎，大自然的生物可沒看過這本書」。他說，國家心理衛生研究院會「將研究的方向，導向遠離DSM的疾病分類，因為患了精神疾病的人，應獲得更好的對待[92]」。

其實在幾個月以前，英塞爾在一場私下談話中，還曾表達過更為異端的想法，而他必定知道這次談話會被公諸於世。他用不屑的口吻，說自己的精神醫學同事「居然相信那些（依靠DSM所診斷出來的疾病）是真的。但是，那些都不是真的。那些都只是被建構出來的東西。沒什麼真的思覺失調症或是憂鬱症……或許我們該停止使用憂鬱症或是思覺失調症這些詞彙，因為它們反而阻礙我們進步，讓事情變得更令人困惑[93]」。英塞爾非常希望能用一套有生物學基礎的診斷系統，來取代目前這種描述性的精神醫學診斷系統。但是依照我們現在的知識水準，那種診斷系統只是鏡花水月而已。精神醫學當然最好能有另外一番樣貌（而那些深受精神障礙所苦的病人，也有同樣的願望），但是天不從人願，瘋癲至今仍是一個謎團，而我們似乎還沒有辦法解謎。我們所能做的，最多也只能減輕它所帶來的痛苦。雖然過去五十年來，神經科學的進展相當驚人，也獲得了豐碩的研究成果。但是很不幸的，這些研究似乎沒有任何具有治療精神疾病的臨床用途。神經科學家至今也尚未發現瘋癲的病因。最近幾十年中，新的影像技術進展也蓬勃發展。比如說功能性核磁共振造影掃描被大量應用，它可以透過數位輸出，利用神奇的現代化電子技術，將大腦圖像用各種繽紛的色彩呈現出來。這些現代化的科技，必定已經揭露些許瘋癲的蛛絲馬跡了吧？

其實沒有，而且似乎在短時間之內也做不到。儘管我們對大腦的了解，已經比以前進步很多，但是至今即使是很簡單的人類動作，我們都還難以跟大腦的結構或是大腦功能連結起來。其實，我們可能還要幾十年的時間，才有辦法成功地描繪出果蠅大腦的樣貌，那更別提想要解開擁有幾十億幾百億個神經連結，極其複雜的人類大腦的謎團了。

雖然神經科學有許多令人振奮的發現，像是透過ｆＭＲＩ的影像，可以看出當人類在做決定或是說謊時，大腦某些區域會變得比較活躍。不過這種結果，恐怕連唯心論者柏克萊主教，也不會感到驚訝吧？當我移動、說話、思考，或是感到某些情緒的時候，這些動作當然跟我大腦中某種生理改變有關，但是這種關聯無法證明任何因果關係，僅僅從某一系列的事件，無法證明前面所發生的事件，一定會導致後面的事件發生。所謂 *post hoc ergo propter hoc*，意思就是「在此之後，故以此為因」，這種「後此謬誤」是一種非常基本的邏輯謬誤。ｆＭＲＩ所測量的東西，其實是大腦裡面的血液流量，測量大腦裡面這種活動的活躍程度，其實對於幫助我們理解人類的思想相當有限，更別提ｆＭＲＩ的實驗結果還常常有不穩定跟難以再現的問題。

如同可憐的人在等待果陀一般（而其實他們所等待的，很可能只是一名瘋子），我們也在等待那神祕的、傳說中的，造成瘋癲的神經學病因終有一天會浮現出來。這是場漫長的等待，而且我認為如果我們期待對於瘋癲的終極解釋，會從這些生物學研究中出現，並且只會從此出現，那從許多層面上來看，我們都被誤導了。

為什麼呢？將大腦視為一種「與社會無關」或是「前社會」的器官（一如許多生物化約主義者的做法），是件毫無意義的事，因為大腦許多重要的結構跟功能，基本上就是社會環境的產物；而人類大腦最重要，也是最引人注意的特徵，就是它對於社會心理以及感官的訊號輸入，極其敏感。這代表了什麼意義呢？套句神經科學家韋克斯勒（生於一九四七年）的說法，就是「我們生理的本質是社會化的，其社會化深刻與徹底的程度，以至於在探討它們之間的關係時，若是將生物與社會視為分開的兩者，會是一件極為不合理的事[94]」。

人類大腦發展的程度，已經超過動物界其他所有生物，到了前所未見的地步。它在人類出生之後仍會持續發育，而對它的結構與功能影響最深的環境因子，也正是人類自己創造的。人類的神經系統有著極為驚人的可塑性，至少從青少年時期開始就可以看出來。因此我們一定要謹記在心，非生物因素對於將我們與生俱來的神經結構，轉換成一顆成熟的大腦，有著極為關鍵的重要地位。大腦將來會發展成的樣貌，裡面的神經將如何連結，決定了它的生理結構，而這生理結構正是情感與認知功能的基礎；但是這些發展深受社會跟文化刺激的影響，其中最重要的則是家庭環境在大腦發育過程中所帶來的影響。在這些影響之下，大腦會微調它的結構跟組織。再次套用韋克斯勒的話來說，就是「人類……允許也需要環境訊號輸入，才能自然的發展[95]」。據此，我們也可以馬上補充：也因此才會造成不自然的發展。這段發展的時間可以持續很久很久。在這期間，大腦不斷地增加它的神經連結，改變它的組織結構，特別是頂葉跟額葉的發展，會發展到人生的第三個十年期間為止。佛洛伊德學說中所強調的，發育早期的心理社會環境，與精神病理之間的關聯，或許對我們來說已太過遙遠，早已不適用了。但是這理論中最根本的重點，強調有些瘋癲的根源，必須要從身體以外的地方去尋找，則毫無疑問是正確的。

以我之見，現代最頂尖的神經科學應該著重在這一部分，而不應該只局限在大腦的特定腦區，或是特定神經細胞的生理特徵；應該考量到思考、情感、記憶等等特性，都是複雜的神經網路以及神經連結下的產物，並會隨著我們愈來愈成熟，而不斷發展。反過來說，這發展也跟個別神經細胞的選擇性存活與生長有關，同時也受到大腦如何修剪這些細胞連結的影響；在人類嬰兒時期如何與環境互動，受到怎樣的教養，則會大大地影響這些細胞的生長與生存，特別是對大腦皮質的細胞發育來說非常重要；畢竟，人類最重要的特徵，就是有著比其他物種更大尺寸的大腦皮質。影響人類大腦發育的環境，有很大一部分都是人為的，這人為的環境被我們發展到一個前所未見的程度，其中很大一部分是透過語言為媒介。大腦發育的過程未必總是平穩順利毫無缺陷，因此瘋癲的根源，其實是處於這種混雜了生物基礎以及社會影響的幽暗之處。

西方醫學在數個世紀以前所下的賭注，認為瘋癲的根源在身體之內，至今尚未見分曉。或許，我們永遠也無法算清這筆帳。一如前面所說過的，從生物的角度來看，我們將來多半可以證明遺傳在精神疾病中所扮演的角色，至少是在那些最嚴重的精神疾病中占有一席之地。但是瘋癲這種最孤寂的痛苦，同時卻又是最社會化的疾病，其成因真能化約成生物學，並且除了生物學外別無其他嗎？這是很讓人懷疑的。精神疾病有其社會與文化的面向，數世紀以來，它們已成了種種發生於人類文明中的瘋

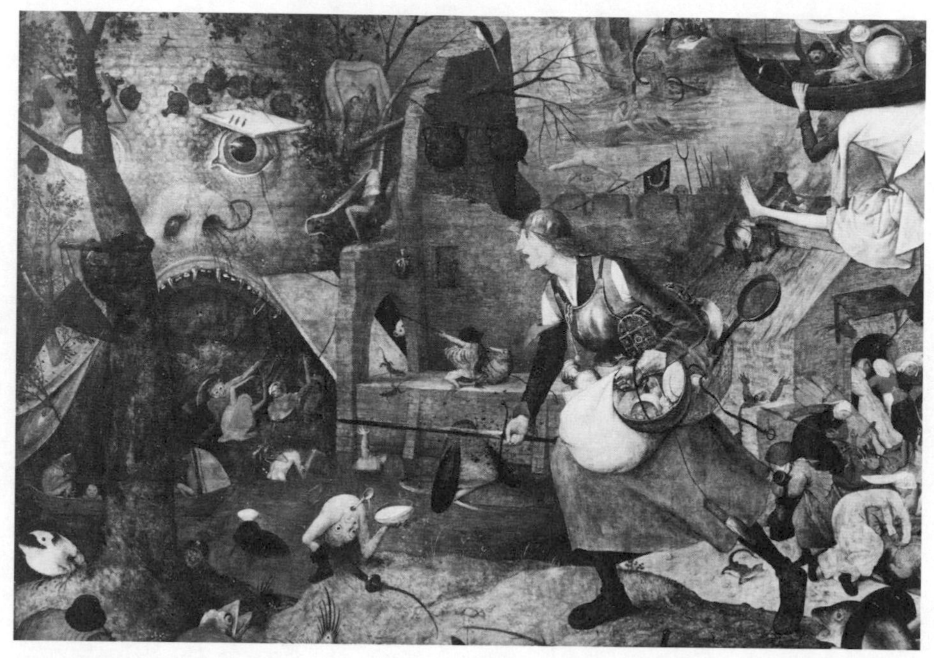

這是老布勒哲爾（約畫於一五六二年）所畫的〈瘋狂的葛瑞特〉（又名〈瘋狂的梅格〉）的細部圖。梅格正快速突入地獄之口，這是一個由暴力主宰而充滿瘋狂、怪獸般的世界。

癲故事裡，不可或缺的一部分，將來也不太可能消失；同時這種所有人類所共有的特徵，也不太可能只是文明的附帶現象而已。瘋癲確實有其意義，但卻難以捉摸稍縱即逝，每每讓我們想抓住它們的企圖落空。瘋癲至今仍是根本的謎團，相對於理性，是種恥辱，但無可避免地又是文明本身的一部分。

# 致謝

從很多方面來看，本書可以算是我四十餘年來，對「瘋癲」研究成果的總結。在寫作的這段期間內，我受惠於非常多的人，多到不可能在這裡把他們全部列出來。這本書算是一個非常大膽的嘗試，為了要完成它，不可避免地，一定會需要借助許多其他學者的研究，而對於這部分的幫助，我僅能用一種實在稱不上是很恰當的方式，將其中一部分，列在書後的注釋以及參考資料中以示感謝。

還有許多人，在我寫作這本獨特的作品時，非常慷慨及熱情地幫助我，惠我良多；我很高興可以利用致謝的章節來感謝他們，雖然這樣比起他們所做的，根本不及於萬一。首先我要感謝五個人，謝謝他們撥冗閱讀本書所有章節，並且給我非常詳細的評語跟建議，改進本書。首先是拜努教授（William Bynum），他在醫學史方面的知識之淵博，甚少有人能與之匹敵；他多次讓我免於犯下嚴重的錯誤，並且在寫作的過程中，一直給予我最重要的鼓勵。我的朋友考克斯（Stephen Cox）與芙瑞斯特（Amy Forrest），謝謝他們悉心閱讀每一章，然後在寫作風格與內容上面，給我非常多實質的建議；同時對於文章內容不順的段落，或是論點分歧的地方，他們也會毫不猶豫地指出來，對此我感激莫名。我認為對任何一位作家來說，如果能有這樣子慷慨的朋友，都是極為幸運的事情。我還要謝謝在 Thames & Hudson 出版社的優秀編輯萊德勒先生（Colin Ridler），他算是所有作家夢寐以求的那種出版人：負責、樂於助人，同時對於出版計畫有著無比的熱情。他的同事芙儂杭特女士（Sarah Vernon-Hunt）也一樣，在編輯我最後一部分草稿時，極為細心專注；她卓越的編輯技巧，讓我這本書受惠良多。不過我是一個非常頑固的人，這些朋友都可以作證，即使我大都會聽從他們明智的建議，但有時候也會堅持己見，拒絕他們。因此，若是本書中有留下任何疏漏瑕疵，絕對不是他們的責任；而我的作品中有任何一絲絲價值的話，則大部分要歸功於這些朋友們。

其他的朋友則幫我閱讀分量不一的章節，有些則被我追著問各式各樣的問題。我特別要謝謝我的親戚安德魯（Michael Andrews）與我的同事兼好友鮑姆（Emily Baum）、布拉斯洛（Joel Braslow）、海倫·拜努（Helen Bynum）、蓋爾（Colin Gale）、葛羅布（Gerald Grob）、葛羅絲（Miriam Gross）、希利（David Healy）、馬力諾（John Marino）以及鈴木（Akihito Suzuki）等人。我還要感謝許許多多機構團體，透過他們的協助，本書才得以完成。謝謝加州大學學術評議會提供許多經費，讓我可以查詢遠端文獻。對於一個研究瘋癲過往歷史的人來說，這些協助的價值可說是無與倫比；因為我所需要查詢的少數第一手資料，只有在南加州這個有著「怪人故鄉」美名的地方才有。在過去幾年之內，由古根漢基金會、美國學會理事會、美國哲學學會、聯邦基金會、普林斯頓大學歷史學系戴維斯中心所提供的獎助以及研究員，還有兩位由加州大學總統人道獎學金贊助的研究員，負責了我大部分的研究工作。我非常感謝他們。因為他們先前在文獻上面的努力成果，對這本集大成的著作來說，都提供了各式各樣的幫助。

我還要感謝在英國的 Thames & Hudson 出版社的編輯群，除了前面提到的兩位編輯以外，也都在本書的出版過程中，提供了各種寶貴的協助。特別是設計、製作、以及行銷部門的工作人員，他們將我樸素的手稿及圖片，轉換成如此精美的書冊。我還要特別要感謝圖片編輯霍布納女士（Pauline Hubner），她協助我找到大量用於書中的圖片，以及獲得它們的授權。透過這些圖片，才能強化並豐富隨後的文本分析。在北美這邊，我也很感謝普林斯頓大學出版社，以及可敬的社長道赫蒂先生（Peter Dougherty），負責本書另外一部分的出版工作。道赫蒂先生可以算是大學出版社的社長模範，他對於書本的出版是否順利，非常關心。此外，我也非常感謝《精神醫學史期刊》的編輯貝里歐斯教授（German Berrios），謝謝他允許我重印部分文本。那些文本原本刊在該期刊的二十五週年紀念號上，現在則是本書第十一章的一部分。

我很喜歡寫作，但是對本書貢獻得愈多，代表我虧欠我的妻子南西愈多。謝謝她在這幾年所做的一切，創造了一個讓我可以維持寫作的環境。我感謝她這幾十年來的愛情與陪伴，這份感謝，遠遠超過我的言語之力所能表達。此外，所有祖父母都會知道的，含飴弄孫所帶來的樂趣是多麼愉悅，因此，本書也是獻給我跟南西現在有幸所能擁有的兒孫們，以及在往後幾年即將到來的寶貝們。

史考爾

於拉荷雅，加州

# 注釋

## 第一章：面對瘋癲

1 我想這是很明顯的。關於「常識」，在牛津英文字典裡面是這樣解釋的：這是一種與生俱來的自然智能，屬於有理性的個體所有；具有平常、一般、普通的理解能力；是每個人天生就有的平凡智慧（這是「最低限度」的常識，否則就是愚蠢或是瘋子）。

2 C.-K. Chang, et al., 2011; C. W. Colton and R. W. Manderscheid, 2006; J. Parks, D. Svendsen, P. Singer and M. E. Foti (eds), 2006. 有一份研究報告指出，思覺失調症（精神分裂症）的確診病人，自殺率增加了十倍。請見 D. Healy, et al., 2006.

## 第二章：古代世界中的瘋癲

1 申命記 25:18。這裡以及其後引用的段落，均出自英王詹姆士王譯本聖經（譯注：中文所採用的是和合本聖經）。

2 撒母耳記上 15: 2-3

3 撒母耳記上 15: 8-9

4 撒母耳記上 15: 23

5 撒母耳記上 15-31

6 撒母耳記上 18: 10-11，19: 9-10

7 撒母耳記上 20: 30-34

8 Josephus, *The antiquities of the Jews*, 英文版來自 Henry St. John Thackeray, Ralph Marcus and Allen Wikgren, 9 vols, Cambridge, Mass.: Harvard University Press, Vol. 5, 1968, p. 249. 我們幾乎可以確定，在該文中所提到掃羅的「醫師」，是一個時代謬誤，因為聖經裡面只有提到掃羅的僕人。不過我們稍後會解釋，在約瑟夫的時代，對於瘋癲，除了宗教上的解釋以外，也有醫學上的見解；而且在某些時候，受希臘醫學訓練的醫師也會嘗試治療瘋癲。

9 撒母耳記上 16: 23
10 撒母耳記上 18: 10-11
11 Geroge Rosen, 1968, pp. 36, 42。
12 撒母耳記上 19: 24
13 請見阿摩司書 7: 1-9；耶利米書 1: 24；以賽亞書 22: 14; 40, 3, 6；以西結書 6: 11; 8: 1-4; 21: 14-17；耶利米書 20: 9。
14 耶利米書 20: 1-4
15 耶利米書 38, 39
16 耶利米書 26: 20-23
17 比如請參考 Karl T. Jaspers 的論文，「證明」了以西結是一位思覺失調症病人：'Der Prophet Ezechiel: Eine pathographische Studie'，刊於 *Rechenschaft und Ausblick, Reden und Aufsätze*, pp. 95-106, Munich: Piper Verlag, 1951。在更早以前，夏爾科（見第九章）以及他的學生，更直接把數位基督教聖人視為歇斯底里發作。
18 但以理書 4: 30-33
19 馬可福音 16: 9
20 馬可福音 5: 1-13。請比對路加福音 8: 26-33，馬太福音 8: 28-34
21 路加福音 8: 27, 34
22 關於這些主題的細微討論，請見 Robert Parker, 1983, chapter 8.
23 Clark Lawlor, 2012, p37.
24 *Odyssey* 20, 345-49。此處我借用 Debra Hershkowitz 在 *The Madness of Epic: Reading Insanity from Homer to Statius* 中的翻譯。她這本書對我理解荷馬以及其他古典文學作者，如何看待瘋癲這個主題，有極深的影響。
25 伊利亞德，卷十七，210-12。
26 伊利亞德，卷二十二到二十三。
27 伊利亞德，卷十四，118。
28 Euripides, *Heracles*, in *Euripides III*, 由 William Arrowsmith 翻譯 , Chicago: University of Chicago Press, 2013, p. 47, lines 835-37
29 討論請見 R. Padel, 1995; and E. R. Dodds, 1951.
30 Ruth Padel, 1992 Chapter 1, pp. 4-6. 也請參考 John R. Green, 1994 的討論。
31 Paul Cartledge, 1997, p. 11.
32 Ruth Padel, 1992, p. 6.

33 希羅多德對於瘋癲背後的成因來自神靈或是自然，看法很複雜，請見 G. E. R. Lloyd, 1979, pp. 30ff。

34 希羅多德，引述及翻譯自 G. E. R. Lloyd, 2003, pp. 131, 133. 也請參考 G. Rosen, 1968, pp. 71-72 裡面的討論。

35 希羅多德，引述及翻譯自 G. E. R. Lloyd, 2003, p. 131.

36 希羅多德，引述及翻譯自 G. E. R. Lloyd, 2003, pp. 131, 135; R. Parker, 1983, p. 242.

37 希羅多德，引述及翻譯自 G. E. R. Lloyd, 2003, pp. 118.

38 原文出自 L. Targa (ed.), 1831，引述自 Ilza Veith, 1970, p. 21.

39 更廣泛的討論請見 Andrew Scull, 2011。這兩段都是參考那本書而來。

40 這裡的內容參考了 G. E. R. Lloyd, 2003 書中精采的討論，特別是第三章 'Secularization and Sacralization'. 關於阿斯克勒庇俄斯與其禮拜儀式，請見 Emma J. Edelstein and Ludwig Edelstein, 1945.

41 請見 Oswei Temkin, 1944, Part I: Antiquity 裡的討論。

42 引述自 R. Parker, 1983, p. 244.

43 希波克拉底，引述自 *The Genuine Works of Hippocrates*, vol. 2, ed. Francis Adams, 1886, pp. 334-35.

44 *On the Sacred Disease*（論聖疾），引述及翻譯自 G. E. R. Lloyd, 2003, pp. 61, 63。不消說，同樣的批評，在經過適當地改寫之後，一樣也適用於希波克拉底學派自己提出的體液說。從現在的觀點來看，他們的理論用在自己宣稱可以治療的疾病上，比起他們批評的對象，兩者其實效果相等（或者該說一樣沒效）。

45 希波克拉底，引述自 *The Genuine Works of Hippocrates*, vol. 2, ed. Francis Adams, 1886, pp. 334.

46 希波克拉底，*The Medical Works of Hippocrates*，翻譯自 John Chadwick and W. N. Mann, 1950, pp. 190-91.

47 希波克拉底，*The Medical Works of Hippocrates*，翻譯自 John Chadwick and W. N. Mann, 1950, p. 191.

48 所謂的消炎醫師認為，疾病基本上就是發炎跟發燒的問題。因此他們會採取一些療法去對抗這種狀態，像是放血、催瀉、使用催吐劑等。這些手段都是設計來對付過熱／反應過於激烈的身體。

49 Vivian Nutton, 1992, p. 39.

50 Vivian Nutton, 1992, pp. 41-42.

51 Peter Brown, 1971, p. 60.

52 Geoffrey Lloyd and Nathan Sivin, 2002, esp. pp. 12–15, 243。他們去比較兩大世界的企圖非常具有開拓性，我從他們這本書中引用了大量資料。我也參考了 Shigehisa Kuriyama（栗山茂久）的研究（請見參考資料）。同時我也非常感謝兩位中醫史學者兼朋友，Miriam Gross 跟 Emily Baum 的慷慨與幫助。

53 D. E. Eichholz, 1950.

54 Geoffrey Lloyd and Nathan Sivin, 2002, p 242.

55 Geoffrey Lloyd and Nathan Sivin, 2002, p 250.

56 想了解這份關於中國在帝國時期晚期的調查研究，請見 Fabien Simonis, 2010, Chapter 13.

57 關於這種多樣性、競爭性以及各種傳統交錯重疊的情況，可以參考 Paul D. Unschuld, 1985 的討論，非常有用。關於中世紀中國（約西元三百年到九百年之間）的宗教以及醫學，特別是關於參雜了佛教與道教的解釋跟療法的部分，請參考 Michel Strickmann, 2002。

58 Shigehisa Kuriyama, 1999, p. 222 .

59 Shigehisa Kuriyama, 1999, 在這本書裡，栗山茂久很詳細地討論了中醫裡面關於脈搏的理論以及切脈的技術，現存的理論與技術看起來雖有連貫性，但其實內容差異又甚大。中醫非常強調切脈，也就是去感覺脈搏的技術，認為它可以做為診斷疾病的依據。他們認為手腕上不同地方，可以指示身體不同部位的問題，而從這些地方所感受到的細微脈搏差異，是找出病原的關鍵。從脈搏的例子來看，這門技術很明顯具有連貫性，後人僅僅稍作補充，大約在兩千年以前就變成二十四脈；「而把脈在中國一直都非常盛行，從兩千多年前直到今日都不曾改變」（見七十一頁）。但是他們所描述的詞彙雖說差異不大，但是卻有非常不同的意義，看似彼此混淆，同時又互相有關聯。這些描述都充滿比喻跟象徵的語言，因此不可避免的，雖說中醫宣稱把脈技術從古至今的意義穩定不變，但是在臨床上，不同時代之間甚或連同時代間，都有一定的差異。

60 Fabien Simonis, 2010, p. iii.

61 這些字雖然都指涉不同形式的瘋癲，但是卻不能混用。**瘋**是最常見的字；而**狂**除了瘋以外，還帶有激烈的動作跟暴怒，這是**陽**過盛的緣故；至於**癲**這種形式的瘋病，可能跟西方所謂的鬱症比較接近，這是因為**陰**過盛的關係。此外，**癲**也可以指忽然發作倒地，在這種情況下，有可能是癲癇。

62 Fabien Simonis, 2010, p. 11.

63 Fabien Simonis, 2010, p. 14.

64 Fabien Simonis, 2010, Chapter 11, 12. 也可以參考 Vivien Ng, 1990，關於這種情勢發展另一種比較不同，但說服力比較弱的觀點。

65 Fabien Simonis, 2010, pp. 1-2.

66 Peter Brown, 1971, pp, 176-77.

67 Hakim A. Hameed and A. Bari, 1984.

68 Dominik Wujastyk, 1993.

69 R. B. Saper, et al., 2008 ; Edzard Ernst, 2002.

1 Steven Runciman, 1966, pp. 506-08; 套句他的話來說，這種毀滅的程度「在歷史上前所未見」。

2 關於這方面的發展，請見 http://www.iranicaonline.org/articles/Greece-x。

3 Peter Brown, 1971, p. 193; W. Montgomery Watt, 1972, pp. 7-8.

4 W. Montgomery Watt, 1972, Chapter 1.

5 關於西班牙統治荷蘭期間的種種反抗運動，很難在此概述。這大約始於一五六〇年代，而且還因為宗教、經濟與政治等等複雜因素，讓衝突愈升愈高。當西班牙國王菲利普三世在一五九八年繼承他父親菲利普二世的王位時，整個情勢其實已大致底定了。雖然新國王仍然大致控制著南部屬於天主教勢力的地區，但是西班牙政權已完全無力掌控以喀爾文教派為主的北方地區，於是國王只好被迫在一六〇九年四月九日，跟荷蘭簽訂十二年停戰協議。菲利普三世選擇在同一時間驅逐西班牙的摩爾人與猶太人，非常可能為了要轉移眾人對這件事情的焦點。因為驅逐摩爾人的命令，碰巧也是在同一天發布的，沒有其他的原因可以解釋這種時間點上的巧合。也請參考 Antonio Feros, 2006, p. 198。當十二年停戰協議於一六二一年結束後，西班牙與低地國之間的戰事又起。不過此時的低地國北方的聯省共和國已經變得非常強大，同時也已獲得國際間的承認。這段時間的戰爭，通常被大家歸類為三十年戰爭的一部分。在戰後，西班牙的經濟衰退，從此退出歐洲霸權的角色。相反的荷蘭聯省則成為歐洲最有錢最有勢的國家，透過大量的海上貿易，讓他們迅速累積財富，並建立了一支強大的海軍。

6 在這裡我直接引用 W. Montegomery Watt 關於這個主題的研究。請見 *The Influence of Islam on Medieval Europe*, 1972, Chapter 2, 以及書中其他部分。

7 關於這部分的討論，請參考 http://www.iranicaonline.org/articles/Greece-x，我在書中大量引用這裡的資料。

8 Manfred Ullmann, 1978, p. 4.

9 Michael W. Dols, 1992, p. 9.

10 Peter Brown, 1971, pp. 194-98.

11 Sir William Osler，二十世紀上半葉最偉大的一位臨床醫師曾說《醫典》是「有史以來最有名的醫書」，一直「被當成醫學聖經，很長一段時間，重要性遠超過其他著作」。Sir William Osler: 1921, p. 98.

12 關於翻譯運動，請見 Dimitr Gutas, 1998.

13 Manfred Ullmann, 1978, p7.

14 Laurence Conrad, 1993, p. 693.

15 Laurence Conrad, 1993, p. 694. Michael Dols 強調在阿拉伯征服以前，會說敘利亞語的基督徒醫生，就已經持續地在翻譯希臘經典，使得蓋倫的思想得以深植於敘利亞、伊拉克、波斯等地。Michael Dols, 1992, p. 38. 更多的參考資料請見 Franz

Rosenthal, 1994.

16 這裡我採用 Lawrence Conrad 關於這些議題極具啟發性的討論。也請參考 Manfred Ullmann, 1978, pp. 8-15.

17 Lawrence Conrad, 1993, p. 619.

18 Manfred Ullmann, 1978, p. 49.

19 關於此點的討論，請見 Plinio Prioreschi, 2001, pp. 425-26.

20 Ishaq ibn Imran, *Maqala fi l-Maalihuliya*, Michael W. Dols, 1987a 裡面引用並討論。

21 Manfred Ullmann, 1978, pp. 72-77.

22 Timothy S. Miller, 1985.

23 關於早期的歷史發展，請見 Michael W. Dols, 1987b.

24 Lawrence Conrad, 1993, p. 716.

25 比如說，Al-Hasan ibn Muhammed al-Wazzan（又名 Leo Africanus）是摩洛哥菲斯城一間醫院的院長，他在一五一七年被抓然後移送至羅馬，他曾記載說醫院裡面的瘋子都被鐵鍊拴著，被囚禁在有著厚重木頭或是鐵條所強化的病房裡。請見 Leo Africanus, 1896, Volume 2, pp. 425ff.

26 Michael W. Dols, 1992, p. 129.

27 Peter Brown, 1971, pp. 82-108.

28 Henry A. Kelly, 1985, Chapter 4; Peter Brown, 1972.

29 Peter Brown, 1972, p. 122.

30 Darrel W. Amundsen 以及 Gary B. Ferngren, 'Medicine and Religion: Early Christianity through the Middle Ages', in Martin E. Marty 以及 Kenneth L. Vaux (eds), *Health/Medicine and the Faith Traditions: An Inquiry into Religion and Medicine*, Philadelphia: Fortress Press, 1982, p103，在 Michael W. Dols, 1992, p. 191 中也有討論。

31 Michael W. Dols, 1992, p. 191.

32 Peter Brown, 1972, p. 131.

33 Michael W. Dols, 1992, p. 206.

34 例子請見 Cyril Elgood, 1962.

35 Michael W. Dols, 1992, p. 10.

36 Toufic Fahd, 1971.

37 Michael W. Dols, 1992, p. 214.

38 Nizami, 1966, *The Story of Layla and Majnun*, R. Gelpke 譯。

39 Nizami, 1966, p. 38.

40 Jacques Le Goff, 1967, p. 290.

41 Paul Slack, 1985, p. 176.

42 Peter Brown, 1992.

43 Peter Brown, 1972, p. 67.

44 Richard Fletcher, 1997.

45 'The Life of St. Martin, by Sulpicius Severus', in Frederick R. Hoare, 1954, p. 29.

46 Peter Brown, 1972, p. 131.

47 馬太福音 10:1, 8.

48 Ronald C. Finucane, 1977, p. 17.

49 Ronald C. Finucane, 1977, p. 19.

50 Edmund G. Gardner (ed.), 2010.

51 Peter Brown, 1981, p. 3.

52 有趣的是，現在這個遺物卻在美國康乃狄克州外海，恩德斯島上的聖母升天堂裡。

53 亞平敦的修院曾列出一份很長的清單，記載到一一一六年為止所有的遺物。關於教堂收藏聖人遺物的討論，請見 Richard Southern, 1953.

54 Ronald C. Finucane, 1977, pp. 28-31.

55 傳說當羅馬衛兵搜索原本裝有她頭顱的袋子時，發現裡面只有玫瑰花瓣。但是當袋子到達西恩納時，花瓣又變回聖人的頭顱了。

56 Andrew Marvell, 'To His Coy Mistress', 約著於一六五〇年。

57 Ronald C. Finucane, 1977, p. 76.

58 引自 Ronald C. Finucane, 1977, pp. 91-92.

59 到了二十世紀，貝克特主教的謀殺案，啟發艾略特（T. S. Eliot）在一九三五年寫出「Murder in the Cathedral」這齣劇。

60 Alban Butler, 1799, 'Saint Genebrard, or Genebern, Martyr in Ireland', p. 217.

61 請見 J. P. Kirsch, 1981, 'St Dymphna', in The Catholic Encyclopedia, Vol. 5, New York: Appleton, 1909; Williwm Ll. Parry-Jones, 1981.

62 Peter Brown, 1981, p. 107.

63 根據湯利連環劇 (Townley cycle) 現存的手稿顯示，它當初可能有三十二個劇本，在英國約克夏郡的威克斐演出。這份手稿現存於美國加州杭丁頓圖書館。手稿中提到教宗跟天主教聖餐的部分都遭到刪減，最後的十二頁被人撕走，如今已經完全佚失，可能是因為劇中這些部分天主教的色彩太重，以至於無法被保存下來。

64 請見 Penelope Doob, 1974, Chapter 3 裡面精采的討論。

65 引自 Penelope Doob, 1974, p. 120.

66 Dante, *Inferno*, Canto 30:20-21. 英譯本根據 Allen Mandelbaum 所著的 *The Divine Comedy of Dante Alighieri: Inferno*, New York: Random House, 1980.

67 Dante, *Inferno*, Canto 30: 22-27.

68 Penelope Doob, 1974, 這份文獻中清楚地解釋了這觀點，以及其後關於瘋癲與罪孽之間的關聯，一直是中世紀英文文學的重要主題。我從她的分析中獲益良多。

69 Dante, *Inferno*, Canto 28.

70 John Mirk, *Festial: A Collection of Homilies*（約著於一三八二年），由 Theodore Erbe 所編，London: Early English Text Society, 1905, p. 56. 莫克的講道很可能是宗教改革以前，用英語方言所寫成的講道集中最好的一部了；它被用來當作教區神父的講道參考，不過在受過教育的平民中也流傳甚廣。

71 Rabanus Maurus Magnentius, *De universe libri*，引自 Penelope Doob, 1974, p. 2.

72 Katherine Park, 1992, p. 66.

73 W. Montgomery Watt, 1972, p. 67.

74 Donald Lupton, *London and the Countrey Carbonadoed and Quartred into Severall Character*，London: Nicholas Oakes, 1632, p. 75. 我感謝 Colin Gale 推薦這份參考資料。

75 Ronald C. Finucane, 1977, p. 64, 談到更多神職人員瞧不起醫生的部分。

## 第四章：憂鬱症與瘋癲

1 在葡萄牙、匈牙利、波蘭、斯堪地納維亞等地，獵巫運動以及女巫審判一直持續到十八世紀為止。

2 George Gifford, 1587.

3 Martin Luther, 由 Roy Porter, 1999 中引用。

4 Thomas Hobbes, *Leviathan*, 1968, p. 92 (original edition, 1651).

5 Joseph Glanvill, 1681, 由 Roy Porter, 1999 中引用。

6 Stuart Clark, 1997, pp. 188-89.

7 Lambert Daneau, 1575, 由 Stuart Clark, 1997 pp. 163-64 中引用。

8 Stuart Clark, 1997 pp. 188-89.

9「魔鬼附身的原則，一直都受到很大一部分歐洲知識份子所信，恐怕要一直到十七世紀末為止才漸漸被拋棄」Stuart Clark, 1997, pp. 390-91.

10 H. C. Erik Midelfort, 1999, p. 158:「對醫生而言，這真是個『憂鬱症的年代』。」

11 Andrew Boorde, 1547, 由 Stanley W. Jackson, 1986, pp. 82-83 中引用。

12 Andreas Laurentius, 1598, pp. 88-89, 125. 這本書一五九四年的法文原版印了超過二十版，然後出現了英文、德文、義大利文，甚至還有拉丁文等版本。

13 Andreas Laurentius, 1598, p. 87.

14 Timothie Bright, 1586, pp. xii-xiii, 90, 102. 布萊特跟羅倫休斯關於憂鬱症的看法，非常接近阿維森納在《醫典》裡面的討論，而《醫典》裡面的觀點，又是來自蓋倫以及魯弗斯。

15 Andreas Laurentius, 1598, pp. 107-08.

16 J. Dryden, *Absolom and Achitophel*, 1681, Part I, lines 163-64.

17 Robert Burton, *The Anatomy of Melancholy*, 1948, pp. 148-49 (original edition Oxford, 1621).

18 Stanley W. Jackson, 1986, p. 97.

19 Robert Burton, *The Anatomy of Melancholy*, 1948, p. 970.

20 Robert Burton, *The Anatomy of Melancholy*, 1948, p. 384.

21 Robert Burton, *The Anatomy of Melancholy*, 由 Richard Hunter and Ida Macalpine, 1963, p. 96 中引用。

22 Timothie Bright, 1586, pp. I, iv, 187. 布萊特現在最為人知的，應該是他發明了速記法。

23 Andrew Boorde, 1547.

24 Felix Platter, Abdiah Cole and Nicholas Culpeper, 1662, 由 Stanley W. Jackson, 1986, pp. 91-94 中引用。

25 瑞士與德國一位有名但爭議頗多的醫生 Paracelsus（一四九三到一五四一年），也是第一位認真批評蓋倫醫學理論的醫師，就非常熱中於占星術跟煉金術，並且經常在治療病人時使用。

26 引自 Michael MacDonald, 1981, p. 213.

27 Michael MacDonald, 1981, p. 141.

28 John Cotta, 1616, 引自 Richard Hunter and Ida Macalpine, 1963, p. 87.

29 John Cotta, 1612, pp. 86, 88.

30 John Cotta, 1612, p. 51.

31 Edward Jorden, 1603, The Epistle Dedicatorie (unpaginated).

32 關於這個案例的討論，請見 Andrew Scull, 2011, pp. 1-23. Michael MacDonald, 1991 首次提出一個論點，認為喬丹其實是出於宗教的動機，而非如表面上看起來是出於世俗主義的覺醒。

33 Sanuel Harsnett, 1599.

34 Sanuel Harsnett, 1603.

35 Kenneth Muir, 1951. 曾說他在「李爾王」的劇本中，找出超過五十個段落來自哈斯奈的批評。

36 康帕內拉早先因為被控散布異端邪說，從卡拉布里亞被放逐。當西班牙國王還統治著卡拉布里亞省時（譯注：今屬義大利），康帕內拉是反西班牙的主要策劃者。雖然他的許多共謀者紛紛被吊死或在公眾前面被肢解，但是他卻因為燒掉自己的牢房，或者即使被酷刑折磨或是被剝奪睡眠後，都持續地裝瘋，最後讓審判者信服他真的瘋了，結果逃過一劫。瘋子是不會懺悔的，因此若是被判下永恆地獄受折磨的話，反而是判決者要承擔這個責任，因此他的法官一直猶豫著要不要處死他。在拿坡里的監獄裡被關了超過二十五年之後，康帕內拉終於在一六二六年被釋放，不過在此之前，當天文學家伽利略受到宗教審判時，他還曾勇敢地寫作捍衛他（一六一六年）。在被釋放數年後，康帕內拉又被起訴，於是他逃往巴黎，受法國國王的保護直到一六三九年逝世為止。

37 T. S Eliot, 1964, 'Seneca in Elizabethan Translation', pp. 51-88.

38 Ben Jonson 的劇作「Every Man in His Humour」首次在一五九八年由宮務大臣劇團演出時，莎士比亞扮演了主要角色 Kno'well（一位想監視自己兒子的紳士）。這個角色非常接近古典時期的喜劇形式，特別是劇中大量採用普羅特斯喜愛的角色，而 Jonson 僅稍微將他們轉變成英國風格來詮釋。

39 引自 *Seneca, Tragedies* 中的《赫丘力士之瘋》，由 Frank Justus Miller 翻譯，Loeb Classical Library Volumes. Cambridge, MA, Harvard University Press; London, William Heinemann Ltd: 1917, lines 1006ff., 1023ff.

40 Titus Andronicus, Act 2, Scene 4, line 22.

41 許多受盡這種嘲諷折磨的清教徒，都有憂鬱甚至有時帶有自殺的個性，這可從一位名叫 Nehemiah Wallington（一五九八到一六五八年）的倫敦木工所遺留下來的大量文學紀錄中，窺見端倪。在當時，像 Willington 這種階級的人物通常都不識字，但是他卻留下了超過兩千頁的筆記、日記跟書信，記載著他個人對宗教懷疑時的內心戰爭、他腦中出現魔鬼為他說了一小時話的幻象，或是魔鬼常裝扮成烏鴉，還有他一陣又一陣的鬱病發作。所有這些在 Paul S. Seaver, 1988 裡面都分析得相當漂亮。

42 我的朋友兼同事 John Marino 對此觀點貢獻甚多。

43 Miguel de Cervantes, *Don Quixote*, translated by John Rutherford, London: Penguin Classics, 2003, pp. 142-43.

44 不過我們要知道，這所有新技術中最重要的一種，也就是從一四二〇年以後開始發展的直線透視法，確實跟古典時期的藝術有關。那是義大利建築家 Filippo Brunelleschi（一三七七到一四四六年）在研究了羅馬的萬神殿之後，才成功地蓋出佛羅倫斯主教座堂的圓頂，也才發展出新的直線透視法；隨後 Leon Battista Alberti（一四〇四到一四七二年）很快地為這種技法提出數學理論，直線透視法也很快地普及到西方藝術中。

45 從二十世紀的眼光來看，這幅畫的場景裡面，有非常多達利風格的元素。

46 Sebastian Brant, *Daß Narrenschyff ad Narragoniam*, Basel, 1494.

47 Michel Foucault, 2006, pp. 8-9.

48 Erasmus, *The Praise of Folly*, edited by Clarence Miller, 1979, p. 65.

49「我對那些憑幻想來原諒自己罪惡，以此自欺自慰的人該說什麼好呢？他們彷彿用水滴計量自己在煉獄中的時間長度……還有這麼一些人，他們靠著某個虔誠的江湖騙子想出來的魔法符號和祈禱模式，供自己娛樂或營利之用。」伊拉斯謨斯，《愚人頌》。

50「各種獨特的地區都認為自己有特殊的聖人，這種情況到處大同小異。這些聖人個別被賦予特殊的力量，也受到特殊的崇拜，因此，有的聖人會給人治牙痛，有的在產婦分娩時在旁邊接生，有的把被偷之物歸還原主，有的在船舶失事時充當救星，有的出來保護飛禽走獸……有些聖人的靈性遍及數種事物，最顯著的是聖母馬利亞，因為一般庶民百姓幾乎都認為這種靈性應歸她所有，而非其子。」伊拉斯謨斯，《愚人頌》。

51 伊拉斯謨斯寄給摩爾一封信作為的開場白，重印於《愚人頌》，1979, p4.

52 Erasmus, *The Praise of Folly*, 1979, pp. 64-65.

53 這樣的看法深深地根植於早年的基督教教義裡面，舉例來說，保羅寫給哥林多教會的書信中（哥林多前書 1: 20, 25, 27-28），就曾對此主題著墨：「神豈不是叫這世上的智慧變成愚拙？……因為神的愚拙總比人智慧，神的軟弱總比人強壯……神卻揀選了世上愚拙的，叫有智慧的羞愧，又揀選了軟弱的，叫那強壯的羞愧。神也揀選了世上卑賤的，被人厭惡的，以及那無有的，為要廢掉那有的。」

54 Erasmus, *The Praise of Folly*, 1979, pp. 129-30.

55 Erasmus, *The Praise of Folly*, 1979, p. 132.

56 柏拉圖跟蘇格拉底並非《愚人頌》裡面唯一提及的古典時期參考資料。維吉爾、賀拉斯、荷馬以及普林尼和其他希臘跟拉丁作家，都曾出現在伊拉斯謨斯的篇章中。

57 此處參考柏拉圖的《饗宴》，英文版由 M. C. Howatson 譯，2008, 216c-217a.

58 Erasmus, *The Praise of Folly*, Thomas Chaloner 譯，Thomas Berthelet 出版，1549， 由 Early English Text Society 重印，257, London, Oxford University Press, 1965, p. 37.

## 第五章：瘋人院與瘋子醫生

1 Jacques Tenon, 1778, p. 85.

2 在法國首都以外，蒙特佩利爾的住院人數並不是特例。在第戎，法國大革命時，the Bon Pasteur 也只收容了九名女精神病人。

3 Colin Jones, 1980, p. 380. 這一段的內容歸功於 Jones 的研究。

4 Colin Jones, 1980, p. 380.

5 Colin Jones, 1980, p. 380.

6 當國民制憲議會在一七九〇年廢止了**逮捕令**以後，薩德侯爵就從夏宏通精神病院被放了出來，隨後並成為國民公會的代表，並否認他過去的貴族生活。一八〇一年他再度被關入比塞特醫院（因為拿破崙無法放棄那隨意逮捕人的無限權力），然後在家人的介入之下，被送回夏宏通。他在一八一四年以「精神異常」的身分死於夏宏通精神病院。總計他的人生中有超過二十五年的時間，是在監獄中度過。

7 特儂在一七七八年列出了幾間瘋人院在巴黎 Faubourg St Jacques 附近，九間在 Faubourg St Anoine 附近，還有三間位在蒙馬特。最大的一間收容了三十六名女性瘋子，是由 Laignel 小姐經營，位於 cul-de-sac des Vignes。這些瘋人院總計收容了將近三百人，大部分都是白癡或老婦。暴力跟有危險的病人則住在其他地方，大部分是在市立收容機構裡面。

8 Robert Castel, 1988m p. 16 裡面估計由舊政權**逮捕令**所監禁的犯人中，「家庭囚犯」占了十分之九左右。

9 Neil McKendrick, John Brewer and J. H. Plumb, 1982.

10 這部分我參考了 Fabrizio Della Seta, 2013，此外關於瘋癲與歌劇的討論，很大一部分也要歸功於我的朋友 Amy Forrest，我的姊夫 Michael Andrews，他們的觀點對我幫助很大。Amy Forrest 的女兒 Delilah Forrest 也特別提醒我可參考韓德爾的歌劇「奧蘭多」與莫札特的歌劇「伊多梅尼歐」。

11 Michael Robinson, 2013 裡面提到：「韓德爾在作品這部分所夾帶的訊息，似乎是任何人膽敢唱五次的話，若不是真的精神錯亂，就是希望被當成瘋子。」

12 可以跟威爾第在一八四七年的歌劇《馬克白》裡面，夢遊、被鬼魂纏身的馬克白夫人相比；或是法國作曲家湯瑪斯在一八六八年所譜寫的《哈姆雷特》，裡面所鋪陳的假瘋伴隨著真瘋，以及在極度修改而簡化的劇情中，強化了發瘋的歐菲莉亞的角色。又或者可以參考俄國作曲家蕭士塔高維契，受原作所啟發而在一九三四年所寫的歌劇《穆郡的馬克白夫人》，這部作品當年曾因為激怒史達林，幾乎要了作者的命。一部分的原因是因為作品中帶有對謀殺者的同情觀點，以及指涉了流放西伯利亞的情節；不過最重要的還是它那直白的現代主義音樂，以及被美國樂評家稱為「色情音」伴隨著跟性有關的場景。

13 關於《伊多梅尼歐》的精采討論，請見 David Cairns, 2006, Chapter 2，我獲益良多。此外 Daniel Heartz, 1992 裡面也有許多有用的論點。

14 Daniel Heartz，由 Kristi Brown-Montesano, 2007, p. 225 中引用。

15 Charpentier 在一六九三年所寫的《美蒂亞》，比《奧蘭多》要早了四十年，不可避免地也加入了瘋癲的場景。其他作品還有韓德爾自己在一七四四年寫的《赫丘力士》；莫札特在一七八一年寫的《伊多梅尼歐》；董尼才第在一八三〇年寫的《安娜．波莉娜》，一八三五年寫的《拉美默的露琪亞》，一八四二年寫的《Linda di Chamounix》；貝里尼在一八二七年寫的《Il Pirata》，一八三五年寫的《I Puritani》以及一八三一年寫的《La sonnambula》；湯瑪斯一八六八年的《哈姆雷特》；穆索斯基在一八六八年的《Boris Godunov》；威爾第在一八四二年寫的《Nabucco》以及一八四七年的《馬克白》；還有普契尼在一九〇〇年寫的《托斯卡》等等。

16 European Magazine 6, 1784, p. 424.

17 兩處都引自 Christine Stevenson, 2000, p. 7.

18 Alexander Cruden, 1739.

19 Daniel Defoe, 1728.

20 William Belcher, 1796.

21 William Pargeter, 1792, p. 123.

22 英國文人 Samuel Johnson 就住在格魯伯街，曾描述一位住在這裡閣樓中的典型作家，就是「沒什麼優點，整天在家寫著滿篇謊言來賺錢。寫這些作品並不需要天分，也不需要知識，更不需要勤奮與活力，不過無恥跟忽略事實則是必要的條件」。The Idler, 30, November 1758。詩人波普寫的 *Dunciad* 裡面，也很直白地嘲諷這些商業寫手的「格魯伯街寫作比賽」。

23 Eliza Haywood. 1726.

24 另外一部十八世紀晚期，跟瘋人院主題有關的英國小說，請參考 Charlotte Smith 所寫的 *The Young Philosopher*, London: Cadell and Davies, 1798.

25 歷史在這裡開了一個玩笑：董尼才第最後發瘋而死，很可能是因為梅毒進入第三期。關於這部分的歷史請見 Enid Peschel and Richard Peschel, 1992.

26 關於這種意識形態上的區隔，請見 Samuel Richardson, 1741, 特別是信件 153 跟 160.

27 Henry Mackenzie, 1771, Chapter 20.

28 Nicholas Robinson, 1729, p. 43.

29 John Brydall, 1700, p. 53.
30 Blaise Pascal, *Pensées*, (1669), reprinted in Œuvres complètes, Paris: Gallimard, 1954, p. 1156.
31 Andrew Snape, 1718, p. 15.
32 Thomas Willis, 1683, p. 206 在原作中強調。
33 Cf. Molière, *Le Malade imaginaire*, Paris, 1673.
34 Nicholas Robinson, 1729, pp. 400-01.
35 由 Ida Macalpine and Richard Hunter, 1969, p. 281 中引用。
36 由 Ida Macalpine and Richard Hunter, 1969, p. 275 中引用。
37 由 Ida Macalpine and Richard Hunter, 1969, p. 281 中引用。
38 Colonel Greville, George III's equerry, in his*The Diaries of Colonel the Hon. Robert Fulke Greville*, 1930, p. 186.
39 Joseph Guislain, 1826, pp. 43-44，作者自譯。
40 Benjamin Rush to John Rush, 8 June 1810, reprinted in *The Letters of Benjamin Rush* vol. 2, 1951, p. 1052.
41 Joseph Mason Cox, 1813, pp. 159, 163, 164, 165. 除了在英國，九年間出版了三次以外，考克斯的專論很快地就被翻成法文跟德文，一八一一年也出現了美國版。他的發明很快就被眾人接受。
42 George Man Burrows, 1828, p. 601.
43 George Man Burrows, 1828, p. 601.
44 William Saunders Hallaran, 1810, p. 60.
45 J. H. Plumb, 1975, p. 69.
46 John Locke, *Educational Writings of John Locke*, 1968, pp. 152-53, 183.
47 John Ferriar, 1795, pp. 111-12.
48 Thomas Bakewell, 1815, pp. 55-56.
49 Samuel Tuke, 1813, p. 148.
50 Dora Weiner, 1994, p. 232. See also Gladys Swain, 1977.
51 Jan Goldstein, 2001, Chapter 3.

**第六章：神經與神經質**

1 Richard Blackmore, 1726, p. 96.

2 Richard Blackmore, 1726, p. 97.

3 Alexander Pope, *Epistle to Arbuthnot*。

4 在 George Rousseau, 1993, p. 167 中引用。

5 Jonathan Swift, 'Verses on the Death of Dr Swift' 以及 'The Seventh Epistle of the First Book of Horace Imitated'.

6 George Cheyne, 1733, p. 260.

7 George Cheyne, 1733, p. 262.

8 George Cheyne, 1733, p. ii.

9 Thomas Willis, 1674, p. 124. 拉丁原文由 Thomas Grigg 於一六六四年在倫敦出版。這裡引用 Thomas Willis 的 *The Practice of Physick* 翻譯版，其實是 Samuel Pordage 在 1684 年的翻譯。

10 Thomas Willis, 1681.

11 Thomas Sydenham, 1742, pp. 367-75.

12 George Cheyne, 1733, p. 174.

13 George Cheyne, 1733, pp. 49-50.

14 George Cheyne, 1733, pp. i-ii.

15 George Cheyne, 1733, pp. 52, 262.

16 George Cheyne, 1733, p. 262.

17 David Hume, *A treatise on Human Nature*, Part III, 'Of the Will and Direct Passions', Section I, 'Of Liberty and Necessity', 2007; Thomas Boswell, 1951, pp. 42-43.

18 Nicholas Robinson, 1729, pp. 181-83, 407-08.

19 Nicholas Robinson, 1729, p. 102.

20 Nicholas Robinson, 1729, p. 406.

21 Thomas Willis, 1683, p. 206.

22 Hermanni Boerhaave, 1761.

23 在維多利亞時代，男學生會用圖釘釘住金龜子一邊的翅膀，看牠繞著圈飛。

24 請見 John Wesley, 1906, Vol. 1, pp. 190, 210, 363, 412, 551; Vol. 2. pp. 225, 461, 489.

25 William Black, 1811, pp. 18-19; John Haslam, 1809, pp. 266-67; William Pargeter, 1792, p. 134.

26 關於這一部分，多虧了專精於巫術歷史跟精神疾病的優秀德國歷史學家 H. C. Erik Midelfort 的研究，他對於加斯納現象的研究成果，於二〇〇五年發表在 *Exorcism and the Enlightenment*。

27 在 Henri Ellenberger, 1970, p. 58 中引用。關於梅斯梅爾事業的描述，很大一部分參考自 Ellenberger 的著作，以及 Robert Darnton 的 *Mesmerism and the End of the Enlightenment in France*, 1968.

28 根據某些人的說法，莫札特為她寫了降 B 大調第十八號鋼琴協奏曲（K. 456）。

29 在 Gloria Flaherty. 1995, p. 278 中引用。

30 之前的歷史學家說，梅斯梅爾曾出席這場音樂會，這舉動看起來當然是相當不明智。不過 Frank Pattie 於一九七九則說，這只是錯誤的傳聞而已。

31 關於進入維多利亞時代之後，催眠在英國的情形，請見 Alison Winter, 1998.

## 第七章：大禁閉時代

1 William Shakespeare,「哈姆雷特」第四幕第五場。

2 Andrew Snape, 1718, p. 15.

3 *The World*, 7 June 1753.

4 Nicholas Robinson, 1729, p. 50; Richard Mead, 1751, p. 74; William Arnold, 1786, p. 320; Thomas Pargeter, 1792, p. 122. 比較 the Committee on Begging 以及法國在大革命之後成立的國民制憲議會的報告，裡面感歎到，發瘋是「所有降臨在人身上不幸中最慘最可怕的一種，讓這些可憐人最高貴的一部分完全崩解」（Robert Castel, 1988, p. 50 中引用）。

5 Fanny Burney, 1854, Vol. 4, p. 239.

6 Countess of Harcourt, 1880, Vol. 4, pp. 25-28.

7 J.-E. D. Esquirol, 1819，由 Dora Weiner, 1994, p. 234 中引用。

8 House of Commons, *Report of the Select Committee on Madhouses*, 1815, p. 3.

9 House of Commons, *First Report of the Select Committee on Madhouses*, 1816, pp. 7ff; Edward Wakefield, 1814.

10 約克的收容所成立於一七七二年，原本是一間慈善性質的收容所，用傳統的方式經營。它跟稍後提到的，由貴格會教徒在一七九六年所成立的收容所，也就是約克避靜院，非常不同。而正是關於約克收容所種種暴行的傳聞，促使威廉‧圖克決定在約克成立另外一間不一樣的收容所。

11 House of Commons, *Report of the Select Committee on Madhouses*, 1815, pp. 1, 4-5.

12 *Report of the Metropolitan Commissioners in Lunacy to the Lord Chancellor*, London: Bradbury and Evans, 1844.

13 這段文字完整重製於 Robert Castel, 1988, pp. 243-53 裡面。

14 請見 Jan Goldstein, 2001, Chapters 6, 8 and 9.

15 Helmut Gröger, Eberhard Gabriel and Siegfried Kasper (eds), 1997.

16 Eric J. Engstrom, 2003, pp. 17-23.

17 Percy Bysshe Shelley, 'Julian and Maddalo: A Conversation' (1818-19).

18 Carlo Livi, 'Pinel o Chiarugi? Lettera al celebre Dott. Al. Brierre de Boismont⋯, *La Nazione*, VI, 18, 19, 20 September 1864, 在 Patrizia Guarnieri, 1994, p. 249 中引用。

19 Silvio Tonnini, 1892, p. 718.

20 請見 Julie V. Brown, 1981.

21 Dorothea Lynde Dix, 1843, p. 4. David Gollaher 在一九九五年曾詳細解釋過，迪克斯女士因為直接借用英國瘋人院改革者的經驗，而獲得很多注意。我在隨後文中大量引用他的傳記。

22 Dorothea Lynde Dix, 1843, pp. 8-9. 這些文字，跟那些用來揭發被藏匿在約克收容所骯髒環境內的病人時，所用的描述如此相似，絕非巧合。

23 關於迪克斯女士突襲蘇格蘭的報導，請見 Andrew Scull, Charlotte MacKenzie and Nicholas Hervey, 1996, pp. 118-21.

24 Dorothea Lynde Dix, 1845, pp. 28-29.

25 George E. Paget, 1866, p. 35.

26 可以參考 Stephen Garton, 1988; Catherine Coleborne, 2001; Thomas Brown, 1980.

27 Harriet Deacon, 2003, pp. 20-53.

28 請見 Jonathan Sadowsky, 1999.

29 蛇根木在西方醫學裡面，仍被少量使用來治療高血壓。

30 Waltraud Ernst, 1991.

31 關於這類機構，第一次完整的研究，請見 Waltraud Ernst, 2013.

32 Richard Keller, 2007; Claire Edington, 2013; and more generally, Sloan Mahone and Megan Vaughan (eds), 2007.

33 Jonathan Ablard, 2003; E.A. Balbo, 1991.

34 想知道更為精闢與詳細的觀點，請參考 Emily Baum, 2013.

35 Akihito Suzuki, 2003.

36 John Ferriar, 1795, pp. 111-12（Ferriar 是曼徹斯特精神病患收容所的醫師）。其他瘋人院的管理者也有類似的感覺，請參考 Thomas Bakewell, 1805, pp. 56-56, 59, 171.

37 請參考 Samuel Tuke, 1813（美國版在幾個月之後就在費城出版）。

38 Samuel Tuke, 1813, pp. 133-34, 151-52.

39 Samuel Tuke, 1813, p. 156.

40 Samuel Tuke, 1813, p. 177.

41 William A. F. Browne, 1837.

42 Andrew Scull, 1981b.

43 請參考 Philippe Pinel, 2008 [1809], pp. 83-84，裡面有他對普桑太太工作成果的諸多讚詞。

44 Philippe Pinel, 2008 [1809], p. xxiii, n. 2.

45 Philippe Pinel, 2008 [1809], pp. 101-02.

46 Philippe Pinel, 2008 [1809], p. 140.

47 J.-E. D. Esquirol, 1818, p. 84.

48 William A. F. Browne, 1837, pp. 50, 180.

49 Anonymous, 1836-1837, p. 697.

50 John Conolly, 1847, p. 143.

51 舉例來說，請參考 Dorothea Lynde Dix, 1845, pp. 9-10.

52 William A. F. Browne, 1864, pp. 311-12.

53 Crichton Royal Asylum *7th Annual Report* 1846, p. 35.

54 Crichton Royal Asylum *10th Annual Report* 1849, p. 38.

55 在 Jan Goldstein, 2001, p. 86 中引用。

56 Philippe Pinel, 1801, pp. xlv-xlvi.

57 Philippe Pinel, 2008 [1809], pp. 123-30, 136.

58 Philippe Pinel, 2008 [1809], p. 139.

59 請參考 Jan Goldstein, 2001, pp. 113-16 裡面的討論。

60 Samuel Tuke, 1813, p. 110.

61 Samuel Tuke, 1813, p. 111, 引述自第一位來參訪約克避靜院的醫生 Thomas Fowler 的話。

62 William F. Bynum, 1974, p. 325.

63 Philippe Pinel, 1801, pp. 158-59.

64 William Lawrence, 1819, p. 112.

65 Pierre Cabanis, 1823-25.

66 William A. E. Browne, 1837, p. 4, 也請參考 Andrew Halliday, 1828, p. 4 裡面幾乎一模一樣的觀點。

67 John Conolly, 1830, p. 62.

68 William A. F. Browne, 1837, p. 4.

69 William Newnham, 1829, p. 265.

70 John P. Gray, 1871.

71 Georges Lantéri-Laura, 2000, pp. 126-27.

72 Franz Gall and Johann Spurzheim, 1812, pp. 81-82.

73 Johann Spurzheim, 1813, p. 101.

74 Mark Twain, 2013, p. 336.

75 雖然貝爾確實觀察到病人大腦的病變，不過他仍然認為這種疾病的根源來自社會因素。比如，雖然他發現很多病人都曾在拿破崙的軍隊中服役過，他卻將其歸因於這些士兵過去受過的創傷，或是因為帝國崩解所帶來的失落感。同樣的，埃斯基羅爾也發現妓女特別容易得這種病，但卻歸因於她們失德的生活之故。

76 *Journal of Mental Science* 2, October 1858.

77 皮內爾堅持應該用新的字彙「aliénation」來取代他稱之為粗鄙的字彙「folie」（*Nosographie philosophique* Vol. 1, Paris: Crapelet, 1798），因此「aliéniste」一詞自然而然應運而生。在同樣的脈絡下，埃斯基羅爾也想為那些法國人用來監禁精神病人的場所更名：「我希望這些場所能有一個專有名稱，一個比較不讓人感到痛苦的名稱，我希望稱呼它們為收容所」，J.-E. D. Esquirol, 1819, p. 26.

78 Robert Gardiner Hill, 1839, pp. 4-6.

79 Joseph Mortimer Granville, 1877, vol. 1, p. 15.

80 在 Dorothea Lynde Dix, 1850, p. 20 中引用。

81 *The Times*, 5 April 1877.

82 *The Scotsman*, 1 September 1871.

83 'Heilungsaussichten in der Irrenstalten', 10, September 1908, p. 223.

84 James Crichton-Browne, *Annual Report of the West Riding Lunatic Asylum*, 1873.

85 'Lunatic Asylums', *Quarterly Review* 101, 1857.

## 第八章：退化與絕望

1 Philippe Pinel, 'Aux auteurs du journal', *Journal de Paris*, 18 January 1790, p. 71.
2 Philippe Pinel, 1805, p. 1158.
3 J.-E. D. Esquirol, 1805, p. 15.
4 J.-E. D. Esquirol, 1838, Vo. 2, p. 742.
5 H. Girard, 1846, pp. 142-43.
6 Benjamin Rush, 1947, p. 168.
7 Benjamin Rush, 1947, p. 333.
8 *Tenth Annual Report of the State Lunatic Hospital at Worcester*, 1842, Boston: Dutton and Wentworth, p. 62.
9 Butler Hospital for the Insane, *Annual Report* 1854, p. 13.
10 Pliny Earle, 1868, p. 272.
11 *Thirteenth Annual Report of the State Lunatic Hospital at Worcester* 1845, Boston: Dutton and Wentworth, 1846, p. 7。也請參考 Amariah Brigham, 1833m p. 91.
12 Thomas Beddoes, 1802, p. 40.
13 Alexander Morison, 1825, p. 73.
14 William A. F. Browne, 1837, pp. 56, 59.
15 David Uwins, 1833, p. 51.
16 Silas Weir Mitchell, 1894.
17 Crichton Royal Asylum, *9th Annual Report*, 1848, p. 5.
18 Crichton Royal Asylum, *13th Annual Report*, 1852, p. 40.
19 Crichton Royal Asylum, *18th Annual Report*, 1857, pp. 24-26.
20 John C. Bucknill, 1860, p. 7.
21 Charlotte MacKenzie, 1985.
22 Ebenezer Haskell, 1869.
23 Vincent van Gogh to Theo van Gogh, May 1890.
24 當克萊爾寫信給報社時，署名總是「一隻北安普頓郡的雉雞」，而且他總是拼不好常規英文字。
25 這裡所引用的詩句都出自 *The Poems of John Clare*，由 J. W. Tibble 所編輯與介紹，London: J. M. Dent & Sons Ltd and New

York: E. P. Dutton & Co. Inc., 1935. 非常謝謝 John Clare Society 的主席 Linda Curry 的協助。

26 Charles Reade, 1864. 里德很清楚康納利過去曾經一度官司纏身，因為他開了一份診斷證明，將一名酒鬼 Ruck 先生監禁在一間收容所裡，但是他又同時從這間收容所收取「診療費用」。在這個案子裡，法官認為這些診療費用是回扣，而康納利必須支付損害賠償五百英鎊。這件案子引起了公眾的注意，因為康納利才因主張廢除倫敦收容所的機械拘束療法而被認為德高望重。不過這也並不是康納利唯一的一件官司。至於哈姆雷特，大家都知道康納利醫師堅信這位王子是個瘋子。

27 這部小說，裡面有一名讓人印象深刻的角色，因為這些大法官庭的律師們長年纏訟最後終於發瘋，就是溫柔的 Miss Flite。

28 John T. Perceval, 1838, 1840, pp. 175-76, 179. On the Society, see Nicholas Hervey, 1986.

29 關於康納利與希爾的討論，請見 Andrew Scull, Charlotte MacKenzie and Nicholas Hervey, 1996, pp. 70-72.

30 關於她如何雄辯滔滔地講述自己的種種苦難，請參考 Rosina Bulwer Lytton, 1880，還有 Sarah Wise, 2012, pp. 208-51 則提供比較平衡的觀點。

31 在 *Annales medico-psychologiques* 5, 1865, p. 248 裡面的報告，請見 Ian Dowbiggin, 1985a.

32 Daniel Hack Tuke, 1878, p. 171.

33 Henry Maudsley, 1871, pp. 323-24.

34 Henry Maudsley, 1895, p. 30.

35 W. A. F. Browne, in Crichton Royal Asylum, *18th Annual Report*, 1857, pp. 12-13.

36 S. A. K. Strahan, 1890, pp. 337, 334.

37 Max Nordau, 1893. 諾爾道的書的英文版在一八九五年問世，銷售非常成功，很受歡迎，特別是因為書裡面大力譴責那些退化的藝術跟藝術家。

38 William Greenslade, 1994, p. 5.

39 有些現代學者質疑尼采得了梅毒這種說法。或許他們是對的，不過回顧性的診斷結果相當清楚。當時他的收容所醫師非常確定他得了麻痺性癡呆，也就是梅毒第三期。

40 William Booth, 1890, pp. 204-05.

41 Edward Spitzka, 1878, p. 210.

42 York Retreat, *Annual Report*1904.

43 在 Henry C. Burdett, 1891, Vol. 2, pp. 186, 230 中被引用。

44 Charles G. Hill, 1907, p. 6. 兩年後美國神經醫學學會的主席 Silas Weir Mitchell, 1909, p. 1 裡面也有類似的評論：「即使我們的技術已經大為進步，但是很不幸地我必須承認，在瘋狂的治療上面我們卻完全停滯不前，甚至在精神疾病的診斷上也幾乎全敗，即使是以現在最有力的診斷醫師，也就是死後解剖醫師來說，也沒有幫助。」

45 在 Edward Shorter, 1997, p. 76 中被引用。

46 Hideyo Noguchi and J. W. Moore, 1913

47 James Cowles Prichard, 1835, p. 6.

48 Henry Maudsley, 1895, p. vi.

49 S. A. K. Strahan, 1890, p. 334.

50 Henry Maudsley, 1883, pp. 241, 321.

51 S. A. K. Strahan, 1890, p. 331.

52 在 *Annales medico-psychologiques* 12, 1868, p. 288 中報告，由 Jan Dowbiggin, 1985, p. 193 中引用。

53 Buck v. Bell, 247 US 200, 1927.

54 關於納粹所鼓吹的種族健康以及美國的優生學家之間的關聯，請見 Stefan Kühl, 1994. 根據史丹佛大學醫學院畢業，後來成為加州州立醫院院長的 Margaret Smyth 的說法，「德國種族淨化運動的領導者總是不厭其煩地說，他們的法律是根據美國加州所做過一連串謹慎的實驗而制定的。」Margaret Smyth, 1938, p. 1234.

55. 請見 Robert Proctor, 1988, Aly Götz, Peter Chroust, and Christian Pross, 1994.

56 請見 M. von Cranach, 2003; Michael Burleigh, 1994.

## 第九章：半瘋之人

1 Akihito Suzuki, 2006, p. 103.

2 比如，請見 Andrew Scull, Charlotte MacKenzie, and Nicholas Hervey, 1996, Chapter 5 裡面關於 Morison's domestic psychiatric practice 的討論。

3 在瑞士類似的例子，請見 Edward Shorter, 1990, p. 178 裡面所舉的例子。

4 Ticehurst Asylum Casebook 5, 2 July 1858, Contemporary Medical Archives, Wellcome Medical Library, London.

5 Edward Shorter, 1990 pp. 190-92.

6 Edward Hare, 1983; Edwin Fuller Torrey, 2002.

7 Andrew Scull, 1984; David Healy, 2008; Michael A. Taylor, 2013; Gary Greenberg, 2013.

8 Andrew Wynter, 1875; J. Mortimer Granville, in Andrew Wynter, 1877, p. 276: Granville 寫了第二版的五章。

9 John C. Bucknill, 1860, p. 7, 在書中他抱怨著，收容所的醫師必須住在一種「充滿病態想法跟感情的氣氛之中……可怕的幻覺

（帶給他極大的危險）很可能讓他也被傳染上精神疾病。」那麼，我們一定會想，這對病人又如何呢？（噩夢之夜是指以前女巫聚在一起的集會。）

10 William Goodell, 1881, p. 640.

11 Andrew Scull, 2011.

12 George M. Beard, 1881, p. 17.

13 在一八九三年，比爾德所創的病（神經衰弱症）深獲當時群眾的認同，這病出現在 *Handbuch der Neurasthenie*, edited by Franz Carl Müller.

14 Virginia Woolf, *Mrs Dalloway* (1925)。書中的 Sir William Bradshaw 活脫就是薩維奇醫師，他在愛好八卦的中產階級之間很受歡迎。

15 比起 Charlotte Perkins Gilman 所寫的短篇故事 *The Yellow Wallpaper*，裡面赤裸裸影射米契爾醫師（他也負責 Gilman 的休息療法）把自己的病人逼瘋。米契爾的另外一名病人 Edith Wharton 則在治療停止一年後發表了第一部小說。

16 Anne Stiles (webpage). Suzanne Poirier, 1983。書中提到「曾經接受過治療的女性病人，寫了非常多信給他，裡面充滿了溢美跟愛慕之詞。」

17 雖然男人也會接受休息治療，但是跟女性病患比起來，他們並沒有受到那樣嚴格的身體限制。在米契爾所寫的文字中，當提到神經質病人時，大部分都以女性為病人主體。身為一位美國內戰時的醫師，他對於那些被他認定是裝病的病人，手段非常嚴厲；而從他對於神經衰弱以及歇斯底里女性病患的評語中，也可以看見這種情緒，只不過是隱藏在一名照顧病人醫師的身分之下。比如說他在堅持病人一定要離開自己的住家時，寫到：「談到誰能讓家庭環境變得惡劣無比的時候，沒有什麼人能比一個極度神經質又虛弱的蠢女人有辦法吧？她們可以既渴求憐憫又有權力欲」Silas Weir Mitchell, 1888, p. 117. 佛洛伊德後來創造了「附帶好處」（secondary gain）這個詞，不過很明顯地，米契爾已經察覺到病人的角色也可以被濫用來獲得權力。

18 Silas Weir Mitchell, 1894.

19 關於這部分後來的發展，請見 Andrew Scull, Charlotte MacKenzie and Nicholas Hervey, 1996, Chapter 7-9. 在一開始的時候，「功能型」並不代表「心理性」，它所代表的意義比較像是生理性，但不涉及神經系統結構上面的改變。如同 George Beard, 1880, p. 114 裡面提到的區分法：「顯微鏡可以看見的，我們稱為結構性問題；顯微鏡看不見的，我們稱為功能型問題」，所以兩者都指身體上的問題。

20 夏爾科的職業生涯，請參考權威傳記，Christopher Goetz, Michel Bonduelle and Toby Gelfand, 1995.

21 Jean-Martin Charcot, 'Preface', in Alex Athanassio, 1890, p. i.

22 James Braid, 1843.

23 在 Christopher Goetz, Michel Bonduelle and Toby Gelfand, 1995, pp. 235-36 中被引用

24 Celine Renooz, 1888.

25 佚名，一八七七，這是一篇關於她在一八八七年八月，在一場談論活體解剖的會議上的發言。

26 Axel Munthe, 1930, pp. 296, 302-03.

27 最後兩段引自 Andrew Scull, 2011, pp. 122-23 並做少許更動。

28 Axel Munthe, 1930, p. 302.

29 Horatio Donkin, 1892, pp. 625-26; 夏爾科稍早以前也曾在同一份權威著作中，對英語系聽眾清楚地表達了自己的觀點，請見 J.-M Charcot and Gilles de la Tourette, 1892.

30 請見 Hippolyte Bernheim, 1886.

31 現代學者的研究顯示，關於安娜．歐的治療大部分都沒有效果。布羅伊爾的宣洩治療並沒有治好她，在往後十年間，她仍深受疾病之苦，並且離開布羅伊爾，自行前往瑞士的療養院，尋求很長一段時間的治療。當她最後終於恢復之後，她對那段所謂的談話治療可沒什麼好話。這個所謂精神分析的最早案例一直都是一個謎，甚至在許多層面上來說，比較像是小說內容。

32 Josef Breuer and Sigmund Freud, 1957, p. 255, 在原文中如此強調。

33 Josef Breuer and Sigmund Freud, 1957, p. 7, 在原文中如此強調。

34 請見《歇斯底里症研究》第二版前言，收錄在 *The Standard Edition of the Complete Psychological Works of Sigmund Freud* Vol. 2, London: Hogarth Press, 1981.

35 Sigmund Freud, 1963, pp. 15-16.

36 在 Jeffrey Masson, 1985, p. 9 中被引用。

## 第十章：令人失望的治療手段

1 Wilfred Owen, 'Mental Cases', 1918.

2 Wilfred Owen, 'Anthem for Doomed Youth', 1917.

3 在這部分跟書中許多其他段落，我特別感謝好友 Amy Forrest 的洞見跟協助。

4 Otto Dix, War Diary, 1915-1916, 在 Eva Karcher, 1987, p. 14 中被引用；迪克斯也在展覽目錄 *Otto Dix 1891-1969* 中被引用，Tate Gallery 1992, pp. 17-18.

5 Wilfred Owen, 'Dulce et Decortum Est' (1917-18).

6 Charles Mercier, 1914, p. 17.

7 為了能將神經學的利益最大化，有些精神科醫師開始使用一個新的融合詞「神經精神醫學」，這個詞具有象徵意義，可以強化精神疾病是一種源自身體機能失常的疾病。

8 關於瑞佛斯的說法，請見他的文章 'An Address On the Repression of War Experience', Lancet 96, 1918. 英國作家 Pat Barker 的小說三部曲，一九九一年的 *Regeneration*、一九九三年的 *The Eye in the Door* 以及一九九五年的 *The Ghost Road*，就是以瑞佛斯在奎葛洛卡的工作為主題。薩松同時也將他用原名寫入自己一九三六年半虛構的回憶錄 *Sherston's Progress* 裡面。

9 在 Paul Lerner, 2001, p. 158 中被引用。

10 在 Marc Roudebush, 2001, p. 269 中被引用。

11 E. D. Adrian and L. R. Yealland, 1917, 在 Ben Shephard, 2000, p. 77 中被引用。

12 在 Elaine Showalter, 1985, pp. 176-77 中被引用。

13 當納粹在一九三八年併吞奧地利之後，所有奧地利都成為第三帝國的一部分。而帶有一半閃族血統的瓦格納姚萊格則加入納粹，成為驅逐佛洛伊德的一員。納粹視精神分析學以及精神分析醫師為墮落的猶太醫學產物，欲除之而後快。而身為奧地利種族重生與遺傳聯盟的主席，瓦格納姚萊格也盡心盡力地剷除那些「劣等種族餘孽」。

14 化膿性鏈球菌除了會造成丹毒（或稱聖安東尼之火）的急性皮膚感染以外，它還可能會讓病人極度疼痛、發顫、驚厥，甚至造成淋巴系統長期的傷害與死亡。

15 一九〇六年 August von Wassermann 就在德國的柯霍傳染病研究所，找出了梅毒血液測試法；七年之後，野口英世跟 J．W．摩爾也於一九一三年，在《實驗醫學期刊》上面發表了他們的經典論文，指出那些患了 GPI 的病人的大腦，都感染了梅毒螺旋體，這是一種長得像紅酒開瓶器螺旋狀微生物，會引起梅毒。

16 倫敦精神病院的病理學家莫特爵士談到他經常會見到梅毒末期病患時，說這些「不成人形的病患坐成一排，頭低垂於胸前，牙齒不斷打顫，口水從嘴角流出。這些病人很明顯地完全無視於周圍的環境，面無表情而且冷淡，雙手則布滿瘀青。」這段話引自 Hugh Pennington, 2003, p. 31.

17 請見 Honorio F. Delgado, 1922; Nolan D. C. Lewis, Lois D. Hubband and Edna G. Dyar, 1924, pp. 176-21; Julius Wagner-Jauregg, 1946, pp. 577-78.

18 這種治療法引起了很大的道德爭議。Wassermann 的血液檢測法對梅毒並沒有專一性，如果病人有紅斑性狼瘡、結核病或是感染了瘧疾（相當諷刺），那血液檢測也可能呈現陽性。因此，被誤診的病人很可能反而會因此傳染上梅毒。但只有少數精神科醫師對這種可能性感到有問題，其中大概只有美國華盛頓特區聯邦精神病院的院長 William Alanson White，基於這些理由而禁止這種療法。

19 J. R. Driver, J. A. Gammel and L. J. Karnosh, 1926.

20 請見 Joel Braslow, 1997, pp. 71-94.

21 梅毒螺旋體在體外到了華氏一〇六度（譯注：約攝氏四十一度）就變得很脆弱，或許可以解釋這種療法的原理。但是在體內情況到底如何，沒有人知道。瓦格納姚萊格說他的瘧疾療法可以刺激免疫系統，但是這完全是根據猜測，沒有任何證據支持。

22 Henry Maudsley, 1879, p. 115.

23 Christopher Lawrence, 1985.

24 John B. Sanderson, 1885.

25 請見 Emil Kraepelin, 1896, pp. 36-37, 439; and also 6th edition, p. 154; 8th edition, Vol. 3, p. 931.

26 Henry A. Cotton, 1923, pp. 444-45.

27 Henry A. Cotton, 1919, p. 287.

28 Henry A. Cotton, 1921, p. 66.

29 In 'Notes and News', *Journal of Mental Science* 69, 1923, pp. 553-59. 顧達爾盛讚柯頓的成就，是針對佛洛伊德所宣揚的那些有毒教義的解毒劑。美國人應該要「將人從那種魅惑而誘人，宣揚心因性精神疾病的牧場中，拉回雖狹窄難行，但是卻正直多了的醫學之路上。」

30 Sir Berkeley Moynihan, 1927, pp. 815. 莫尼漢不只將柯頓跟李斯特先進的無菌手術相比，他還提醒聽眾，一九二七年是李斯特的百年誕辰，別忘記他的成就一開始因為懷疑主義的關係，曾深受他的外科同僚質疑。

31「全結腸切除術執行了……一百三十三例，三十三例恢復，四十四例死亡。右側部分切除執行了一百四十八例，其中四十四人恢復，五十九例死亡。」關於這些結果，柯頓相當輕率地歸咎於「大部分病人的身體狀況都相當不良」。Henry A. Cotton, 1923, pp. 454, 457.

32 請見 A. T. Hobbs, 1924, p. 550.

33 關於局部敗血症的詳細歷史，請見 Andrew Scull, 2005.

34 Jakob Kläsi 是布洛伊勒的一名屬下，曾在瑞士蘇黎世執行過這種名為 *Dauernarkose* 的療法，他讓病人進入為期六到八天的睡眠。根據報告，這種療法的死亡率約在百分之六。

35 Robert S. Carroll, 1923; E. S. Barr and R. G. Barry, 1926, p. 89.

36 J. H. Talbott and K. J. Tillotson, 1926. 在他們所治療的十名病患中，有兩名死於「這種療法」。

37 Illinois Department of Public Welfare. *Annual Report* 11, 1927-28, pp. 12, 23; 1928-29, p. 23. T. C. Graves, 1919.

38 在這場會議中，所有西方世界的精神科醫師都出席了，會中有六十八場跟胰島素休克療法有關的報告，而聽眾則超過兩百人。請見 Edward Shorter and David Healy, 2007, Chapter 4.

39 Manfred Sakel, 1937, p. 830.

40 比如說，在美國一份一九四一年的調查報告顯示，三百六十五間公立或私立的精神病院中，百分之七十二都在執行胰島素休克療法。請見 US Public Health Service, 1941. 在英國則因為戰時葡萄糖短缺，這種治療受到限制，英國醫院被迫使用馬鈴薯澱粉來代替葡萄糖，將病人從昏迷中喚醒。但是許多醫院仍因為人力短缺而不得不暫時放棄這種療法。

41 Benjamin Wortis 翻譯賽克爾一九三七年七月二十一日在巴黎的演講。St Elizabeth's Hospital Treatment File, Entry 18, National Archives, Washington, DC.

42 請見 Harold Bourne, 1953, 關於專業人士當時的反應，請見 Michael Shepherd, 1994, pp. 90-92.

43 Sylvia Nasar, 1998, pp. 288-94.

44 L. von Meduna and Emerick Friedman, 1939, p. 509.

45 L. von Meduna, 1938, p. 50.（metrazol 在歐洲的商品名是 Cardiazol）

46 Solomon Katzenelbogen, 1940, pp. 412, 419.

47 Nathaniel J. Berkwitz, 1940, p. 351.

48 關於ＥＣＴ在國際間快速傳播的情形，請見 Edward Shorter and David Healy, 2007, pp. 73-82.

49 雖然有時候一般人會將ＥＣＴ與第一次世界大戰時所使用的考夫曼療法搞混，不過這兩種治療方式完全不同。ＥＣＴ的目的是引起病人癲癇跟暫時失去意識，而不是引起痛苦、恐懼跟厭惡的情緒。

50 Stanley Cobb, 1938, p. 897.

51 M. J. Sakel, 1956.

52 關於最近兩名ＥＣＴ支持者的討論，請見 Edward Shorter and David Healy, 2007, pp. 132-35. 不過並不是每個人都像他們一樣樂觀。

53 Egas Moniz, 1936.

54 *Baltimore Sun*, 21 November 1936.

55 關於美國的「進步州」在一九四〇年代早期，對於腦葉切除術開始愈來愈感興趣，請見 Jack D. Pressman, 1998, Chapter 4.

56 他的同事 Wylie McKissock 在一九四六年四月達成個人五百例手術，然後到了一九五〇年又多做了一千三百例手術。

57 A. M. Fiamberti, 1937.

58 關於這種大規模手術的親眼敘述，請見 Alan W. Scheflin and Edward Opton Jr, 1978, pp. 247-49. 在一封寫給莫尼茲的信中，富利曼自誇在美國西維吉尼亞州，他有一天「在一百三十五分鐘內就開了二十二名病人，平均每六分鐘就一台手術。」Walter

Freeman to Egas Moniz, 9 September 1952, Psychosurgery Collection, George Washington University, Washington DC.

59 富利曼曾很驕傲地報告，瓦特醫師光是根據他所寫的手術說明書，就在懷俄明州立醫院執行兩百例眼眶額葉切除術。而在四號州立醫院，Paul Schrader 醫師也進行了兩百例眼眶額葉切除術，單獨解決了這間醫院特有的一間麻煩病房。Walter Freeman, 'Adventures in Lobotomy', unpublished manuscript, George Washington University Medical Library, Psychosurgery Collection, Chapter 6, p. 59.

60 *Mental Hygiene News*，在 Jack D. Pressman, 1998, pp. 182-83 中被引用。

61 'Medicine: Insulin for Insanity', *Time*, 25 January 1937. *New York Times* 也深表贊同，請見 editorial published on 14 January 1937, p. 20.

62 'Insulin Therapy', *New York Times*, 8 August 1943, E9.

63 Washington Evening Star, 20 November 1936.

64 Waldemar Kaempffert, 1941, pp. 18-19, 69, 71-72, 74. 肯普佛特也在一九四二年一月十一日的《紐約時報》上，對比較高端的讀者，重複表達他的溢美之詞。在這張照片呈現的幾乎都是富利曼跟瓦特，而不是腦葉切除術，這差點害他們被吊銷醫師執照，因為這構成了「醫療廣告」。

65 Stephen McDonough, 1941.

66 加上瓦格納姚萊格之前因為 GPI 的瘧疾療法而獲獎，這是精神醫學領域至今唯二的諾貝爾獎。此外，美國哥倫比亞大學的 Eric Kandel 則因為對於記憶的生理研究，獲得兩千年的諾貝爾生理暨醫學獎。

67 Elliot Valenstein, 1985, p. 229.

68 海明威在自己的傳記裡寫下這段話。請見 A. E. Hotchner, *Papa Hemingway: A Personal Memoir*, New York: Random House, 1966, p. 280.

69 Sylvia Plath, 2005, p. 143.

## 第十一章：意義深遠的插曲

1 請見 Jonathan Sadowsky, 1999; Jock McCulloch, 1995; Waltraud Ernst, 1991 and 2013.

2 Catharine Coleborne, in press; Roy Porter and David Wright (eds), 2003.

3 Emily Baum, 2013. Neil Diamant, 1993。書中認為中國對精神病院的接受程度很低，而選擇讓家庭繼續做為照顧精神病患的首選場所，以及在廣東跟北京，透過警察跟收容所的合作，一小部分精神病院就成了控制跟監禁那些滋事份子的場所。類似的觀點請見 Veronica Pearson, 1991.

4 美國的神經學家米契爾說這些人是「家中的害蟲，讓醫生一再失望」；英國的精神醫師克萊頓布朗則抱持相當晦暗的觀點，說「精神病或神經疾病……難以證明，一大群像是會自我調節的人類一樣，每每一副受了傷或是被誤解的樣子，時不時表現出不正常、難以相處、易怒、憂鬱、多疑、任性、古怪、衝動、不理性、壞脾氣、充滿幻覺等種種想像中的疾病，或是精神不穩定的症狀」。兩者都見於 Janet Oppenheim, 1991, p. 293.

5 在 Peter Gay, 1988, p. 215 中被引用。

6 瓊斯跑去加拿大多倫多，在那裡待了五年之後才回英國。在加拿大停留期間，他又鬧出其他醜聞：他付了大筆金錢給一名控訴被他性侵的女人，然後關於他與另外一名以前嗎啡成癮的病人 Loe Kann 兩人之間不正常關係（非婚姻）的流言蜚語，也四處流傳。這僅僅只是瓊斯眾多緋聞中的數則而已，因為瓊斯天性就是個花花公子。但是在這幾年中，他也不遺餘力地擁護佛洛伊德的學說，極力將精神分析學的觀點推廣到北美。

7 James Crichton-Browne, 1930, p. 228.

8 Janet Oppenheim, 1991, p. 307.

9 Michael Clark, 1988. 英國首位精神醫學教授，Leed's University 的 Joseph Shaw Bolton 斥精神分析學為「陰險的毒藥」（一九二六年），而梅西耶則在一九一六年斷言，佛洛伊德的整套系統很快就會「跟搗爛的蟾蜍或是發酸的牛奶一起，加入那些早就被人放棄而遺忘的療法中」。

10 馬波瑟的繼任者，倫敦國王學院精神醫學研究所所長 Aubrey Lewis，也一樣決定要將精神分析學邊緣化。他是一名專斷而無情的政客，努力確保在英國沒有任何一個精神醫學部門主管，會由精神分析醫師出任，而且他成功了。Cf. David Healy, 2002, p. 297.

11 在這一份長達十頁的會議手冊上，佛洛伊德幾乎是最後才被加上去的。他的頭號敵人 William Stern 才是外國訪客中的主角。只有在手冊最後才提到佛洛伊德的參與，並且也只有寥寥兩行。

12 Freud to Ferenczi, 引自 Peter Gay, 1988, p. 564. Gay 在 pp. 553-70 的段落討論了佛洛伊德嚴重的反美情緒，我則在其後引用了其中的部分。Sándor Ferenczi 是匈牙利的精神分析師，他也隨佛洛伊德一起去訪問克拉克大學，因此完全理解整個情勢的尷尬程度。他想像佛洛伊德對此事的看法（「我怎能一邊如此享受美國人授與我的種種榮耀，但一邊又這麼輕蔑著他們？」），然後評論道：「這種情緒絕非無關緊要，連我這個全然的旁觀者都深受感動，同時感到又有點好笑，我看到他的眼眶中幾乎要熱淚盈眶，不斷感謝著大學校長授與他榮譽博士學位。」Sándor Ferenczi, 1985, p. 184.

13 褚威格是國際知名的德國作家，也是一位和平主義者，他跟佛洛伊德通信長達十數年。在希特勒掌權之後，他就移居到巴勒斯坦。他在當地接受過精神分析治療，甚至有一段時間，成為當地精神分析社群與佛洛伊德本人之間的主要聯繫者。佛洛伊德致榮格，一九〇九年一月十七日，參 William McGuire (ed) 1974, p. 196.

14 *Boston Evening Transcript*, 11 September 1909.

15 在 Ralph B. Perry, 1935, pp. 122, 123 中被引用。

16 麥考密克夫人是富翁 John D. Rockefeller 的女兒，花錢如流水，而她的先生則是一筆龐大財產的繼承者之一。她後來搬到蘇黎世接受榮格的治療，卻沒有成功說服榮格移居美國。她甚至「夠格」成為一名榮格學派的精神分析師，參與許多事情，並且捐了高達二十五萬美元，成立榮格學派的訓練中心。梅隆夫人的丈夫是梅隆銀行的繼承人，保羅．梅隆。她說服自己的夫婿加入，兩人一起成立了波林根基金會，企圖推廣榮格那神祕的精神分析法。

17 Chapter 7 of George Makari, 2008, 裡面有關於這情勢發展的討論。

18 佛洛伊德認為自己的處境居於劣勢而很不高興，他對 Heinrich Meng 坦承「不幸的是我還必須……出賣自己所剩無幾的寶貴工作時間，我大概要開出一小時兩百五十馬克的價錢，因此我比較歡迎英國或是美國人，因為他們在自己國家本來就習慣按小時計費。這意思並不是說我喜歡他們，我只是收他們做客人……」Freud to Meng, 21 April 1921, Library of Congress, Washington, DC.

19 請見 Stephen Farber and Mark Green, 1993; and Krin Gabbard and Glen O. Gabbard, 1987. 我稍後會在本章再回頭細細檢視這個現象。

20 Isador Coriat to Ernest Jones, 4 April 1921, Otto Rank Papers, Rare Book Room, Columbia Univerity, New York City.

21 精神分析師大批集中到紐約，而其他大城市僅有寥寥無幾的情況，並不只反映了長期以來所有移民團體到美國的模式，同時也是因為在所有四十八州裡面，只有數州允許外國醫療執業者在此執業。

22 關於這種情勢的發展，請見 George Makari, 2012.

23 套句佛洛伊德學生的話來說，「佛洛伊德一直都很容易記恨，他的恨意比他的愛要強大多了。」Isidor Sadger, 2005 (originally published as *Sigmund Freud: Persönliche Erinnerungen* in 1929). Sadger 是名熱心的學生，從一八九五年開始就跟隨佛洛伊德的講座，是最早跟隨佛洛伊德講座的三人之一，後來也是所謂的「星期三心理學會」的忠實參與者之一。他後來不幸沒有逃出納粹的魔爪，在一九四二年十二月二十一日，死於特雷辛集中營。

24 在第一次世界大戰時，只有四十八名德國士兵被射殺。但在第二次世界大戰到了一九四四年時，已經有一萬名德國士兵被處決，而到了一九四五年四月，又有五千名士兵因為維持軍紀的理由被射殺。Ben Shephard, 2000, p. 305. 折磨人的考夫曼療法，也再度成為當時流行的手段。

25 Ben Shephard, 2000, p. 166.

26 R. J. Phillips, 'Psychiatry at the Corps Level', Wellcome Library for the History of Medicine, London, GC/135/B1/109.

27 Edgar Jones and Simon Wessely, 2001

28 Ben Shephard, 2000, p. 328.

29 Edgar Jones and Simon Wessely, 2001, pp. 244-45.

30 Spike Milligan, 1980, pp. 276-88, 在 Ben Shephard, 2000, p. 220 中被引用。

31 Roy S. Grinker and John P. Spiegel, 1945; Abram Kardiner and Herbert Spiegel, 1947.

32 Gerald Grob, 1990, p. 54.

33 Ben Shephard, 2000, p. 219.

34 Ellen Herman, 1995, p. 9.

35 Ben Shephard, 2000, p. 330.

36 請見 D. W. Millard, 1996; T. P. Rees, 1957; Edgar Jones, 2004.

37 H. V. Dicks, 1970, p. 6.

38 Ben Shephard, 2000, p. 325.

39 Nathan Hale, Jr, 1998, p. 246.

40 精神分析醫師在當時，占滿了該領域大部分最好的位子。在一九六一年時，波士頓地區的醫學院中，四十四個教授職缺中有三十二個由精神分析師擔任，這也反映了全國的趨勢。在全國九十一所醫學院中，有九十所教授精神分析學，絕大部分最優秀的住院醫師，也都希望能接受精神分析訓練。到了一九六二年時，在八十九個精神醫學系中，有五十二個系的主任也同時任職於精神分析研究機構。Nathan G. Hale, Jr, 1998, pp. 246-53.

41 最被廣泛使用的教科書是 Arthur P. Noyes and Lawrence Kolb, 1935, 然後是 Jack R. Ewalt, Edward A. Strecker and Franklin G. Ebaugh, 1957，這本書在一九五〇年代以前，使用的是邁爾的理論，但是之後則改用佛洛伊德的觀點。Silvano Arieti 編輯的 *American Handbook of Psychiatry* 在一九五九年以兩冊的版本問世，雖然裡面也包含了許多其他各家理論、治療手段跟參考資料，但是根本上也只不過是另一本精神分析學的教科書而已。

42 Nathan G. Hale Jr, 1998, especially Chapter 14; Joel Paris, 2005.

43 Michael Sulman, 1973

44 鮑比受世界衛生組織之託，寫了一篇影響力深遠的報告 *Maternal Care and Mental Health*，在一九五一年發表。

45 Donald Winnicott, 1964, p. 11.

46 E. Rous and A. Clark, 2009.

47 Franz Alexander, 1943, p. 209; 關於他比較早以前的觀點，請參考 Franz Alexander 1933.

48 請比較 Franz Alexander, 1950, pp. 134-35; Margaret Gerard, 1946, p. 331; and Harold Abramson (ed.), 1951, esp. pp. 632-54.

49 Leo Kanner, 1943.

50 Leo Kanner, 1949.

51 'The Child is Father', *Time*, 25 July 1960. 不過後來肯納否認這個觀點，並說他其實一直都相信自閉症在某些方面來說，是一種「先天性」的疾病。

52 Bruno Bettleheim, 1967 and 1974. 貝特罕在一九九〇年死後，他的名聲開始受到嚴重的攻擊。有人揭發他其實是一個殘忍而暴力的虐童者，也是一個棧戀學術地位的大騙子。跟他有關或是支持他的學術社群，都被指控為他恐怖權力下的共謀者。但是在過往超過三十年的時間內，他卻享譽國際，被人稱頌為一位偉大的臨床治療師以及人道的模範。

53 Peter Gay, 1968.

54 在 Andrew Solomon, 2012, p. 22 中被引用。

55 *The New Yorker* 32, 28 April 1956, p. 34.

56 W. H. Auden, 'In Memory of Sigmund Freud' (1940).

57 Josef Breuer and Sigmund Freud, 1957 [1895], p. 160.

58 這部作品是美國指揮家李汶 (James Levine) 跟大都會歌劇院的最愛，經常將導演 Jonathan Miller 製作的作品搬上舞台。

59 根據《衛報》劇評家 Philip Hensher 的說法，奧登「如今應該是英語界自丁尼生以降最優秀的詩人了」，Guardian, 6 November 2009.

60 Hogarth, *Credulity, Superstition and Fanaticism: A Medley* (1762); 請見一七五頁。

61 Donald Mitchell (ed.), 1987, 書中有關於這齣歌劇的一系列評論，作者都曾跟布列頓合作，或為他譜曲，或參與作品的首演。

62 瘋癲也潛伏在華格納後期的歌劇作品中，而他將自己的拜洛伊特小鎮稱為 *Wahnfried*（免於瘋狂的自由）不是沒有原因的。套句華格納的話來說，「我的種種妄想在此獲得平靜，就讓這間小屋被稱為免於瘋狂的自由吧。」

63 這組對比最早出現在一九二〇年代的論文 *Beyond the Pleasure Principle* (Freud, 1922) 裡面，然後佛洛伊德在其一九三〇年代所出版的書《文明及其不滿》（*Freud*, 1961）中，又發展得更完整。佛洛伊德本人並沒有用過 *Thanatos* 這個詞。這是他的學生 Wilhelm Stekel (1868-1940) 所提出來的，從此之後就成為佛洛伊德學派的人，在描述這種對比時的標準用法了。

64 請見 David Lomas, 2000.

65 請見他在一九二一年十二月四日跟一九二四年二月十九日的信，重印版 *The Letters of D. H. Lawrence*, 1987, Vol. 4.

66 James Joyce, *Finnegan's Wake*, 1939, pp. 378, 411.

67 *Orpheus Descending* 在百老匯僅演了六十八場就停演了。

68 Steven Marcus, 1965.

69 Steven Marcus, 1974.

70 Frederick C. Crews, 1975, p. 4.

71 Frederick C. Crews (ed.) 1998.

72 Norman O. Brown, 1959 and 1966.

73 Philip Rieff, 1959 and 1966.

74 Herbert Marcuse, 1955.

75 Ernest Jones, 1953-57, Vol. 3, p. 114. 有人說當初佛洛伊德拒絕這一大筆錢的時候，在紐約引起一陣轟動。顯然，佛洛伊德那為人熟知對金錢的熱愛，還是有其極限。又或者，佛洛伊德自己知道（而高德溫則顯然不知道），自己絕不是好萊塢劇作家的類型。

76 像高德溫或是孟威茲這種大亨，希望能在精神分析師的躺椅上，讓自己的惡貫滿盈得以免除，雖然他們的行為似乎沒有一丁點改變。電影導演也是主要的顧客。至於演員客戶，像是卡萊葛倫、傑森羅拔茲、蒙哥馬利・克里夫特、茱蒂嘉蘭，一直到珍妮佛瓊斯跟費雯麗（當然更不能忘記瑪麗蓮夢露）等人，這名單還可以一直羅列下去。關於其中醜陋的細節，請參考Stephen Farber and Marc Green, 1993.

77 Joseph Menninger to Karl Menninger, 13 July 1944, in Karl A. Menninger, 1988, p. 402.

78 這部分的參考，我要感謝 Stephen Farber 與 Marc Green, 1993, p.36.

79 Edward Dimendberg, 2004.

80 根據休士頓的說法，這部電影是「十八年來的迷戀，我非常確信，再偉大的冒險，即使是超越了地平線，跟佛洛伊德深入人類靈魂未知領域的探險相比，都顯得渺小。」'Focus on Freud', *New York Times*, 9 December 1962.

## 第十二章：精神醫學的革命？

1 Percy Bysshe Shelley, 'Julian and Maddalo: A Conversation' (1818-19).

2 許多人相信他們其實結了婚，但是墨索里尼用盡一切辦法毀了所有的證據。

3 位於美國紐約長島的皮格林州立醫院擁有過去十年間的紀錄，住了一萬三千八百七十五名病人，巨大院區整整橫跨了四個鎮區。附近的國王公園州立醫院以及中央艾斯利普州立醫院則各自收容了九千三百零三名病人跟一萬名病人。病人通常坐火車專車經由長島鐵路過來，車廂裡都配有鐵窗，以防止病人逃脫。但是紐約州比喬治亞州要早開始淨空這些醫院，讓米利奇維爾醫院有機會獲得可能是世界最大的精神病院的稱號。

4 我非常感謝日本慶應義塾大學的鈴木晃仁提供這些數字，並由安藤道人跟後藤基行協助編彙。

5 E. Landsberg, 2011. 也請參考 Hiroto Ito and Lloyd I. Sederer, 1999.

6 將病人藏在家裡，是十九世紀早期歐洲的改革者所批評的事項之一，所以日本在二十世紀的做法，在歷史上有相似例子。

7 John Crammer, 1990, pp. 127-28.

8 F. Chapireau, 2009; Marc Masson and Jean-Michel Azorin, 2002.

9 Simon Goodwin, 1997, p. 8.

10 Ministry of Health 1952, p. iv.

11 關於這些良心反對者所寫的報告，請見 Frank L. Wright (ed.), 1947.

12 H. Orlansky, 1948.

13 Alfred Q. Maisel, 1946.

14 Joint Commission on Mental Illness and Health, 1961, 39.

15 Department of Health and Social Security [England]. 1971.

16 Aubrey Lewis, 1959.

17 Henry Brill and Robert E. Patton, 1957. 不管是這篇論文或是隨後的論文中，布列爾跟巴頓都無法證明藥物治療跟住院病人人數下降的相關性，僅僅只有時間上的相關巧合性。

18 Leon J. Epstein, Richard D. Morgan and Lynn Reynolds, 1962. 其他同時代的學者，根據華盛頓特區跟康乃狄克州的資料所做的研究，也有類似的結果。

19 Andrew Scull, 1977; Paul Lerman, 1982; William Gronfein, 1985; Gerald Grob, 1991.

20 見 Enoch Powell 對國家心理衛生委員會的報告（今天的ＭＩＮＤ）, *Annual Report*, 1961.

21 Ministry of Health Circular, 1961, 在 Kathleen Jones, 1972, p. 322 中被引用。

22 聚集了各州州長的州長會議委製的報告中，談到了這個問題的嚴重程度，請見 Council of State Governments, 1950.

23 一九五一年的紐約州，三分之一的州政府預算用於這些精神病院，相較於全國平均則只有百分之八。Gerald Grob, 1991, p. 161. 南方的州支出最少，它們在去機構化的腳步上，也進行的最慢。

24 Milton Greenblatt, 1974, p. 8, 粗體字為作者加上。

25 從一九六四年到一九七二年間，病人出院率比一九六〇到一九六四年間要快了二．五倍，然後從一九七二年到一九七七年間出院率也快了兩倍。

26 Ivan Belknap, 1956, pp. xi, 212.

27 H. Warren Dunham and S. Kirson Weinberg, 1960. 有趣的是，這份專業報告十幾年前就開始進行了，而且並不是由ＮＩＭＨ所

贊助，是由俄亥俄州政府精神疾病部門所贊助。這或許是因為當時的精神病院支出實在太大，以及當時跟這些醫院的種種爭議有關。完整的報告草稿在一九四八年六月完成，到一九六〇年發表時，幾乎沒有什麼更動。在報告完這些結果之後，作者並沒有解釋為何他們拖了這麼久的時間，才將報告付梓成書。

28 H. Warren Dunham and S. Kirson Weinberg, 1960, pp. xiii, 4.

29 H. Warren Dunham and S. Kirson Weinberg, 1960, p248.

30 Erving Goffman, 1961. 其他將全控機構比為監獄或集中營的例子，請見 p. 386.

31 Erving Goffman, 1971, Appendix: 'The Insanity of Place', p. 336.

32 Thomas Szasz, 1961.

33 R. D. Laing, 1967, p. 107.

34 R. D. Laing and Aaron Esterson, 1964.

35 Russell Barton, 1965. John K. Wing and George W. Brown, 1970.

36 F. C. Redlich, 'Preface' to William Caudill, 1958, p. xi.

37 Werner Mendel, 1974

38 G. de Girolamo, et al., 2008, p. 968.

39 Marco Piccinelli, et al., 2002 ; Giovanna Russo and Francesco Carelli, 2009 ; G. de Girolamo, et al., 2007.

40 G. B. Palermo, 1991.

41 G. de Girolamo et al., 2007, p. 88.

42 Department of Health and Social Security [England], 1971.

43 P. Sedgwick, 1981, p. 9.

44 早期研究請見 Jacqueline Grad de Alarcon and Peter Sainsbury, 1963; and Clare Creer and John K. Wing, 1974.

45 G. W. Brown, et al., 1966, p. 59. 義大利人抱怨請見 A. M. Lovell, 1986, p. 807. 關於加拿大的情況請見 E. Lightman, 1986.

46 H. Richard Lamb (ed.) 1984; Richard C. Tessler and Deborah L. Dennis, 1992. 丹麥的狀況請見 M. Nordentoft, H. Knudsen, and F. Schulsinger, 1992.

47 Peter Sedgwick, 1982, p. 213.

48 *Community Care: Agenda for Action: A Report to the Secretary of State* 1988. 不用說，所謂的「行動」（Action）一定是最後才會發生的。

49 *Government Statistical Services* Cmnd. 8236, 1981, Annex 2, paragraph 17.

50 請見 Mrs Bottomley's bureaucrats 的任內備忘錄，在 Kathleen Jones, 1993, pp. 251-52 中引用與討論。Virginia Bottomley 是一九九〇年代初期英國保守黨梅傑內閣時代的衛生部長。

51 *Mental Health Problems of Prison and Jail Inmates*, US Dept. of Justice. Bureau of Justice Statistics, 2006, p. 1.

52 *The Economist*, 14 May 2009.

53 HM Prison Service, *The Mental Health of Prisoners*, London: October 2007, p. 5.

54 Thorazine advertisement, in *Diseases of the Nervous System* 16, 1955, p. 227.

55 Iproniazid 在一九五二年本來是結核病用藥，但是後來發現它會刺激中樞神經系統，結果被當成情緒增強劑。它對精神疾病的療效，可能來自於它可以藉著抑制腦中的單胺被重新吸收，來增加腦中單胺的濃度。相關的藥物因此被稱為單胺類分解酶抑制劑，縮寫為 MAOIs。它們有時候會造成嚴重的高血壓，甚至致命的腦出血，而後來發現這是因為藥物會跟飲食或其他藥物產生交互作用的緣故。三環類藥物又是另外一種藥物，它們在化學結構上都有三個環，故而得名。它們的療效也是偶然被發現的，這種藥物可以抑制神經傳導物質像是正腎上腺素（norepinephrine, noradrenaline），或是血清素的再吸收。不過它們也有不同的副作用，像是盜汗、便祕，有時候會造成意識混亂。到了一九九〇年代，這兩種藥物都被另一種選擇性血清素再吸收抑制劑（SSRIs）所取代。百憂解就是一種 SSRI，但是這取代過程多半是來自製藥工業的行銷技巧而非藥物本身，因為 SSRIs 是不是真的比以前的藥物效果更好，其實一直是個謎。

56 Peter Kramer, 1993.

57 Nathan G. Hale Jr, 1998, p. 246.

58 Aaron T. Beck, 1962; Aaron T. Beck et al., 1962; R. E. Kendell, et al., 1971; R. E. Kendell, 1974.

59 John E. Cooper, Robert E. Kendell, and Barry J. Gurland, 1972. 這些研究中一個比較極端的例子，是他們讓美國跟英國的精神科醫師看一支錄影帶來診斷兩位英國病人的疾病。結果百分之八十五跟六十九的美國醫師診斷為思覺失調症（精神分裂症），但是只有百分之七跟百分之二的英國醫師做出一樣的診斷。

60 David Rosenhan, 1973.

61 Bruce J. Ennis and Thomas R. Litwack, 1974.

62 所有監管機構都會要求看到統計上的顯著差異，不過這跟臨床上的顯著差異並不一樣。後者是指藥品真的能為病人的福祉帶來實質的顯著改善。如果一種藥品所能帶來的改善程度有限，那就需要觀察更多的病人，才能看出統計上是否真有顯著差異（也就是說，這個「改善」並不是僥倖）。這是為何採取大量、多家醫院的臨床試驗成為標準做法的原因之一。

63 Ronald Bayer and Robert L. Spitzer, 1985.

64 Stuart A. Kirk and Herb Kutchins, 1992; Herb Kutchin and Stuart A. Kirk, 1999; Allan V. Horwitz, 2002.

65 從這本手冊的名稱可以看出，ＤＳＭⅢ其實有之前的版本。美國的精神科醫師其實分別在一九五二年跟一九六八年，編了兩套官方診斷系統。這兩本小手冊，都將精神病（psychoses）與官能症（neuroses）區分開來。粗略而言，就是將完全失去現實感的嚴重精神疾病，跟比較不嚴重的、現實感稍微扭曲的疾病區分開來。然後他們區分出一百多種不同的疾病，並且都根據其相對應的心理動力病因學。從這點上來看，這兩本手冊反映了第二次世界大戰之後，美國精神醫學界裡的精神分析學觀點。但是對大部分的精神分析師來說，這兩本手冊所呈現的鑑別診斷跟分類，其實完全無足輕重，因為他們所治療的每個病人，都有其獨特的心理動力過程。因此，這兩版ＤＳＭ通常都被堆在桌上，很少被醫師使用。ＤＳＭⅡ是一本只有一百三十四頁的小手冊，裡面也只包含了一百多種疾病診斷，伴隨著極為簡短的描述，它每本只賣三美元五十美分，大部分的精神科醫師還是覺得太貴了。

66 Robert Spitzer, 2001, p. 558.

67 這種大環境的改變所造成的現象，就是原本引領美國精神醫學界數十年，同時也用精神分析法，治療嚴重精神疾病患者的幾間中心，像是栗色小屋精神病院，或是堪薩斯州的梅寧格診所，都相繼破產或關門。

68 想看對拉岡以及他的想法，比較不那麼批判性的觀點，請參考他的愛徒的著作 Elisabeth Roudinesco, 1990；對此書以及拉岡辛辣又風趣幽默的評論，請參考 Raymond Tallis, 1997。關於拉岡學派如何沒落並陷入派系鬥爭，請參考 Sherry Turkle, 1992 最後一章的討論。

69 據說拉岡在一九七〇到一九八〇年間，**平均**每小時看十個病人，這也就是說，很多時候他其實看得遠多於此。

70 Silvano Arieti, 1955. 本書一九七四年的改版曾贏得國家科學圖書大獎。

71 請參考 Kim T. Mueser and Howard Berenbaum, 1990. 他們的結論是完全無效。在檢視了精神分析的效果之後，他們發現沒有證據顯示這種治療有效，甚至還有些結果顯示，不只無效甚至更糟。這讓他們下結論說：「如果有一種藥物的『藥效指標』跟精神分析學一樣的話，那它絕對不可能開給病人；如果有人要將這種藥丟進『歷史的垃圾桶』的話，也不會感到一絲絲良心不安。」不過也有病人對此毫不認同，並且堅持精神分析法拯救了她，請參考 Barbara Taylor, 2014.

72 Nancy Andreassen, 2007.

73 關於多巴胺跟思覺失調症（精神分裂症）的關係，請見 Solomon H. Snyder, 1982; Arvid Carlsson, 1988; 關於血清素與憂鬱症的關係，請見 Jeffrey R. Lacasse and Jonathan Leo, 2005.

74 請特別參考英國／愛爾蘭精神科醫師，David Healy, 1997, 2002 and 2012.

75 Adriana Petryna, Andrew Lakoff and Arthur Kleinman (eds), 2006; Adriana Petryna, 2009.

76 二〇〇二年處方藥的全球銷售額約為四千億美元，其中美國的市場占了大概超過一半。在《財星》（*Fortune*）雜誌所列出的全球五百大企業中，有十家是製藥公司。該年這十間公司的利潤（三百五十七億美元）超過了其他四百九十間（三百三十七億美元）。

77 在美國，抗憂鬱劑的銷售額從一九九七年的五十一億美元，攀升到了二〇〇四年的一百二十一億美元。

78 Steven E. Hyman, 2012.

79 George Crane, 1973.

80 Peter Breggin, 1991.

81 這些副作用包括了性功能失常、失眠、躁動跟體重減輕，以及其他許多問題。

82 NICE, 2010; A. John Rush, et al., 2006. J. C. Fournier, et al., 2010; Irving Kirsch, et al., 2008; J. Horder, P. Matthews and R. Waldmann, 2011; Irving Kirsch, 2010.

83 Steven E. Hyman, 2012.

84 這是「廣角鏡」系列節目，幾乎完全基於沒有醫學背景的記者 Shelley Joffre 的調查結果。她深入挖掘史密斯克蘭藥廠生產克憂果的試驗過程，揭露史密斯克蘭刻意隱匿事實，亦即這類藥物根本不具任何正面療效，還會引發一連串風險。

85 David Healy, p. 146.

86 E. H. Turner, et al., 2008; C. J. Whittington, et al., 2994.

87 還有其他許多可能會威脅生命的副作用，像是腸阻塞、癲癇、骨髓抑制、心臟病或是糖尿病。

88 Peter Tyrer and Tim Kendall, 2009. 類似的結論請參考 J. A. Lieberman et al., 2005.

89 根據英國的估計，依重度精神疾病情況不同而異，平均來說男性的壽命短了八到十四・六年，女性則少了九・八到十七・五年。C.-K. Chang, et al., 2011. 至於美國的情況，精神疾病患者跟普通族群壽命之間的差距又更大了，請見 J. Parks, et al. (eds), 2006.

90 關於這個爭論的演變，請參考 Gary Greenberg, 2013.

91 但是他們的抗議，卻是來自美國頂尖的精神科醫師的人身攻擊。他們說史匹哲跟法蘭西斯的抗議，來自於不滿自己所創造的手冊被排擠到邊緣，或第四版的主編害怕自己的作品變得過時，而失去別人對他的忠誠度。請見 Alan Schatzberg, et al., 2009.

92 在 Pam Belluck and Benedict Carey, 2013 中被引用。

93 Interview with Gary Greenberg, 引用自 Garry Greenberg 2013, p. 340.

94 Bruce E. Wexler, 2006, pp. 3, 13.

95 Bruce E. Wexler, 2006, p. 16. 這幾段極度倚重韋克斯勒的洞見。

# 參考書目


Ablard, Jonathan, 2003. 'The Limits of Psychiatric Reform in Argentina, 1890–1946', in Roy Porter and David Wright (eds), *The Confinement of the Insane: International Perspectives, 1800–1965*, Cambridge: Cambridge University Press, 226–47.

Abramson, Harold (ed.), 1951. *Somatic and Psychiatric Treatment of Asthma*, Baltimore: Williams and Wilkins.

Adrian, E. D., and L. R. Yealland, 1917. 'The Treatment of Some Common War Neuroses', *Lancet*, 189, 867–72.

Africanus, Leo, 1896. *The History and Description of Africa Done Into English in the Year 1600 by John Pory, and now edited, with an introduction and notes, by Dr. Robert Brown*, 3 vols, London: Hakluyt Society.

Alexander, Franz, 1933. 'Functional Disturbances of Psychogenic Nature', *Journal of the American Medical Association*, 100, 469–73.

Alexander, Franz, 1943. 'Fundamental Concepts of Psychosomatic Research: Psychogenesis, Conversion, Specificity', *Psychosomatic Medicine*, 5, 205–10.

Alexander, Franz, 1950. *Psychosomatic Medicine*, New York: Norton.

Andreassen, Nancy, 2007. 'DSM and the Death of Phenomenology in America: An Example of Unintended Consequences', *Schizophrenia Bulletin*, 33, 108–12.

Ankarloo, Bengt, and Stuart Clark (eds), 1999. *Witchcraft and Magic in Europe: The Eighteenth and Nineteenth Centuries*, Philadelphia: University of Pennsylvania Press.

Anonymous, 1836–1837. 'Review of *What Asylums Were, Are, and Ought to Be*', *Phrenological Journal*, 10(53), 687–97.

Anonymous, 1857. 'Lunatic Asylums', *Quarterly Review*, 101, 353–93.

Anonymous, 1877. 'Madame Huot's Conference on Vivisection', *The Animal's Defender and Zoophilist*, 7, 110.

Arieti, Silvano, 1955. *The Interpretation of Schizophrenia*, New York: Brunner.

Arieti, Silvano, 1959. *American Handbook of Psychiatry*, 2 vols, New York: Basic Books.

Arnold, William, 1786. *Observations on the Nature, Kinds, Causes, and Prevention of Insanity, Lunacy, or Madness*, 2 vols, Leicester: Robinson and Caddell.

Athanassio, Alex, 1890. *Des Troubles trophiques dans l'hystérie*, Paris: Lecrosnier et Babe.

Bakewell, Thomas, 1805. *The Domestic Guide in Cases of Insanity*, Stafford: For the author.

Bakewell, Thomas, 1815. *A Letter Addressed to the Chairman of the Select Committee of the House of Commons, Appointed to Enquire into the State of Mad-houses*, Stafford: For the author.

Balbo, E. A., 1991. 'Argentine Alienism from 1852–1918', *History of Psychiatry*, 2, 181–92.

Barr, E. S., and R. G. Barry, 1926. 'The Effect of Producing Aseptic Meningitis upon Dementia Praecox', *New York State Journal of Medicine*, 26, 89–92.

Barton, Russell, 1965. *Institutional Neurosis*, 2nd ed., Bristol: J. Wright.

Baum, Emily, 2013. 'Spit, Chains, and Hospital Beds: A History of Madness in Republican Beijing, 1912–1938', unpublished PhD thesis, University of California, San Diego.

Bayer, Ronald, and Robert L. Spitzer, 1985. 'Neurosis, Psychodynamics, and DSM III', *Archives of General Psychiatry*, 42, 187–96.

Beard, George M., 1880. *A Practical Treatise on Nervous Exhaustion*, New York: E. B. Treat.

Beard, George M., 1881. *American Nervousness; its Causes and Consequences*, New York: G. P. Putnam's Sons.

Beck, Aaron T., 1962. 'Reliability of Psychiatric Diagnoses: 1. A Critique of Systematic Studies', *American Journal of Psychiatry*, 119, 210–16.

Beck, Aaron T., Ward, C. H., Mendelson, M., Mock, J. E., and J. K. Erbaugh, 1962. 'Reliability of Psychiatric Diagnoses: 2. A Study of Consistency of Clinical Judgments and Ratings', *American Journal of Psychiatry*, 119, 351–57.

Beddoes, Thomas, 1802. *Hygeia*, vol. 2, Bristol: J. Mills.

Belcher, William, 1796. *Belcher's Address to Humanity: Containing...a receipt to make a lunatic, and seize his estate*, London: For the author.

Belknap, Ivan, 1956. *Human Problems of a State Mental Hospital*, New York: McGraw-Hill.

Belluck, Pam, and Benedict Carey, 2013. 'Psychiatry's Guide Is Out of Touch with Science, Experts Say', *New York Times*, 6 May.

Berkwitz, Nathaniel J., 1940. 'Faradic Shock in the Treatment of Functional Mental Disorders: Treatment by Excitation Followed by Intravenous Use of Barbiturates', *Archives of Neurology and Psychiatry*, 44, 760–75.

Bernheim, Hippolyte, 1886. *De la Suggestion et de ses applications á la thérapeutique*, Paris: L'Harmattin.

Bettelheim, Bruno, 1967. *The Empty Fortress: Infantile Autism and the Birth of the Self*, New York: Free Press.

Bettelheim, Bruno, 1974. *A Home for the Heart*, New York: Knopf.

Black, William, 1811. *A Dissertation on Insanity*, 2nd ed., London: D. Ridgeway.

Blackmore, Richard, 1726. *A Treatise of the Spleen and Vapours; or, Hypochondriacal and Hysterical Affections*, London: J. Pemberton.

Boerhaave, Hermanni, 1761. *Praelectiones academicae de morbis nervorum*, 2 vols, ed. Jakob Van Eems, Leiden.

Bolton, Joseph Shaw, 1926. 'The Myth of the Unconscious Mind', *Journal of Mental Science*, 72, 25–38.

Boorde, Andrew, 1547. *The Breviary of Helthe*, London: W. Middleton.

Booth, William, 1890. *In Darkest England and the Way Out*, London: Salvation Army.

Boswell, James, 1951. *Boswell's Column*, introduction and notes by Margery Bailey, London: Kimber.

Bourne, Harold, 1953. 'The Insulin Myth', *Lancet*, 262, 964–68.

Bowlby, John, 1951. *Maternal Care and Mental Health*, Geneva: World Health Organization.

Braid, James, 1843. *Neurypnology: or the Rationale of Nervous Sleep Considered in Relation with Animal Magnetism*, London: Churchill.

Brant, Sebastian, 1494. *Das Narrenschyff ad Narragoniam*, Basel.

Braslow, Joel, 1997. *Mental Ills and Bodily Cures: Psychiatric Treatment in the First Half of the Twentieth Century*, Berkeley and London: University of California Press.

Breggin, Peter, 1991. *Toxic Psychiatry: Why Therapy, Empathy, and Love Must Replace the Drugs, Electroshock, and Biochemical Theories of the "New Psychiatry"*, New York: St Martin's Press.

Breuer, Josef, and Sigmund Freud, 1957. *Studies on Hysteria*, trans. and ed. James Strachey, New York: Basic Books; London: Hogarth Press.

Brigham, Amariah, 1833. *Remarks on the Influence of Mental Cultivation and Mental Excitement upon Health*, Boston: Marsh, Capen & Lyon.

Bright, Timothie, 1586. *A Treatise of Melancholie*, London: Vautrollier.

Brill, Henry, and Robert E. Patton, 1957. 'Analysis of 1955–56 Population Fall in New York State Mental Hospitals in First Year of Large-Scale Use of Tranquilizing Drugs', *American Journal of Psychiatry*, 114, 509–17.

Brown, George W., Bone, Margaret, Dalison, Bridget, and J. K. Wing, 1966. *Schizophrenia and Social Care*, London and New York:

Oxford University Press.

Brown, Julie V., 1981. 'The Professionalization of Russian Psychiatry, 1857–1911', unpublished PhD thesis, University of Pennsylvania.

Brown, Norman O., 1959. *Life Against Death: The Psychoanalytical Meaning of History*, Middletown, Conn.: Wesleyan University Press.

Brown, Norman O., 1966, *Love's Body*, New York: Random House.

Brown, Peter, 1971. *The World of Late Antiquity*, London: Thames & Hudson; New York: Harcourt, Brace, Jovanovich.

Brown, Peter, 1972. *Religion and Society in the Age of Saint Augustine*, London: Faber and Faber; New York: Harper & Row.

Brown, Peter, 1981. *The Cult of the Saints: Its Rise and Function in Latin Christianity*, Chicago: University of Chicago Press.

Brown, Peter, 1992. *Power and Persuasion in Late Antiquity: Towards a Christian Empire*, Madison: University of Wisconsin Press.

Brown, Thomas, 1980. '"Living with God's Afflicted": A History of the Provincial Lunatic Asylum at Toronto, 1830–1911', unpublished PhD thesis, Queen's University, Kingston, Ontario.

Brown-Montesano, Kristi, 2007. *Understanding the Women of Mozart's Operas*, Berkeley: University of California Press.

Browne, William A. F., 1837. *What Asylums Were, Are, and Ought to Be*, Edinburgh: A. & C. Black.

Browne, William A. F., 1864. 'The Moral Treatment of the Insane', *Journal of Mental Science*, 10, 309–37.

Brydall, John, 1700. *Non Compos Mentis: or, the Law Relating to Natural Fools, Mad-Folks, and Lunatick Persons*, London: Isaac Cleave.

Bucknill, John C., 1860, 'The President's Address to the Association of Medical Officers of Asylums and Hospitals for the Insane', *Journal of Mental Science*, 7, 1–23.

Burdett, Henry C., 1891. *Hospitals and Asylums of the World*, vol. 2, London: J. & A. Churchill.

Burleigh, Michael, 1994. *Death and Deliverance: 'Euthanasia' in Germany, c. 1900–1945*, Cambridge and New York: Cambridge University Press.

Burney, Fanny, 1854. *Diary and Letters of Madame D'Arblay*, ed. Charlotte F. Barrett, London: Colburn, Hurst and Blackett.

Burnham, John C. (ed.), 2012. *After Freud Left: A Century of Psychoanalysis in America*, Chicago: University of Chicago Press.

Burrows, George Man, 1828. *Commentaries on the Causes, Forms, Symptoms, and Treatment, Moral and Medical, of Insanity*, London: T. & G. Underwood.

Burton, Robert, 1948 [1621]. *The Anatomy of Melancholy*, New York: Tudor.

Butler, Alban, 1799. *The Lives of the Primitive Fathers, Martyrs, and Other Principal Saints*, 12 vols, 3rd ed., Edinburgh: J. Moir.

Bynum, William F., 1974. 'Rationales for Therapy in British Psychiatry, 1780–1835', *Medical History*, 18, 317–34.

Bynum, William F., and Roy Porter (eds), 1993. *Companion Encyclopedia of the History of Medicine*, 2 vols, London: Routledge.

Bynum, William F., Porter, Roy, and Michael Shepherd (eds), 1985–88. *The Anatomy of Madness*, 3 vols, London: Routledge.

Cabanis, Pierre, 1823–25. *Rapports du physique et du moral de l'homme* (1802), reprinted in his posthumous *Oeuvres complétes*, Paris: Bossagen Fréres.

Cairns, David, 2006. *Mozart and His Operas*, Berkeley: University of California Press; London: Allen Lane.

Carlsson, Arvid, 1988. 'The Current Status of the Dopamine Hypothesis of Schizophrenia', *Neuropsychopharmacology*, 1, 179–86.

Carroll, Robert S., 1923. 'Aseptic Meningitis in Combating the Dementia Praecox Problem', *New York Medical Journal*, 3 October, 407–11.

Cartledge, Paul, 1997. '"Deep Plays": Theatre as Process in Greek Civic Life', in Patricia E. Easterling (ed.), *The Cambridge Companion to Greek Tragedy*, Cambridge: Cambridge University Press, 3–35.

Castel, Robert, 1988. *The Regulation of Madness: The Origins of Incarceration in France*, Berkeley: University of California Press; Cambridge: Polity.

Caudill, William, 1958. *The Psychiatric Hospital as a Small Society*, Cambridge, Mass.: Harvard University Press.

Chang, C. K., Hayes, R. D., Perera, G., Broadbent, M. T. M., Fernandes, A. C., Lee, W. E., Hotopf, M., and R. Stewart, 2011. 'Life Expectancy at Birth for People with Serious Mental Illness and Other Disorders from a Secondary Mental Health Care Register in London', *PLoS One*, 18 May, 6 (5):e19590. Doi:10.1371/journal.pone.0019590.

Chapireau, F., 2009. 'La mortalité des malades mentaux hospitalisés en France pendant la deuxiéme guerre mondiale: étude démographique', *L'Encephale*, 35, 121–28.

Charcot, J.-M., and Gilles de la Tourette, 1892. 'Hypnotism in the Hysterical', in Daniel Hack Tuke (ed.), *A Dictionary of Psychological Medicine*, 2 vols, London: J. & A. Churchill, 606–10.

Cheyne, George, 1733. *The English Malady*, London: G. Strahan.

Clark, Michael, 1988. '"Morbid Introspection", Unsoundness of Mind, and British Psychological Medicine *c.* 1830–*c.* 1900', in William F. Bynum, Roy Porter and Michael Shepherd (eds), *The Anatomy of Madness*, vol. 3, London: Routledge, 71–101.

Clark, Stuart, 1997. *Thinking with Demons: The Idea of Witchcraft in Early Modern Europe*, Oxford: Clarendon Press.

Cobb, Stanley, 1938. 'Review of Neuropsychiatry', *Archives of Internal Medicine*, 62, 883–99.

Coleborne, Catherine, 2001. 'Making "Mad" Populations in Settler Colonies: The Work of Law and Medicine in the Creation of the

Colonial Asylum', in Diane Kirkby and Catharine Coleborne (eds), *Law, History, Colonialism: The Reach of Empire*, Manchester: Manchester University Press, 106–24.

Coleborne, Catharine, in press. *Insanity, Identity and Empire*, Manchester: Manchester University Press.

Colton, C. W., and R. W. Manderscheid, 2006. 'Congruencies in Increased Mortality Rates, Years of Potential Life Lost, and Causes of Death Among Public Mental Health Clients in Eight States', *Preventing Chronic Disease*, 3:26, online, PMCID: PMC1563985

Conolly, John, 1830. *An Inquiry Concerning the Indications of Insanity*, London: John Taylor.

Conolly, John, 1847. *The Construction and Government of Lunatic Asylums and Hospitals for the Insane*, London: John Churchill.

Conrad, Lawrence, 1993. 'Arabic-Islamic Medicine', in William F. Bynum and Roy Porter (eds), *Companion Encyclopedia of the History of Medicine*, vol. 1, London: Routledge, 676–727.

Cooper, John E., Kendell, Robert E., and Barry J. Gurland, 1972. *Psychiatric Diagnosis in New York and London: A Comparative Study of Mental Hospital Admissions*, London: Oxford University Press.

Cotta, John, 1612. *A Short Discoverie of the Unobserved Dangers of Several Sorts of Ignorant and Unconsiderate Practisers of Physicke in England*, London: Jones and Boyle.

Cotta, John, 1616. *The Triall of Witch-craft, Shewing the True and Right Methode of the Discovery*, London.

Cotton, Henry A., 1919. 'The Relation of Oral Infection to Mental Diseases', *Journal of Dental Research*, 1, 269–313.

Cotton, Henry A., 1921. *The Defective Delinquent and Insane*, Princeton: Princeton University Press.

Cotton, Henry A., 1923. 'The Relation of Chronic Sepsis to the So-Called Functional Mental Disorders', *Journal of Mental Science*, 69, 434–65.

Council of State Governments, 1950. *The Mental Health Programs of the Forty-Eight States*, Chicago: Council of State Governments.

Cox, Joseph Mason, 1813. *Practical Observations on Insanity*, 3rd ed., London: R. Baldwin and Thomas Underwood.

Crammer, John, 1990. *Asylum History: Buckinghamshire County Pauper Lunatic Asylum – St John's*, London: Gaskell.

Cranach, M. von, 2003. 'The Killing of Psychiatric Patients in Nazi Germany between 1939 and 1945', *The Israel Journal of Psychiatry and Related Sciences*, 40, 8–18.

Crane, George E., 1973. 'Clinical Psychopharmacology in Its Twentieth Year', *Science*, 181, 124–28.

Creer, Clare, and John K. Wing, 1974. *Schizophrenia at Home*, London: Institute of Psychiatry.

Crews, Frederick C., 1975. *Out of My System: Psychoanalysis, Ideology, and Critical Method*, New York: Oxford University Press.

Crews, Frederick C. (ed.), 1998. *Unauthorized Freud: Doubters Confront a Legend*, New York: Viking.

Crichton-Browne, James, 1930. *What the Doctor Thought*, London: E. Benn.

Cruden, Alexander, 1739. *The London-Citizen Exceedingly Injured: Or, a British Inquisition Display'd...Addressed to the Legislature, as Plainly Shewing the Absolute Necessity of Regulating Private Madhouses*, London: Cooper and Dodd.

Daneau, Lambert, 1575. *A Dialogue of Witches*, London: R. Watkins.

Dante Alighieri, 1980. *The Divine Comedy of Dante Alighieri: Inferno*, trans. Allen Mandelbaum, New York: Random House.

Darnton, Robert, 1968. *Mesmerism and the End of the Enlightenment in France*, Cambridge, Mass.: Harvard University Press.

Deacon, Harriet, 2003. 'Insanity, Institutions and Society: The Case of Robben Island Lunatic Asylum, 1846–1910', in Roy Porter and David Wright (eds), *The Confinement of the Insane: International Perspectives, 1800–1965*, Cambridge: Cambridge University Press, 20–53.

Defoe, Daniel, 1728. *Augusta Triumphans: Or, the Way to Make London the Most Flourishing City in the Universe*, London: J. Roberts.

de Girolamo, G., Barale, F., Politi, P., and P. Fusar-Poli, 2008. 'Franco Basaglia, 1924–1980', *American Journal of Psychiatry*, 165, 968.

de Girolamo, G., Bassi, M., Neri, G., Ruggeri, M., Santone, G., and A. Picardi, 2007. 'The Current State of Mental Health Care in Italy: Problems, Perspectives, and Lessons to Learn', *European Archives of Psychiatry and Clinical Neuroscience*, 257, 83–91.

Delgado, Honorio F., 1922. 'The Treatment of Paresis by Inoculation with Malaria', *Journal of Nervous and Mental Disease*, 55, 376–89.

Della Seta, Fabrizio, 2013. *Not Without Madness: Perspectives on Opera*, trans. Mark Weir, Chicago: University of Chicago Press.

Department of Health and Social Security [England], 1971. *Better Services for the Mentally Handicapped*, Cmnd 4683, London: HMSO.

Diamant, Neil, 1993. 'China's "Great Confinement"?: Missionaries, Municipal Elites and Police in the Establishment of Chinese Mental Hospitals', *Republican China*, 19:1, 3–50.

Dicks, H. V., 1970. *Fifty Years of the Tavistock Clinic*, London: Routledge & Kegan Paul.

Dimendberg, Edward, 2004. *Film Noir and the Spaces of Modernity*, Cambridge, Mass. and London: Harvard University Press.

Dix, Dorothea Lynde, 1843. *Memorial to the Legislature of Massachusetts*, Boston: Monroe and Francis.

Dix, Dorothea Lynde, 1845. *Memorial to ... New Jersey,* Trenton: n.p.

Dix, Dorothea Lynde, 1845. *Memorial Soliciting a State Hospital for the Insane, Submitted to the Legislature of Pennsylvania*, Harrisburg: J. M. G. Lescure.

Dix, Dorothea Lynde, 1850. *Memorial Soliciting Adequate Appropriations for the Construction of a State Hospital for the Insane, in the State of Mississippi*, Jackson, Miss.: Fall and Marshall.

Dodds, Eric R., 1951. *The Greeks and the Irrational*, Berkeley: University of California Press.

Dols, Michael W., 1987a. 'Insanity and its Treatment in Islamic Society', *Medical History*, 31, 1–14.

Dols, Michael W., 1987b. 'The Origins of the Islamic Hospital: Myth and Reality', *Bulletin of the History of Medicine*, 61, 367–90.

Dols, Michael W., 1992. *Majnun: The Madman in Medieval Islamic Society*, Oxford: Clarendon Press.

Donkin, Horatio B., 1892. 'Hysteria', in Daniel Hack Tuke (ed.), *A Dictionary of Psychological Medicine*, 2 vols, London: J. & A. Churchill, 618–27.

Doob, Penelope, 1974. *Nebuchadnezzar's Children: Conventions of Madness in Middle English Literature*, New Haven: Yale University Press.

Dowbiggin, Ian, 1985a. 'French Psychiatry, Hereditarianism, and Professional Legitimacy, 1840–1900', *Research in Law, Deviance and Social Control*, 7, 135–65.

Dowbiggin, Ian, 1985b. 'Degeneration and Hereditarianism in French Mental Medicine, 1840–1890 – Psychiatric Theory as Ideological Adaptation', in William F. Bynum, Roy Porter and Michael Shepherd (eds), *The Anatomy of Madness*, vol. 1, London: Tavistock, 188–232.

Driver, J. R., Gammel, J. A., and L. J. Karnosh, 1926. 'Malaria Treatment of Central Nervous System Syphilis. Preliminary Observations', *Journal of the American Medical Association*, 87, 1821–27.

Dunham, H. Warren, and S. Kirson Weinberg, 1960. *The Culture of the State Mental Hospital*, Detroit: Wayne State University Press.

Earle, Pliny, 1868. 'Psychologic Medicine: Its Importance as a Part of the Medical Curriculum', *American Journal of Insanity*, XXIV, 257–80.

Easterling, Patricia E. (ed.), 1997. *The Cambridge Companion to Greek Tragedy*, Cambridge: Cambridge University Press.

Edelstein, Emma J., and Ludwig Edelstein, 1945. *Asclepius: A Collection and Interpretation of the Testimonies*, 2 vols, Baltimore: Johns Hopkins University Press.

Edington, Claire, 2013. 'Going In and Getting Out of the Colonial Asylum: Families and Psychiatric Care in French Indochina', *Comparative Studies in Society and History*, 55, 725–55.

Eichholz, D. E., 1950. 'Galen and His Environment', *Greece and Rome*, 20(59), 60–71.

Elgood, Cyril, 1962. 'Tibb ul-Nabbi or Medicine of the Prophet, Being a Translation of Two Works of the Same Name', *Osiris*, 14, 33–192.

Eliot, T. S., 1932. *Selected Essays*, London: Faber and Faber; New York: Harcourt, Brace.

Ellenberger, Henri F., 1970. *The Discovery of the Unconscious: The History and Evolution of Dynamic Psychiatry*, New York: Basic Books.

Engstrom, Eric J., 2003. *Clinical Psychiatry in Imperial Germany: A History of Psychiatric Practice*, Ithaca: Cornell University Press.

Ennis, Bruce J., and Thomas R. Litwack, 1974. 'Psychiatry and the Presumption of Expertise: Flipping Coins in the Courtroom', *California Law Review*, 62, 693–752.

Epstein, Leon J., Morgan, Richard D., and Lynn Reynolds, 1962. 'An Approach to the Effect of Ataraxic Drugs on Hospital Release Dates', *American Journal of Psychiatry*, 119, 36–47.

Erasmus, Desiderius, 1979 [1511]. *The Praise of Folly*, ed. Clarence Miller, New Haven: Yale University Press.

Ernst, Edzard, 2002. 'Ayurvedic Medicines', *Pharmacoepidemiology and Drug Safety*, 11, 455–56.

Ernst, Waltraud, 1991. *Mad Tales from the Raj: The European Insane in British India, 1800–1858*, London: Routledge.

Ernst, Waltraud, 2013. *Colonialism and Transnational Psychiatry: The Development of an Indian Mental Hospital in British India,* c. *1925–1940*, London: Anthem Press.

Esquirol, J.-É. D., 1805. *Des Passions, considérées comme causes, symptômes et moyens curatifs de l'aliénation mentale*, Paris: Thése de médécin.

Esquirol, J.-É. D., 1818. 'Maison d'aliénés', *Dictionnaire des sciences medicales*, vol. 30, Paris: Panckoucke, 47–95.

Esquirol, J.-É. D., 1819. *Des Établissments des aliénés en France et des moyens d'ameliorer le sort de ces infortunés*, Paris: Huzard.

Esquirol, J.-É. D., 1838. *Des Maladies mentales considérées sous les rapports médical, hygiénique et médico-légal*, 2 vols, Paris: Bailliere.

Ewalt, Jack R., Strecker, Edward A., and Franklin G. Ebaugh, 1957. *Practical Clinical Psychiatry*, 8th ed., New York: McGraw-Hill.

Exhibition Catalogue, 1992. *Otto Dix 1891–1969*, London: Tate Gallery.

Fahd, Toufic, 1971. 'Anges, démons et djinns en Islam', *Sources orientales*, 8, 153–214.

Farber, Stephen, and Marc Green, 1993. *Hollywood on the Couch: A Candid Look at the Overheated Love Affair Between Psychiatrists and Moviemakers*, New York: W. Morrow.

Ferenczi, Sándor, 1985. *The Clinical Diary of Sándor Ferenczi*, ed. J. Dupont, Cambridge, Mass.: Harvard University Press.

Feros, Antonio, 2006. *Kingship and Favoritism in the Spain of Philip III, 1598–1621*, Cambridge and New York: Cambridge University Press.

Ferriar, John, 1795. *Medical Histories and Reflections*, vol. 2, London: Cadell and Davies.

Fiamberti, A. M., 1937. 'Proposta di una tecnica operatoria modificata e semplificata per gli interventi alla Moniz sui lobi prefrontali in malati di mente', *Rassegna di Studi Psichiatrici*, 26, 797–805.

Finucane, Ronald C., 1977. *Miracles and Pilgrims: Popular Beliefs in Medieval England*, London: J. M. Dent.

Flaherty, Gloria, 1995. 'The Non-Normal Sciences: Survivals of Renaissance Thought in the Eighteenth Century', in Christopher Fox, Roy Porter and Robert Wokler (eds), *Inventing Human Science: Eighteenth-Century Domains*, Berkeley: University of California Press, 271–91.

Fletcher, Richard, 1997. *The Barbarian Conversion: From Paganism to Christianity*, New York: Holt.

Foucault, Michel, 1964. *Madness and Civilization: A History of Insanity in the Age of Reason*, New York: Pantheon; London: Tavistock.

Foucault, Michel, 2006. *History of Madness*, ed. Jean Khalfa, trans. Jonathan Murphy. London: Routledge.

Fournier, J. C., DeRubeis, R. J., Hollon, S. D., Dimidjian, S., and J. D. Amsterdam, 2010. 'Antidepressant Drug Effects and Depression Severity', *Journal of the American Medical Association*, 303, 47–53.

Freeman, Hugh, and German E. Berrios (eds), 1996. *150 Years of British Psychiatry, Vol. 2: The Aftermath*, London: Athlone.

Freud, Sigmund, 1922. *Beyond the Pleasure Principle*, London and Vienna: The International Psycho-Analytical Press.

Freud, Sigmund, 1961. *Civilization and Its Discontents*, trans. and ed. James Strachey, New York: W. W. Norton.

Freud, Sigmund, 1963. *An Autobiographical Study*, trans. James Strachey, New York: W. W. Norton.

Gabbard, Krin, and Glen O. Gabbard, 1987. *Psychiatry and the Cinema*, Chicago: University of Chicago Press.

Gall, Franz, and Johann Spurzheim, 1812. *Anatomie et physiologie du système nerveux en general*, vol. 2, Paris: F. Schoell.

Gardner, Edmund G. (ed.), 2010. *The Dialogues of Saint Gregory the Great*, Merchantville, NJ: Evolution Publishing.

Garton, Stephen, 1988. *Medicine and Madness: A Social History of Insanity in New South Wales, 1880–1940*, Kensington NSW: New South Wales University Press.

Gay, Peter, 1968. 'Review of Bruno Bettelheim, *The Empty Fortress*', *The New Yorker*, 18 May, 160–72.

Gay, Peter, 1988. *Freud: A Life for Our Time*, New York: Norton.

Gerard, Margaret W., 1946. 'Bronchial Asthma in Children', *Nervous Child*, 5, 327–31.

Gifford, George, 1587. *A Discourse of the Subtill Practises of Devilles by Witches and Sorcerers*, London: Cooke.

Gilman, Sander L., 1982. *Seeing the Insane*, New York and London: John Wiley.

Gilman, Sander L., King, Helen, Porter, Roy, Showalter, Elaine, and G. S. Rousseau, 1993. *Hysteria Beyond Freud*, Berkeley: University of California Press.

Girard [de Cailleux], H. 1846, 'Rapports sur le service des aliénés de l'asile de Fains (Meuse), 1842, 1843 et 1844 par M. Renaudin', *Annales médico-psychologiques*, 8, 136–48.

Glanvill, Joseph, 1681. *Sadducismus triumphatus: or, a full and plain evidence concerning witches and apparitions*, London.

Goetz, Christopher G., Bonduelle, Michel, and Toby Gelfand, 1995. *Charcot: Constructing Neurology*, New York and Oxford: Oxford University Press.

Goffman, Erving, 1961. *Asylums: Essays on the Social Situation of Mental Patients and Other Inmates*, Garden City, New York: Anchor Books.

Goffman, Erving, 1971. *Relations in Public: Microstudies of the Public Order*, New York: Basic Books.

Goldstein, Jan, 2001. *Console and Classify: The French Psychiatric Profession in the Nineteenth Century*, rev. ed., Chicago: University of Chicago Press.

Gollaher, David, 1995. *Voice for the Mad: The Life of Dorothea Dix*, New York: Free Press.

Goodell, William, 1881. 'Clinical Notes on the Extirpation of the Ovaries for Insanity', *Transactions of the Medical Society of the State of Pennsylvania*, 13, 638–43.

Goodwin, Simon, 1997. *Comparative Mental Health Policy: From Institutional to Community Care*, London: Sage.

Götz, Aly, Chroust, Peter, and Christian Pross, 1994. *Cleansing the Fatherland: Nazi Medicine and Racial Hygiene*, trans. Belinda Cooper, Baltimore: Johns Hopkins University Press.

Grad de Alarcon, Jacqueline, and Peter Sainsbury, 1963. 'Mental Illness and the Family', *Lancet*, 281, 544–47.

Granville, Joseph Mortimer, 1877. *The Care and Cure of the Insane*, 2 vols, London: Hardwicke and Bogue.

Graves, Thomas C., 1919. 'A Short Note on the Use of Calcium in Excited States', *Journal of Mental Science*, 65, 109.

Gray, John P., 1871. *Insanity: Its Dependence on Physical Disease*, Utica and New York: Roberts.

Green, John R., 1994. *Theatre in Ancient Greek Society*, London: Routledge.

Greenberg, Gary, 2013. *The Book of Woe: The DSM and the Unmaking of Psychiatry*, New York: Blue Rider Press.

Greenblatt, Milton, 1974. 'Historical Factors Affecting the Closing of State Hospitals', in Paul I. Ahmed and Stanley C. Plog (eds), *State Mental Hospitals: What Happens When They Close*, New York and London: Plenum Medical Book Company, 9–20.

Greenslade, William, 1994. *Degeneration, Culture, and the Novel, 1880–1940*, Cambridge: Cambridge University Press.

Greville, Robert F., 1930. *The Diaries of Colonel the Hon. Robert Fulke Greville*, ed. Frank M. Bladon, London: John Lane.

Grinker, Roy S., and John P. Spiegel, 1945. *War Neuroses*, Philadelphia: Blakiston.

Grob, Gerald, 1990. 'World War II and American Psychiatry', *Psychohistory Review*, 19, 41–69.

Grob, Gerald, 1991. *From Asylum to Community: Mental Health Policy in Modern America*, Princeton: Princeton University Press.

Gröger, Helmut, Eberhard, Gabriel, and Siegfried Kasper (eds), 1997. *On the History of Psychiatry in Vienna*, Vienna: Verlag Christian Brandstatter.

Gronfein, William, 1985. 'Psychotropic Drugs and the Origins of Deinstitutionalization', *Social Problems*, 32, 437–54.

Guarnieri, Patrizia, 1994. 'The History of Psychiatry in Italy: A Century of Studies', in Mark S. Micale and Roy Porter (eds), *Discovering the History of Psychiatry*, New York and Oxford: Oxford University Press, 248–59.

Guislain, Joseph, 1826. *Traite sur l'aliénation mentale*, Amsterdam: J. van der Hey.

Gutas, Dimitri, 1998. *Greek Thought, Arabic Culture: The Graeco-Arabic Translation Movement in Baghdad and Early Abbasid Society*, London: Routledge.

Hale, Nathan G. Jr, 1971. *Freud and the Americans: The Beginnings of Psychoanalysis in the United States, 1876– 1917*, Oxford: Oxford University Press.

Hale, Nathan G. Jr, 1998. *The Rise and Crisis of Psychoanalysis in the United States: Freud and the Americans, 1917–1985*, New York: Oxford University Press.

Hallaran, William Saunders, 1810. *An Enquiry into the Causes Producing the Extraordinary Addition to the Number of Insane*, Cork: Edwards and Savage.

Hallaran, William Saunders, 1818. *Practical Observations on the Causes and Cure of Insanity*, Cork: Hodges and M'Arthur.

Halliday, Andrew, 1828. *A General View of the Present State of Lunatics, and Lunatic Asylums in Great Britain and Ireland* ..., London: Underwood.

Hameed, Hakim A., and A. Bari, 1984. 'The Impact of Ibn Sina's Medical Work in India', *Studies in the History of Medicine*, 8, 1–12.

Harcourt, Countess of, 1880. 'Memoirs of the Years 1788–1789 by Elizabeth, Countess of Harcourt', in Edward W. Harcourt (ed.), *The Harcourt Papers*, vol. 4, Oxford: Parker, 25–28.

Hare, Edward, 1983. 'Was Insanity on the Increase?', *British Journal of Psychiatry*, 142, 439–55.

Harsnett, Samuel, 1599. *A Discovery of the Fraudulent Practises of John Darrel, Bachelor of Artes, In His Proceedings Concerning the Pretended Possession and Dispossession of William Somers...Detecting In Some Sort the Deceitful Trade in These Latter Dayes of Casting Out Deuils*, London: Wolfe.

Harsnett, Samuel, 1603. *A Declaration of Egregious Popish Impostures, To Withdraw the Harts of Her Maiesties Subjects from...the*

*Truth of the Christian Religion…Under the Pretence of Casting out Deuils*, London: Roberts.

Haskell, Ebenezer, 1869. *The Trial of Ebenezer Haskell…*, Philadelphia: For the author.

Haslam, John, 1809. *Observations on Madness and Melancholy*, London: J. Callow.

Haywood, Eliza, 1726. *The Distress'd Orphan, or Love in a Mad-house*, 2nd ed., London: Roberts.

Healy, David, 1997. *The Anti-Depressant Era*, Cambridge, Mass.: Harvard University Press.

Healy, David, 2002. *The Creation of Psychopharmacology*, Cambridge, Mass.: Harvard University Press.

Healy, David, 2008. *Mania: A Short History of Bipolar Disorder*, Baltimore: Johns Hopkins University Press.

Healy, David, 2012. *Pharmaggedon*, Berkeley: University of California Press.

Healy, D., Harris, M., Tranter, R., Gutting, P., Austin, R., Jones-Edwards, G., and A. P. Roberts, 2006. 'Lifetime Suicide Rates in Treated Schizophrenia: 1875–1924 and 1994– 1998 Cohorts Compared', *British Journal of Psychiatry* 188, 223–28.

Heartz, Daniel, 1992. *Mozart's Operas*, Berkeley: University of California Press.

Herman, Ellen, 1995. *The Romance of American Psychology: Political Culture in the Age of Experts, 1940–1970*, Berkeley: University of California Press.

Hershkowitz, Debra, 1998. *The Madness of Epic: Reading Insanity from Homer to Statius*, Oxford and New York: Oxford University Press.

Hervey, Nicholas, 'Advocacy or Folly: The Alleged Lunatics' Friend Society, 1845–63', *Medical History*, 30, 1986, pp. 245–75.

Hill, Charles G., 1907. 'Presidential Address: How Can We Best Advance the Study of Psychiatry', *American Journal of Insanity*, 64, 1–8.

Hill, Robert Gardiner, 1839. *Total Abolition of Personal Restraint in the Treatment of the Insane. A Lecture on the Management of Lunatic Asylums*, London: Simpkin, Marshall.

Hippocrates, 1886. *The Genuine Works of Hippocrates*, Vol. 2, ed. Francis Adams, New York: William Wood.

Hippocrates, 1950. *The Medical Works of Hippocrates*, trans. John Chadwick and W. N. Mann, Oxford: Blackwell.

Hoare, Frederick R. (trans. and ed.), 1954. *The Western Fathers*, New York and London: Sheed and Ward.

Hobbes, Thomas, 1968. *Leviathan*, Harmondsworth: Penguin.

Hobbs, A. T., 1924. 'A Survey of American and Canadian Psychiatric Opinion as to Focal Infections (or Chronic Sepsis) as Causative Factors in Functional Psychoses', *Journal of Mental Science*, 70, 542–53.

Horder, J., Matthews, P., and R. Waldmann, 2011. 'Placebo, Prozac, and PLoS: Significant Lessons for Psychopharmacology', *Journal of*

*Psychopharmacology*, 25, 1277–88.

Horwitz, Allan V., 2002. *Creating Mental Illness*, Chicago: University of Chicago Press.

Hume, David, 2007. *A Treatise of Human Nature*, Oxford: Clarendon.

Hunter, Richard, and Ida Macalpine, 1963. *Three Hundred Years of Psychiatry, 1535–1860*, London: Oxford University Press.

Hyman, Steven E., 2012. 'Psychiatric Drug Discovery: Revolution Stalled', *Science Translational Medicine*, 4, 155, 10 October.

Ito, Hiroto, and Lloyd I. Sederer, 1999. 'Mental Health Services Reform in Japan', *Harvard Review of Psychiatry*, 7, 208–15.

Jackson, Stanley W., 1986. *Melancholia and Depression: From Hippocratic Times to Modern Times*, New Haven: Yale University Press.

Joint Commission on Mental Illness and Health, 1961. *Action for Mental Health*, New York: Basic Books.

Jones, Colin, 1980. 'The Treatment of the Insane in Eighteenth-and Early Nineteenth-Century Montpellier', *Medical History*, 24, 371–90.

Jones, Edgar, 2004. 'War and the Practice of Psychotherapy: The UK Experience 1939–1960', *Medical History*, 48, 493–510.

Jones, Edgar, and Simon Wessely, 2001. 'Psychiatric Battle Casualties: An Intra-and Interwar Comparison', *British Journal of Psychiatry*, 178, 242–47.

Jones, Ernest, 1953–57. *The Life and Work of Sigmund Freud*, 3 vols, New York: Basic Books.

Jones, Kathleen, 1972. *A History of the Mental Health Services*, London: Routledge and Kegan Paul.

Jones, Kathleen, 1993. *Asylums and After*, London: Athlone Press.

Jorden, Edward, 1603. *A Briefe Discourse of a Disease Called the Suffocation of the Mother*, London: Windet.

Joyce, James, 1939. *Finnegan's Wake*, New York: Viking.

Kaempffert, Waldemar, 1941. 'Turning the Mind Inside Out', *Saturday Evening Post*, 213, 24 May, 18–74.

Kanner, Leo, 1943. 'Autistic Disturbances of Affective Contact', *Nervous Child*, 2, 217–50.

Kanner, Leo, 1949. 'Problems of Nosology and Psychodynamics of Early Infantile Autism', *American Journal of Orthopsychiatry*, 19, 416–26.

Karcher, Eva, 1987. *Otto Dix*. New York: Crown.

Kardiner, Abram, and Herbert Spiegel, 1947. *War Stress and Neurotic Illness*, New York: Hoeber.

Katzenelbogen, Solomon, 1940. 'A Critical Appraisal of the Shock Therapies in the Major Psychoses and Psychoneuroses, III – Convulsive Therapy', *Psychiatry*, 3, 409–20.

Keller, Richard, 2007. *Colonial Madness: Psychiatry in French North Africa*, Chicago: University of Chicago Press.

Kelly, Henry A., 1985. *The Devil at Baptism: Ritual, Theology and Drama*, Ithaca: Cornell University Press.

Kendell, R. E., 1974. 'The Stability of Psychiatric Diagnoses', *British Journal of Psychiatry*, 124, 352–56.

Kendell, R. E., Cooper, J. E., Gourlay, A. J., Copeland, J. R., Sharpe, L., and B. J. Gurland, 1971. 'Diagnostic Criteria of American and British Psychiatrists', *Archives of General Psychiatry*, 25, 123–30.

Kirk, Stuart A., and Herb Kutchins, 1992. *The Selling of DSM: The Rhetoric of Science in Psychiatry*, New York: Aldine de Gruyter.

Kirsch, Irving, 2010. *The Emperor's New Drugs: Exploding the Antidepressant Myth*, New York: Basic Books.

Kirsch, Irving, Deacon, B. J., Huedo-Medina, T. B., Scoboria, A., Moore, T. J., and B. T. Johnson, 2008. 'Initial Severity and Antidepressant Benefits: A Meta-Analysis of Data Submitted to the Food and Drug Administration', *PLoS Medicine*, 5, 260–68.

Kraepelin, Emil, 1896. *Psychiatrie: Ein Lehrbuch fur Studierende und Arzte*, 5th ed., Leipzig: Barth.

Kramer, Peter D., 1993. *Listening to Prozac*, New York: Viking.

Kuhl, Stefan, 1994. *The Nazi Connection: Eugenics, American Racism, and German National Socialism*, New York: Oxford University Press.

Kuriyama, Shigehisa, 1999. *The Expressiveness of the Body and the Divergence of Greek and Chinese Medicine*, New York: Zone Books.

Kutchins, Herb, and Stuart A. Kirk, 1999. *Making Us Crazy: DSM: The Psychiatric Bible and the Creation of Mental Disorders*, New York: Free Press.

Lacasse, Jeffrey R., and Jonathan Leo, 2005. 'Serotonin and Depression: A Disconnect between the Advertisements and the Scientific Literature', *PLoS Medicine*, 2, 1211–16.

Laing, R. D., 1967. *The Politics of Experience*, New York: Ballantine.

Laing, R. D., and Aaron Esterson, 1964. *Sanity, Madness and the Family*, London: Tavistock.

Lamb, H. Richard (ed.), 1984. T*he Homeless Mentally Ill*, Washington DC. American Psychiatric Press.

Landsberg, E., 2011. 'Japan's Mental Health Policy: Disaster or Reform?', *Japan Today*, 14 October.

Lanteri-Laura, Georges, 2000. *Histoire de la phrenologie*, Paris: Presses universitaires de France.

Laurentius, A., 1598. *A Discourse of the Preservation of the Sight: of Melancholike Diseases; of Rheumes, and of Old Age*, trans. Richard Surphlet, London: Theodore Samson.

Lawlor, Clark, 2012. *From Melancholia to Prozac: A History of Depression*, Oxford: Oxford University Press.

Lawrence, Christopher, 1985. 'Incommunicable Knowledge: Science, Technology and the Clinical Art in Britain 1850– 1914', *Journal of Contemporary History*, 20, 503–20.

Lawrence, D. H., 1987. *The Letters of D. H. Lawrence*, Vol. 4, Warren Roberts, James T. Boulton and Elizabeth Mansfield (eds), Cambridge: Cambridge University Press.

Lawrence, William, 1819. *Lectures on Physiology, Zoology, and the Natural History of Man*, London: J. Callow.

Le Goff, Jacques, 1967. *La civilisation de l'Occident medieval*, Paris: Arthaud.

Lerman, Paul, 1982. *Deinstitutionalization and the Welfare State*, New Brunswick, NJ: Rutgers University Press.

Lerner, Paul, 2001. 'From Traumatic Neurosis to Male Hysteria: The Decline and Fall of Hermann Oppenheim, 1889–1919', in Mark S. Micale and Paul Lerner (eds), *Traumatic Pasts: History, Psychiatry and Trauma in the Modern Age, 1870–1930*, 140–71. Cambridge: Cambridge University Press.

Lewis, Aubrey, 1959. 'The Impact of Psychotropic Drugs on the Structure, Function and Future of the Psychiatric Services', in P. Bradley, P. Deniker and C. Radouco-Thomas (eds), *Neuropsychopharmacology*, vol. 1, 207–12. Amsterdam: Elsevier.

Lewis, Nolan D. C., Hubbard, Lois D., and Edna G. Dyar, 1924. 'The Malarial Treatment of Paretic Neurosyphilis', *American Journal of Psychiatry*, 4, 175–225.

Lieberman, J. A., Stroup, T. S, McEvoy, J. P., Swartz, M. S., Rosenheck, R. A., Perkins, D. O., Keefe, R. S., Davis, S. M., Davis, C. E., Lebowitz, B. D., Severe, J., and J. K. Hsiao, 2005. 'Effectiveness of Antipsychotic Drugs in Patients with Chronic Schizophrenia', *New England Journal of Medicine*, 353, 1209–23.

Lightman, E., 1986. 'The Impact of Government Economic Restraint on Mental Health Services in Canada', *Canada's Mental Health*, 34, 24–28.

Lloyd, G. E. R., 1979. *Magic, Reason and Experience: Studies in the Origin and Development of Greek Science*, Cambridge and New York: Cambridge University Press.

Lloyd, G. E. R., 2003. *In the Grip of Disease: Studies in the Greek Imagination*, Oxford: Oxford University Press.

Lloyd, Geoffrey, and Nathan Sivin, 2002. *The Way and the Word: Science and Medicine in Early China and Greece*, New Haven: Yale University Press.

Locke, John, 1968. *Educational Writings of John Locke*, ed. James L. Axtell, Cambridge: Cambridge University Press.

Lomas, David, 2000. *The Haunted Self: Surrealism, Psychoanalysis, Subjectivity*, New Haven: Yale University Press.

Lovell, A. M., 1986. 'The Paradoxes of Reform: Re-Evaluating Italy's Mental Health Law of 1978', *Hospital and Community Psychiatry*, 37, 802–08.

Lytton, Rosina Bulwer, 1880. *A Blighted Life: A True Story*, London: London Publishing Office.

Macalpine, Ida, and Richard Hunter, 1969. *George III and the Mad-Business*, London: Allen Lane.

McCulloch, Jock, 1995. *Colonial Psychiatry and 'the African Mind'*, Cambridge: Cambridge University Press.

MacDonald, Michael, 1981. *Mystical Bedlam: Madness, Anxiety, and Healing in Seventeenth-Century England*, Cambridge and New York: Cambridge University Press.

MacDonald, Michael (ed.), 1991. *Witchcraft and Hysteria in Elizabethan London: Edward Jorden and the Mary Glover Case*, London: Routledge.

McDonough, Stephen, 1941. 'Brain Surgery Is Credited with Cure of 50 "Hopelessly" Insane Persons', *Houston Post*, 6 June.

McGuire, William (ed.), 1974. *The Freud/Jung Letters: The Correspondence between Sigmund Freud and C. G. Jung*, Princeton: Princeton University Press.

McKendrick, Neil, Brewer, John, and J. H. Plumb, 1982. *The Birth of a Consumer Society: The Commercialization of Eighteenth-Century England*, Bloomington: Indiana University Press.

MacKenzie, Charlotte, 1985. '"The Life of a Human Football"? Women and Madness in the Era of the New Woman', *The Society for the Social History of Medicine Bulletin*, 36, 37–40.

Mackenzie, Henry, 1771. *The Man of Feeling*, London: Cadell.

Mahone, Sloan, and Megan Vaughan (eds), 2007. *Psychiatry and Empire*, Basingstoke: Palgrave Macmillan.

Maisel, Alfred Q., 1946. 'Bedlam 1946', *Life*, 20, 6 May, 102–18.

Makari, George, 2008. *Revolution in Mind: The Creation of Psychoanalysis*, New York: Harper Collins; London: Duckworth.

Makari, George, 2012. 'Mitteleuropa on the Hudson: On the Struggle for American Psychoanalysis after the Anschlus', in John Burnham (ed.), *After Freud Left: A Century of Psychoanalysis in America*, Chicago: University of Chicago Press, 111–24.

Marcus, Steven, 1965. *Dickens: From Pickwick to Dombey*, New York: Basic Books; London: Chatto & Windus.

Marcus, Steven, 1974. *The Other Victorians: A Study of Sexuality and Pornography in Mid-Nineteenth Century England*, New York: Basic Books; London: Weidenfeld & Nicolson.

Marcuse, Herbert, 1955. *Eros and Civilization: A Philosophical Inquiry into Freud*, Boston: Beacon Press.

Masson, Jeffrey, 1985. *The Assault on Truth*, New York: Penguin.

Masson, Marc, and Jean-Michel Azorin, 2002. 'La surmortalité des malades mentaux á la lumiére de l'Histoire', *L'Évolution Psychiatrique*, 67, 465–79.

Maudsley, Henry, 1871. 'Insanity and its Treatment', *Journal of Mental Science*, 17, 311–34.

Maudsley, Henry, 1879. *The Pathology of Mind*, London: Macmillan.

Maudsley, Henry, 1883. *Body and Will*, London: Kegan Paul and Trench.

Maudsley, Henry, 1895. *The Pathology of Mind*, new ed., London and New York: Macmillan.

Mead, Richard, 1751. *Medical Precepts and Cautions*, translated from the Latin by Thomas Stack. London: Brindley.

Meduna, L. von, 1938. 'General Discussion of the Cardiazol [Metrazol] Therapy', *American Journal of Psychiatry*, 94, 40–50.

Meduna, L. von, and Emerick Friedman, 1939. 'The Convulsive-Irritative Therapy of the Psychoses', *Journal of the American Medical Association*, 112, 501–09.

Mendel, Werner, 1974. 'Mental Hospitals', *Where Is My Home*, mimeographed, Scottsdale: NTIS.

Menninger, Karl A., 1988. *The Selected Correspondence of Karl A. Menninger, 1919–1945*, Howard J. Faulkner and Virginia D. Pruitt (eds). New Haven: Yale University Press.

Mercier, Charles, 1914. *A Text-Book of Insanity and Other Nervous Diseases*, 2nd ed., London: George Allen & Unwin.

Mercier, Charles, 1916. 'Psychoanalysis', *British Medical Journal*, 2, 897–900.

Micale, Mark S., and Paul Lerner (eds), 2001. *Traumatic Pasts: History, Psychiatry and Trauma in the Modern Age, 1870–1930*, Cambridge: Cambridge University Press.

Micale, Mark S., and Roy Porter (eds), 1994. *Discovering the History of Psychiatry*, New York and Oxford: Oxford University Press.

Midelfort, H. C. Erik, 1999. *A History of Madness in Sixteenth-Century Germany*, Stanford: Stanford University Press.

Midelfort, Hans C. Erik, 2005. *Exorcism and the Enlightenment: Johann Joseph Gassner and the Demons of Eighteenth-Century Germany*, New Haven: Yale University Press.

Millard, David W., 1996. 'Maxwell Jones and the Therapeutic Community , in Hugh Freeman and German E. Berrios (eds), *150 Years of British Psychiatry Vol. 2: The Aftermath*, London: Athlone, 581–604.

Miller, Timothy S., 1985. *The Birth of the Hospital in the Byzantine Empire*, Baltimore: Johns Hopkins University Press.

Milligan, Spike, 1980. *Mussolini: His Part in My Downfall*, Harmondsworth: Penguin.

Mitchell, Donald (ed.), 1987. *Benjamin Britten: Death in Venice*, Cambridge: Cambridge University Press.

Mitchell, Silas Weir, 1888. *Doctor and Patient*, Philadelphia: J. B. Lippincott.

Mitchell, Silas Weir, 1894. 'Address Before the Fiftieth Annual Meeting of the American Medico-Psychological Association', *Journal of Nervous and Mental Disease*, 21, 413–37.

Mitchell, Silas Weir, 1909. 'Address to the American Neurological Association', *Transactions of the American Neurological Association*, 35, 1–17.

Moniz, Egas, 1936. *Tentatives operatoires dans le traitement de certaines psychoses*, Paris: Masson.

Morison, Alexander, 1825. *Outlines of Lectures on Mental Diseases*, Edinburgh: Lizars.

Moynihan, Berkeley, 1927. 'The Relation of Aberrant Mental States to Organic Disease', *British Medical Journal*, 2, 815–17. [Collected in Addresses on Surgical Subjects, Philadelphia and London: W. B. Saunders, 1928.]

Mueser, Kim T., and Howard Berenbaum, 1990. 'Psychodynamic Treatment of Schizophrenia: Is There a Future?', *Psychological Medicine*, 20, 253–62.

Muir, Kenneth, 1951. 'Samuel Harsnett and King Lear', *Review of English Studies*, 2, 11–21.

Muller, Franz Carl (ed.), 1893. *Handbuch der Neurasthenie*, Leipzig: Vogel.

Munthe, Axel, 1930. *The Story of San Michele*, London: John Murray.

Nasar, Sylvia, 1998. *A Beautiful Mind*, New York: Simon and Schuster; London: Faber.

Newnham, William, 1829. 'Essay on Superstition', *The Christian Observer*, 29, 265–75.

Ng, Vivien W., 1990. *Madness in Late Imperial China: From Illness to Deviance*, Norman: University of Oklahoma Press.

NICE, 2010. *Depression: The NICE Guide on the Treatment and Management of Depression in Adults*, London: Royal College of Psychiatry Publications.

Nizami, 1966. *The Story of Layla and Majnun*, translated from the Persian and edited by R. Gelpke, Oxford: Bruno Cassirer.

Noguchi, Hideyo, and J. W. Moore, 1913. 'A Demonstration of *Treponema pallidum* in the Brain in Cases of General Paralysis', *Journal of Experimental Medicine*, 17, 232–38.

Nordau, Max, 1893. *Entartung*, Berlin: C. Duncker.

Nordentoft, M., Knudsen, H., and F. Schulsinger, 1992. 'Housing Conditions and Residential Needs of Psychiatric Patients in Copenhagen', *Acta Psychiatrica Scandinavica*, 85, 385–89.

Noyes, Arthur P., and Lawrence Kolb, 1935. *Modern Clinical Psychiatry*, Philadelphia: W. B. Saunders.

Nutton, Vivian, 1992. 'Healers in the Medical Marketplace: Towards a Social History of Graeco-Roman Medicine', in Andrew Wear (ed.), *Medicine in Society: Historical Essays*, Cambridge: Cambridge University Press, 15–58.

Oppenheim, Janet, 1991. *"Shattered Nerves": Doctors, Patients, and Depression in Victorian England*, New York and Oxford: Oxford University Press.

Orlansky, Harold, 1948. 'An American Death Camp', *Politics*, 5, 162–68.

Osler, William, 1921. *The Evolution of Modern Medicine: A Series of Lectures Delivered at Yale University on the Silliman Foundation in April 1913*, New Haven: Yale University Press; London: Oxford University Press.

Padel, Ruth, 1992. *In and Out of the Mind: Greek Images of the Tragic Self*, Princeton: Princeton University Press.

Padel, Ruth, 1995. *Whom Gods Destroy: Elements of Greek and Tragic Madness*, Princeton: Princeton University Press.

Paget, George E., 1866. *The Harveian Oration*, Cambridge: Deighton, Bell and Co.

Palermo, G. B., 1991. 'The Italian Mental Health Law – A Personal Evaluation: A Review', *Journal of the Royal Society of Medicine*, 84, 101.

Pargeter, William, 1792. *Observations on Maniacal Disorders*, Reading: For the author.

Paris, Joel, 2005. *The Fall of an Icon: Psychoanalysis and Academic Psychiatry*, Toronto: University of Toronto Press.

Park, Katherine, 1992. 'Medicine and Society in Medieval Europe 500–1500', in Andrew Wear (ed.), *Medicine in Society: Historical Essays*, Cambridge: Cambridge University Press, 59–90.

Parker, Robert, 1983. *Miasma: Pollution and Purification in Early Greek Religion*, Oxford: Clarendon Press.

Parks, Joe, Svendsen, Dale, Singer, Patricia, and Mary Ellen Foti (eds), 2006. *Morbidity and Mortality in People with Serious Mental Illness*, Alexandria, VA: National Association of State Mental Health Program Directors.

Parry-Jones, William Ll., 1972. *The Trade in Lunacy*, London: Routledge.

Parry-Jones, William Ll., 1981. 'The Model of the Geel Lunatic Colony and its Influence on the Nineteenth-Century Asylum System in Britain', in Andrew Scull (ed.), *Madhouses, Mad-Doctors, and Madmen*, Philadelphia: University of Pennsylvania Press, 201–17.

Pattie, Frank, 1979. 'A Mesmer-Paradis Myth Dispelled', *American Journal of Clinical Hypnosis*, 22, 29–31.

Pearson, Veronica, 1991. 'The Development of Modern Psychiatric Services in China, 1891–1949', *History of Psychiatry*, 2, 133–47

Pennington, Hugh, 2003. 'Can You Close Your Eyes Without Falling Over?', *London Review of Books*, 11 September, 30–31.

Perceval, John T., 1838, 1840. *A Narrative of the Treatment Experienced by a Gentleman During a State of Mental Derangement*, 2 vols, London: Effingham, Wilson.

Perry, Ralph B., 1935. *The Thought and Character of William James*, Boston: Little, Brown.

Peschel, Enid, and Richard Peschel, 1992. 'Donizetti and the Music of Mental Derangement: *Anna Bolena*, *Lucia di Lammermoor*, and the Composer's Neurobiological Illness', *Yale Journal of Biology and Medicine*, 65, 189–200.

Petryna, Adriana, 2009. *When Experiments Travel: Clinical Trials and the Global Search for Human Subjects*, Princeton: Princeton

University Press.

Petryna, Adriana, Lakoff, Andrew, and Arthur Kleinman (eds), 2006. *Global Pharmaceuticals: Ethics, Markets, Practices*, Durham, NC: Duke University Press.

Piccinelli, Marco, Politi, Pierluigi, and Francesco Barale, 2002. 'Focus on Psychiatry in Italy', *British Journal of Psychiatry*, 181, 538–44.

Pinel, Philippe, 1801. *Traite medico-philosophique sur l'alienation mentale ou La manie*, Paris: Richard, Caille et Ravier.

Pinel, Philippe, 1805. 'Recherches sur le traitement generale des femmes alienees', *Le Moniteur universel*, 281, 30 June, 1158–60.

Pinel, Philippe, 2008 [1809]. *Medico-Philosophical Treatise on Mental Alienation. Second Edition: Entirely Reworked and Extensively Expanded (1809)*, trans. Gordon Hickish, David Healy and Louis C. Charland, Oxford: Wiley, 2008.

Plath, Sylvia, 2005. *The Bell Jar*, New York: Harper.

Plato, 2008. *The Symposium*, ed. Frisbee Sheffield, trans. M. Howatson, Cambridge: Cambridge University Press.

Platter, Felix, Cole, Abdiah, and Nicholas Culpeper, 1662. *A Golden Practice of Physick*, London: Peter Cole.

Plumb, J. H., 1975. 'The New World of Children in Eighteenth Century England', *Past and Present*, 67, 64–95.

Poirier, Suzanne, 1983. 'The Weir Mitchell Rest Cure: Doctor and Patients', *Women's Studies*, 10, 15–40.

Porter, Roy, 1999. 'Witchcraft and Magic in Enlightenment, Romantic and Liberal Thought', in Bengt Ankarloo and Stuart Clark (eds), *Witchcraft and Magic in Europe, Vol. 5: The Eighteenth and Nineteenth Centuries*, Philadelphia: University of Pennsylvania Press, 191–282.

Porter, Roy, and David Wright (eds), 2003. *The Confinement of the Insane: International Perspectives, 1800–1965*, Cambridge: Cambridge University Press.

Pressman, Jack D., 1998. *Last Resort: Psychosurgery and the Limits of Medicine*, Cambridge: Cambridge University Press.

Prichard, James Cowles, 1835. *A Treatise on Insanity, and Other Disorders Affecting the Mind*, London: Sherwood, Gilbert, and Piper.

Prioreschi, Plinio, 2001. *A History of Medicine: Byzantine and Islamic Medicine*, Omaha, Nebraska: Horatius Press.

Proctor, Robert, 1988. *Racial Hygiene: Medicine Under the Nazis*, Cambridge, Mass.: Harvard University Press.

Reade, Charles, 1864. *Hard Cash: A Matter-of-Fact Romance*, Leipzig: Tachnitz.

Rees, T. P., 1957. 'Back to Moral Treatment and Community Care', *British Journal of Psychiatry*, 103, 303–13.

Renooz, Celine, 1888. 'Charcot Dévoilé', *Revue Scientifique des Femmes*, 1, December, 241–47.

Richardson, Samuel, 1741. *Letters Written to and for Particular Friends, on the Most Important Occasions*, London: Rivington.

Rieff, Philip, 1959. *Freud: The Mind of the Moralist*, New York: Viking.

Rieff, Philip, 1966. *The Triumph of the Therapeutic: Uses of Faith After Freud*, New York: Harper and Row.

Rivers, William H. R., 1918. 'An Address On the Repression of War Experience', *Lancet*, 96, 173–77.

Robinson, Michael, 2013. *Time in Western Music*, e-Book: Acorn Independent Press.

Robinson, Nicholas, 1729. *A New System of the Spleen, Vapours, and Hypochondriack Melancholy*, London: Bettesworth, Innys, and Rivington.

Rosen, George, 1968. *Madness in Society: Chapters in the Historical Sociology of Mental Illness*, New York: Harper and Row.

Rosenhan, David, 1973. 'On Being Sane in Insane Places', *Science*, 179, 250–58.

Rosenthal, Franz, 1994. *The Classical Heritage in Islam*, trans. E. and J. Marmorstein, London and New York: Routledge.

Roudebush, Marc, 2001. 'A Battle of Nerves: Hysteria and Its Treatment in France During World War I', in Mark S. Micale and Paul Lerner (eds), *Traumatic Pasts: History, Psychiatry and Trauma in the Modern Age, 1870–1930*, Cambridge: Cambridge University Press, 253–79.

Roudinesco, Elisabeth, 1990. *Jacques Lacan and Co.: A History of Psychoanalysis in France, 1925–1985*, trans. Jeffrey Mehlman, London: Free Association Books.

Rous, E., and A. Clark, 2009. 'Child Psychoanalytic Psychotherapy in the UK National Health Service: An Historical Analysis', *History of Psychiatry*, 20, 442–56.

Rousseau, George, 1993. 'A Strange Pathology: Hysteria in the Early Modern World, 1500–1800', in Sander L. Gilman, Helen King, Roy Porter, Elaine Showalter, and G. S. Rousseau, *Hysteria Beyond Freud*, Berkeley: University of California Press, 91–223.

Runciman, Steven, 1966. *A History of the Crusades*, vol. 3, Cambridge: Cambridge University Press.

Rush, Benjamin, 1947. *The Selected Writings*, ed. Dagobert D. Runes, New York: Philosophical Library.

Rush, Benjamin, 1951. *The Letters of Benjamin Rush*, ed. Lyman H. Butterfield, vol. 2, Princeton: Princeton University Press.

Rush, A. John, Trivedi, M. H., Wisniewski, S. R., Stewart, J. W., Nierenberg, A. A., Thase, M. E., Ritz, L., Biggs, M. M., Warden, D., Luther, J. F., Shores-Wilson, K., Niederehe, G., and M. Fava, 2006. 'Bupropion-SR, Sertraline, or Venlafaxine-XR After Failure of SSRIs for Depression', *New England Journal of Medicine*, 354, 1231–42.

Russo, Giovanna, and Francesco Carelli, 2009. 'Dismantling Asylums: The Italian Job', *London Journal of Primary Care*, 2, April.

Sadger, Isidor, 2005. *Recollecting Freud*, ed. Alan Dundes and trans. Johanna Jacobsen Madison: University of Wisconsin Press. [Originally published as *Sigmund Freud: Personliche Erinnerungen* in 1929.]

Sadowsky, Jonathan, 1999. *Imperial Bedlam: Institutions of Madness in Colonial Southwest Nigeria*, Berkeley: University of California Press.

Sakel, Manfred, 1937. 'A New Treatment of Schizophrenia', *American Journal of Psychiatry*, 93, 829–41.

Sakel, M. J., 1956. 'The Classical Sakel Shock Treatment: A Reappraisal', in Arthur M. Sackler (ed.), *The Great Physiodynamic Therapies in Psychiatry*, New York: Hoeber-Harper, 13–75.

Sanderson, John B., 1885. 'The Cholera and the Comma-Bacillus', *British Medical Journal*, 1 (1273), 1076–77.

Saper, R. B., Phillips, R. S., Sehgal, A., Khouri, N., Davis, R. B., Paquin, J., Thuppil, V., and S. N. Kales, 2008. 'Lead, Mercury, and Arsenic in US-and Indian-Manufactured Ayurvedic Medicines Sold via the Internet', *Journal of the American Medical Association*, 300, 915–23.

Sassoon, Siegfried, 1936. *Sherston's Progress*, London: Faber and Faber.

Schatzberg, Alan F., Scully, James H., Kupfer, David J., and Darrel A. Regier, 2009. 'Setting the Record Straight: A Response to Frances [sic] Commentary on DSM-V', *Psychiatric Times*, 1 July.

Scheflin, Alan W., and Edward Opton Jr, 1978. *The Mind Manipulators*, New York: Paddington.

Scull, Andrew, 1977. *Decarceration: Community Treatment and the Deviant: A Radical View*, Englewood Cliffs, NJ: Prentice-Hall.

Scull, Andrew (ed.), 1981a. *Madhouses, Mad-Doctors, and Madmen: The Social History of Psychiatry in the Victorian Era*, Philadelphia: University of Pennsylvania Press.

Scull, Andrew, 1981b. 'The Discovery of the Asylum Revisited: Lunacy Reform in the New American Republic', in Andrew Scull (ed.) *Madhouses, Mad-doctors, and Madmen: The Social History of Psychiatry in the Victorian Era*, Philadelphia: University of Pennsylvania Press, 144–65.

Scull, Andrew, 1984. 'Was Insanity Increasing? A Response to Edward Hare', *British Journal of Psychiatry*, 144, 432–36.

Scull, Andrew, 2005. *Madhouse: A Tragic Tale of Megalomania and Modern Medicine*, London and New Haven: Yale University Press.

Scull, Andrew, 2011. *Hysteria: The Disturbing History*, Oxford: Oxford University Press.

Scull, Andrew, MacKenzie, Charlotte, and Nicholas Hervey, 1996. *Masters of Bedlam: The Transformation of the Mad-Doctoring Trade*, Princeton: Princeton University Press.

Seaver, Paul S., 1988. *Wallington's World: A Puritan Artisan in Seventeenth-Century London*, Palo Alto: Stanford University Press.

Sedgwick, Peter, 1981. 'Psychiatry and Liberation', unpublished paper, Leeds University.

Sedgwick, Peter, 1982. *Psychopolitics*, London: Pluto Press.

Shephard, Ben, 2000. *A War of Nerves: Soldiers and Psychiatrists in the Twentieth Century*, London: Jonathan Cape; Cambridge, Mass.: Harvard University Press.

Shepherd, Michael, 1994. 'Neurolepsis and the Psychopharmacological Revolution: Myth and Reality', *History of Psychiatry*, 5, 89–96.

Shorter, Edward, 1990. 'Private Clinics in Central Europe, 1850–1933', *Social History of Medicine*, 3, 159–95.

Shorter, Edward, 1997. *A History of Psychiatry*, New York: Wiley.

Shorter, Edward, and David Healy, 2007. *Shock Treatment: A History of Electroconvulsive Treatment in Mental Illness*, New Brunswick: Rutgers University Press.

Showalter, Elaine, 1985. *The Female Malady*, New York: Pantheon.

Simonis, Fabien, 2010. 'Mad Acts, Mad Speech, and Mad People in Late Imperial Chinese Law and Medicine', unpublished PhD thesis, Princeton University.

Slack, Paul, 1985. *The Impact of Plague in Tudor and Stuart England*, London and Boston: Routledge & Kegan Paul.

Smyth, Margaret H., 1938. 'Psychiatric History and Development in California', *American Journal of Psychiatry*, 94, 1223–36.

Snape, Andrew, 1718. *A Sermon Preach'd before the Right Honourable the Lord-Mayor…and Gouvenors of the Several Hospitals of the City of London*, London: Bowyer.

Snyder, Solomon H., 1982. 'Schizophrenia', *Lancet*, 320, 970–74.

Solomon, Andrew, 2012. *Far From the Tree: Parents, Children and the Search for Identity*, New York: Simon & Shuster; London: Chatto and Windus.

Southern, Richard, 1953. *The Making of the Middle Ages*, New Haven: Yale University Press; London: Hutchinson.

Spitzer, Robert L., 2001. 'Values and Assumptions in the Development of DSM-III and DSM-IIIR', *Journal of Nervous and Mental Disease*, 189, 351–59.

Spitzka, Edward, 1878. 'Reform in the Scientific Study of Psychiatry', *Journal of Nervous and Mental Disease*, 5, 201–29.

Spurzheim, Johann, 1813. *Observations on the Deranged Manifestations of Mind, or Insanity*, London: Baldwin, Craddock and Joy.

Stevenson, Christine, 2000. *Medicine and Magnificence: British Hospital and Asylum Architecture, 1660–1815*, New Haven: Yale University Press.

Stiles, Anne, 'The Rest Cure, 1873–1925', *BRANCH: Britain, Representation and Nineteenth-Century History*. Ed. Dino Franco Felluga. Extension of *Romanticism and Victorianism on the Net*. 2 November 2012. Web page accessed 9 September 2013.

Strahan, S. A. K., 1890. 'The Propagation of Insanity and Allied Neuroses', *Journal of Mental Science*, 36, 325–38.

Strickmann, Michel, 2002. *Chinese Magical Medicine*, Palo Alto: Stanford University Press.

Sulman, A. Michael, 1973. 'The Humanization of the American Child: Benjamin Spock as a Popularizer of Psychoanalytic Thought', *Journal of the History of the Behavioral Sciences*, 9, 258–65.

Suzuki, Akihito, 2003. 'The State, Family, and the Insane in Japan, 1900–1945', in Roy Porter and David Wright (eds), *The Confinement of the Insane: International Perspectives, 1800-1965*, Cambridge: Cambridge University Press, 193–225.

Suzuki, Akihito, 2006. *Madness At Home: The Psychiatrist, the Patient, and the Family in England, 1820–1860*, Berkeley: University of California Press.

Swain, Gladys, 1977. *Le sujet de la folie: Naissance de la psychiatrie*, Toulouse: Privat.

Sydenham, Thomas, 1742. *The Entire Works of Dr Thomas Sydenham, Newly Made English from the Originals*, ed. John Swan, London: Cave.

Szasz, Thomas, 1961. *The Myth of Mental Illness*, New York: Harper and Row.

Talbott, J. H., and K. J. Tillotson, 1941. 'The Effects of Cold on Mental Disorders', *Diseases of the Nervous System*, 2, 116–26.

Tallis, Raymond, 1997. 'The Shrink from Hell', *Times Higher Education Supplement*, 31 October, 20.

Targa, Leonardo (ed.), 1831. *Aur. Cor. Celsus on Medicine*, trans. A. Lee, vol. 1, London: Cox.

Taylor, Barbara, 2014. *The Last Asylum: A Memoir of Madness in Our Times*, London: Hamish Hamilton.

Taylor, Michael A., 2013. *Hippocrates Cried: The Decline of American Psychiatry*, New York: Oxford University Press.

Temkin, Oswei, 1994. *The Falling Sickness: A History of Epilepsy from the Greeks to the Beginnings of Modern Neurology*, Baltimore: Johns Hopkins University Press.

Tenon, Jacques, 1778. *Memoires sur les hopitaux de Paris*, Paris: Pierres.

Tessler, Richard C., and Deborah L. Dennis, 1992. 'Mental Illness Among Homeless Adults', in James R. Greenley and Philip J. Leaf (eds), *Research in Community and Mental Health*, 7, Greenwich, Conn.: JAI Press, 3–53.

Tonnini, Silvio, 1892. 'Italy, Historical Notes upon the Treatment of the Insane in', in Daniel Hack Tuke (ed.), *A Dictionary of Psychological Medicine*, 2 vols, London: J. & A. Churchill, 715–20.

Torrey, Edwin Fuller, 2002. *The Invisible Plague: The Rise of Mental Illness from 1750 to the Present*, New Brunswick, NJ: Rutgers University Press.

Tuke, Daniel Hack, 1878. *Insanity in Ancient and Modern Life*, London: Macmillan.

Tuke, Daniel Hack (ed.), 1892. *A Dictionary of Psychological Medicine*, 2 vols, London: J. & A. Churchill.

Tuke, Samuel, 1813. *Description of the Retreat: An Institution near York for Insane Persons of the Society of Friends*, York: Alexander.

Turkle, Sherry, 1992. *Psychoanalytic Politics*, 2nd ed., London: Free Association Books.

Turner, E. H., Matthews, A. M., Linardatos, E., Tell, R. A., and R. Rosenthal, 2008. 'Selective Publication of Antidepressant Trials and Its Influence on Apparent Efficacy', *New England Journal of Medicine*, 358, 252–60.

Twain, Mark, 2013. *The Autobiography of Mark Twain*, vol. 2, ed. Benjamin Griffin and Harriet Elinor Smith, Berkeley: University of California Press.

Tyrer, Peter, and Tim Kendall, 2009. 'The Spurious Advance of Antipsychotic Drug Therapy', *Lancet*, 373, 4–5.

Ullmann, Manfred, 1978. *Islamic Medicine*, trans. Jean Watt, Edinburgh: Edinburgh University Press.

Unschuld, Paul D., 1985. *Medicine in China: A History of Ideas*, Berkeley: University of California Press.

US Public Health Service, 1941. *Shock Therapy Survey*, Washington, D.C.: Government Printing Office.

Uwins, David, 1833. *A Treatise on Those Disorders of the Brain and Nervous System, Which Are Usually Considered and Called Mental*, London: Renshaw and Rush.

Valenstein, Elliot, 1985. *Great and Desperate Cures: The Rise and Decline of Psychosurgery and Other Radical Treatments for Mental Illness*, New York: Basic Books.

Veith, Ilza, 1970. *Hysteria: The History of a Disease*, Chicago: University of Chicago Press.

Wagner-Jauregg, Julius, 1946. 'The History of the Malaria Treatment of General Paralysis', *American Journal of Psychiatry*, 102, 577–82.

Wakefield, Edward, 1814. 'Extracts from the Report of the Committee Employed to Visit Houses and Hospitals for the Confinement of Insane Persons. With Remarks. By Philanthropus', *The Medical and Physical Journal*, 32, 122–28.

Watt, W. Montgomery, 1972. *The Influence of Islam on Medieval Europe*, Edinburgh: Edinburgh University Press.

Wear, Andrew (ed.), 1992. *Medicine in Society: Historical Essays*, Cambridge: Cambridge University Press.

Weiner, Dora, 1994. '"Le geste de Pinel": The History of a Psychiatric Myth', in Mark S. Micale and Roy Porter (eds), *Discovering the History of Psychiatry*, New York and Oxford: Oxford University Press, 232–47.

Wesley, John, 1906. *The Journal of John Wesley*, ed. Ernest Rhys, London: Everyman.

Wexler, Bruce E., 2006. *Brain and Culture: Neurobiology, Ideology, and Social Change*, Cambridge, Mass., and London: MIT Press.

Whittington, C. J., Kendall, T., Fonagy, P., Cottrell, D., Cotgrove, A., and E. Boddington, 2004. 'Selective Serotonin Reuptake Inhibitors in Childhood Depression: Systematic Review of Published Versus Unpublished Data', *Lancet*, 363, 1341–45.

Willis, Thomas, 1674. *Cerebri anatome*, London: Jo. Martyn.

Willis, Thomas, 1681. *An Essay of the Pathology of the Brain and Nervous Stock*, trans. Samuel Pordage, London: Dring, Harper and Leigh.

Willis, Thomas, 1683. *Two Discourses Concerning the Soul of Brutes…*, trans. Samuel Pordage, London: Dring, Harper and Leigh.

Willis, Thomas, 1684. *The Practice of Physick*, trans. Samuel Pordage, London: Dring, Haper, Leigh and Martyn. [Translation of *Cerebri anatome*.]

Wing, John K., and George W. Brown, 1970. *Institutionalism and Schizophrenia; A Comparative Study of Three Mental Hospitals 1960–1968*, Cambridge: Cambridge University Press.

Winnicott, Donald, 1964. *The Child, the Family and the Outside World*, London: Penguin.

Winter, Alison, 1998. *Mesmerized: Powers of Mind in Victorian Britain*, Chicago: University of Chicago Press.

Wise, Sarah, 2012. *Inconvenient People: Lunacy, Liberty and the Mad-Doctors in Victorian England*, London: Bodley Head.

Wright, Frank L. (ed.), 1947. *Out of Sight, Out of Mind*, Philadelphia: National Mental Health Foundation.

Wujastyk, Dominik, 1993. 'Indian Medicine', in William F. Bynum and Roy Porter (eds), *Companion Encyclopedia of the History of Medicine*, vol. 1, London: Routledge, 755–78.

Wynter, Andrew, 1875. *The Borderlands of Insanity*, London: Hardwicke.

Wynter, Andrew, 1877. *The Borderlands of Insanity*, 2nd ed., London: Hardwicke.

# 圖片來源

黑白圖片的位置以頁碼標示，彩色圖片以編號標示。

## 黑白圖片

akg-images: © DACS 2015 頁二九四 (Dix); DeAgostini Picture Library 頁九四；Imagno 頁三四一；Erich Lessing 頁五〇四；Prisma/ Kurwenal/Album 頁九二；ullstein bild 頁三五六
Amsterdam City Archives 頁一六三
Courtesy of Bethlem Art & History Collections Trust 頁一六〇、一六一、二九三
Courtesy of the U.S. National Library of Medicine, Bethesda, Maryland 頁一九三
British Library (12403.11.34.(2.)) 頁一八三
United States Holocaust Memorial Museum. Courtesy National Archives and Records Administration, College Park, Maryland 頁三二五
© Ian Ference 2010 頁四五六
Chicago History Museum/Getty Images 頁四一〇
From *Gespräch über die heilsamen Beschwörungen und Wunderkuren des Herrn Gassners*, 1775頁三三一
Photo Tonee Harbert 頁四七〇
Kansas State Historical Society 頁四二四
Knebworth Estates (www.knebworthhouse.com) 頁三〇二

Kobal Collection: Selznick/United Artists © Salvador Dalí, Fundació Gala-Salvador Dalí, DACS, 2015 頁四四三；United Artists/Fantasy Films 頁三九六；Warner Bros 頁四三三

© Drew Farrell/Lebrecht Music & Arts 頁一八五

Bernard Lens and John Sturt, 'Digression on Madness', from Jonathan Swift, *A Tale of the Tub*, 1710 頁一四五

London Borough of Hackney Archives, London 頁一七五

National Gallery, London 頁一五〇

Photo Charles Lord© The Estate of Charles Lord 頁四五八

Beinecke Rare Book and Manuscript Library, Yale University, New Haven 頁一三〇、一四〇

Harvey Cushing/John Hay Whitney Medical Library, Yale University, New Haven 頁二九〇、三四五

New Jersey State Archives 頁三七七

China Medical Board, Inc. Photograph Collection. Courtesy Rockefeller Archive Center, New York 頁四〇〇

From *Sapere*, no. 154 (May 1941) 頁三八四

Science Photo Library: Jean-Loup Charmet 頁二二六；Otis Historical Archives, National Museum of Health and Medicine, Maryland 頁三六七

NMPFT/Royal Photographic Society/Science & Society Picture Library 頁三〇八

Seattle Post-Intelligencer Collection, Museum of History & Industry (MOHAI), Seattle. Photo Ken Harris (1986.5.25616) 頁三八七

City Archives, 's-Hertogenbosch, Netherlands 頁一五八

From *Tempo* (March 1948) 頁三八五

From Kure Shuzo and Kaida Goro, *The situation of the home-confinement of the mentally ill and the statistical observation*, Tokyo, Home Office, 1920. Photo Kure Shuzo, Komine Archive, Tokyo 頁二五一

Universitätsarchiv Tübingen 頁三四九

Fondazione San Servolo IRSESC, Venice 頁四四九

Institute of the History of Medicine, University of Vienna 頁三六九

After a lithograph by J. Vollweider/C. Kiefer, 1865 頁二四三

Library of Congress, Washington, D.C. (LC-USZ62-9797) 頁二四五

Wellcome Library, London 頁二、二三、四二、四六、五〇～五一、六一、六四、八〇、一〇三、一〇九、一一七、一六

九，一七七、一七九、一九五、二〇三、二一〇、二一八、二五三、二五八、二六八、二七三、二八一、二八五、二二八、三一八、三二一、三三八、三四七、三八九、四一七、四五一、四七六

Willard Library Photo Archive, Evansville, IN 頁三三一

Archives and Special Collections. Clark University, Worcester, MA 頁四〇八

## 彩色圖片

© Guy Christian/hemis/agefotostock 彩圖 43

akg-images 彩圖 25；© DACS 2015 彩圖 38 (Beckmann), 彩圖 39 (Dix); Florilegius 彩圖 26；Erich Lessing 彩圖 3，18,23,28

Rijksmuseum, Amsterdam 彩圖 21

Art Archive: Ashmolean Museum 彩圖 15；British Library 彩圖 8；CCI/Private Collection 彩圖 30；Electa/Mondadori Portfolio/Pushkin Museum, Moscow 彩圖 33

Walters Art Museum, Baltimore 彩圖 9

The Tichnor Brothers Collection, Boston Public Library 彩圖 36

Bridgeman Art Library: Bibliothèque des Arts Décoratifs, Paris, France/Archives Charmet 彩圖 24；Photo c Zev Radovan 彩圖 5

Musée Condé, Chantilly 彩圖 11

© Peter Aprahamian/Corbis 彩圖 41

Meadows Museum, Dallas 彩圖 29

Scottish National Portrait Gallery, Edinburgh 彩圖 32

© Ian Ference 2010 彩圖 42

© Sonia Halliday Photographs 彩圖 12、13、14

Collection The David Hockney Foundation c David Hockney. Photo Richard Schmidt 彩圖 40

© 2014 Billiam James 彩圖 44

Wellcome Library, London 彩圖 7、22、27、31

J. Paul Getty Museum, Los Angeles (Ms. 33, fol. 215v) 彩圖 2

Museo del Prado, Madrid 彩圖 20

Museo Arqueológico Nacional, Madrid (N.I. 11094). Photo Antonio Trigo Arnal 彩圖 4

The Bodleian Library, University of Oxford. With kind permission of the Trustees of the Wilfred Owen Estate 彩圖37

Scala, Florence: DeAgostini Picture Library 10; National Gallery, London 彩圖16

NYPL/Science Source/Science Photo Library 彩圖6

Tate, London 彩圖1、17

Art Gallery of Ontario, Toronto. Dix © DACS 2015 彩圖34

Museum Catharijneconvent, Utrecht 彩圖19

Oskar Reinhart Collection, Winterthur 彩圖35

# 中外文對照及索引

## 文獻作品

### 一畫



### 二畫



### 三畫



### 四畫



### 五畫



### 六畫

## 七畫



## 八畫



## 九畫

## 十畫



## 十一畫



## 十二畫

## 十三畫



## 十四畫

## 人名（真實、虛構）

**六畫**

**七畫**

## 八畫

**九畫**

## 十畫

**十一畫**

十二畫

## 十三畫

## 十四畫

### 十五畫



### 十六畫

**二十畫**



## 地點、組織、機構

**三畫**



**四畫**



**五畫**

## 六畫



## 七畫

## 八畫

**九畫**



**十畫**

## 十一畫



## 十二畫

十三畫



十四畫

## 醫學、科學用語

### 三畫



### 四畫



### 五畫



### 六畫



### 七畫

## 八畫



## 九畫



## 十畫



## 十一畫

## 十二畫



## 十三畫

## 十四畫



## 十五畫



## 十六畫

十七畫



十八畫



十九畫



二十畫



## 其他

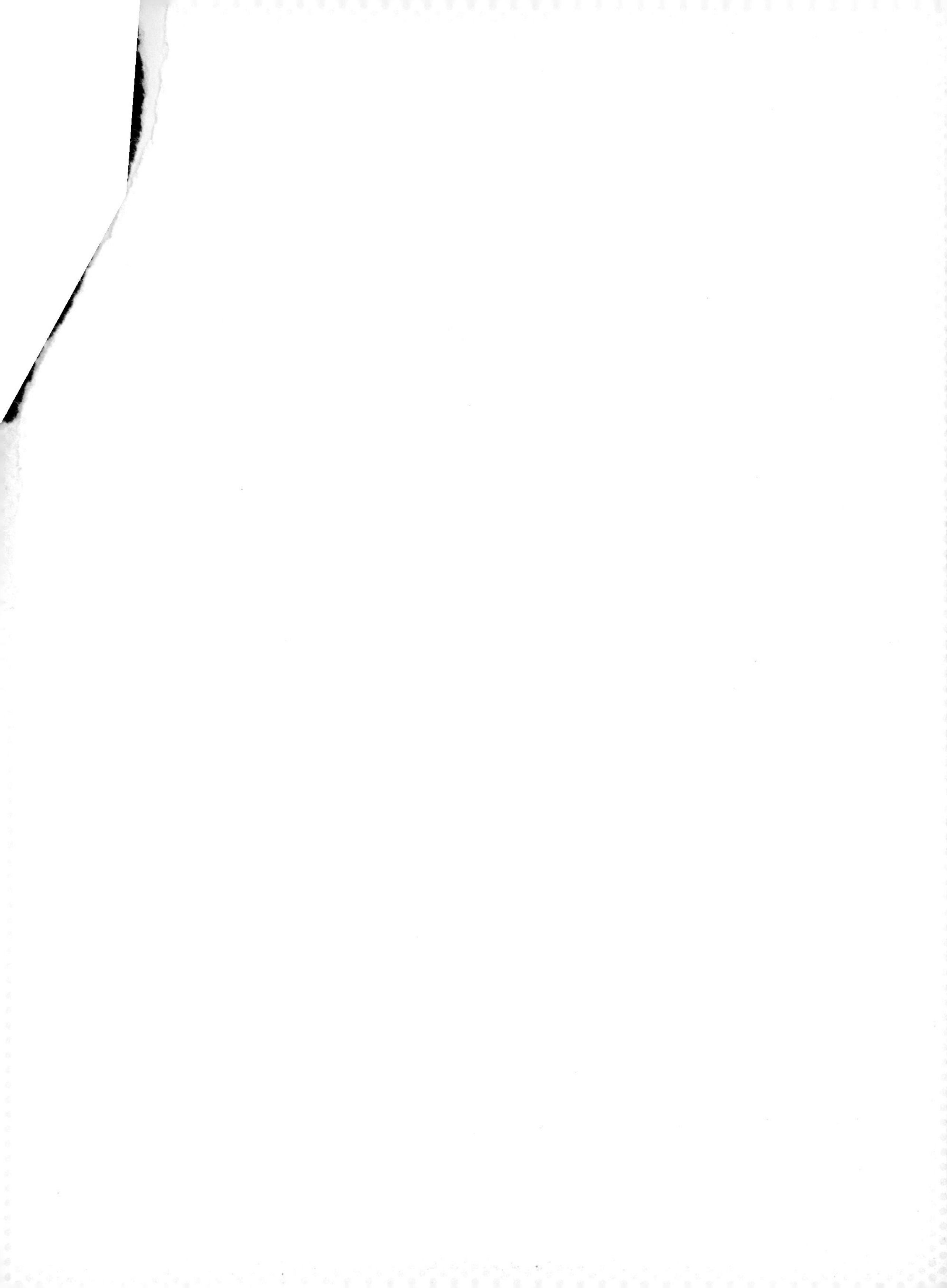